"西学中"系统化培训系列教材

总主编　何清湖

中医临床辨治

主编　何清湖　杜惠兰

全国百佳图书出版单位
中国中医药出版社
·北京·

图书在版编目（CIP）数据

中医临床辨治 / 何清湖，杜惠兰主编 . —北京：中国中医药出版社，2022.3

"西学中"系统化培训系列教材

ISBN 978 - 7 - 5132 - 7307 - 7

Ⅰ . ①中… Ⅱ . ①何… ②杜… Ⅲ . ①辨证论治－教材 Ⅳ . ① R241

中国版本图书馆 CIP 数据核字（2021）第 233796 号

中国中医药出版社出版

北京经济技术开发区科创十三街 31 号院二区 8 号楼

邮政编码 100176

传真 010－64405721

河北品睿印刷有限公司印刷

各地新华书店经销

开本 787×1092 1/16 印张 43.5 字数 709 千字

2022 年 3 月第 1 版 2022 年 3 月第 1 次印刷

书号 ISBN 978 - 7 - 5132 - 7307 - 7

定价 198.00 元

网址 www.cptcm.com

服 务 热 线 010－64405510

购 书 热 线 010－89535836

维 权 打 假 010－64405753

微信服务号 zgzyycbs

微商城网址 https://kdt.im/LIdUGr

官 方 微 博 http://e.weibo.com/cptcm

淘宝天猫网址 http://zgzyycbs.tmall.com

如有印装质量问题请与本社出版部联系（010－64405510）

版权专有 侵权必究

《"西学中"系统化培训系列教材》
专家指导委员会

主 任 委 员 何清湖（湖南中医药大学　湖南医药学院）

副主任委员 李灿东（福建中医药大学）

　　　　　　　沈　涛（成都中医药大学）

　　　　　　　陈　明（北京中医药大学）

委　　　员 郑洪新（辽宁中医药大学）

　　　　　　　李庆和（天津中医药大学）

　　　　　　　范　恒（华中科技大学同济医学院第一临床学院）

　　　　　　　杜惠兰（河北中医学院）

"西学中"系统化培训系列教材
《中医临床辨治》编委会

主　　编　何清湖（湖南中医药大学　湖南医药学院）

　　　　　杜惠兰（河北中医学院）

副 主 编　（以姓氏笔画为序）

　　　　　向　楠（湖北中医药大学）

　　　　　李　点（湖南中医药大学）

　　　　　李　晶（河北医科大学）

　　　　　沈　雁（上海中医药大学）

　　　　　尚　东（大连医科大学）

　　　　　周迎春（南方医科大学）

　　　　　高永翔（成都中医药大学）

　　　　　戴小华（安徽中医药大学）

编　　委　（以姓氏笔画为序）

　　　　　马中建（湖南省衡东县中医医院）

　　　　　马晓萌（湖南中医药大学）

　　　　　王俊锋（山西中医药大学）

　　　　　王淑美（重庆医科大学）

　　　　　申　琪（河南中医药大学）

　　　　　朱　英（大连医科大学）

　　　　　李　莉（山西中医药大学）

李秀军（贵州中医药大学）

肖　炜（南方医科大学）

张丽娟（华中科技大学）

张　玲（成都中医药大学）

张朝晖（天津中医药大学）

陆征宇（上海中医药大学）

陆　婷（安徽铜陵市中医院）

陈　涛（成都中医药大学）

陈俞池（成都中医药大学）

范　恒（华中科技大学）

范丽洁（河北中医学院）

罗银河（湖南中医药大学）

牧亚峰（河南中医药大学）

周　兴（湖南中医药大学）

周　青（湖南中医药大学）

周广文（湖北中医药大学）

庞艳阳（海南医学院）

郑桂芝（济宁医学院）

赵　亮（大连医科大学）

聂晓莉（南方医科大学）

高天舒（辽宁中医药大学）

黄　婷（湖南中医药大学）

曾雪萍（上海中医药大学）

雷晓明（湖南中医药大学）

管佳畅（河北医科大学）

谭展望（河北医科大学）

魏蜀君（成都中医药大学）

翟海英（贵州中医药大学）

学术秘书　周　兴（湖南中医药大学）

前　言

　　现如今，在健康中国的建设进程中，党和国家始终坚持走具有中国特色的卫生与健康发展之路，不仅格外重视中医药事业的发展，更是一以贯之地坚持中西医并重，将维护人民健康融入国家发展大计，从而致力于提升全民健康水平。由此，中国成为世界上唯一具有中医、西医、中西医结合三种医学模式的国家，而多种模式并存协作的医疗局面，不仅有效地提高了多发病、常见病及慢性病的临床疗效，也必然会在治未病、防治重大疾病及疾病康复领域形成合力、实现突破。基于这样的认识与目的，近年来，党和国家始终重视与促进中西医之间的交流与协作，尤其在近年来，更是着力倡导"西学中"的教育，这不仅有利于中西医结合的发展与进步，也在一定程度上促进了中医药学的传承与创新，更对整个医疗卫生事业的发展有着积极影响和实际价值。

　　基于此，在国家中医药管理局的宏观指导下，以培养掌握一定中医理论知识、能按照中医辨证论治思维合理开具中成药处方的西医师为目标，我们编撰完成了"西学中"系统化培训系列教材。该系列教材编撰的目的与意义主要体现在三个方面。一是贯彻国家政策：2017年7月1日，《中华人民共和国中医药法》正式实施，第一次从法律层面对中西医结合教育与人才培养做出了明确规定，为"西学中"教育提供了法律依据和保障。其中明确指出，"国家鼓励中医、西医相互学习，相互补充，协调发展，发挥各自优势，促进中西医结合"。2017年7月，国务院办公厅发布了《国务院办公厅关于深化医教协同进一步推进医学教育改革与发展的意见》，其中"建立完善西医学习中医制度，鼓励临床医学专业毕业生攻读中医专业学位，鼓励西医离职学习中医"的表述再次肯定了西医学习中医的必要性，并提出了具体的要求。二是契合临床实际需求：事实上，在一线临床工作中，很多中成药的临床疗效有目共睹，也因此得到医学从业者的广泛使用，故而西医临床使用中成药已然成为实际的临床需求和切实存在的临床用药现象。因此，更好地规范与指导西医使用中成药才能真正契合临床实际需求，有助于临床疗效的提高。2019 年 7 月 1 日，国家卫生健康委员会、国家中医药管理局联合发布了《关于印发第一批国家重点监控合理用药药品目录（化药及生物制品）的通知》（国卫办医函〔2019〕558 号），文件规定，非中医类别的医师需要经过不少于 1 年系统学习中医药专业知识并考核合格后，遵照中医临床基本的辨证施治原则，方可开具中成药处方。这正是基于临床实际而出台的有关规定。三是符合社会现实需求：人民群众对于健康的需求随着生活水平的改善而逐步提升，相应地，百姓对于临床医生的疾病防治能力、健康知识水平的要求也越来越高。因此，无论从医学发展还是医院建设层面，对医生的个人知识和能力及医学素养都会有越来越高的要求，只有不断拓展其专业知识、提升医学能力，才能满足社会的实际需求。总而言之，本系列教材的编撰既是对国家政策的认真落实，也是学科自身发展的内在要求，是综合医院发展的需要，更重要的是可以指导医师实践，服务社会大众。

中成药本源自于中医药学在千百年传承中历经临床锤炼的经典名方，但在实际临床使用中总会产生偏差，也因此造成了很多人的误解。据统计，临床上超过 70% 的中成药是由西医师开出的，但不少西医师并不懂中医理论和中药药性，而是简单地用西医思维开具中成药，导致中成药处方不合格率高达 43.4%。因此，通过系统培训指导西医师遵循中医学理论、辨证原则和用药规律合理使用中成药是一项迫在眉睫的事情。国务院办公厅印发的《关于加快医学教育创新发展的指导意见》明确将中医药课程列入临床医学类专业必修课程，并指出将试点开展九年制中西医结合教育等，这正是基于现状需求和对中西医结合临床优势的认识而形成的重要指导建议。

我们根据"西学中"的培养目标要求，即通过较系统的中医药专业知识的学习和临床实践，达到科学、合理运用中成药防病治病的目的而编写了"西学中"系统化培训系列教材。该系列教材包括《中医学基础》《中医方药学》《中医经典选读》《中医临床辨治》4 本，拟从中医基础理论、中医诊断、中药（中成药）、方剂及中医经典等方面展现中医理论思维方法在临床的应用。其中，直接指导临床中成药使用的教材为《中医临床辨治》。该系列教材的编撰，目的不在于将西医工作者培养成为中医人才，而是通过培训，为广大临床一线的西医工作者提供另一种维护健康、防治疾病的有力武器，使其能够较系统地认识中医理论，熟悉中医经典，夯实中医基础知识，汲取中医思维优势，并能遵照中医的辨证施治原则开具中成药处方，合理正确使用中成药，提高中成药的临床疗效。

本系列教材的编撰是在中国中西医结合学会教育工作委员会主导下完成的，得到了国家中医药管理局医政司、中国中医药出版社的大力支持，20余所中西医高等院校的专家、学者积极参与，群策群力，共同完成了教材方案的设计和教材的编写。

每本教材由主编确定目录、样稿和编写方案，并组建编委会，历时两年，现在终于完成全部编写任务。这是历时60余年的中西医结合教育史上又一次新的尝试，是首次编写"西学中"系统化培训系列教材。教材力求做到先进性、权威性、系统性、启发性与实用性，但作为"西学中"教育的第一版教材，在如何"因材施教"、把握知识的深度与广度、做到理论与实践相融合、合理选择中成药等方面难免存在不足，还请业界同道在教学、实践与研究中发现问题，多提宝贵意见，以便再版时修订完善。

《"西学中"系统化培训系列教材》专家指导委员会

2021 年 5 月

编写说明

"中医临床辨治"在"西学中"系统化培训系列教材中属于中医临床课程。西医医生经过一段时间的中医基础理论、中医诊断、中药、方剂、经典等相关内容学习后，逐渐形成一定的中医思维，能用"望、闻、问、切"诊病，明白治疗上要"理、法、方、药"合拍，在此基础上再学习"中医临床辨治"。"中医临床辨治"是以各系统疾病为纲，病种涵盖内、外、妇、儿、骨伤、耳鼻咽喉、五官、口腔等临床各科，指导西医医生运用中医思维进行中成药辨证处方的一门课程。

本教材所选取病种为临床常见病、多发病，并且是中成药在疗效、依从性、安全性等方面具有相对优势的病种，亦可能只是在某一疾病的某个阶段、某个亚型，或某个证候、某个症状。在诊疗过程中，中成药具有替代和 / 或补充西药的作用，或者对西药发挥减毒和 / 或增效作用。在中成药选用原则上，遵循"循证为主、共识为辅、经验为鉴"的指导原则。同时注重中成药来源的权威性，主要选取《中华人民共和国药典》《国家基本医疗保险、工伤保险和生育保险药品目录（2020）》内收录的中成药品种，少部分是行业内诊疗指南、专家共识推荐用药。

本教材分为绪论、呼吸系统疾病、循环系统疾病、消化系统疾病、血液系统疾病、泌尿系统疾病、内分泌及代谢性疾病、风湿免疫病、神经精神疾病、体表感染类疾病与乳腺疾病、皮肤病、肛肠疾病、周围血管疾病、妇科疾病、儿科疾病、男科疾病、骨科疾病、眼科疾病、耳鼻咽喉科疾病、口腔科疾病等 20 章，共计 118 个病种。每个病种从疾病概述、病因病机、中医治疗、预防调护等方面进行阐述，重点突出中医药特色与优势，体现中医药基本知识、基本理论、基本技能，简化西医学内容。

中成药品种繁多，同一病症有许多中成药可以治疗，同一种中成药也可以治疗许多病症,《药典》、医保目录、指南、共识中收录的中成药也不尽相同,疗效评价标准也难以统一,这为本教材的编写带来较大难度,书中挂一漏万之处在所难免。限于编者学术水平,不足之处敬请指正。

本教材在使用过程中,衷心希望各位读者,尤其是讲授本教材的教师能给我们提出您的宝贵意见。

《中医临床辨治》编委会

2021 年 5 月

目　录

第一章　绪论…………………………………………………………………　1

第二章　呼吸系统疾病………………………………………………………　7

第一节　上呼吸道感染和急性气管－支气管炎……………………………　7

第二节　慢性支气管炎………………………………………………………　19

第三节　支气管哮喘…………………………………………………………　23

第四节　支气管扩张症………………………………………………………　29

第五节　慢性阻塞性肺疾病…………………………………………………　34

第六节　肺癌…………………………………………………………………　40

第三章　循环系统疾病………………………………………………………　49

第一节　心力衰竭……………………………………………………………　49

第二节　心律失常……………………………………………………………　53

第三节　冠心病心绞痛………………………………………………………　58

第四节　高血压病……………………………………………………………　64

第五节　心肌疾病……………………………………………………………　68

第六节　心脏神经官能症……………………………………………………　71

第四章　消化系统疾病………………………………………………………　75

第一节　胃食管反流病………………………………………………………　75

第二节　胃炎…………………………………………………………………　78

第三节　消化性溃疡…………………………………………………………　82

第四节　慢性腹泻……………………………………………………………　87

第五节　肝硬化………………………………………………………………　91

第六节　急性胰腺炎 ·················· 96

第七节　急性阑尾炎 ·················· 101

第八节　胆囊炎 ······················ 104

第九节　胆石症 ······················ 109

第十节　消化道出血 ·················· 112

第十一节　胃癌 ······················ 117

第十二节　肝癌 ······················ 126

第五章　血液系统疾病 ················· 135

第一节　缺铁性贫血 ·················· 135

第二节　免疫性血小板减少症 ·········· 138

第三节　白血病 ······················ 142

第六章　泌尿系统疾病 ················· 146

第一节　肾小球肾炎 ·················· 146

第二节　肾病综合征 ·················· 154

第三节　尿路感染 ···················· 157

第四节　泌尿系结石 ·················· 160

第五节　肾衰竭 ······················ 164

第七章　内分泌及代谢性疾病 ··········· 172

第一节　糖尿病 ······················ 172

第二节　桥本甲状腺炎 ················ 177

第三节　甲状腺功能减退症 ············ 181

第四节　甲状腺结节 ·················· 184

第五节　骨质疏松症 ·················· 188

第六节　高脂血症 ···················· 192

第八章　风湿免疫病 ··················· 196

第一节　类风湿关节炎 ················ 196

第二节　系统性红斑狼疮 ·············· 200

第三节　干燥综合征 ·················· 204

第四节　痛风性关节炎 ················ 207

第九章 神经精神疾病 ·························· 212

第一节 头痛 ····························· 212

第二节 失眠症 ··························· 218

第三节 眩晕 ····························· 222

第四节 脑梗死 ··························· 227

第五节 痴呆 ····························· 233

第六节 癫痫 ····························· 238

第七节 帕金森病 ························· 243

第八节 重症肌无力 ······················ 247

第九节 特发性面神经麻痹 ················· 251

第十节 三叉神经痛 ······················ 254

第十一节 抑郁症 ························· 259

第十章 体表感染类疾病与乳腺疾病 ············· 264

第一节 部分体表感染类疾病 ··············· 264

第二节 乳腺炎 ··························· 267

第三节 乳腺增生 ························· 270

第四节 乳腺癌 ··························· 272

第十一章 皮肤病 ····························· 280

第一节 寻常痤疮 ························· 280

第二节 雄激素性脱发 ···················· 282

第三节 湿疹 ····························· 285

第四节 荨麻疹 ··························· 288

第十二章 肛肠疾病 ··························· 292

第一节 痔 ······························ 292

第二节 脱肛 ····························· 298

第三节 便秘 ····························· 301

第四节 结直肠癌 ························· 305

第十三章 周围血管疾病 ······················ 314

第一节 脉管炎 ··························· 314

第二节 糖尿病足 ························· 317

第三节　下肢动脉硬化闭塞症 ································ 321

第四节　血栓性浅静脉炎 ································ 324

第十四章　妇科疾病 ································ 327

第一节　异常子宫出血 ································ 327

第二节　闭经 ································ 339

第三节　痛经 ································ 343

第四节　绝经综合征 ································ 347

第五节　盆腔炎性疾病 ································ 350

第六节　妊娠剧吐 ································ 357

第七节　流产 ································ 360

第八节　晚期产后出血 ································ 364

第九节　产后缺乳 ································ 367

第十节　子宫肌瘤 ································ 369

第十一节　不孕症 ································ 373

第十五章　儿科疾病 ································ 377

第一节　小儿发热 ································ 377

第二节　小儿咳嗽 ································ 386

第三节　反复呼吸道感染 ································ 390

第四节　小儿肺炎 ································ 394

第五节　小儿腹泻 ································ 400

第六节　厌食 ································ 406

第七节　手足口病 ································ 411

第八节　汗证 ································ 415

第十六章　男科疾病 ································ 420

第一节　前列腺炎 ································ 420

第二节　前列腺增生症 ································ 424

第三节　阳痿 ································ 428

第四节　早泄 ································ 432

第五节　男性不育症 ································ 435

第六节　前列腺癌 ……………………………………………… 441

第十七章　骨科疾病 …………………………………………… 449

第一节　桡骨远端骨折 …………………………………………… 449

第二节　颈椎病 …………………………………………………… 453

第三节　腰椎间盘突出症 ………………………………………… 457

第四节　骨性关节炎 ……………………………………………… 461

第五节　骨肉瘤 …………………………………………………… 464

第十八章　眼科疾病 …………………………………………… 470

第一节　睑缘炎 …………………………………………………… 470

第二节　流行性角结膜炎 ………………………………………… 473

第三节　单纯疱疹病毒性角膜炎 ………………………………… 475

第四节　葡萄膜炎 ………………………………………………… 478

第五节　视网膜静脉阻塞 ………………………………………… 481

第六节　白内障 …………………………………………………… 484

第七节　青光眼 …………………………………………………… 488

第八节　干眼 ……………………………………………………… 492

第十九章　耳鼻咽喉科疾病 …………………………………… 497

第一节　鼻炎 ……………………………………………………… 497

第二节　变应性鼻炎 ……………………………………………… 501

第三节　鼻 – 鼻窦炎 ……………………………………………… 504

第四节　咽炎 ……………………………………………………… 507

第五节　扁桃体炎 ………………………………………………… 512

第六节　喉炎 ……………………………………………………… 516

第七节　分泌性中耳炎 …………………………………………… 521

第八节　耳鸣 ……………………………………………………… 525

第九节　感音神经性耳聋 ………………………………………… 529

第二十章　口腔科疾病 ………………………………………… 534

第一节　牙髓炎 …………………………………………………… 534

第二节　牙周炎 …………………………………………………… 537

第三节　复发性口腔溃疡 ·················· 539

附录　中成药名录 ·························· 543
主要参考书目 ····························· 678

第一章　绪论

2019 年 6 月 11 日，国家卫生健康委员会出台了《关于印发第一批国家重点监控合理用药药品目录（化药及生物制品）的通知》（以下简称《通知》），在"加强目录外药品的处方管理"中明确要求："对于中药，中医类别医师应当按照《中成药临床应用指导原则》《医院中药饮片管理规范》等，遵照中医临床基本的辨证施治原则开具中药处方。其他类别的医师，经过不少于 1 年系统学习中医药专业知识并考核合格后，遵照中医临床基本的辨证施治原则，可以开具中成药处方；取得省级以上教育行政部门认可的中医、中西医结合、民族医医学专业学历或学位的，或者参加省级中医药主管部门认可的 2 年以上西医学习中医培训班（总学时数不少于 850 学时）并取得相应证书的，或者按照《传统医学师承和确有专长人员医师资格考核考试办法》有关规定跟师学习中医满 3 年并取得《传统医学师承出师证书》的，既可以开具中成药处方，也可以开具中药饮片处方。"《通知》首次对大家普遍关心的非中医类别医师是否可以开具中成药处方、中药饮片处方，以及需要满足怎样的培训要求才能开具中成药处方、中药饮片处方，均做出了明确规定，为今后西学中培训提供了很好的指导意见。中成药是在中医药理论指导下，以中药材为原料，按规定的处方和标准制成具有一定规格的剂型，可直接用于防治疾病的制剂。中成药方便携带和服用、依从性高的特性，使其在临床中得到广泛的使用，尤其在西医院，中成药的使用更加广泛。作为中药产业支柱，中成药在医药工业中的地位仅次于化学药，据国家统计局统计，2012 ～ 2016 年，我国中成药产量从 313.04 万吨上升到 374.60 万吨；2015 ～ 2017 上半年，中成药制造主营业务收入从 3339.72 亿元上升到 6167.39 亿元，表明中成药制造业在产量与产值发展上处于相对平稳的状态，但制药水平相对落后，仍处于工业 2.0 的阶段。

截至 2019 年，我国获批国产中药批文共 59474 个，包括制剂批文 59270 个、原料药批文 204 个，共涉及中成药品种 9629 个，原料药品种 79 个，平均每个制剂品种的批准文号数为6.18个，包括4321个非处方药和5308个处方药，分别占44.87%和55.13%，表明两者品种数量处于相对平衡的状态；203种中成药（涉及371个品种）收录于2012版国家基本药物目录中，占比3.85%，1339种中成药（涉及2126个品种）收录于2017版国家医保目录，占比22.07%，表明中成药在普药、医保市场份额仍然不高。中成药共涉及生产企业2856家，其中批文最多的前5家依次为北京同仁堂股份有限公司同仁堂制药厂（524个）、哈药集团世一堂制药厂（450个）、兰州佛慈制药股份有限公司（410个）、北京同仁堂科技发展股份有限公司制药厂（278个）、内蒙古大唐药业股份有限公司（257个），批文最多的前5个品种依次为板蓝根颗粒（829个）、复方丹参片（671个）、六味地黄丸（652个）、牛黄解毒片（505个）、杞菊地黄丸（404个）。

在庞大的产业与市场中，我们必须清醒地认识到，中成药处方同样是根据中医理论，针对某种病证或症状制定的，临床使用时也必须依据中医理论辨证选药，或辨病辨证结合选药。如果离开中医药基础理论属性去谈中成药，那岂不是无源之水、无本之木？

中成药作为中医药学的重要组成部分，自古有之。最早可追溯至马王堆汉墓出土的帛书《五十二病方》，其中共收载医方283首，如治牡痔熏蒸方、治瘰病方等，且剂型丰富多样，有内服、外用，如熏蒸、涂擦、外敷、洗浴、充填诸剂齐备，是中成药剂型最早的体现。之后《黄帝内经》提出了君、臣、佐、使的组方原则，并记载了成药9种，包括丸、散、膏、丹、药酒等剂型。《伤寒杂病论》收载成药60余种，如小柴胡汤、理中丸、桂枝茯苓丸、金匮肾气丸等均出自仲景之手。目前国内外临床常用的中成药绝大部分来自经方、古方和验方，如六味地黄丸、小柴胡冲剂、藿香正气丸、清开灵注射液等。从古至今，中成药的组方、制剂工艺及临床应用的发展一直是在中医药理论指导下进行的，具备中医药独特理论体系的特征及悠久的历史渊源。

传统的中成药研制始终以中医药理论为指导，强调中医传统经验，并遵循中药的炮制加工方法，中药的性味、归经、升降浮沉、七情合和、君臣佐使组方原则等在中成药的组方和制作过程中均得到充分考虑。当前中成药研究强调中成药现代自然科学理论的阐明，尤其是药理药效、作用途径和物质基础，对中成药的科学发展有重大意义。因此，我们不能忽略甚至无视中成药的中医药基础理论属性，离开中医药理论的指导去研究、开发、应用中成药。

中成药的分类主要有两种方式：一种是按功效进行分类，如全国高等中医药院校教材《中成药学》则根据功效不同将中成药分成 20 类，分别为解表中成药、泻下中成药、和解中成药、清热中成药、祛暑中成药、温里中成药、补益中成药、固涩中成药、安神中成药、开窍中成药、理气中成药、理血中成药、治风中成药、治燥中成药、祛湿中成药、祛痰中成药、止咳平喘中成药、消食中成药、驱虫中成药、外用中成药。按功效分类法符合中医传统理论，便于教学和临床应用，也便于和西药药理学分类方法接轨。但是由于中成药的功效具有多样性，某些药品存在归类困难的问题。另一种则按病证进行分类，如《新编简明中成药手册》则将中成药分为呼吸系统疾病治疗药、心脑血管疾病治疗药、血液系统疾病治疗药、神经精神系统疾病治疗药、消化系统疾病治疗药、泌尿生殖系统感染及妇科男科疾病治疗药、跌打损伤与骨科疾病治疗药、风湿类风湿等免疫性疾病治疗药、五官科疾病治疗药、皮肤科疾病治疗药、常用滋补强壮及康复调理药、调补阴阳清热利湿与肾病治疗药、气血阴阳并补及补肾壮阳药、急症急救治疗药等 14 类。按病证分类法便于临床医生，尤其是西医医生根据疾病找到所需药物，也方便药品研发单位、审批部门了解不同病种的药品开发情况，利于中药新药的研发。但病证分类模式也存在不足，如中医证型、证名的不规范、不统一，影响了病证分类法的科学性；同时"病"与"证"的差异，可能让中成药的使用范围缩小。

目前临床对中成药的应用存在许多问题。某西医院调查发现，在随机抽取的 1000 张中成药处方中，有 138 张不合理处方，存在的问题主要是配伍不当、用法用量不当、中西药不合理联用、选药不当和其他原因。80.6% 的患者对中医药只有浅显的了解，且 70.4% 的患者存在着错误的用药习惯。因此，西医医生由于缺乏相关的中医药理论知识，在诊断和用药过程中易出现误诊和中成药用药不当等现象，造成中成药的滥用。①配伍不当：当患者的状况比较复杂时，为了达到治疗目的或增强治疗效果，通常需要多种药物联合使用，临床常用的中成药联合使用包括中成药和中成药的联合使用，还有中成药和西药的联合使用，所以配伍不当也包括中成药与中成药之间的配伍不当和中成药与西药之间的配伍不当。中成药之间的配伍要特别注意配伍禁忌问题，禁忌药物如果配伍使用会影响药物疗效甚至发生毒性反应。中成药与西药配伍不当可能会产生药物的不良反应，降低药效甚至出现毒副作用等。②用药不对症：中成药的说明书分为功效和主治两部分内容。其中功效部分是中医学术语，未学过中医的人往往是一知半解；而主治则是症状的罗列，但并不是有这些症状就可以用这些药。如中医将感冒分为风热感冒、风寒感冒、时疫感冒、暑湿感冒、内伤感冒。虽然名称相似，但是不同的感冒需要运用不同的中成药治疗，如果用药不当，往往出现迁延不愈的情况。③未遵循中医"辨证论治"的原则："辨证论治"是中医认识疾病和治疗疾病的基本原则。"辨证"就是通过"四诊"收集资料并综合分析，辨明疾病发生的原因、疾病的性质及疾病发展的阶段，这就要求医生必须具备一定的中医理论知识，可以正确地判断病症发生的原因及病症的发展阶段。"论治"就是理论结合实际，对症下药。如胃痛，夏季着凉所致者，应该选用藿香正气口服液（胶囊）；食积内停引起的，则应选用保和丸；脾胃虚寒引起者，应选用香砂六君子丸。又如高血压、急性黄疸型肝炎、急性膀胱炎、带状疱疹等，对中医来说，属于肝胆湿热证时，选用龙胆泻肝丸均能取得治疗效果。这就是异病同治。④用西医思维指导使用中成药：由于不少西医仅对少数几种中成药有一定的应用经验，或仅了解中成药说明书介绍的内容，缺乏较为系统的中医药基础知识，缺乏对中成药的组成、功效、适应证的全面了解，在使用时"不明方义、不知机理、望文生义"的现象屡见不鲜，更多的是采用西医思维用药。如部分医师看到血府逐瘀口服液，就认为是治疗跌打损伤瘀血或月经不调的，殊不知其是用于瘀血内阻所致头痛或胸痛的；还有把人参再造丸、补肾强身片作为滋补强身药处方的，其实这类药物是治疗关节筋骨酸痛、手足四肢麻木、中风引起的半身不遂等的。⑤含毒性药品的不合理使用。⑥用法、用量不合理等。

患者自身错误的用药意识，也是导致中成药滥用的重要原因。①患者在服用一种非处方药同时，由于治愈心切，与其他同类非处方药并服。②患者在因其他疾病用药过程中，又出现新的不适，未经咨询医师或药师而自行增加使用非处方药，这些情况均会导致药物的相互作用，很可能引发不良反应。③有些中成药其实也含有化学成分。例如，很多治疗感冒的中成药含对乙酰氨基酚、氯苯那敏或乙酰水杨酸等，治疗糖尿病的消渴丸含格列苯脲。这些添加成分，对于没有一定药学知识的普通患者而言，难以准确把握联合应用时可能出现的种种问题。④在某些科室有些中西药的固定搭配由于不良反应小、疗效显著，已成为习惯用法。但是对于一些患者不同的并发症而开具的新增药物，则可能与之产生新的不良反应，可能会被忽略。⑤同一个患者可能在一次就医时不止就诊单一科室，而科室之间的医生无法对同一患者的用药进行沟通与探讨，导致患者在单一科室的用药是合理的，而当所有的药物相加到一起服用时则出现问题。

针对以上问题，要改变目前中成药不合理应用现状，至少需要从以下几方面进行努力。

1. 加强医护人员专业知识的培训，充分发挥临床药师的作用 为加强医生的用药安全意识，医院可通过西学中提高班、中医专家讲座及开展中医药学术交流会议等形式，扩展西医医生的中医药专业知识，逐步使医生形成中医学的"辨证论治"思维，在疾病诊疗过程中，能初步判断患者的病因、病性、病位、病势，掌握常见病、多发病基本的辨证分型、选方用药方法。同时还可以学习中成药的配伍用药，掌握常用中成药的主治功效、适应证、禁忌证、配伍禁忌等，提高医生用药的合理性。在提高医生业务水平的同时，医院应该充分发挥药师的作用，加强药师干预，做到药师和临床医生取长补短，最大限度地让药师参与临床医生的用药，促进药师和临床医生的充分交流，保证合理用药。医院对于就诊的时间应该做出合理要求，保证每位患者的就诊时间，让医生在有限的时间里充分了解患者的情况，降低误诊的概率。

2. 加强宣传教育，引导患者树立正确的用药意识 通过自媒体、互联网、医院自身的宣传平台等，积极向广大人民群众宣传用药安全，讲解安全用药知识，纠正常见用药、不适当自我用药、混淆保健食品和药品等误区，使患者明确药物滥用的危害，自觉抵制药物滥用，增强防范意识和自我保护能力。医护人员应该提高责任意识，在日常诊疗中向前来就医的患者进行基本的用药知识普及，通过医生的影响力来引导患者正确使用药品，提高患者的自我保健意识，纠正患者错误的用药习惯，从而达到提高患者的用药水平的目的。

3. 加强药品说明书检查和管理 药品说明书是医师处方、药师提供用药指导和患者用药的主要依据，药品说明书不准确、缺项漏项、不规范、不完善，将会严重影响医生处方的合理性、临床用药安全性和有效性。但是中成药说明书出现缺项漏项的现象较普遍，有文章指出，存在不良反应、禁忌证、药物相互作用、孕妇用药、药理毒理等项目严重缺陷的药品说明书总体占比大

于40%。随着中成药在治疗疾病和预防保健等领域的作用越来越大，每一种药品有一份详细明确的说明书显得愈发的重要，药品说明书不仅是患者用药的直接参考，同时对于医生判断药物之间的配伍禁忌及合理用药也起到了重要的作用。一份不完整的说明书，会使医生不能从中得到完整准确的用药信息，就会造成医生对药物了解不全面，从而开出不合理的处方。医院应该高度重视说明书的重要性，加强现有药品说明书的管理与利用，在引进新药物的时候应该将是否有详尽的说明书作为引进药物的标准之一。

西医医生对于中成药的合理应用是一个漫长的过程，任重而道远。西医医生必须在充分掌握中医辨证分型等理论后，才能为患者开具中成药处方。西医医生不仅要学会按照中医思维询问病史，根据临床症状进行必要的辨证，明确诊断，还要掌握中成药的适应证，注意使用相同的中成药可能会出现的疗效差异，并根据患者的体质、年龄、生活环境、气候、季节等因素仔细推敲，正确合理选用中成药。希望通过"西学中"培训班的学习，能全面提高西医医生临床应用中成药的合理性。

第二章 呼吸系统疾病

第一节 上呼吸道感染和急性气管－支气管炎

上呼吸道感染

上呼吸道感染（upper respiratory tract infection）是指鼻腔和咽喉部呼吸道黏膜的急性炎症的总称。70%～80% 由病毒引起，少数为细菌所致。上呼吸道感染的临床表现不一，从单纯的鼻黏膜炎到广泛的上呼吸道炎症轻重不等。本病全年皆可发生，以冬春季节多发，一般病势较轻，病程较短，预后良好。

临床包括普通感冒、急性病毒性咽炎和喉炎、急性疱疹性咽峡炎、急性咽结膜炎、急性咽扁桃体炎等。

本病与中医学的"感冒"相类似，又称"伤风""冒风""冒寒""重伤风"等。

一、病因病机

上呼吸道感染是人体感受六淫之邪、时行毒邪所致，主要是风邪致病。感邪之后是否发病与正气盛衰有关。本病病位在肺卫，主要病因病机是外邪乘虚而入，以致卫表被郁，肺失宣肃，一般病情轻浅。因四时六气各异，或体质强弱、阴阳偏盛之不同，临床表现虚实寒热各异。

1. 卫外功能减弱，外邪乘机袭入　由于生活起居不当，寒温失调，如贪凉露宿、冒雨涉水等以致外邪侵袭而发病；过度劳累，耗伤体力，肌腠不密，易感外邪而发病；气候突变，六淫之邪肆虐，冷热失常，卫外之气未能及时应变而发病；素体虚弱，卫外不固，稍有不慎即可感邪而发病。

2. 病邪犯肺，卫表不和 肺主皮毛，职司卫外，而卫气通于肺，卫气的强弱与肺的功能关系密切。外邪从口鼻、皮毛而入，肺卫首当其冲，感邪之后，很快出现卫表及上焦肺系症状。卫表被郁，邪正相争，而见恶寒、发热、头痛、身痛等；肺气失宣而见鼻塞、流涕、咳嗽等。《素问·太阴阳明论》曰："伤于风者，上先受之。"《素问·咳论》曰："皮毛者肺之合也，皮毛先受邪气，邪气以从其合也。"

3. 病邪少有传变，病情轻重有别 病邪一般只犯肺卫，很少有传变，病程短而易愈。但亦有少数感邪深重，或老幼体弱，或原有某些慢性疾病者，病邪从表入里，传变迅速，可引起某些并发症或继发病。

二、中医治疗

中医倡导防重于治，首先注意预防，应加强体育锻炼，提高机体的抗病能力。治疗应因势利导，从表而解，采用解表达邪的治疗原则。风寒证治以辛温发汗，风热证治以辛凉解表，暑湿杂感者又当清暑祛湿解表。

（一）辨证论治

1. 风寒证

【证候】**主症**：鼻塞，流清涕，恶寒，肢体酸楚，甚则酸痛。**次症**：喷嚏，咽痒，咳嗽，发热，无汗，头痛。**舌脉**：舌苔薄白，脉浮或浮紧。

【治法】辛温解表，宣肺散寒。

【方药】荆防败毒散。

【中成药】感冒清热颗粒 / 片 / 胶囊（医保目录，甲）、正柴胡饮颗粒（医保目录，甲）、柴连口服液（药典）。

2. 风热证

【证候】**主症**：发热，恶风，咽干甚则咽痛。**次症**：鼻塞，流浊涕，鼻窍干热，口干，口渴，咽痒，咳嗽，肢体酸楚，头痛。**舌脉**：舌尖红，舌苔薄白干或薄黄，脉浮或浮数。

【治法】辛凉解表，疏风清热。

【方药】银翘散合桑菊饮。

【中成药】银翘解毒颗粒 / 丸 / 片 / 胶囊（医保目录，甲）、金莲清热颗粒 /

胶囊（医保目录，乙）、穿心莲内酯滴丸/胶囊（医保目录，乙）、风热清口服液（药典）。

3. 风燥证

【证候】主症：唇鼻干燥，咽干甚则咽痛，干咳。次症：口干，咽痒，鼻塞，发热，恶风。舌脉：舌尖红，舌苔薄白干或薄黄，脉浮或浮数。

【治法】辛凉宣透，润燥生津或疏风散寒、润肺生津。

【方药】桑杏汤或杏苏散。

【中成药】杏苏止咳颗粒/糖浆（医保目录，乙）、桑菊感冒片/丸/颗粒（医保目录，乙）、蜜炼川贝枇杷膏（医保目录，乙）。

4. 暑湿证

【证候】主症：发热，恶风，身热不扬，汗出不畅，肢体困重，头重如裹，胸闷，纳呆，口黏腻。次症：鼻塞，流涕，头痛，无汗，少汗，口渴，心烦。舌脉：舌质红，舌苔白腻或黄腻，脉濡或滑或濡数。

【治法】清暑祛湿解表。

【方药】藿香正气散。

【中成药】藿香正气滴丸/水/片/胶囊/颗粒/口服液/软胶囊（医保目录，甲）。

5. 气虚证

【证候】主症：鼻塞，流涕，发热，恶风寒，气短，乏力，神疲，自汗，动则加重，平素畏风寒、易感冒。次症：脉沉细或细弱。舌脉：舌质淡，脉缓。

【治法】益气解表，调和营卫。

【方药】参苏饮。

【中成药】参苏丸/片/胶囊（医保目录，乙）、表虚感冒颗粒（医保目录，乙）、补中益气颗粒/丸（医保目录，甲）。

6. 气阴两虚证

【证候】主症：鼻塞，流涕，发热，恶风寒，气短，乏力，神疲，自汗，盗汗，手足心热，口干，口渴，平素畏风寒、易感冒。舌脉：舌体胖大甚至舌边齿痕或瘦小，舌质淡或红，舌苔薄或花剥，脉沉细或细数。

【治法】益气滋阴解表。

【方药】生脉散合加减葳蕤汤。

【中成药】生脉饮口服液（医保目录，乙）。

（二）单方验方

1. 宋建民验方——特效感冒宁

苏叶 10g，薄荷 10g，藿香 10g，防风 10g，荆芥 10g，金银花 12g，苍术 10g，黄芪 10g，甘草 3g。功效：解邪固表。用于感冒时邪者。

2. 赵清理验方——健身固表散

黄芪 40g，白术 20g，防风 20g，百合 40g，桔梗 30g。共研细末，每服 9g。或改汤剂（前方诸药剂量减半），每日 1 剂，水煎分服。功效：补益脾肺，强卫固表。用于气虚自汗，体弱感冒，或慢性鼻炎、气管炎及因表虚而时常感冒，或感冒缠绵不愈者。

3. 钟一棠验方——银菊汤

南北沙参各 15g，金银花 20g，菊花 10g，薄荷 6g（后下），杏仁 10g，清甘草 2g。疏散风热，养阴清肺。适用于上呼吸道感染、气管－支气管炎、慢性支气管炎伴感染等。症见发热恶寒，头痛口干，喉痒咽痛，咳嗽或气急，舌质偏红，脉数。

（三）其他疗法

1. 针灸疗法 选列缺、合谷、大椎、风池、太阳等，毫针刺，用泻法。风寒感冒，大椎行灸法。配穴中足三里、关元用补法或灸法，少商、委中用点刺出血法，余穴用泻法。

2. 拔罐法 取大椎、身柱、大杼、肺俞。留罐 10 分钟，或用闪罐法。本法适用于风寒感冒。

3. 三棱针法 取大椎、尺泽、耳尖、少商。消毒后，用三棱针点刺，使其自然出血，大椎可加拔火罐。本法适用于风热感冒。

4. 耳针法 取肺、内鼻、下屏尖、额。毫针刺，用中、强刺激。适用于咽喉、扁桃体肿大引起的咽痛。

三、预防调护

1. 平时加强体育锻炼，适当进行室外活动，以增强体质，提高抗病能力。同时应注意防寒保暖，在气候冷热变化时及时增减衣服，避免雨淋受凉及过度疲劳。在感冒流行季节，少去公共场所活动，防止交叉感染。

2. 在治疗期间，应注意休息，密切观察。注意煎药及服药要求，治疗本病的中药宜轻煎，不可过煮，趁温热服，服后避风取汗，适当休息。

3. 在饮食方面，宜清淡，若饮食过饱，或多食肥甘厚腻，使中焦气机受阻，有碍肺气宣通，影响感冒的预后。

小　结

上呼吸道感染常用中成药见表 2-1。

表 2-1　上呼吸道感染常用中成药

证型	常用中成药
风寒证	感冒清热颗粒 / 片 / 胶囊、正柴胡饮颗粒、柴连口服液
风热证	银翘解毒颗粒 / 丸 / 片 / 胶囊、金莲清热颗粒 / 胶囊、穿心莲内酯滴丸 / 胶囊、风热清口服液
风燥证	杏苏止咳颗粒 / 糖浆、桑菊感冒片 / 丸 / 颗粒、蜜炼川贝枇杷膏
暑湿证	藿香正气滴丸 / 水 / 片 / 胶囊 / 颗粒 / 口服液 / 软胶囊
气虚证	参苏丸 / 片 / 胶囊、表虚感冒颗粒、补中益气颗粒 / 丸
气阴两虚证	生脉饮口服液

附　流行性感冒

流行性感冒，简称流感，是由流感病毒引起的一种急性呼吸道传染病，可在世界范围内引起暴发和流行。流感起病急，虽大多为自限性，但部分因出现肺炎等并发症可发展至重症流感，少数重症病例病情进展快，可因急性呼吸窘迫综合征（ARDS）和 / 或多脏器衰竭而死亡。其流行病学最显著的特点是突然暴发，迅速蔓延，波及面广。其流行具有一定的季节性，我国北方常发生于冬季，而南方多发生在冬夏两季。流感的发病率高，据统计，每年的发病率为10% ～ 30%，人群普遍易感。重症流感主要发生在老年人、年幼儿童、孕产妇或有慢性基础疾病者等高危人群，亦可发生在一般人群。由于流感病毒抗原性变异较快，人类尚无法获得持久的免疫力。

本病属于中医学"时行感冒"等范畴。

一、病因病机

中医学认为，流行性感冒的病因为感受六淫之外的疫疠之气，其较六淫邪气致病起病急骤、传染性强、病情笃重，传变迅速、变化多端。病位初起在卫表，由于传变迅速，变化多端，可传入肺胃，或逆传心包，直扰心神。

1. 感受疫疠之气，邪传入肺 感受六淫之外的疫疠之气病性常属火热。初起时疫邪毒犯表，邪传入肺则为热毒袭肺，或由太阳卫表循经传入阳明胃腑，致胃肠受损，气机失常，并发吐泻之症，为邪犯胃肠证，病情尚轻。

2. 病邪传变迅速，毒热内陷心包 邪毒炽盛如未控制，则病情进一步发展为重症，热毒深重，则为毒热壅肺。若毒热内陷心包，则可出现内闭外脱之证；后期部分患者可有较长时间的气阴两虚证。

二、中医治疗

本病属于中医学"温病"范畴。疫毒之邪从口鼻、皮毛而入，病位初在肺卫肌表，故治疗应根据"其在皮者，汗而发之"之义，因势利导，从表而解。如外邪未从表解，邪传气分，则宜清解气热。如热毒内闭心包，则宜清心开窍。阳气欲脱者，当益气回阳固脱。

（一）辨证论治

1. 风热犯卫证

【证候】**主症**：发病初期，发热或未发热，咽红不适。**次症**：轻咳少痰，无汗。**舌脉**：舌质红，苔薄或薄腻，脉浮数。

【治法】疏风解表，清热解毒。

【方药】银翘散合桑菊饮。

【中成药】清开灵颗粒/片/胶囊/软胶囊（医保目录，甲）、疏风解毒胶囊（医保目录，甲）、银翘解毒颗粒（医保目录，甲）。

2. 热毒袭肺证

【证候】**主症**：高热，咳嗽，痰黏咳痰不爽。**次症**：口渴喜饮，咽痛，目赤。**舌脉**：舌质红，苔黄或腻，脉滑数。

【治法】清热解毒，宣肺止咳。

【方药】麻杏石甘汤。

【中成药】连花清瘟胶囊 / 片 / 颗粒（医保目录，甲）、银黄颗粒 / 胶囊 / 片（医保目录，甲）。

3. 邪犯胃肠证

【证候】**主症**：突然发作呕吐、腹泻，泻下清稀，量多，发热恶寒，头身疼痛。**次症**：腹胀，腹痛，胸脘满闷，不思饮食。**舌脉**：舌苔白，脉濡缓。

【治法】解表疏邪，降逆止泻。

【方药】藿香正气散。

【中成药】藿香正气水（医保目录，甲）。

4. 毒热壅肺证

【证候】**主症**：高热不退，咳嗽重，少痰或无痰，喘促短气，头身痛。**次症**：或伴心悸，躁扰不安。**舌脉**：舌质红，苔薄黄或腻，脉弦数。

【治法】解毒清热，泻肺活络。

【方药】宣白承气汤。

【中成药】指南暂无推荐。可用连花清瘟胶囊、小儿肺热咳喘颗粒（口服液）、小儿咳喘灵颗粒（口服液），若持续高热，热闭神昏可用安宫牛黄丸。

5. 毒热内陷，内闭外脱证

【证候】**主症**：神志昏蒙、淡漠，胸腹灼热，四肢厥冷，汗出，尿少。**次症**：口唇爪甲紫暗，呼吸浅促，咯粉红色血水。**舌脉**：舌红绛或暗淡，脉沉细数。

【治法】益气固脱，清热解毒。

【方药】参附汤。

【中成药】参附注射液（医保目录，甲）、安宫牛黄丸（医保目录，甲）、紫雪散（药典）。

6. 气阴两虚证

【证候】**主症**：神倦乏力，气短，咳嗽，痰少，纳差。**舌脉**：舌暗或淡红，苔薄腻，脉弦细。

【治法】益气养阴。

【方药】沙参麦冬汤。

【中成药】生脉注射液（医保目录，甲）、益气复脉胶囊 / 颗粒（医保目录，乙）。

（二）单方验方

1. 湖北省三七〇医院验方——野草汤

野菊花秧子1把，鱼腥草30g，银花藤30g。加水500mL，煎至200mL。日服3次，每次20～40mL。

2. 刘绍勋验方——解毒清热饮

金银花30g，连翘30g，菊花30g，桑叶20g，薄荷15g，柴胡10g，芦根20g，甘草15g，黄芩15g，蝉蜕15g，生石膏20～30g，滑石20～30g。生石膏先煎30分钟，后煎群药，早晚分服。主治流行性感冒、病毒性感冒，高热、低热均可用。

三、预防调护

流感的预防首先要注意空气畅通、寒温适宜，尤其是北方室内暖气充足，易生秽气，再加之室内外温差大，外出稍有不慎，即感寒邪中病。同时需注意保暖，规律饮食，适当锻炼，增强抵抗力。除适寒温、节饮食、免劳累等常规生活调护外，应结合体质预防本病，可予中药代茶饮预防感冒。

小　结

流行性感冒常用中成药见表2-2。

表2-2　流行性感冒常用中成药

证型	常用中成药
风热犯卫证	清开灵颗粒/片/胶囊/软胶囊、疏风解毒胶囊、银翘解毒颗粒
热毒袭肺证	连花清瘟胶囊/片/颗粒、银黄颗粒/胶囊/片
邪犯胃肠证	藿香正气水
毒热壅肺证	—
毒热内陷、内闭外脱证	参附注射液、安宫牛黄丸、紫雪散
气阴两虚证	生脉注射液、益气复脉胶囊/颗粒

注：表中"—"表示无推荐常用药。

急性气管－支气管炎

急性气管－支气管炎（acute tracheobronchitis）是由生物、物理、化学刺激或过敏等因素引起的气管－支气管黏膜的急性炎症。临床主要表现为咳嗽和咳痰，常见于气候急骤变化或上呼吸道防御功能下降时，也可由急性上呼吸道感染迁延不愈所致。

本病属中医学"咳嗽""暴咳"等范畴。

一、病因病机

本病多因六淫之邪和吸入烟尘秽浊之气，侵袭肺系而发病。由于四时气候变化的不同，人体感受的外邪亦有所不同，临床上以风寒、风热、风燥为多见，病位主要在肺，病机为肺卫受邪，使肺气壅遏不宣，清肃失司，气机不利，肺气上逆引起咳嗽。

1. 外邪侵袭 天气冷暖失常、气候突变，人体未能适应，卫外功能失调、六淫外邪或从口鼻而入，或从皮毛而侵，侵犯肺系，肺卫受邪，使肺气壅遏不宣，清肃失司，气机不利，肺气上逆引起咳嗽，由于四时六气的不同，因而人体所感受的外邪亦有区别。风为六淫之首，其他外邪多随风邪侵袭人体，所以急性气管－支气管炎的发病常以风为先导，夹有寒、热、燥、湿等邪。

2. 病邪传变 风寒入里可化热或风热袭肺而成痰热内蕴。病久反复，伤及正气；或年老体弱，正气不足，卫外不固，容易受邪而使疾病反复发作且病程较长，常显正虚邪恋，正气不足多表现为肺气虚或气阴两虚。

二、中医治疗

西医治疗急性气管－支气管炎以对症处理为主，咳嗽较剧者可考虑使用止咳药物。由病毒引起者一般不必应用抗生素。如有继发细菌感染，表现为高热，痰黄稠或呈脓性，或原有慢性呼吸系统疾病，或既往有风湿性心脏病、心肌病、肾炎等病史者，可选用适当的抗菌药物治疗，也可根据细菌种类及药敏试验结果选用有效抗菌药物。中医治疗以宣肺化痰止咳为主，兼以疏散外邪。

（一）辨证论治

1. 风寒袭肺证

【证候】**主症**：咳嗽，痰白，痰清稀，恶寒。**次症**：鼻塞，流清涕，咽痒，发热，无汗，肢体酸痛。**舌脉**：舌苔薄白，脉浮或浮紧。

【治法】疏风散寒，宣肺止咳。

【方药】三拗汤合止嗽散。

【中成药】通宣理肺丸/片/胶囊/颗粒（医保目录，甲）、小青龙合剂（药典）。

2. 风热犯肺证

【证候】**主症**：咳嗽，痰黄，咽干甚则咽痛，发热，恶风。**次症**：痰黏稠，咳痰不爽，鼻塞，流浊涕，鼻窍干热，咽痒，口渴。**舌脉**：舌尖红，舌苔黄，脉浮或浮数。

【治法】疏风清热，宣肺化痰。

【方药】桑菊饮。

【中成药】感咳双清胶囊（药典）、急支糖浆（医保目录，乙）、蛇胆川贝胶囊/散/软胶囊（医保目录，乙）。

3. 燥邪犯肺证

【证候】**主症**：干咳，咳嗽，唇鼻干燥，口干，咽干甚则咽痛。**次症**：痰黏难以咯出，口渴，发热，恶风。**舌脉**：舌苔薄，脉浮或舌尖红，舌苔薄黄或薄白干，脉数。

【治法】清肺润燥，疏风清热或疏风散寒，润肺止咳。

【方药】桑杏汤或杏苏散。

【中成药】杏苏止咳颗粒（医保目录，乙）、桑菊感冒片（医保目录，乙）、蜜炼川贝枇杷膏（医保目录，乙）。

4. 痰热壅肺证

【证候】**主症**：咳嗽，痰黄，痰黏稠。**次症**：痰多，咳痰不爽，口渴，胸闷，发热，大便秘结。**舌脉**：舌质红，舌苔黄腻，脉滑或滑数。

【治法】清热化痰，肃肺止咳。

【方药】清金化痰汤。

【中成药】清气化痰丸（医保目录，乙）、肺力咳胶囊/合剂（医保目录，甲）、痰热清注射液（医保目录，乙）。

5. 痰湿阻肺证

【证候】**主症**：咳嗽，痰多，痰白黏或有泡沫。**次症**：痰易咳出，口黏腻，胸闷，纳呆，食少，胃脘痞满。**舌脉**：舌苔白或白腻，脉滑或舌边齿痕，脉弦或濡。

【治法】燥湿健脾，化痰止咳。

【方药】二陈汤合三子养亲汤。

【中成药】二陈丸（医保目录，乙）、祛痰止咳胶囊（医保目录，乙）。

6. 肺气虚证

【证候】**主症**：咳嗽，气短，乏力，自汗，动则加重，畏风寒。**次症**：神疲，易感冒。**舌脉**：舌质淡，舌苔白，脉弱或细或舌苔薄，脉沉或缓。

【治法】补肺益气，宣肺止咳。

【方药】补肺汤合玉屏风散。

【中成药】玉屏风颗粒（医保目录，甲）、生脉饮口服液（医保目录，乙）。

7. 气阴两虚证

【证候】**主症**：咳嗽，少痰，干咳，神疲，乏力，动则加重，易感冒，自汗，盗汗。**次症**：气短，畏风，手足心热，口干，口渴。**舌脉**：舌质红，苔少，脉细数。

【治法】益气养阴，润肺止咳。

【方药】生脉散合沙参麦冬汤。

【中成药】百合固金丸/片/颗粒/口服液（医保目录，乙）、生脉饮口服液（医保目录，乙）。

（二）单方验方

钟一棠验方——沙参银菊汤

南北沙参各 15g，金银花 20g，菊花 10g，薄荷 6g（后下），杏仁 10g，清甘草 2g。每剂煎 2 次，头汁用冷水 500mL 浸泡 20 分钟，后煮沸 5～6 分钟即可。二汁加冷水 400mL 煮沸 5 分钟；亦可将药物放入热水瓶中，用沸水冲泡 1 小时后代茶饮服。

（三）其他疗法

1.拔罐法 取肺俞、大椎、风门、膏肓。留罐 10 ～ 15 分钟起罐，多用于风寒束肺证。

2.穴位贴敷法 取肺俞、定喘、风门、膻中、丰隆。用白芥子、甘遂、细辛、丁香、苍术、川芎等量研成细粉，加入生姜汁，调成糊状，制成直径 1cm 圆饼，贴在穴位上，胶布固定，30 ～ 90 分钟取掉，以局部红晕微痛为度。

三、预防调护

1.加强身体锻炼，增强抗病能力，避免劳累。

2.注意气候变化，防寒保暖，避免感冒。若平素易感冒者，可配合预防感冒的方法，如按摩面部迎香穴，晚间艾灸足三里。

3.改善生活卫生环境，防止空气污染。清除鼻、咽、喉等部位的病灶。

小　结

急性气管 – 支气管炎常用中成药见表 2–3。

表 2–3　急性气管 – 支气管炎常用中成药

证型	常用中成药
风寒袭肺证	通宣理肺丸 / 片 / 胶囊 / 颗粒、小青龙合剂
风热犯肺证	感咳双清胶囊、急支糖浆、蛇胆川贝胶囊 / 散 / 软胶囊
燥邪犯肺证	杏苏止咳颗粒、桑菊感冒片、蜜炼川贝枇杷膏
痰热壅肺证	清气化痰丸、肺力咳胶囊 / 合剂、痰热清注射液
痰湿阻肺证	二陈丸、祛痰止咳胶囊
肺气虚证	玉屏风颗粒、生脉饮口服液
气阴两虚证	百合固金丸 / 片 / 颗粒 / 口服液、生脉饮口服液

第二节　慢性支气管炎

慢性支气管炎

慢性支气管炎（chronic bronchitis）是指气管、支气管黏膜及其周围组织的慢性非特异性炎症。临床上以咳嗽、咳痰或伴有喘息等反复发作的慢性过程为特征，常并发阻塞性肺气肿，甚至肺源性心脏病。

慢性支气管炎是临床常见病和多发病。根据1992年国内普查统计资料，慢性支气管炎发病率为3.2%。其发病率为北方较南方高，农村较城市高，山区较平原高，随着年龄增长而发病率增高。早期症状轻微，多在冬季发作，晚期症状加重，常年存在，不分季节。有慢性气流阻塞的慢性支气管炎可归属慢性阻塞性肺疾病（chronic obstructive pulmonary disease，COPD）。

本病可归属于中医学"咳嗽""喘证"等病证范畴。

一、病因病机

中医学认为，慢性支气管炎的发生和发展与外邪侵袭、内脏亏损有关。常因暴咳迁延未愈，邪恋伤肺，使肺脏虚弱，气阴耗伤，肺气不得宣降，故长期咳嗽、咳痰，日久累及脾肾。病情多为虚实夹杂，正虚多以气虚为主或兼阴虚，痰饮停聚为实，或偏寒，或偏热，日久夹瘀。其病位在肺，涉及脾、肾。

1.外邪侵袭　六淫之邪侵袭肌表，或从口鼻而入，或从皮毛而侵，或因吸入烟尘、异味气体，内合于肺，肺失肃降，肺气不宣，痰浊滋生，阻塞胸肺，故可引起咳喘、咳痰。由于外邪性质的不同，临床又有寒、热的差异。

2.肺脏虚弱　久咳伤肺，肺气不足，复因外邪侵袭，清肃失职而发病。肺气不足气失所主，清肃无权，气不化津，积液成痰，痰湿阻肺，致使咳喘缠绵不愈。

3.脾虚生痰　"脾为生痰之源，肺为贮痰之器"。久病不愈，耗伤脾气，脾阳不足，脾失健运，水谷无以化生精微，聚湿生痰。痰浊上渍于肺，壅塞气

道，肺失宣降而致咳嗽痰多。

4.肾气虚衰　肾主纳气，助肺以行其呼吸。肾气虚弱，吸入之气不能经肺下纳于肾，气失归藏，则肺气上逆而表现为咳嗽喘促，动则愈甚。久病不愈，必伤于阴，肾阴亏耗，津液不能上润肺金，或虚火上扰，灼伤肺阴，肺失滋润，而致咳喘。

二、中医治疗

慢性支气管炎的治疗，目前多采用中西医综合治疗。急性发作期主要选择有效抗菌药物治疗，在控制感染的同时，应配合应用祛痰、镇咳药物改善症状；缓解期可应用免疫制剂，提高机体抗病能力，减少发作。中医本着急则治其标、缓则治其本的原则，在急性加重期应着重于祛痰宣肺，缓解期重在补益肺脾肾，慢性迁延期证属正虚邪恋，治宜止咳化痰，标本兼治。

（一）辨证论治

实证（多见于急性加重期）

1.风寒犯肺证

【证候】**主症**：咳喘气急，胸部胀闷，痰白量多。**次症**：伴有恶寒或发热，无汗，口不渴。**舌脉**：舌苔薄白而滑，脉浮紧。

【治法】宣肺散寒，化痰止咳。

【方药】三物汤加减。

【中成药】消咳喘糖浆（医保目录，乙）、风寒咳嗽丸/颗粒（药典）。

2.风热犯肺证

【证候】**主症**：咳嗽频剧，气粗或咳声嘶哑，痰黄黏稠难出，胸痛烦闷。**次症**：鼻流黄涕，身热汗出，口渴，便秘，尿黄。**舌脉**：舌苔薄白或黄，脉浮或滑数。

【治法】清热解表，止咳平喘。

【方药】麻杏石甘汤。

【中成药】急支糖浆（医保目录，乙）、蛇胆川贝液（医保目录，甲）。

3.痰浊阻肺证

【证候】**主症**：咳嗽，咳声重浊，痰多色白而黏。**次症**：胸满窒闷，纳呆，口黏不渴，甚或呕恶。**舌脉**：舌苔厚腻色白，脉滑。

【治法】燥湿化痰，降气止咳。

【方药】二陈汤合三子养亲汤。

【中成药】苏子降气丸（医保目录，乙）、蛇胆陈皮散／片／胶囊（医保目录，甲）、二陈丸（医保目录，乙）、咳喘顺丸（药典）、橘红化痰丸（药典）。

4. 痰热郁肺证

【证候】**主症**：咳嗽，气息喘促，痰多色黄黏稠，咯吐不爽，或痰中带血，渴喜冷饮，面红咽干。**次症**：胸中烦闷胀痛，尿赤便秘。**舌脉**：苔黄腻，脉滑数。

【治法】清热化痰，宣肺止咳。

【方药】桑白皮汤。

【中成药】清气化痰丸（医保目录，乙）、肺力咳胶囊／合剂（医保目录，甲）、金贝痰咳清颗粒（药典）。

5. 寒饮伏肺证

【证候】**主症**：咳嗽，喘逆不得卧，咳吐清稀白沫痰，量多，遇冷空气刺激加重，甚至面浮肢肿。**次症**：恶寒肢冷，微热，小便不利。**舌脉**：舌苔白滑或白腻，脉弦紧。

【治法】温肺化饮，散寒止咳。

【方药】小青龙汤。

【中成药】小青龙颗粒／胶囊（医保目录，甲）。

虚证（多见于缓解期及慢性迁延期）

6. 肺气虚证

【证候】**主症**：咳嗽气短，痰涎清稀，反复易感。**次症**：倦怠懒言，声低气怯，面色㿠白，自汗畏风。**舌脉**：舌淡苔白，脉细弱。

【治法】补肺益气，化痰止咳。

【方药】补肺汤。

【中成药】润肺止嗽丸（药典）、润肺膏（医保目录，乙）。

7. 肺脾气虚证

【证候】**主症**：咳嗽气短，倦怠乏力，咳痰量多易咳出，面色㿠白。**次症**：食后腹胀，便溏或食后即便，舌体胖边有齿痕。**舌脉**：舌苔薄白或薄白腻，脉细弱。

【治法】补肺健脾，止咳化痰。

【方药】玉屏风散合六君子汤。

【中成药】人参保肺丸（药典）、固本咳喘片/胶囊/颗粒（医保目录，乙）。

8.肺肾气阴两虚证

【证候】**主症**：咳喘气促，动则尤甚，痰黏量少难咳。**次症**：口咽发干，潮热盗汗，面赤心烦，手足心热，腰酸耳鸣。**舌脉**：舌红，苔薄黄，脉细数。

【治法】滋阴补肾，润肺止咳。

【方药】沙参麦冬汤合六味地黄丸。

【中成药】养阴清肺丸/膏/颗粒/口服液/糖浆（医保目录，甲）、百合固金口服液/丸/片/颗粒（医保目录，乙）。

（二）单方验方

1.俞慎初验方——止咳定喘汤

蜜麻黄 6g，光杏仁 5g，炙甘草 3g，紫苏子 10g，白芥子 6g，葶苈子 6g（布包），蜜款冬 6g，蜜橘红 5g，茯苓 10g，清半夏 6g。功能：宣肺平喘，止咳祛痰。适用于急、慢性支气管炎，支气管哮喘或轻度肺气肿。尤对风寒咳喘痰多者有较好的疗效。

2.陆芷青验方——四子平喘汤

葶苈子 12g，炙苏子 9g，莱菔子 9g，白芥子 2g，苦杏仁 9g，浙贝母 12g，制半夏 9g，陈皮 5g，沉香 5g（后下），大生地 12g，当归 5g，紫丹参 15g。功能：化痰止咳，纳气平喘。适用于肾虚失纳、痰饮停肺之咳喘。症见胸膈满闷，咳喘短气，痰多色白，苔白腻，脉沉细滑等。

（三）其他疗法

针刺疗法 实证选肺俞、列缺、合谷等穴，毫针刺，用泻法。风寒感冒者宜留针或针灸并用，或针后在背部腧穴拔罐。虚证选肺俞、中府、三阴交等，主穴用毫针平补平泻，或加用灸法。

三、预防调护

加强身体耐寒锻炼，增强抗病能力，预防感冒和流感。戒除吸烟嗜好，减少室内空气中的灰尘和有害气体。忌食辛辣炙煿、肥腻之品，并减少食盐摄入量。腹式呼吸锻炼，有利于改善通气功能和增强体质。做好患者精神护理，使患者性情开朗，心情舒畅，愉快乐观。

小 结

慢性支气管炎常用中成药见表2-4。

表2-4 慢性支气管炎常用中成药

证型	常用中成药
风寒犯肺证	消咳喘糖浆、风寒咳嗽丸／颗粒
风热犯肺证	急支糖浆、蛇胆川贝液
痰湿阻肺证	苏子降气丸、蛇胆陈皮散／片／胶囊、二陈丸、咳喘顺丸、橘红化痰丸
痰热郁肺证	清气化痰丸、肺力咳胶囊／合剂、金贝痰咳清颗粒
寒饮伏肺证	小青龙颗粒／胶囊
肺气虚证	润肺止嗽丸、润肺膏
肺脾气虚证	人参保肺丸、固本咳喘片／胶囊／颗粒
肺肾气阴两虚证	养阴清肺丸／膏／颗粒／口服液／糖浆、百合固金口服液／丸／片／颗粒

第三节 支气管哮喘

支气管哮喘（bronchial asthma）是由多种细胞包括嗜酸性粒细胞、肥大细胞、淋巴细胞、中性粒细胞、平滑肌细胞、气道上皮细胞及细胞组分参与的气道慢性炎症性疾病。哮喘是一种异质性（heterogeneous）疾病，通常以慢性气道炎症为特征。哮喘全球发病率高，全球至少3亿人罹患哮喘。在过去十年中，中国大陆地区14岁以上人群哮喘的患病率明显升高，平均1.24%。2019中国成人哮喘流行病学研究结果公布，20岁及以上人群哮喘患病率4.2%。

支气管哮喘是一种慢性气道炎症性疾病。这种慢性炎症与气道高反应性的发生和发展有关。哮喘的发病是遗传和环境两方面因素共同作用的结果。临床上表现为反复发作的喘息、气急、胸闷、咳嗽等症状，常在夜间和／或清晨发作、加剧，大多数患者可经药物治疗得到控制。临床分为急性发作期、慢性持续期和临床缓解期。

近年来研究认为，哮喘是一种异质性疾病。最常见的表型包括①过敏性哮喘：童年发病，常有过敏性疾病史或家族史。对吸入激素治疗反应较好。②非过敏性哮喘：一些成人哮喘与过敏无关，吸入激素治疗效果差一些。③迟发哮喘：一些成人尤其女性哮喘患者，初次发生哮喘，多为非过敏性哮喘，对激素相对耐受，常需大剂量吸入激素。④伴固定性气流受限的哮喘：一些患者长期哮喘，因气道重塑产生固定气流受限。⑤肥胖伴哮喘：一些肥胖的哮喘患者，呼吸道症状明显，但气道嗜酸性粒细胞性炎症并不明显。

本病属于中医学"哮病"范畴。

一、病因病机

中医学认为哮喘是一种发作性的痰鸣气喘疾患，以呼吸急促、喉间哮鸣为特征，引起哮喘的主因为内有伏饮，感受邪气而诱发（包括外邪、饮食、情志、劳倦和气候变化等），发作日久可致肺气耗散，从而累及脾肾。肺朝百脉，主治节，肺气虚不能治理调节心血的运行，肾虚则命门之火不能上济于心，心阳亦同时受累，甚则发生喘脱危候。

1. 外邪侵袭　外感风寒或风热之邪，未能及时表散，邪蕴于肺，壅阻肺气，气不布津，聚液生痰而成哮病。其他如吸入花粉、烟尘，影响肺气的宣发肃降，痰浊内生，亦可发为哮病。

2. 饮食不当　贪食生冷，脾阳受困，寒饮内停；或嗜食酸咸肥甘，积痰蒸热；或因进食鱼虾蟹等发物，而致脾失健运，饮食不归正化，痰浊内生，上干于肺，壅阻肺气而成哮病。

3. 体虚病后　素体禀赋薄弱，体质不强，或病后体弱，或反复感冒、咳嗽日久，导致肺、脾、肾虚损，痰浊内生成为哮病之因。若肺气耗损，气不化津，痰饮内生；或阴虚火旺，灼津成痰，痰热胶固；或脾虚水湿不运，肾虚水湿不能蒸化，痰浊内生均可成为哮病之因。

二、中医治疗

本病中医主张综合治疗，注意调护，辨证论治为主，临床以复合证型多见。应根据急性发作期、慢性持续期和临床缓解期等分期的不同，抓住痰、虚两个基本病理环节，发时治标，平时治本。发作期当攻邪治标，祛痰利气。寒痰宜温化宣肺；热痰当清热肃肺；风痰当祛风涤痰；表证明显者兼以解表；反复日久，正虚邪实者又当攻补兼顾，补肺纳肾，降气化痰。缓解期当扶正治本。阳虚者应温补，阴虚者宜滋养，分别采用补肺、健脾、益肾等法。

（一）辨证论治

发作期

1. 风哮证

【证候】**主症**：喉中哮鸣有声，呼吸急促，反复发作，时发时止，止时又如常人。**次症**：发病前多有鼻痒、咽痒、喷嚏等症。**舌脉**：舌淡，苔白，脉浮。

【治法】疏风宣肺，化痰平喘。

【方药】华盖散加减。

【中成药】海珠喘息定片（医保目录，甲）、苏黄止咳胶囊（医保目录，乙）。

2. 寒哮证

【证候】**主症**：喉中哮鸣有声，呼吸急促，痰多，色白多泡沫。**次症**：口不渴或渴喜热饮，形寒肢冷，面色青晦，天冷或受凉易发，或恶寒、无汗、身痛。**舌脉**：舌质淡，苔白滑，脉弦紧或浮紧。

【治法】温肺散寒，化痰平喘。

【方药】射干麻黄汤加减。

【中成药】小青龙胶囊/颗粒/合剂（医保目录，甲；非药典/药典/药典）、止喘灵口服液（医保目录，乙）、桂龙咳喘宁颗粒/胶囊（医保目录，乙；药典）、苓桂咳喘宁胶囊（医保目录，乙）、复方川贝精片/胶囊（医保目录，乙）。

3. 热哮证

【证候】**主症**：气粗息涌，喉中痰鸣如吼，胸高胁胀，咳呛阵作，咳痰色黄或白，黏浊稠厚，排吐不利。**次症**：烦闷不安，汗出，面赤，口苦。**舌脉**：舌质红，苔黄腻，脉滑数或弦滑。

【治法】清热宣肺，化痰平喘。

【方药】定喘汤加减。

【中成药】丹龙口服液（医保目录，乙）、镇咳宁胶囊/颗粒（医保目录，乙）、咳喘宁片/胶囊/颗粒/合剂/口服液（医保目录，乙），清肺消炎丸（医保目录，乙；药典）、清咳平喘颗粒（医保目录，乙）、石椒草咳喘颗粒（医保目录，乙）。

4. 痰哮证

【证候】**主症**：呼吸急促，痰鸣息涌不得卧，痰涎壅盛，黏滞不易咳出。**次症**：胸膈满闷如塞，口黏不渴。**舌脉**：舌苔厚腻，脉滑实。

【治法】涤痰利窍，降气平喘。

【方药】二陈汤合三子养亲汤加减。

【中成药】橘红痰咳颗粒/煎膏/液（医保目录，乙）、苏子降气丸（医保目录，甲；药典）、祛痰止咳颗粒（医保目录，甲）、咳喘顺丸（医保目录，乙；药典）、止咳喘颗粒（医保目录，甲；药典）。

5. 虚哮证

【证候】**主症**：喉中哮鸣如鼾，声低，气短息促，动则喘甚，发作频繁，甚则喘息持续不解，咳痰无力。**次症**：偏阳虚者，兼痰涎清稀，面色苍白，形寒肢冷；偏阴虚者，兼痰涎黏稠，颧红，烦热口渴。**舌脉**：偏阳虚者，舌质淡，脉沉细；偏阴虚者，舌质偏红，脉细数。

【治法】补肺纳肾，降气化痰。

【方药】平喘固本汤加减。

【中成药】偏于阴虚者，哮喘丸（医保目录，乙）、蛤蚧定喘丸/胶囊（医保目录，乙；药典/非药典）；偏于气虚者，润肺膏（医保目录，甲）；偏于阳虚者，固肾定喘丸（医保目录，乙）。

缓解期

1. 肺脾气虚

【证候】**主症**：喉中时有轻度哮鸣，痰质稀色白，气短声低。**次症**：常易感冒，自汗，恶风，倦怠乏力，食少便溏。**舌脉**：舌质淡，苔白，脉细弱。

【治法】补肺健脾化痰。

【方药】玉屏风散合六君子汤加减。

【中成药】固本咳喘片胶囊/颗粒（医保目录，乙；药典）、玉屏风颗粒/胶囊/口服液（医保目录，乙；药典）、补中益气丸/颗粒/片/合剂/口服液（医保目录，甲/乙；药典/药典/药典/非药典）、黄芪片/颗粒（医保目录，乙）、六君子丸（医保目录，乙）。

2.肺肾两虚

【证候】**主症**：气短息促，动则尤甚，吸气不利。**次症**：偏于阳虚者，兼畏寒肢冷，面色苍白。偏于阴虚者，兼五心烦热，颧红，口干。**舌脉**：偏于阳虚者，舌质淡白，质胖，脉沉细。偏于阴虚者，舌红少苔，脉细数。

【治法】补肺益肾摄纳。

【方药】偏于阳虚者，金匮肾气丸加减；偏于阴虚者，七味都气丸加减。

【中成药】偏于阴虚者：七味都气丸（医保目录，乙）、利肺片（医保目录，乙）、蛤蚧定喘胶囊（医保目录，乙）、洋参保肺丸（医保目录，甲；药典）、河车大造丸（医保目录，乙；药典）；偏于阳虚者：固肾定喘丸（医保目录，乙；药典）、金匮肾气丸（医保目录，甲；药典）。

（二）外治疗法

1.敷贴法（白芥子涂法） 白芥子30g，延胡索30g，甘遂15g，细辛15g。共为细末，撒麝香少许，姜汁捣成泥状，分别贴两侧肺俞、膏肓、百劳穴上。每年夏季初伏日敷1次，10日、20日各敷1次。适用于哮病缓解期。

2.膏药 定喘膏（医保目录，乙）。散寒涤痰，降气定喘。用于支气管哮喘咳嗽痰多，色白而稀，胸闷膈痞，气喘痰鸣等症。用法：每次1张，敷贴肺俞。

3.拔罐疗法 常选用大椎、肺俞、肾俞等穴位，3天1次，3次为1个疗程。

（三）单方验方

1.陈宝田（南方医科大学南方医院）验方——三小汤

柴胡15g，党参30g，半夏10g，黄芩15g，麻黄10g，桂枝10g，干姜10g，细辛10g，白芍15g，五味子10g，黄连5g，全瓜蒌30g，鱼腥草30g，甘草10g。功效：温肺解表化饮，清热止咳平喘。用于支气管哮喘外寒内饮，痰热蕴肺者。

2.单方

（1）白果。用法：取白果仁10g，炒后去壳，水煎服，1次100mL，1日2次。用于支气管哮喘证属湿热瘀滞者。

（2）蛤蚧一对。用法：将蛤蚧炒黄研末，口服，1次3g，1日2次。用于支气管哮喘属肺肾两虚者。

（3）净地龙20g，生姜10g。水煎服，1日1剂，分2次服用。适于支气管哮喘咳嗽痰多、喘息气急等症。过敏体质和出血或者有出血倾向的患者禁用。

（四）其他疗法

1. 穴位埋线疗法　取双侧定喘、肺俞、脾俞、肾俞、足三里穴位埋线。10天1次，3次为1个疗程。

2. 针灸疗法　主穴为定喘（双）、天突、内关（双）、神门（双）、养老（双），配穴为足三里、丰隆和三阴交。毫针平补平泻，每次15～30分钟，取艾条2cm插在上述穴位针柄处点燃施灸疗，每穴灸2壮，每日1次，1个月为1个疗程。

3. 气功　气功的呼吸锻炼有助于呼吸和循环系统功能的改善，可以增强机体的抗病能力。

4. 饮食辅助疗法　冬虫夏草炖老鸭：冬虫夏草20g，老鸭1只（1500g左右），炖汤食用。用于哮病缓解期，证属肺肾两虚者。

三、预防调护

1. 预防　避免哮病的诱发因素，如避免接触刺激性气体及易导致过敏的花粉、烟尘、食物、药物等，避免过度劳累和不良情绪刺激。适当进行体育锻炼，以增强体质，减少发作。哮病需长期诊治，应树立战胜疾病的信心，克服悲观情绪，建立医患之间的合作关系，积极配合治疗。

2. 调护　帮助患者了解哮病的发病机制、发作先兆，学会在急性发作时能简单、及时地处理。哮喘发作时需卧床休息，重者取半卧位或端坐位；痰黏稠难咳者，注意翻身拍背。重视平时治本是减少哮病复发或减轻哮病发作症状的重要措施。

3. 耐寒锻炼　耐寒锻炼可以明显提高哮喘患者对冷空气的耐受阈值。耐寒锻炼应在哮喘缓解期进行，从夏秋季开始逐步进行耐寒锻炼并逐步向秋冬季过渡，这对秋冬季节发作的哮喘患者有较大帮助，如有计划、有步骤地逐渐接触冷空气或坚持冷水浴循序渐进，避免刺激过度诱发哮喘。

小　结

支气管哮喘常用中成药见表2-5。

表 2-5　支气管哮喘常用中成药

证型	常用中成药
风哮证 寒哮证	海珠喘息定片、苏黄止咳胶囊 小青龙胶囊/颗粒、桂龙咳喘宁颗粒/胶囊、苓桂咳喘宁胶囊、止喘灵口服液、复方川贝精片/胶囊
热哮证	丹龙口服液、镇咳宁胶囊/胶囊/颗粒/合剂/口服液、清肺消炎丸、清咳平喘颗粒、石椒草咳喘颗粒
痰哮证	橘红痰咳颗粒/煎膏/液、苏子降气丸、祛痰止咳颗粒、咳喘顺丸、止咳喘颗粒
虚哮证	哮喘丸、蛤蚧定喘胶囊、润肺膏、固肾定喘丸
肺脾气虚证	固本咳喘片/胶囊/颗粒、玉屏风颗粒/胶囊、补中益气丸/颗粒/片/合剂/口服液、黄芪片/颗粒、六君子丸
肺肾两虚证	七味都气丸、利肺片、洋参保肺丸、河车大造丸、固肾定喘丸、金匮肾气丸

第四节　支气管扩张症

　　支气管扩张症是各种原因引起的支气管的病理性、永久性扩张，导致反复发生化脓性感染的气道慢性炎症，临床表现为持续或反复性咳嗽、咳痰，有时伴有咯血，可导致呼吸功能障碍及慢性肺源性心脏病。本病多发生于青年和儿童，男性多于女性，可以由多种原因引起。麻疹、百日咳后的支气管肺炎，由于破坏支气管管壁，形成管腔扩张和变形。过去曾认为近 50 年来支气管扩张症的患病率逐年下降，但这一观点并无确切的流行病学证据，到目前为止，我国没有支气管扩张症在普通人群中患病率的流行病学资料，因此，患病率仍不清楚。

　　支气管扩张症可分为先天性与继发性两种。先天性支气管扩张症较少见，继发性支气管扩张症发病机制中的关键环节为支气管感染和支气管阻塞，两者相互影响，形成恶性循环。另外，先天性发育缺陷及遗传因素等也可引起支气管扩张。

　　咳嗽是支气管扩张症最常见的症状（＞ 90%），且多伴有咳痰（75% ～ 100%），痰液可为黏液性、黏液脓性或脓性。合并感染时咳嗽和咳痰量明显增多，可呈黄绿色脓痰，重症患者痰量可达每日数百毫升。半数患者可出现不同程度的咯血，多与感染相关。咯血可从痰中带血发展至大量咯血，咯血量与病情严重程度、病变范围并不完全一致。部分患者以反复咯血为唯一症状，临床上称为"干性支气管扩张"。约 1/3 的患者可出现非胸膜性胸痛。支气管扩张症患者常伴有焦虑、发热、乏力、食欲减退、消瘦、贫血及生活质量下降。支气管扩张症常因感染导致急性加重。如果出现至少一种症状加重（痰量增加或脓性痰、呼吸困难加重、咳嗽增加、肺功能下降、疲劳乏力加重）或出现新症状（发热、胸膜炎、咯血），往往提示出现急性加重。体征：听诊闻及湿性啰音是支气管扩张症的特征性表现，以肺底部最为多见，多自吸气早期开始，吸气中期最响亮，持续至吸气末。约 1/3 的患者可闻及哮鸣音或粗大的干啰音。有些病例可见杵状指（趾），部分患者可出现发绀，晚期合并肺心病的患者可出现右心衰竭的体征。

中医学将本病归属于"咳嗽""肺痈""咯血"等范畴。如感受热邪，或风寒之邪化热，蕴结于肺，肺受热灼，失其清肃，热壅血瘀，蕴结成痈；或痰热素盛，饮食不节，嗜酒，过食辛热厚味，脾虚不运，使湿热内蕴，复感外邪，致内外合邪而发病；或六情不遂，肝气郁结，化火犯肺，灼伤肺络；或久病体虚，劳倦过度，损及肺脏，肺气不足而发病；或阴虚火旺，灼伤肺络而致病。

一、病因病机

本病多因感受外邪而发，饮食失节、情志不遂、劳倦过度、正气亏损等均可导致本病。本病的病变主要涉及肺脏，急性加重期病理性质属实属热，主要病机变化为邪热郁肺，蒸液成痰，邪阻肺络，损伤肺络。慢性期为邪毒渐尽，邪去正虚，阴伤气耗的病理过程，常常迁延反复，日久不愈。

1.感受外邪 感受热邪，或风寒之邪化热，蕴结于肺，肺受热灼，失其清肃，热壅血瘀，蕴结成痈。

2.饮食失节 痰热素盛，饮食不节，嗜酒，过食辛热厚味，脾虚不运，使湿热内蕴，复感外邪，致内外合邪而发病。

3.情志不遂 七情不遂，肝气郁结，化火犯肺，灼伤肺络。

4.劳倦过度 久病体虚，劳倦过度，损及肺脏，肺气不足而发病；或阴虚火旺，灼伤肺络而致病。

二、中医治疗

本病中医主张综合治疗，注意调护，辨证论治为主，临床以复合证型多见。急性发作期以祛邪为主；久病邪恋正虚者，则应扶正祛邪，补虚养肺。

（一）辨证论治

1. 风热袭肺证

【证候】**主症**：恶风发热，咳嗽，胸痛，咳时尤甚。**次症**：咳吐白色黏痰，痰量由少渐多，呼吸不利，口干鼻燥。**舌脉**：舌质淡红，苔薄黄或薄白少津，脉浮数而滑。

【治法】疏风散热，清肺化痰。

【方药】银翘散合麻杏石甘汤加减。

【中成药】银翘解毒丸/片/胶囊/软胶囊/颗粒/合剂/口服液（医保目录，甲；药典）、双黄连/片/胶囊/颗粒/口服液（医保目录，甲；药典）、复方双花片/颗粒/口服液（医保目录，乙）、复方银花解毒颗粒（医保目录，乙）、四季抗病毒合剂（医保目录，乙）。

2. 肺热壅盛证

【证候】**主症**：咳嗽痰多，黄、绿黏稠或有臭味。或反复咯血，咳甚胸闷气促。**次症**：或有身热，口干咽燥，便秘溲赤。**舌脉**：苔黄厚腻质红，脉弦数或滑。

【治法】清热化痰，泻肺豁痰。

【方药】清肺化痰汤合千金苇茎汤加减。

【中成药】清金止嗽化痰丸（医保目录，乙）、清气化痰丸（医保目录，乙；药典）、羚羊清肺颗粒（医保目录，乙；药典）、急支颗粒/糖浆（医保目录，甲/乙；药典）、清咳平喘颗粒（医保目录，乙）。

3. 肝火犯肺证

【证候】**主症**：每于发病前有明显情志因素影响，突感咽痒，并有血腥味，随即咯血，色鲜量多，伴呛咳，胸胁引痛。**次症**：心烦易怒，口干苦，咳时面赤，头晕而痛。**舌脉**：苔黄质红，脉弦数。

【治法】清肝泻肺，降气，凉血止血。

【方药】黛蛤散合泻白散加减。

【中成药】黛蛤散（医保目录，乙）、丹栀逍遥丸/颗粒/胶囊（医保目录，甲/甲/乙；药典/药典/非药典）、泻青丸（非医保用药，药典）、当归龙荟丸（医保目录，乙；药典）、龙胆泻肝丸/片（医保目录，甲；药典）。

4.阴虚火旺证

【证候】**主症**：咯血停止，咳嗽痰少或见痰中带血，低热盗汗。**次症**：午后潮热，心烦，口干咽燥，形瘦。**舌脉**：舌红少苔或乏津，脉细弦带数。

【治法】滋阴降火，润肺化痰。

【方药】百合固金汤加减。

【中成药】百合固金丸/片/颗粒/口服液（医保目录，乙；药典）、养阴清肺丸/膏/颗粒/口服液/糖浆（医保目录，甲；药典/药典/非药典/非药典/非药典）、固本丸（医保目录，乙）、利肺片（医保目录，乙）、白百抗痨颗粒（医保目录，乙）。

5.肺脾气虚证

【证候】**主症**：体虚气弱，神疲乏力，久咳不已，痰中带血。**次症**：咳声低弱，痰吐稀薄，自汗畏风，动则汗出，纳呆便溏。**舌脉**：舌淡胖，苔薄白，脉细弱无力。

【治法】益气摄血，宁络止嗽。

【方药】保元汤合六君子汤加减。

【中成药】玉屏风颗粒/胶囊/口服液（医保目录，乙；药典）、固本咳喘片/胶囊/颗粒（医保目录，乙；药典/非药典）、金水宝胶囊/片（医保目录，乙；药典/非药典）、六君子丸（医保目录，乙；药典）、人参健脾丸/片（医保目录，乙；药典）。

（二）对症成药

1.**云南白药/胶囊**（医保目录，甲；药典） 三七、重楼、独定干、披麻节、冰片、麝香等组成。化瘀止血，活血止痛，解毒消肿。用于支气管扩张咳血。用法：口服，1次1~2粒，1日4次。

2.**三七胶囊**（医保目录，甲） 细粉。用法：口服，1次6~8粒，1日2次。用于支气管扩张咯血属血瘀者。

3.**裸花紫珠片**（医保目录，乙） 紫珠。用法：口服，1次2片，1日3次。用于支气管扩张咯血属肺热者。

（三）单方验方

1. 石峻（重庆市垫江县名中医）验方

经验方一 全瓜蒌 15g，桑白皮 10g，薏苡仁 15g，冬瓜仁 15g，黛蛤散 15g（包煎），桔梗 10g，芦根 30g，广郁金 10g，百合 10g，干地龙 10g，川芎 6g，金荞麦 15g。水煎，每日 1 剂，分 2 次服。功效：泄热化痰祛瘀。用于支气管扩张痰热瘀阻者。

经验方二 南北沙参各 15g，川百合 10g，金荞麦 30g，蒲公英 15g，杏仁 10g，全瓜蒌 15g，生薏苡仁 15g，麦冬 10g，广郁金 10g，天花粉 15g，太子参 10g，白及粉 3g（另冲服）。水煎，每日 1 剂，分 2 次服。功效：养阴清肺。用于支气管扩张阴虚火旺者。

经验方三 栀子炭 15g，黛蛤散 15g（包），海蛤壳 15g，金荞麦 30g，知母 10g，蒲公英 15g，桑白皮 15g，杏仁 10g，瓜蒌皮 15g，桃仁 15g，南沙参 12g，生薏苡仁 15g，甘草 8g。水煎，每日 1 剂，分 2 次服。用于支气管扩张肝火犯肺者。

经验方四 太子参 15g，炒白术 10g，南北沙参各 12g，川百合 10g，杏仁 10g，知母 10g，麦冬 10g，桃仁 10g，黛蛤散 15g（包），生薏苡仁 15g，陈皮 8g，金荞麦 30g。水煎，每日 1 剂，分 2 次服。功效：益气摄血，清肺止咳。用于支气管扩张脾胃气虚，气不摄血者。

2. 单方

（1）白及。用法：上药研末，每次 3g，每日 3 次，连服 3 个月为 1 个疗程。用于支气管扩张咯血者。

（2）三七粉。用法：口服，1 次 3g，1 日 2 次。用于支气管扩张咯血证属血瘀者。

（四）其他疗法

1. 穴位贴敷 以肉桂 3g，冰片 9g，大蒜头 1 个，共捣泥。取上药适量，敷于双侧涌泉穴。

2. 针灸疗法 适用于所有证型。选穴：风门、孔最、膈俞、肺俞、三阴交为主穴。若痰湿盛者配膻中、丰隆；阴盛火旺配太溪、劳宫；肝火犯肺配太冲、阳陵泉；肺肾气虚配脾俞、足三里。平补平泻，可留针 10～20 分钟，每日 1 次，10 次为 1 个疗程。

三、预防调护

1.预防 天冷应注意保暖，避免受凉感冒。戒烟，避免接触烟雾及刺激性气体。

2.调护 痰量多时宜采取①体位引流：根据支气管扩张的病变部位，采用适当的体位，依靠重力的作用促进某一肺叶或肺段中分泌物的引流。每日2～3次，每次约15分钟。②震动拍击：腕部屈曲，手呈碗形在胸部拍打，或使用机械震动器使聚积的分泌物易于咳出或引流，可与体位引流配合应用。咯血时应轻轻将血咳出，切忌屏住咳嗽以窒息。

3.饮食 宜清淡，忌烟酒、肥甘厚味、辛辣刺激及海腥发物，如辣椒、葱、韭菜、黄鱼、鸭蛋、虾、螃蟹等。多食有润肺生津化痰作用的蔬菜、水果，如百合、生梨、枇杷、萝卜等。

小　结

支气管扩张常用中成药见表2-6。

表2-6　支气管扩张常用中成药

证型	常用中成药
风热袭肺证	银翘解毒丸/片/胶囊/软胶囊/颗粒/合剂/口服液、双黄连片/胶囊/颗粒/口服液、复方双花片/颗粒/口服液、复方银花解毒颗粒
肺热壅盛证	清金止嗽化痰丸、清气化痰丸、羚羊清肺颗粒、急支颗粒/糖浆、清咳平喘颗粒
肝火犯肺证 阴虚火旺证	黛蛤散、丹栀逍遥丸/胶囊/片、泻青丸、当归龙荟丸、龙胆泻肝丸/片、百合固金丸/片/颗粒/口服液、养阴清肺丸/膏/颗粒/口服液/糖浆、固本丸、利肺片、白百抗痨颗粒
肺脾气虚证	玉屏风颗粒/胶囊/口服液、固本咳喘片/胶囊/颗粒、金水宝胶囊/片、六君子丸、人参健脾丸/片

第五节　慢性阻塞性肺疾病

慢性阻塞性肺疾病（chronic obstructive pulmonary disease，COPD）是一种

具有气流受限特征的疾病，气流受限不完全可逆，呈进行性发展，与肺部对有害气体或有害颗粒的异常炎症反应有关。COPD 主要累及肺部，也可导致肺外多器官损害，其急性加重和并发症影响疾病的进程，随着病情恶化可导致劳动力丧失、生活质量下降，最终发展为呼吸衰竭和肺源性心脏病。

COPD 是呼吸系统常见病和多发病，病死率逐年增高。全球约有 2.7 亿 COPD 患者，发达国家患病率为 5%～10%。亚太呼吸学会的调查显示，11 个亚洲国家 COPD 的患病率为 6.2%。我国 40 岁以上人群中，COPD 患病率约 8.2%，其中男性 12.4%，女性 5.1%，男性高于女性；农村 8.8% 高于城市的 7.8%。至 2007 年，COPD 死亡率位于心血管疾病、脑血管疾病和急性呼吸道感染性疾病之后，与艾滋病并列为全球第四大死亡原因。COPD 是我国城市居民的第四大死亡原因，而在农村则为第一位死亡原因。

本病可归属于中医学"肺胀""喘证""咳嗽"等范畴。

一、病因病机

本病多由慢性咳喘病证逐渐加重演变而成，发病缓慢。久病正虚或老年体弱者，更易感受外邪，致使病情加重，故本病的病因涉及内因、外因两个方面。本病病位在肺，累及脾、肾。平时以本虚为主，复感外邪则虚中夹实。病程日久，肺、脾、肾虚损更趋严重，终致喘脱。

1. 脏腑功能失调　主要与肺、脾、肾关系密切。由于咳嗽、咳痰经久不愈，气喘反复发作，致使肺脏虚损，肺虚则气失所主，以致气短喘促加重。子盗母气，脾脏受累，运化失职，以致痰饮内生，病久及肾而使肾虚，肾不纳气。《类证治裁》云："肺为气之主，肾为气之根，肺主出气，肾主纳气，阴阳相交，呼吸乃和。"肾虚则根本不固，摄纳无权，吸入之气不能摄纳于肾，则气逆于肺，呼多吸少，气不得续。气短不足以息，动则喘促尤甚。

2. 六淫邪气侵袭　肺居上焦，与皮毛相合，开窍于鼻，且肺为娇脏，易受邪侵。脏腑功能失调，卫外不固，外感六淫之邪更易侵袭肺卫，导致宣降失和，肺气不利，引动伏痰，则易发生咳嗽、喘促等症。

二、中医治疗

中医治疗 COPD 急性发作期以化痰宣肺清热为主，稳定期则重在补益肺、脾、肾。

（一）辨证论治

急性加重期治疗

1. 风寒袭肺证

【证候】**主症：**咳嗽，喘息，恶寒，痰白、清稀。**次症：**发热，无汗，鼻塞、流清涕，肢体酸痛。**舌脉：**舌苔薄白，脉紧或浮。

【治法】宣肺散寒，止咳平喘。

【方药】三拗汤合止嗽散。

【中成药】通宣理肺丸（医保目录，甲）、杏苏止咳颗粒（医保目录，乙）、感冒疏风颗粒/丸/片/胶囊（医保目录，乙）。

2. 外寒内饮证

【证候】**主症：**咳嗽，喘息气急，痰多，痰白稀薄、有泡沫，胸闷，不能平卧，恶寒。**次症：**痰易咳出，喉中痰鸣，无汗，肢体酸痛，鼻塞、流清涕。**舌脉：**舌苔白、滑，脉弦、紧或浮。

【治法】疏风散寒，温肺化饮。

【方药】小青龙汤合半夏厚朴汤加减。

【中成药】风寒咳嗽颗粒（药典）、小青龙颗粒（医保目录，甲）。

3. 痰热壅肺证

【证候】**主症：**咳嗽，喘息，胸闷，痰多，痰黄、白黏干，咳痰不爽。**次症：**胸痛，发热，口渴喜冷饮，大便干结。**舌脉：**舌质红，舌苔黄、腻或厚，脉滑、数。

【治法】清肺化痰，降逆平喘。

【方药】清气化痰丸合贝母瓜蒌散。

【中成药】蛇胆川贝液（医保目录，甲）、清气化痰丸（医保目录，乙）、痰热清注射液（医保目录，乙）。

4. 痰湿阻肺证

【证候】**主症：**咳嗽，喘息，痰多，痰白黏，口黏腻。**次症：**气短，痰多有泡沫，痰易咳出，胸闷，胃脘痞满，纳呆，食少。**舌脉：**舌苔白、腻，脉滑或弦。

【治法】燥湿化痰，宣降肺气。

【方药】半夏厚朴汤合三子养亲汤。

【中成药】桂龙咳喘宁胶囊／片（医保目录，甲）、咳喘顺丸（医保目录，乙）、苓桂咳喘宁胶囊（医保目录，乙）。

5. 痰蒙神窍证

【证候】**主症**：喘息气促，神志恍惚，嗜睡，昏迷，谵妄。**次症**：喉中痰鸣，肢体瘈疭甚则抽搐。**舌脉**：舌质暗红、绛、紫，舌苔白、腻、黄，脉滑、数。

【治法】豁痰开窍。

【方药】涤痰汤。

【中成药】苏合香丸（医保目录，甲）、安宫牛黄丸（医保目录，甲）、醒脑静注射液（医保目录，乙）。

稳定期治疗

1. 肺气虚证

【证候】**主症**：咳嗽，乏力，易感冒。**次症**：喘息，气短，动则加重，神疲，自汗，恶风，易感冒。**舌脉**：舌质淡，舌苔白，脉细、沉、弱。

【治法】补肺益气固卫。

【方药】人参胡桃汤合人参养肺丸。

【中成药】玉屏风颗粒（医保目录，甲）、黄芪颗粒／片（医保目录，乙）。

2. 肺脾气虚证

【证候】**主症**：咳嗽，喘息，气短，动则加重，纳呆，乏力，易感冒。**次症**：神疲，食少，脘腹胀满，便溏，自汗，恶风。**舌脉**：舌体胖大、齿痕，舌质淡，舌苔白，脉沉、细、缓、弱。

【治法】补肺健脾，降气化痰。

【方药】六君子汤合黄芪补中汤。

【中成药】慢支固本颗粒（药典）、玉屏风颗粒（医保目录，甲）。

3. 肺肾气虚证

【证候】**主症**：喘息，气短，动则加重，神疲，乏力，腰膝酸软，易感冒。**次症**：恶风，自汗，面目浮肿，胸闷，耳鸣，夜尿多，咳而遗溺。**舌脉**：舌体胖大、有齿痕，舌质淡，舌苔白，脉沉、弱、细。

【治法】补肾益肺，纳气定喘。

【方药】人参补肺饮。

【中成药】固肾定喘丸（医保目录，乙）、固本咳喘片（医保目录，乙）、百令胶囊／片（医保目录，乙）。

4. 肺肾气阴两虚证

【证候】**主症**：咳嗽，喘息，气短，动则加重，乏力，自汗，盗汗，腰膝酸软，易感冒。**次症**：口干，咽干，干咳，痰少，咳痰不爽，手足心热，耳鸣，头昏，头晕。**舌脉**：舌质红，脉细、数，或舌质淡，舌苔少、花剥，脉弱、沉、缓、弦。

【治法】补肺滋肾，纳气定喘。

【方药】保元汤合人参补肺汤。

【中成药】生脉饮口服液（医保目录，乙）、百合固金丸（医保目录，乙）、蛤蚧定喘丸（医保目录，甲）。

5. 兼证——血瘀证

【证候】**主症**：口唇青紫。**次症**：胸闷痛，面色紫暗。**舌脉**：舌质暗红、紫暗、瘀斑，舌下静脉迂曲、粗乱，脉涩、沉。

【治法】活血化瘀。

【方药】可选用川芎、赤芍、桃仁、红花、莪术等。

【中成药】血府逐瘀胶囊／丸／片（医保目录，甲）。

（二）单方验方

1. 董建华验方——加味麦味地黄汤

麦冬 10g，五味子 10g，山萸肉 10g，紫石英 15g（先煎），熟地黄 10g，山药 10g，丹皮 10g，茯苓 10g，泽泻 10g，肉桂 3～6g。日 1 剂，文火久煎，分温两服。主治老年性咳喘。

2. 陆芷青验方——四子平喘汤

葶苈子 12g，炙苏子 9g，莱菔子 9g，白芥子 2g，苦杏仁 9g，浙贝母 12g，制半夏 9g，陈皮 5g，沉香 5g（后下），生地黄 12g，当归 5g，紫丹参 15g。文火水煎，每日 1 剂，分 2 次温服。主治肾虚失纳，痰饮停肺之咳喘。

3. 董漱六验方——冬令咳喘膏

潞党参 120g，炙黄芪 120g，焦白术 120g，青防风 45g，大熟地黄 120g，山萸肉 90g，怀山药 120g，天、麦冬各 90g，五味子 30g，黑附块 90g，川桂枝

30g，云茯苓 120g，炙甘草 45g，净麻黄 45g，紫苏子 90g，苦杏仁 90g，淡干姜 24g，北细辛 24g，益智仁 90g，西砂仁 45g，广陈皮 45g，上沉香 15g，银杏肉 60g，胡桃肉 60g，生晒参 50g（另煎汁），蛤蚧 1 对（去头足研末），驴皮胶 300g（陈酒烊化冲入收膏）。精选道地药材，严格校对，放入大紫铜锅内，水浸一宿，浓煎两三次，滤取清汁去渣，煎膏浓缩到一定药汁，将烊化驴皮胶倒入锅内，最后冲入参汤、蛤蚧末和冰糖 500g 收膏，以滴水为度。煎膏在冬至前，服膏在冬至后、立春前为宜，每日早晚各服一大食匙，开水冲服，如遇伤风停食勿服。主治老人虚喘之气虚阳虚型。

三、预防调护

1. 预防　COPD 的预防主要是避免发病的高危因素、急性加重的诱发因素，增强机体免疫力，早期发现与早期干预重于治疗。教育或劝导患者戒烟。注意气候变化，避免风寒外袭，预防感冒、流感及慢性支气管炎的发生。改善环境卫生，做好防尘、防毒、防大气污染的工作。可用冷水洗脸，以加强耐寒能力。坚持腹式及缩唇呼吸锻炼等。

2. 调护　注意饮食卫生，少食咸甜、肥腻、辛辣食品，慎起居，适劳逸，节恼怒。加强个人劳动保护，消除及避免烟雾、粉尘和刺激气体对呼吸道的影响。可有目的地进行上下肢功能的锻炼，如通过哑铃操、步行、慢跑、骑自行车及太极拳等传统功法的锻炼，以提高运动耐量，改善生活质量。

小　结

COPD 常用中成药见表 2-7。

表 2-7　慢性阻塞性肺疾病常用中成药

证型	常用中成药
风寒袭肺证	通宣理肺丸、杏苏止咳颗粒、感冒疏风颗粒 / 丸 / 片 / 胶囊
外寒内饮证	风寒咳嗽颗粒、小青龙颗粒
痰热壅肺证	蛇胆川贝液、清气化痰丸、痰热清注射液
痰湿阻肺证	桂龙咳喘宁胶囊 / 片、咳喘顺丸、苓桂咳喘宁胶囊
痰蒙神窍证	苏合香丸、安宫牛黄丸、醒脑静注射液

证型	常用中成药
肺气虚证	玉屏风颗粒、黄芪颗粒 / 片
肺脾气虚证	慢支固本颗粒、玉屏风颗粒
肺肾气虚证	固肾定喘丸、固本咳喘片、百令胶囊 / 片
肺肾气阴两虚证	生脉饮口服液、百合固金丸、蛤蚧定喘丸
兼证——血瘀证	血府逐瘀胶囊 / 丸 / 片

第六节 肺癌

原发性肺癌（primary lung cancer）是指起源于支气管黏膜或肺泡细胞的恶性肿瘤，以咳嗽、咯血、胸痛、气急、发热为主要症状，晚期可能伴有肺外症状。肺癌是近 30 年来发病率增长最快的恶性肿瘤。2018 年全球新增肺癌病例 209 万例，居恶性肿瘤发病、死亡首位，是中国癌症死亡的主要原因。预计 2015 年至 2030 年，中国肺癌死亡率可能增加 40%。肺癌根据病理类型分为非小细胞肺癌和小细胞肺癌两大类，其中非小细胞肺癌占 80% ～ 85%。淋巴转移是肺癌转移的主要途径，远处转移以肝、骨、脑最常见，5 年生存率仅为 5% ～ 10%。吸烟、空气污染、职业暴露、家族史、遗传易感性、社会心理因素等与肺癌的发生密切相关。

本病属于中医学"肺积""息贲""咳嗽""咯血""胸痛""肺痈""肺痿""虚劳""痰饮"等范畴。

一、病因病机

本病病位在肺，与脾、肾密切相关。多因禀赋不足、外感六淫、饮食不节、邪毒侵肺，导致肺失宣降，气机不利，血行瘀滞，痰浊内生，毒邪结聚而成。本病的发生与痰、热、瘀、毒、虚密切相关。

1. 正气亏虚　先天禀赋不足，或后天失养，肺肾气虚，宣降失常，邪毒乘虚而入，客邪留滞，肺气贲郁，脉络阻塞，痰瘀互结而成肺积。

2. 情志失调 七情内伤，气逆气滞，气机逆乱，血行瘀滞。或思虑伤脾，脾失健运，聚湿生痰，痰贮于肺，肺失宣降，气滞血瘀，痰凝毒聚，局部结而成块。

3. 外邪犯肺 肺为娇脏，喜润而恶燥，燥热之邪最易伤肺，加之长期吸烟，烟为辛热之魁，燥热灼阴，火邪刑金，炼液为痰，形成积块；肺开窍于鼻，直接与外环境相通，废气、矿尘、石棉和放射性物质等邪毒袭肺，则肺失宣降，肺气郁滞，气滞血瘀，毒瘀结聚，日久而成癌瘤。

4. 饮食所伤 饮食不节，损伤脾胃。脾为生痰之源，脾虚则水谷精微不能生化输布，致湿聚生痰，肺为贮痰之器，痰浊留于水之上源，阻滞肺络，痰瘀为患，结于胸中，肿块渐成。

二、中医治疗

临床上肺癌虚实夹杂，肺、脾、肾功能障碍，常分为以下4个基本证型。本病治疗以扶正培本、宣肺理气、化痰逐瘀、健脾化痰、益气养阴为大法。

（一）辨证论治

1. 肺郁痰瘀证

【证候】**主症**：咳嗽不畅，咳痰不爽，痰中带血，胸、肋、背痛。**次症**：唇紫口干，便秘。**舌脉**：舌暗红，有瘀斑（点），苔白或黄，脉弦、滑。

【治法】宣肺理气，化痰逐瘀。

【方药】千金苇茎汤加减。

【中成药】通关藤注射液（消癌平注射液）(医保目录，乙)、华蟾素片（胶囊）(医保目录，甲)、复方红豆杉胶囊(医保目录，乙)、威麦宁胶囊(医保目录，乙)。

2. 脾虚痰湿证

【证候】**主症**：咳嗽痰多，色白清稀，胸闷气短。**次症**：疲乏懒言，纳呆消瘦，腹胀便溏。**舌脉**：舌淡胖，边有齿痕，苔白腻，脉濡、缓、滑。

【治法】健脾燥湿，理气化痰。

【方药】六君子汤加减。

【中成药】艾迪注射液(医保目录，乙)、安康欣胶囊(医保目录，乙)、参丹散结胶囊(医保目录，乙)、芪珍胶囊(医保目录，乙)。

3. 阴虚痰热证

【证候】**主症**：咳嗽痰少或干咳无痰，咳血或痰带血丝。**次症**：胸闷气急，声音嘶哑，潮热盗汗，心烦，咽干，便结，尿赤。**舌脉**：舌红绛，或有裂纹，无苔或花剥苔，脉细数。

【治法】滋阴清热，化痰散结。

【方药】百合固金汤加减。

【中成药】康莱特注射液（医保目录，乙）、平消胶囊（医保目录，甲；药典）、康莱特软胶囊（医保目录，乙；药典）、威麦宁胶囊（医保目录，乙）。

4. 气阴两虚证

【证候】**主症**：干咳少痰，咳声低微。**次症**：痰中带血，面色萎黄暗淡，唇红，神疲乏力，口干短气。**舌脉**：舌淡红，苔白干或无苔，脉细弱。

【治法】益气养阴，祛痰散结。

【方药】生脉散合百合固金汤加减。

【中成药】康莱特注射液（医保目录，乙）、金复康口服液（医保目录，乙）、益肺清化膏（医保目录，乙；药典）。

（二）手术结合中药

术前和术后都可以结合中医药进行辨证论治。围术期采用中医防护治疗，为术后辅助治疗创造条件。术后采用中医巩固治疗，能够提高机体免疫功能，防止肿瘤复发转移。

1. 气血亏虚证

【证候】**主症**：面色淡白或萎黄，唇甲淡白，神疲乏力，少气懒言。**次症**：自汗，或肢体肌肉麻木。**舌脉**：舌体瘦薄，苔少，脉虚细无力。

【治法】补气养血。

【方药】八珍汤或当归补血汤加减。

【中成药】艾迪注射液（医保目录，乙）、参芪扶正注射液（医保目录，乙）、贞芪扶正片/胶囊/颗粒（医保目录，甲）、复方阿胶浆口服液（医保目录，乙；药典）、十全大补丸（指南，药典）。

2. 脾胃虚弱证

【证候】**主症**：纳呆食少，神疲乏力，大便稀溏。**次症**：面色萎黄，形体瘦弱，食后腹胀。**舌脉**：舌质淡，苔薄白，脉弱。

【治法】健脾益气。

【方药】补中益气汤加减。

【中成药】康艾注射液（医保目录，乙）、参芪扶正注射液（医保目录，乙）、健脾益肾颗粒（医保目录，乙）、贞芪扶正片／胶囊／颗粒（医保目录，甲）、补中益气丸（指南，药典）。

（三）放射治疗结合中药

中医学认为，放射线为热毒之邪，易伤阴耗气，治疗应以养阴益气、清热润肺为主。

1. 热毒瘀结证

多见于放射性肺炎、食管炎、皮炎，或者脑部放疗引起的脑水肿、颅内压升高。

【证候】**主症**：发热，皮肤红肿，口腔溃疡。**次症**：咽喉肿痛，或见胸痛，呛咳，大便秘结。**舌脉**：舌红，苔黄或黄腻，脉滑数。

【治法】清热化痰，活血解毒。

【方药】清热化痰汤合桃红四物汤加减。

【中成药】复方苦参注射液（医保目录，乙）、通关藤注射液（消癌平注射液）（医保目录，乙）、西黄丸（医保目录，乙；药典）、平消片／胶囊（医保目录，甲；药典）、威麦宁胶囊（医保目录，乙）。

2. 气阴两虚证

多见于放射性损伤后期，或迁延不愈，损伤正气者。

【证候】**主症**：神疲乏力，少气懒言，口干。**次症**：纳呆，干咳少痰或痰中带血，胸闷气短，面色淡白或晦滞。**舌脉**：舌淡红，舌白干或无苔，脉细弱或细数。

【治法】益气养阴。

【方药】生脉饮合沙参麦冬汤加减。

【中成药】康莱特注射液（医保目录，乙）、安多霖胶囊（指南）、紫龙金片（医保目录，乙；药典）、益肺清化颗粒（医保目录，乙）、金复康口服液（医保目录，乙）。

（四）化疗结合中药

化疗结合中药是指在化疗期间联合中药治疗，发挥提高化疗疗效（中医加载治疗）、防治化疗不良反应（中医防护治疗）的作用。

1. 脾胃不和证

多见于化疗引起的消化道反应。

【证候】**主症**：胃脘饱胀，食欲减退。**次症**：恶心，呕吐，腹胀或腹泻。**舌脉**：舌体多胖大，舌苔薄白、白腻或黄腻，脉弦滑。

【治法】健脾和胃，降逆止呕。

【方药】旋覆代赭汤或橘皮竹茹汤加减。

【中成药】参芪扶正注射液（医保目录，乙）、贞芪扶正片／胶囊／颗粒（医保目录，甲）、健脾益肾颗粒（医保目录，乙）、香砂六君子丸（指南，药典）。

2. 气血亏虚证

多见于化疗引起的疲乏或骨髓抑制。

【证候】**主症**：疲乏，精神不振，头晕，气短。**次症**：纳少，虚汗，面色淡白或萎黄，脱发，或肢体肌肉麻木，女性月经量少。**舌脉**：舌体瘦薄，苔少，脉虚细无力。

【治法】补气养血。

【方药】当归补血汤或十全大补汤加减。

【中成药】参芪扶正注射液（医保目录，乙）、参一胶囊（医保目录，乙）、贞芪扶正片／胶囊／颗粒（医保目录，甲）、生血宝颗粒（医保目录，乙；药典）、复方皂矾丸（医保目录，乙；药典）。

3. 肝肾阴虚证

见于化疗引起的骨髓抑制或脱发。

【证候】**主症**：腰膝酸软，耳鸣，五心烦热，颧红盗汗。**次症**：口干咽燥，失眠多梦。**舌脉**：舌红苔少，脉细数。

【治法】滋补肝肾。

【方药】六味地黄汤加减。

【中成药】贞芪扶正片／胶囊／颗粒（医保目录，甲）、健脾益肾颗粒（医保目录，乙）、金水宝胶囊（医保目录，乙；药典）、百令胶囊（医保目录，乙；药典）。

（五）生物靶向治疗结合中医治疗

生物靶向治疗结合中医治疗是指在生物靶向治疗期间联合中医治疗，发挥延缓疾病进展（中医加载治疗）、防治生物靶向治疗不良反应（中医防护治疗）的作用。

1. 血热毒盛证

多见于生物靶向治疗引起的皮疹、瘙痒等不良反应。

【证候】全身皮肤瘙痒，疹出色红，分布多以上半身为主，鼻唇口旁为甚，可伴有发热、头痛、咳嗽。舌质红，苔薄，脉浮数。

【治法】凉血解毒。

【方药】清瘟败毒饮。

【中成药】复方苦参注射液（医保目录，乙）、通关藤注射液（消癌平注射液）（医保目录，乙）、西黄丸（医保目录，乙；药典）、平消片/胶囊（医保目录，甲；药典）、威麦宁胶囊（医保目录，乙）。

2. 脾虚湿盛证

多见于生物靶向治疗引起的腹泻等不良反应。

【证候】腹胀、大便稀溏，脘痞食少，肢体倦怠，舌苔薄白腻。

【治法】健脾利湿，涩肠止泻。

【方药】参苓白术散。

【中成药】参芪扶正注射液（医保目录，乙）、贞芪扶正片/胶囊/颗粒（医保目录，甲）、健脾益肾颗粒（医保目录，乙）、参苓白术丸/散/颗粒（指南，药典）。

三、外治疗法

1. 中药贴敷方

（1）十枣汤（《伤寒论》）　芫花、甘遂、大戟各等分。功效：攻逐水饮。治疗胸腔积液。用法用量：煎浓汁为溶剂，用时取基质药粉 60 ～ 80g，溶剂 50 ～ 100mL，混合调匀成膏，做成饼状，1cm×5cm×10cm 大小，上撒少许冰片。每日外敷肺俞、膏肓俞和胸腔积液病变部位，每次 2～4 小时。每敷 2 天，停用 1 天。

（2）四黄膏　黄连、黄芩、土大黄、黄柏、芙蓉叶、泽兰叶。功效：清热解毒消肿。用于化疗引起的静脉炎。用法用量：上药共研细末，另用麻油 500mL，入锅加温，加入黄蜡 125g 熔化，离火再加入上述药末调和成膏。用纱布块涂药一层，外敷患处，每日 1 ～ 2 次。

（3）如意金黄散　姜黄、大黄、黄柏、苍术、厚朴、陈皮、甘草、生天南星、白芷、天花粉。功效：消肿止痛。用于化疗引起的静脉炎，放疗引起的皮肤损伤。用法用量：外用。红肿、热痛，用清茶调敷；漫肿无头，用醋调敷；亦可用植物油或蜂蜜调敷。

2. 中药雾化吸入疗法

（1）复方鲜竹沥液雾化吸入疗法　复方鲜竹沥水（鲜竹沥、鱼腥草、枇杷叶、桔梗、生半夏、生姜、薄荷油）。功效：清热化痰，止咳。用于肺癌合并支气管或肺部炎症时出现痰热咳嗽，痰黄黏稠者。用法用量：复方鲜竹沥液20mL，雾化吸入，每日 2 次，每个疗程为 3～7 天。

（2）痰热清注射液雾化吸入疗法　痰热清注射液（黄芩、熊胆粉、山羊角、金银花、连翘）。功效：清热，解毒，化痰。用于肺癌合并支气管炎或肺炎者。用法用量：痰热清注射液 10mL，雾化吸入，每日 2 次，每个疗程为3～7 天。

3. 中药灌肠疗法

大承气汤（大黄、厚朴、枳实、芒硝）。功效：峻下热结。用于肺癌本身或放化疗、吗啡类镇痛药等引起的便秘、腹胀症状。用法用量：煎汤200～300mL，每日灌肠 1～2 次，每次 100～150mL，温度在 40℃左右。

四、单方验方

1. 周岱翰（广州中医药大学第一附属医院）验方——益气除痰方

党参 30g，云苓 15g，薏苡仁 30g，生半夏 15g（先煎），浙贝母 15g，山慈菇 15g，守宫 6g，鱼腥草 30g，仙鹤草 30g，天冬 20g。功能：益气除痰，解毒散结。主治：原发性或转移性支气管肺癌中晚期；老年肺癌。

2. 孙秉严（孙秉严辨治肺癌经验辑要）验方——肺癌汤

白花蛇舌草、白茅根、鱼腥草、蛇莓草、薏苡仁、藤梨根、天葵子、半夏、海藻、牡蛎各 15g，干蛤蟆、急性子、陈皮、竹茹、党参各 20g，黄芪、代赭石各 30g，百部 20～30g，生姜 5 片，大枣 5 枚。全方祛邪除积、标本兼顾之功效。

3. 潘敏求（湖南省中医药研究院附属医院）验方——肺复方

百合 15g，生地黄 10g，浙贝母 10g，桔梗 10g，黄芪 15g，麦冬 10g，桑白皮 15g，法半夏 10g，玄参 10g，白术 10g，茯苓 12g，重楼 15g，白花蛇舌草 15g，半枝莲 15g，臭牡丹 15g，甘草 5g。功效：益气养阴，化瘀解毒。主治肺癌气阴两虚，瘀毒内结证。

五、其他疗法

1.耳穴压豆止呕　神门、胃、交感、皮质下；配穴：脾、肝。功效降逆止呕。用于肺癌化疗引起的恶心、呕吐。每天按压每穴 3 ～ 5 分钟，每日 5 ～ 6 次，两耳轮流贴，2 ～ 3 天一换。

2.针刺止呕　双侧内关、足三里。功效降逆止呕。用于肺癌化疗引起的恶心、呕吐。用法用量：垂直进针，留针 15 ～ 30 分钟，每日 1 ～ 2 次。化疗开始时至化疗后 5 天。

3.穴位注射止呕　足三里穴位注射胃复安 10mg，每日 1 ～ 2 次。功效降逆止呕。用于肺癌化疗引起的恶心、呕吐。

4.针刺戒烟　合谷，耳穴神门、交感、肺、肾、肝，用于帮助肺癌患者戒烟。用法用量：取双侧合谷穴，一侧耳穴，针刺得气后留针 30 分钟，每周 5 次，连续 4 周。

六、预防调护

1.预防　积极治疗肺部慢性疾病，如反复发作的肺部感染、慢性肺炎及肺小结节病等。积极戒烟，主动抽烟和被动抽烟均使肺癌的危险增加。加强劳动保护，改善环境卫生，避免接触氡气、石棉、多环芳香烃、有机砷化合物等致癌物。定期开展肺癌预防性检查，做到早发现、早诊断、早治疗。

2.调护　调节饮食，畅达情志，锻炼身体，防止超重，增强防病抗病能力。进行八段锦等中医养生气功锻炼，增强肺功能，提高人体免疫力，减少感冒等加重因素。

小　结

肺癌常用中成药见表 2-8。

表 2-8 肺癌常用中成药

证型		常用中成药
单纯中药	肺郁痰瘀证	通关藤注射液（消癌平注射液）、华蟾素片／胶囊、复方红豆杉胶囊、威麦宁胶囊
	脾虚痰湿证	艾迪注射液、安康欣胶囊、参丹散结胶囊、芪珍胶囊
	阴虚痰热证	康莱特注射液、平消胶囊、康莱特软胶囊、威麦宁胶囊
	气阴两虚证	康莱特注射液、金复康口服液、益肺清化膏
手术结合中药	气血亏虚证	艾迪注射液、参芪扶正注射液、贞芪扶正片／胶囊／颗粒、复方阿胶浆口服液、十全大补丸
	脾胃虚弱证	康艾注射液、参芪扶正注射液、健脾益肾颗粒、贞芪扶正片／胶囊／颗粒、补中益气丸
放射治疗结合中药	热毒瘀结证	复方苦参注射液、通关藤注射液（消癌平注射液）、西黄丸、平消片／胶囊、威麦宁胶囊
	气阴两虚证	康莱特注射液、安多霖胶囊、紫龙金片、益肺清化颗粒、金复康口服液
化疗结合中药	脾胃不和证	参芪扶正注射液、贞芪扶正片／胶囊／颗粒、健脾益肾颗粒、香砂六君子丸
	气血亏虚证	参芪扶正注射液、参一胶囊、贞芪扶正片／胶囊／颗粒、生血宝颗粒、复方皂矾丸
	肝肾阴虚证	贞芪扶正片／胶囊／颗粒、健脾益肾颗粒、金水宝胶囊、百令胶囊丸
生物靶向治疗结合中药	血热毒盛证	复方苦参注射液、通关藤注射液（消癌平注射液）、西黄丸、平消片／胶囊、威麦宁胶囊
	脾虚湿盛证	参芪扶正注射液、贞芪扶正片／胶囊／颗粒、健脾益肾颗粒、参苓白术丸／散／颗粒

第三章　循环系统疾病

第一节　心力衰竭

心力衰竭（heart failure，HF）是各种原因的初始心肌损伤（心肌梗死、血液动力负荷过重、炎症等），引起心肌结构和功能变化，最后导致心室泵血功能低下，临床上以组织血液灌注不足、肺循环和／或体循环淤血为主要特征的一组临床综合征。心力衰竭是一种进行性的病变，一旦起始以后，即使没有新的心肌损害，临床亦处于非稳定阶段，仍可不断进展。

心力衰竭是一种复杂的临床症状群，是各种心脏病的严重阶段。本病根据心力衰竭发展速度的快慢可分为急性心力衰竭和慢性心力衰竭；根据心力衰竭发作的部位可分为左心、右心和全心衰竭；根据收缩及舒张功能障碍可分为收缩期心力衰竭和舒张期心力衰竭。

本病属于中医学"怔忡""惊悸""心悸""胸痹""水肿"等范畴。

一、病因病机

本病多因外感风寒湿热、疫毒之邪，饮食不节，情志失调，劳逸失度，年老久病，禀赋异常等，导致气血阴阳虚衰，脏腑功能失调，心失所养，心血不运，气滞、痰阻、血瘀、水饮遏阻心之阳气。病位在心，与肺、脾、肾、肝密切相关。其基本病机为心之气血阴阳虚衰，心血不运，血脉瘀阻。

1.外邪侵袭　久居潮湿之地，风寒湿邪内侵，痹阻经脉，久则内舍于心，阻遏心阳，心气鼓动乏力，心脉痹阻；或外感风湿热、疫毒之邪，内陷心包，心之阴血耗伤，阳气衰竭。

2.饮食不节　恣食肥甘厚味，过饮过食或饥饱无常，日久损伤脾胃，运化

失司，聚湿生痰，痰浊上犯于心，遏阻心阳而发心衰。吸烟、酗酒常为心脉痹阻的诱发因素。

3. **情志失调** 忧思恼怒，情志过极，心肝气郁，血行不畅，心之营运失常，发为心衰。

4. **劳逸失度** 体劳过度，损伤心气，推动无力；过逸少动，心气内虚，血运瘀滞，心阳受遏，发为心衰。心脏病患者在妊娠期间或分娩努力时易诱发本病。

5. **年老久病** 年老体虚，或久患心悸、心痹、胸痹、真心痛、肺胀、眩晕、消渴等病，使肾之元阴元阳亏耗，阳虚则不能鼓舞心阳，阴虚则不能上济于心，心血失运，发为心衰。

6. **禀赋异常** 母体在妊娠早期感染邪毒，胎儿心脏受损，易致先天性心脏病，血行瘀涩，日久可发为心衰。先天禀赋不足，精血虚于里，卫气弱于外，腠理失固，风寒湿热乘虚而入，反复感邪，诱发心衰。

二、中医治疗

本病治疗当权衡缓急，补虚泻实。首当补益心气，温补心阳，养心为本，兼顾五脏。其次，活血化瘀法贯穿治疗全过程，常配合理气、化痰、利水、逐饮诸法。还要注意消除病因或诱因，坚持防治结合。

（一）急性加重期辨证论治

1. 阳虚水泛证

【证候】**主症**：喘促，心悸。**次症**：痰涎上涌，或咯吐粉红色泡沫样痰，口唇青紫，汗出肢冷，烦躁不安，肢肿。**舌脉**：舌质淡暗，苔白水滑，脉细促。

【治法】温阳利水，泻肺平喘。

【方药】真武汤（《伤寒论》）合葶苈大枣泻肺汤（《金匮要略》）加减。

【中成药】心脉隆注射液（医保目录，乙；指南）。

2. 阳虚喘脱证

【证候】**主症**：喘息不得卧，烦躁。**次症**：汗出如油，四肢厥冷，尿少，肢肿。**舌脉**：舌淡暗苔白，脉微细欲绝或疾数无力。

【治法】回阳固脱。

【方药】参附龙牡汤加味（《世医得效方》）。

【中成药】参附注射液（医保目录，乙；指南）、生脉注射液（医保目录，乙；指南）、注射用益气复脉（医保目录，乙；指南）。

3. 痰浊壅肺证

【证候】**主症**：咳喘痰多，心悸，动则尤甚。**次症**：或发热、恶寒，尿少肢肿，或颈静脉怒张。**舌脉**：舌暗或暗红，苔白腻或黄腻，脉细数或细滑。

【治法】宣肺化痰，蠲饮平喘。

【方药】三子养亲汤（《皆效方》）合真武汤（《伤寒论》）加减。

【中成药】痰热清注射液（医保目录，乙；指南）。

（二）慢性稳定期辨证论治

1. 气虚血瘀证

【证候】**主症**：气短/喘息、乏力、心悸。**次症**：倦怠懒言，活动易劳累、自汗、语声低微、面色/口唇紫暗。**舌脉**：舌质紫暗（或有瘀斑、瘀点或舌下脉络迂曲青紫），舌体不胖不瘦，苔白，脉沉、细或虚无力。

【治法】补益心肺，活血化瘀。

【方药】保元汤（《博爱心鉴》）合血府逐瘀汤（《医林改错》）加减。

【中成药】芪参益气滴丸（医保目录，乙；药典；指南）、养心氏片（医保目录，乙；药典；指南）。

2. 阳气亏虚血瘀证

【证候】**主症**：气短/喘息、乏力、心悸。**次症**：口渴/咽干；自汗/盗汗；手足心热；面色/口唇紫暗。**舌脉**：舌质暗红或紫暗（或有瘀斑、瘀点或舌下脉络迂曲青紫），舌体瘦，少苔，或无苔，或剥苔，或有裂纹，脉细数无力或结代。

【治法】温阳益气，活血化瘀。

【方药】真武汤（《伤寒论》）合血府逐瘀汤（《医林改错》）加减。

【中成药】芪苈强心胶囊（医保目录，乙；药典；指南）、参附强心丸（药典，指南）、心宝丸（医保目录，乙；指南）。

3. 气阴两虚血瘀证

【证候】**主症**：气短/喘息、乏力、心悸。**次症**：怕冷和/或喜温；胃脘/腹/腰/肢体冷感；冷汗；面色/口唇紫暗。**舌脉**：舌质紫暗（或有瘀斑、瘀点或舌下脉络迂曲青紫），舌体胖大，或有齿痕，脉细、沉、迟无力。

【治法】益气养阴，活血化瘀。

【方药】生脉散（《医学启源》）合血府逐瘀汤（《医林改错》）加减。

【中成药】生脉胶囊（医保目录，甲；药典；指南）、生脉饮口服液（医保目录，乙；指南）、补益强心片（医保目录，乙；指南）。

（三）单方验方

1. 葶苈子　1日用量6～10g，入煎剂；若用粉剂，1次1～2g，水冲服，1日3次。（出自《中医内科常见病诊疗指南·西医疾病部分》）

2. 福寿草　粉碎过筛，1次用量25mg，水冲服，1日1～3次。（出自《中医内科常见病诊疗指南·西医疾病部分》）

3. 通脉饮　桂枝6～12g，赤芍9g，桃仁12g，川芎6g，益母草3g，红花6～9g，丹参15g，麦冬15g，黄芪15～30g，甘草6g。水煎服，每日1剂，分两次服。主治虚实夹杂，血气瘀滞之慢性心衰，症见胸闷气急，心悸咳嗽，颧红唇绀，舌质暗或有瘀斑，脉细弦涩。（朱锡祺验方）

4. 强心汤　红参9g，黄芪50g，山萸肉15g，葶苈子9g，丹参30g，甘草6g。日1剂，水煎分服。益气扶阳，化瘀通饮。主治充血性心力衰竭。（高濯风验方）

（四）其他疗法

1. 灸法　选取气海、关元、神阙、足三里等穴位随症加减，可使用艾灸盒，每次20～30分钟，每日1次。

2. 穴位贴敷　以白芥子、延胡索、甘遂、细辛等作为基本处方，粉碎研末后加姜汁调匀在专用贴敷膜上；选取心俞、内关、神阙、膻中、肺俞、关元、足三里等穴位。患者取坐位，穴位局部常规消毒后，取药贴于相应穴位，4～12小时取下即可。

三、预防调护

心衰重在预防，预防的根本措施是积极治疗原发疾病，如心痛、心悸、心痹、心瘅等，消除导致心衰的各种诱发因素。

患者应合理休息，适当减少活动。重度心衰患者应严格限制下床活动，体位以半卧位为宜，轻中度患者可进行适当的康复运动训练，鼓励并指导进行不加重心衰的日常体力活动，以提高心脏代偿能力，改善生活质量。应避免七情过极，注意精神调摄，避免不良刺激。饮食要清淡，忌膏粱厚味，暴饮暴食。

若出现心悸，气喘，大汗淋漓，四肢厥冷，口唇发绀，脉微欲绝者，证属心阳欲脱之危重症候，宜中西医结合紧急救护。

小　结

急性心力衰竭常用中成药见表3-1，慢性心力衰竭常用中成药见表3-2。

表3-1　急性心力衰竭常用中成药

证型	常用中成药
阳虚水泛证	心脉隆注射液
阳虚喘脱证	参附注射液、生脉注射液、注射用益气复脉
痰浊壅肺证	痰热清注射液

表3-2　慢性心力衰竭常用中成药

证型	常用中成药
气虚血瘀证	芪参益气滴丸、养心氏片
阳气亏虚血瘀证	芪苈强心胶囊、参附强心丸、心宝丸
气阴两虚血瘀证	生脉胶囊、生脉饮口服液、补益强心片

第二节　心律失常

心律失常（cardiac arrhythmia）是指心脏冲动的频率、节律、起源部位、传导速度或激动次序的异常。其可见于生理情况，更多见于病理性状态，包括心脏本身疾病和非心脏疾病。

病因可分为遗传性及后天获得性。按发生部位，可分为室上性（包括窦性、房性、房室交界性）与室性心律失常两大类；按发生时心率的快慢，又可分为快速性心律失常与缓慢性心律失常两大类；按发生机制，可分为冲动形成异常和冲动传导异常两大类。该病无明确的流行病学资料，其预后常与心律失常的原因、诱因、演变趋势和是否导致严重的血流动力学障碍有关。

本病属于中医学"心悸""怔忡"等范畴。

一、病因病机

本病的发生既有体质因素、饮食劳倦或情志所伤者，亦有因感受外邪或药物中毒所致者，病位主要在心。其核心病机为：气血阴阳亏虚为本，痰浊、瘀血、水饮、邪毒为标。本证以虚证居多，或因虚致实，虚实夹杂。虚实可相互转化，形成复杂证候。

1.**感受外邪** 正气内虚，感受外邪。温热邪毒由肺侵心，耗气伤阴，气血失和，心神失养，或风寒湿邪痹阻血脉，内舍于心，心脉不畅，均可发为心悸。

2.**情志所伤** 思虑过度，劳伤心脾，心血暗耗，化源不足，心失所养；或恚怒伤肝，肝气郁结，气滞血瘀，心脉不畅；或气郁化火，炼液成痰，痰火上扰，心神不宁，发为心悸；或素体心虚，暴受惊恐，致心失神、肾失志，心气逆乱，发为惊悸，日久则稍惊即悸，或无惊亦悸。

3.**饮食不节** 嗜食肥甘厚味，煎炸炙煿之品，或嗜酒过度，皆可蕴热化火生痰，痰火扰心，心神不宁，发为心悸；或饮食不节，损伤脾胃，运化乏力，痰浊内生，心脉不畅，而发心悸。

4.**体质虚弱** 先天心体禀赋不足，阴阳失调，气血失和，心脉不畅，发为心悸；或素体脾胃虚弱，化源不足，或年老体衰，久病失养，劳欲过度，致气血阴阳亏虚，阴阳失调，气血失和，心失所养，故而发病。

5.**药物所伤** 用药不当，或药物毒性较剧，损及于心，发为本病。

二、中医治疗

虚则补之，补益气血，调理阴阳，配合应用养心安神之品；实则泻之，化痰、祛瘀、解毒、逐饮，配合应用重镇安神之品；表现为虚实夹杂时，当根据虚实轻重之多少补虚泻实、灵活施治。

（一）辨证论治

1.**心虚胆怯证**

【证候】**主症**：心悸不宁，善惊易恐，稍惊即发，劳则加重。**次症**：胸闷气短，自汗，坐卧不安，恶闻声响，失眠多梦而易惊。**舌脉**：舌质淡红，苔薄白；脉动数，或细弦。

【治法】镇惊定志，养心安神。

【方药】安神定志丸。

【中成药】柏子养心丸（医保目录，甲）。

2. 心脾两虚证

【证候】**主症**：心悸气短，失眠多梦，思虑尤甚。**次症**：神疲乏力，眩晕健忘，面色无华，口唇色淡，纳少腹胀，大便溏薄。**舌脉**：舌质淡，苔薄白；脉细弱，或弦细。

【治法】补血养心，益气安神。

【方药】归脾汤。

【中成药】归脾丸（医保目录，甲）。

3. 阴虚火旺证

【证候】**主症**：心悸少寐，眩晕耳鸣。**次症**：形体消瘦，五心烦热，潮热盗汗，腰膝酸软，咽干口燥，小便短黄，大便干结。**舌脉**：舌红少津，苔少或无；脉细数或促。

【治法】滋阴清火，养心安神。

【方药】天王补心丹。

【中成药】天王补心丸（医保目录，甲）。

4. 心阳不振证

【证候】**主症**：心悸不安，动则尤甚，或伴心痛。**次症**：胸闷气短，面色㿠白，自汗，畏寒喜温，形寒肢冷。**舌脉**：舌淡，苔白；脉虚弱，或沉细无力。

【治法】温补心阳。

【方药】桂枝甘草龙骨牡蛎汤。

【中成药】心宝丸（医保目录，甲；指南）、益心丸（医保目录，乙）。

5. 水饮凌心证

【证候】**主症**：心悸眩晕，甚者咳喘，不能平卧。**次症**：胸闷痞满，纳呆食少，渴不欲饮，恶心呕吐，形寒肢冷，尿少肢肿。**舌脉**：舌质淡胖，苔白滑；脉弦滑，或沉细而滑。

【治法】振奋心阳，化气利水。

【方药】苓桂术甘汤或真武汤。

【中成药】芪苈强心胶囊（医保目录，乙；药典；指南）、五苓散（医保目录，甲）。

6.心血瘀阻证

【证候】**主症**：心悸不安，胸闷不舒，心痛时作。**次症**：面色晦暗，唇甲青紫，或兼神疲乏力，少气懒言，或兼形寒肢冷，或兼两胁胀痛，善太息。**舌脉**：舌质紫暗，或舌边有瘀斑、瘀点；脉涩或结代。

【治法】活血化瘀，理气通络。

【方药】桃仁红花煎或丹参饮。

【中成药】参松养心胶囊（医保目录，乙；指南）、稳心颗粒（医保目录，乙；指南）、复方丹参滴丸（医保目录，甲；药典；指南）。

7.痰浊阻滞证

【证候】**主症**：心悸气短，胸闷胀满。**次症**：食少腹胀，恶心呕吐，或伴烦躁失眠，口干口苦，纳呆，小便黄赤，大便秘结。**舌脉**：苔白腻或黄腻；脉弦滑。

【治法】理气化痰，宁心安神。

【方药】导痰汤或黄连温胆汤。

【中成药】丹蒌片（医保目录，乙；药典；指南）。

8.邪毒侵心证

【证候】**主症**：心悸气短，胸闷胸痛。**次症**：发热，恶风，全身酸痛，神疲乏力，咽喉肿痛，咳嗽，口干渴。**舌脉**：舌质红，苔薄黄；脉浮数，或细数，或结代。

【治法】辛凉解表，清热解毒。

【方药】银翘散或甘露消毒丹。

【中成药】银翘解毒丸（医保目录，甲）。

（二）单方验方

1.颜正华（北京中医药大学）验方——加减生脉饮

人参10g，麦冬10g，五味子5g，酸枣仁15g，远志10g，煅龙骨30g（先煎），煅牡蛎30g（先煎），夜交藤30g。功效：益气养阴，安神止悸。用于气阴两虚型心悸。

2. 火树华（新疆维吾尔自治区中医医院）验方——病窦方

熟附子 10～20g，肉桂 2g，川芎 6～10g，桃仁 6g，炙甘草 6g，炙麻黄 6～10g。功效：温阳散寒，化瘀宁心。用于阴寒凝结、气滞血瘀所致的病态窦房结综合征。

3. 曹玉山（甘肃中医药大学附属医院）验方——甘丹仙

黄芪 30g，当归 12g，甘松 20g，苦参 12g，淫羊藿 15g，丹参 15g，山豆根 12g。功效：益气温阳，活血化瘀。用于心血瘀阻、心阳不振型心律失常。

（三）其他疗法

1. 针灸疗法

（1）体针　以足三里、内关、列缺、膻中为主穴，每次取 1～2 穴，伴心阳不振者加素髎或大椎；阴虚火旺型加神门或安眠或三阴交，心血瘀阻型加三阴交或膈俞。一般以捻转补法和平补平泻法为主，结合提插或按压法，得气后留 5～15 分钟。

（2）耳针　取心、内分泌、交感、肾、皮质下，每次取 2～3 穴，用短毫针刺，留针 20～30 分钟。

2. 推拿疗法

点按内关、神门、足三里，患者取坐位或仰卧位，用拇指抵住穴位，各用力揉捻 1 分钟；按揉心俞、肝俞、厥阴俞、肾俞，患者取坐位，闭目宁神，用掌根揉动，每穴约 1 分钟；也可用擦背法，患者俯卧位，在背部脊柱两侧膀胱经上，从上至下施以擦法约 2 分钟。

三、预防调护

1. 预防　注意休息，避免饱食及进食咖啡、浓茶，戒烟限酒，低盐低脂富钾饮食。

2. 调护　避免过劳、情绪波动，注意心理调适，严密监测脉律变化。

小　结

心律失常常用中成药见表 3-3。

表 3-3　心律失常常用中成药

证型	常用中成药
心虚胆怯证	柏子养心丸
心脾两虚证	归脾丸
阴虚火旺证	天王补心丸
心阳不振证	心宝丸、益心丸
水饮凌心证	芪苈强心胶囊、五苓散
心血瘀阻证	参松养心胶囊、稳心颗粒、复方丹参滴丸
痰浊阻滞证	丹蒌片
邪毒侵心证	银翘解毒丸

第三节　冠心病心绞痛

心绞痛为冠心病最常见的临床类型，是由冠状动脉供血不足，心肌急剧的、暂时的缺血与缺氧所引起的临床综合征，主要表现为胸骨后或心前区疼痛，常放射至左臂内侧或咽喉、颈项，兼见胸闷、呼吸不畅、汗出等症。其中，稳定型心绞痛的症状常发生于劳力负荷增加时，持续数分钟，休息或用硝酸酯类药物后疼痛消失。疼痛发作的程度、频率、性质及诱发因素在数周内无明显变化。多数慢性稳定型心绞痛患者的预后相对较好，研究显示平均年死亡率为 2%～3%。

本病多属于中医学"胸痹""心痛"范畴。

一、病因病机

本病的发生与寒邪内侵、饮食失调、情志失节、劳倦内伤、年迈体虚等因素有关。其主要病机是心脉痹阻。病位在心，涉及肝、脾、肾等脏。心主血脉，肺主治节，两者相互协调，气血运行自畅。心病不能推动血脉，肺气治节失司，则血行瘀滞。肝病疏泄失职，气郁血滞；脾失健运，聚生痰浊，气血乏源；肾阴亏损，心血失荣，肾阳虚衰，君火失用，均可引致心脉痹阻，胸阳失旷而发胸痹。病理性质为本虚标实，虚实夹杂。本虚有气虚、气阴两虚及阳气虚衰，并可表现气阴两虚、阴阳两虚，甚至阳衰阴竭、心阳外越；标实为血瘀、寒凝、痰浊、气滞，又可相互为病，如气滞血瘀，寒凝气滞，痰瘀交阻等。

1. **寒邪内侵**　寒邪侵袭，胸阳被遏，气滞血凝，发为本病。《素问·调经论》曰："寒气积于胸中而不泻，不泻则温气去，寒独留，则血凝泣，凝则脉不通。"《诸病源候论·心痛病诸候》曰："心痛者，风冷邪气乘于心也。"素体胸阳不足，阴寒之邪乘虚侵袭，亦成胸痹心痛。《医门法律·中寒门》言："胸痹心痛，然总因阳虚，故阴得乘之。"《类证治裁·胸痹论治》亦认为："胸痹，胸中阳微不运，久则阴乘阳位，而为痹结也。"

2. **饮食失调**　恣食肥甘厚味，或嗜烟酒，以致脾胃受伤，运化失健，聚湿生痰，上犯心胸清旷之区，胸阳不展，气机不畅，心脉闭阻，而成胸痹心痛。如痰浊留恋日久，痰阻血瘀，亦成本病。

3. **情志失节**　忧思伤脾，脾运失健，痰浊内生；郁怒伤肝，肝郁气滞，甚则气郁化火。痰阻气滞，胸阳不运，心脉痹阻，不通则痛。如《杂病源流犀烛·心病源流》曰："总之七情之由作心痛，七情失调可致气血耗逆，心脉失畅，痹阻不通而发心痛。"

4. **劳逸失调**　劳倦伤脾，运化失职，气血生化乏源，无以濡养心脉，拘急而痛。或积劳伤阳，心肾阳微，鼓动无力，阴寒内侵，血行涩滞，而发胸痹心痛。

5. **年迈体虚**　中老年人，肾气自半，精血渐衰。如肾阳虚衰，不能鼓舞五脏之阳，可致心气不足或心阳不振，血脉失于温运，或阴寒痰饮乘于阳位，痹阻心脉，发为胸痹心痛；若肾阴亏虚，不能濡养五脏之阴，心脉失于濡养，拘急而痛。

二、中医治疗

本病治疗原则为先治其标，后治其本；标实当通，针对气滞、血瘀、寒凝、痰浊而梳理气机、活血化瘀、辛温通阳、泻浊豁痰，尤重活血通脉；本虚宜补，权衡心脏阴阳气血之不足，补气温阳、滋阴益肾，尤重补益心气。对真心痛的治疗，必须尽早投用益气固脱之品，或采用中西医结合治疗。

（一）急性发作时用药

胸痛发作时，部分中成药可迅速发挥作用，有效缓解胸痛症状，并可改善心功能和减少不良事件发生等。以下中成药可供选择应用。

1. 速效救心丸（医保目录，甲；药典；指南），含服，10～15粒/次。

2. 复方丹参滴丸（医保目录，甲；药典；指南），含服，10粒/次，5分钟后未缓解可再含服10粒。

3. 麝香保心丸（医保目录，甲；药典；指南），含服，1～2粒/次。

4. 宽胸气雾剂（医保目录，乙；药典；指南），将瓶倒置，喷口对准舌下喷2～3次。

（二）辨证论治

1. 心血瘀阻证

【证候】**主症：**心胸刺痛，部位固定，入夜尤甚。**次症：**面色紫暗，肢体麻木，口唇紫暗或暗红。**舌脉：**舌质紫暗，或有瘀斑，脉沉涩或弦涩。

【治法】活血化瘀，通络止痛。

【方药】冠心2号方（中医研究院方）加减。

【中成药】血塞通软胶囊（医保目录，乙；指南）、血栓通胶囊/滴丸（医保目录，乙；指南）、冠心舒通胶囊（医保目录，乙；药典；指南）、地奥心血康胶囊（医保目录，甲；药典；指南）。

2. 气滞血瘀证

【证候】**主症：**胸痛以胸闷胀痛，多因情志不遂诱发为特点。**次症：**善太息，脘腹两胁胀闷，得嗳气或矢气则舒。**舌脉：**舌紫或暗红，脉弦。

【治法】行气活血，通络止痛。

【方药】血府逐瘀汤（《医林改错》）加减。

【中成药】复方丹参滴丸（医保目录，甲；药典；指南）、速效救心丸（医保目录，甲；药典；指南）、血府逐瘀胶囊（医保目录，甲；药典；指南）、心可舒片（医保目录，乙；药典；指南）、麝香保心丸（医保目录，甲；药典；指南）。

3. 痰浊闭阻证

【证候】**主症：**心胸窒闷疼痛，闷重痛轻。**次症：**痰多体胖，头晕多寐，身体困重，倦怠乏力，大便黏腻不爽。**舌脉：**苔白腻或白滑，脉滑。

【治法】通阳泄浊，豁痰开结。

【方药】栝楼薤白半夏汤（《金匮要略》）加减。

【中成药】丹蒌片（医保目录，乙；药典；指南）。

4. 寒凝心脉证

【证候】**主症**：猝然心痛如绞，感寒痛甚。**次症**：形寒肢冷，冷汗自出，面色苍白，心悸气短。**舌脉**：苔薄白，脉沉紧或促。

【治法】温经散寒，活血通痹。

【方药】枳实薤白桂枝汤（《金匮要略》）合当归四逆汤（《伤寒论》）。

【中成药】宽胸气雾剂（医保目录，乙；药典；指南）、理气活血滴丸（医保目录，乙；指南）、冠心苏合丸（医保目录，乙；药典；指南）。

5. 气虚血瘀证

【证候】**主症**：胸痛胸闷，劳则诱发。**次症**：气短乏力，身倦懒言，心悸自汗，面色淡白或晦暗。**舌脉**：舌胖淡暗，脉沉涩。

【治法】益气活血，补虚止痛。

【方药】八珍汤（《瑞竹堂经验方》）加减。

【中成药】通心络胶囊（医保目录，甲；药典；指南）、芪参益气滴丸（医保目录，乙；指南）、脑心通胶囊（医保目录，乙；药典；指南）、养心氏片（医保目录，乙；药典；指南）、活心丸（医保目录，乙；指南）。

6. 气阴两虚证

【证候】**主症**：胸闷隐痛，遇劳则甚。**次症**：气短口干，心悸倦怠，眩晕失眠，自汗盗汗。**舌脉**：舌胖嫩红少津，脉细弱无力。

【治法】益气养阴，活血通络。

【方药】生脉散（《医学启源》）加减。

【中成药】灯盏生脉胶囊（医保目录，乙；药典；指南）、参松养心胶囊（医保目录，乙；药典；指南）、通脉养心丸（医保目录，乙；药典；指南）、养心生脉颗粒（医保目录，乙；药典；指南）。

7. 心肾阴虚证

【证候】**主症**：疼痛时作时止。**次症**：腰膝酸软，心悸失眠，五心烦热，口燥咽干，潮热盗汗。**舌脉**：舌红少苔，脉细数。

【治法】滋阴清热，养心安神。

【方药】左归饮（《景岳全书》）加减。

【中成药】心元胶囊（医保目录，乙；药典；指南）。

8.心肾阳虚证

【证候】**主症**：胸闷痛，遇寒加重。**次症**：畏寒肢冷，心悸怔忡，自汗神倦，面色㿠白，便溏，肢体浮肿。**舌脉**：舌淡胖，苔白，脉沉迟。

【治法】补益阳气，温振心阳。

【方药】参附汤（《正体类要》）合右归饮（《景岳全书》）。

【中成药】指南暂无推荐。可参考慢性心力衰竭中阳虚证的中成药方案。

（二）外治疗法

黄芪注射液注射足三里；或取内关（双）、心俞（双）、阳陵泉（双）等穴注射复方香丹注射液，1次1粒，1日1次，1个月为1个疗程。

（三）单方验方

1.王鸿士验方——行气活血汤

瓜蒌30g，薤白9g，桂枝4.5g，当归9g，丹参15g，枳壳9g，赤芍12g，川芎6g，檀香6g，桃仁9g，鸡血藤30g，天仙藤12g，甘草4.5g。日1剂，水煎分服。可行气散结，活血化瘀，温经通络。主治冠心病心绞痛，证属气滞血瘀者，症见心胸刺痛，痛处不移，胸闷短气，遇怒则不舒加重，心悸怔忡，急躁易怒，苔薄白，舌质紫暗，脉象弦涩或结代。

2.路志正验方——健脾涤痰汤

半夏6～10g，陈皮3～9g，茯苓9～15g，菖蒲6～10g，郁金6～10g，瓜蒌10～15g，枳实6～12g，黄连1.5～6g，竹茹9～12g，旋覆花6～12g（包），甘草3～6g。日1剂，水煎分服。主治冠心病心绞痛，痰浊壅盛证，症见胸部窒闷而痛，或胸痛彻背。胸满咳喘，心下痛闷，恶心欲呕，肢体沉困酸楚，形体丰腴，舌淡红略暗，苔厚腻，脉弦滑或沉伏。

3.邵念方验方——保元丹参饮

黄芪30g，党参20g，麦冬30g，丹参30g，檀香12g，砂仁10g，炒枣仁30g，葛根24g，石菖蒲12g，甘草6g。日1剂，水煎分服。可补肺益气，养阴活血，理气化痰。主治冠心病心绞痛，症见胸闷胸痛，心悸气短，神疲懒言，自汗乏力，面白声低，纳呆，舌淡苔薄白，脉细弱。

4.高咏江验方——通脉散

沉香30g，檀香30g，制乳香30g，田三七30g。将四药各等分研细末，每服 3 ~ 6g，汤水吞服。活血化瘀，通脉定痛。通治各型冠心病心绞痛。

5. 单方

（1）人参三七散　人参粉、三七粉各等分，每次 3 ~ 5g，1 日 3 次，适用于冠心病心绞痛气虚血瘀者。（出自《中医内科常见病诊疗指南·西医疾病部分》）

（2）活血心痛散　乳香、没药、血竭、冰片各等分为散，每次 2 ~ 3g，1 日 3 次。（出自《中医内科常见病诊疗指南·西医疾病部分》）

（四）其他疗法

1. 刮痧疗法　取心俞进行刮痧疗法，瘀浊阻胸型加中脘—天枢、足三里—丰隆、脾俞—胃俞，暑湿热闭胸型加阴陵泉、脾俞、大椎、委中、曲泽，寒阻胸阳型加大椎、膻中、巨阙刮痧后加灸，肝郁气滞型加行间—太冲、期门，邪火扰心型加行间—太冲、前臂心经及心包经循行部位。每日 1 次，用以通经活络，以助血行。

2. 穴位贴敷　细辛，制附子，补骨脂，肉桂等研磨，用醋或温水调匀，取适量用一次性医用敷料贴敷心俞、内关穴，睡前贴敷 1 次，晨起去除。适用于心肾阳虚证导致的疼痛。

3. 推拿疗法　按揉内关、神门、心俞、肺俞、肾俞、命门、腰阳关、膻中、中脘、丰隆、太渊、涌泉，前胸部、腹部、背部、督脉及膀胱经循行部位，每日 1 次。用以活血化瘀，温经通络。

4. 针灸疗法　选内关、郄门、膻中、心俞、膈俞、厥阴俞等，毫针平补平泻，每次 15 ~ 30 分钟，心血瘀阻型加血海，痰浊壅塞型加足三里、丰隆，阴寒凝滞型加关元温针、膻中针后温灸，每日 1 次，1 个月为 1 个疗程；或取心俞、膻中、巨阙、神门、内关等穴，取艾条 2cm 插在上述穴位针柄处点燃施灸疗，每穴灸 2 壮，每日 1 次，1 个月为 1 个疗程。

三、预防调护

1. 预防　注意防寒保暖；调摄精神，保持心情平静愉快；调节饮食，忌过食肥甘，宜低盐清淡饮食，保持大便通畅，戒除吸烟、酗酒；劳逸结合，坚持适当活动。

2. 调护　发作期应立即卧床休息，缓解期要适当休息，保证睡眠，坚持力所能及的活动，做到动中有静，动而有节。胸痹心痛发病时要加强巡视，密切观察舌脉、体温、呼吸、血压及精神变化；必要时给予吸氧、心电监护及保持静脉通道；同时做好各种抢救准备。

小　结

冠心病心绞痛常用中成药见表3-4。

表3-4　冠心病心绞痛中成药

证型	常用中成药
心血瘀阻证	血塞通软胶囊、血栓通胶囊/滴丸、冠心舒通胶囊、地奥心血康胶囊
气滞血瘀证	复方丹参滴丸、速效救心丸、血府逐瘀胶囊、心可舒片、麝香保心丸
痰浊闭阻证	丹蒌片
寒凝心脉证	宽胸气雾剂、理气活血滴丸、冠心苏合丸
气虚血瘀证	通心络胶囊、芪参益气滴丸、脑心通胶囊、养心氏片、活心丸
气阴两虚证	灯盏生脉胶囊、参松养心胶囊、通脉养心丸、养心生脉颗粒
心肾阴虚证	心元胶囊
心肾阳虚证	—

注：表中"—"表示无推荐常用药。

第四节　高血压病

高血压是一种以体循环动脉压升高为主要特征的临床综合征，可分为原发性和继发性两大类。原因不明者，称之原发性高血压，又称高血压病，占高血压患者的95%以上；在不足5%的患者中，血压升高是某些疾病的一种临床表现，有明确而独立的病因，称为继发性高血压。临床主要表现为头晕头痛，时发时止，或头重脚轻，耳鸣心悸，血压升高。

本病多属于中医学"眩晕""头痛"范畴。

一、病因病机

本病多因七情六欲过度、饮食劳伤及年老体衰引起机体阴阳平衡失调，脏腑、经络、气血功能紊乱，导致风、火、痰、瘀扰乱清窍；或气血、髓海不足，脑失所养，形成眩晕、头痛。病位在心、肝、脾、肾，病性有实有虚，也有虚实夹杂者。多属本虚标实之证。

1. 肝火亢盛 素体阳盛，加之恼怒过度，肝阳上亢，阳升风动，发为眩晕；或因长期忧郁过度，气郁化火，使肝阴暗耗，阳亢风动，上扰清空，发为本病。

2. 痰湿内阻 饮食不节，损伤脾胃，气血生化乏源，清窍失养；或嗜酒肥甘，饥饱劳倦，脾胃健运失司，聚湿生痰，痰湿中阻，清阳不升，浊阴不降，引起本病。

3. 瘀血内阻 头部外伤，或久病迁延不愈，久病入络，气滞血瘀，痹阻清窍，发为本病。

4. 阴虚阳亢 肾阴素亏，肝失所养，以致阴虚阳亢，均可发为本病。

5. 肾精不足 先天禀赋不足，房劳过度，使肾精亏损，年老肾亏，髓海不足，不能充脑，发为本病。

二、中医治疗

本病中医主张综合治疗，注意调护，辨证论治为主，临床以复合证型多见。治疗原则是补虚泻实，调整阴阳。

（一）辨证论治

1. 肝火亢盛证

【证候】**主症：**眩晕，头痛，急躁易怒。**次症：**面红，目赤，口干，口苦，便秘，溲赤。**舌脉：**舌红，苔黄，脉弦数。

【治法】清肝泻火，疏肝凉肝。

【方药】龙胆泻肝汤（《医方集解》）加减。

【中成药】牛黄降压丸/片/胶囊（医保目录，甲；药典；指南）。

2. 痰瘀互结证

【证候】**主症：**头昏或头如裹。**次症：**形体肥胖，面色晦暗，胸闷，胸痛，呕吐痰涎，心悸，失眠，口淡，食肢体麻木或偏瘫，脉络瘀血，皮下瘀斑。**舌脉**：舌胖苔腻或舌质紫暗有瘀斑瘀点，脉滑或涩。

【治法】祛痰化浊，活血通络。

【方药】半夏白术天麻汤（《医学心悟》）加减。

【中成药】心脉通胶囊 / 片（医保目录，乙；指南）。

3. 阴虚阳亢证

【证候】**主症**：头晕目眩，头痛，腰酸，膝软，五心烦热。**次症**：面色潮红，心悸，失眠，耳鸣或耳聋、健忘。**舌脉**：舌红少苔，脉弦细而数。

【治法】滋阴补肾，平肝潜阳。

【方药】天麻钩藤饮（《杂病证治新义》）加减。

【中成药】松龄血脉康胶囊（医保目录，甲；药典；指南）、柏艾胶囊（指南）、六味地黄丸（医保目录，甲；药典；指南）、杞菊地黄丸 / 片 / 胶囊（医保目录，甲；药典；指南）。

4. 肾气亏虚证

【证候】**主症**：头晕目眩，腰脊酸痛（外伤性除外），胫疫膝软或足跟痛、耳鸣或耳聋。**次症**：心悸或气短，发脱或齿摇，夜尿频或尿后有余沥或失禁。**舌脉**：舌淡苔白，脉沉细弱。

【治法】平补肾气，调和血脉。

【方药】二仙汤（《景岳全书》）加减。

【中成药】金匮肾气丸 / 片（医保目录，甲；药典；指南）。

（二）外治疗法

穴位贴敷，根据证型选取贴敷药物，一般选取吴茱萸敷涌泉穴或神阙穴，每天敷 4 ～ 6 小时。

（三）单方验方

1. 周次清验方——八味降压汤

何首乌 15g，白芍 12g，当归 9g，川芎 5g，炒杜仲 18g，黄芪 30g，黄柏 30g，钩藤 30g。日 1 剂，两煎混合取 250 ～ 300mL，分 3 次服，饭后 2 小时左右温服。主治因阴血亏虚所致，以头痛、眩晕、神疲乏力、耳鸣心悸等症为主要表现的原发性高血压、肾性高血压及更年期综合征、心脏神经官能症等。

2. 王乐善验方——调络饮

桑寄生 15g，生地黄 15g，丹皮 15g，白芍 15g，黄芩 15g，菊花 15g，夏枯草 30g，杜仲 15g，牛膝 15g，桑枝 15g，桂枝 15g，生石决明 30g，甘草 15g。日 1 剂，水煎分服。主治缓进型高血压，症见头晕目眩，甚则头胀头痛，每因烦劳恼怒而加剧，脉象弦数有力，严重时手足麻木。

3. 郭士魁验方——清肝汤

葛根 12g，钩藤 12g，白薇 12g，黄芩 12g，茺蔚子 12g，白蒺藜 12g，桑寄生 12g，磁石 30g，牛膝 12g，泽泻 12g，川芎 12g，野菊花 12g。日 1 剂，水煎分服。主治高血压病、颈椎病、梅尼埃病属肝阳上亢，阴虚阳亢之眩晕症。

4. 单方

决明子饮　用法：炒决明子 15g，捣碎加水煎煮 15 分钟，代茶饮。可清肝明目、清热降压。适用于高血压早期患者。

（四）其他疗法

1. 针刺　体针主穴百会、曲池、合谷、太冲、三阴交。肝火上炎者，加风池、行间；痰湿内阻者，加丰隆、足三里；瘀血内阻者，加血海、膈俞；阴虚阳亢者，加太溪、肝俞；阴阳两虚者，加关元、肾俞。实证针用泻法，虚证针用补法。

耳针取穴皮质下、降压沟、脑、心、肾、神门、交感、肝、内分泌、眼、心。每次选取 3～4 穴，毫针轻刺激或王不留行籽贴压，每日 1 次，两耳交替。

2. 气功　调心、调息和调身可起到降压和辅助治疗作用，能稳定血压、心率及呼吸频率，调节神经系统，提高生活质量。

三、预防调护

在中医"治未病"理论指导下的预防调摄包括"未病先防"和"既病防变"这两方面。其对高血压患者降低血压，保护靶器官，提高远期生存率，延缓疾病进展具有重要作用。具体方法包括避风寒，预防疾病外感；调情志，避免情绪波动；慎起居，生活起居规律；劳逸结合，坚持适当活动；合理饮食，低盐低脂饮食；保持大便通畅等。

小　结

高血压病常用中成药见表 3-5。

表 3-5　高血压病常用中成药

证型	常用中成药
肝火亢盛证	牛黄降压丸 / 片 / 胶囊
痰瘀互结证	心脉通胶囊 / 片
阴虚阳亢证	松龄血脉康胶囊、柏艾胶囊、六味地黄丸、杞菊地黄丸 / 片 / 胶囊
肾气亏虚证	金匮肾气丸 / 片

第五节　心肌疾病

心肌病（cardiomyopathies）是一组异质性疾病，由不同病因引起的心肌病变导致心肌机械和 / 或心电功能障碍，常表现为心室肥厚或扩张。由其他心血管疾病继发的心肌病理性改变不属于心肌病范畴，如心脏瓣膜病、高血压性心脏病、先天性心脏病、冠心病等所致的心肌病变。较常见的心肌病类型包括扩张型心肌病、肥厚性心肌病、限制性心肌病、致心律失常型右室心肌病等。

临床上，其表现主要为心脏增大，严重者可发生心力衰竭、心律失常、血栓栓塞等现象，甚至出现猝死。

本病根据其临床表现，可归属于中医学"心悸""怔忡""胸痹""喘证""水肿""厥证"等范畴。

一、病因病机

本病往往为先天禀赋不足，肾气亏虚或后天失养，外感风热毒邪，袭肺侵心而发病。其病位在心，涉及肺、脾、肾诸脏，而尤与肾脏关系密切。病性以气血阴阳亏虚为本，瘀结、痰阻、饮停为标，属本虚标实，虚实夹杂。其病情发展取决于正气盛衰和感邪轻重，为难证重证，多预后不良。

1. 气虚血瘀　素体亏虚，肾气不足，或劳倦伤脾，生化乏源，气失推动，

血凝为瘀，阻滞心脉，发而为病。

2. **痰瘀互结** 先天禀赋不足，脾胃虚弱，或后天饮食不慎，嗜食肥甘厚味，损伤脾胃，脾运失健，痰浊内生，痰瘀互结，上犯于心而为病。

3. **气阴两虚** 素体正气不足，或后天劳倦损伤，阴血暗耗，气阴两虚，心失所养，发为本病。

4. **心肾阳虚** 先天禀赋薄弱，肾气不足，或后天过劳，阳气虚衰，温煦气化无力，膀胱开阖不利，日久为病，且易见水饮内停，凌心射肺。

5. **阳气欲脱** 病久阴亏至极，阳气衰微，阴不敛阳，阴竭阳脱。

二、中医治疗

本病病状较为复杂，易生变证，而治疗强调心病不独治心，须兼以补肾健脾、调和脏腑，标本同治。

（一）辨证论治

1. 气虚血瘀证

【证候】**主症**：心悸气短，或作头晕，胸闷胸痛，痛有定处。**次症**：倦怠乏力，面色少华，唇甲紫绀。**舌脉**：舌质淡暗或有瘀斑，舌边有齿痕，苔薄白，脉沉细涩或结代。

【治法】益气活血。

【方药】补阳还五汤或四君子汤合血府逐瘀汤。

【中成药】芪参益气滴丸（医保目录，乙；药典；指南）、通心络胶囊（医保目录，甲；药典；指南）、参芍片（医保目录，乙）。

2. 痰瘀互结证

【证候】**主症**：心悸不宁，胸闷胸痛，头晕头重。**次症**：脘痞纳呆，甚则突发晕仆、不省人事。**舌脉**：舌质暗淡或紫，可见瘀斑，苔白腻，脉弦滑或细滑。

【治法】豁痰祛瘀。

【方药】瓜蒌薤白半夏汤合冠心Ⅱ号方。

【中成药】丹蒌片（医保目录，乙；指南）。

3. 气阴两虚证

【证候】**主症**：心悸气短，动则加重，胸闷心烦。**次症**：倦怠乏力，口干，自汗盗汗，失眠多梦。**舌脉**：舌质红少津，苔薄，脉细数或结代。

【治法】益气养阴,活血通络。

【方药】生脉散合养心汤。

【中成药】生脉饮/胶囊/颗粒(医保目录,甲;药典;指南)、益气复脉颗粒(医保目录,乙)。

4.心肾阳虚证

【证候】**主症**:心悸气短,神疲乏力。**次症**:畏寒肢冷,小便不利,水肿,下肢尤甚,甚则喘促难以平卧,失眠多梦。**舌脉**:舌淡胖,苔白,脉沉细。

【治法】益气活血,温阳利水。

【方药】真武汤合防己黄芪汤。

【中成药】芪苈强心胶囊(医保目录,乙;药典;指南)、济生肾气丸(医保目录,甲)。

5.阳气欲脱证

【证候】**主症**:心悸,喘促不能平卧。**次症**:大汗淋漓,四肢厥冷,烦躁不安。**舌脉**:舌淡,苔薄,脉细微欲绝。

【治法】回阳固脱。

【方药】四逆汤合参附龙牡汤。

【中成药】参附注射液(医保目录,乙;指南)、四逆汤(医保目录,甲)。

（二）单方验方

沈宝藩(新疆维吾尔自治区中医医院)验方——芪红汤

黄芪12g,红景天10g,桂枝6g,丹参10g,葶苈子12g(包煎),泽泻12g。功效:益气温阳,利水活血通络。用于心肌病心肾阳虚、饮停瘀阻的心衰患者。

（三）其他疗法

1.针灸疗法 取穴内关、间使、通里、少府、心俞、足三里,用平补平泻法,每次15～30分钟,每日1次,7天为1个疗程。

2.耳穴贴压 取穴心、肾、内分泌、交感、神门、肺等,用王不留行籽贴压,手法由轻到重,使产生热、痛感,以耳郭发红发热为佳。每天自行按捏4～6次,每次5分钟左右,3天换另一耳贴压,双耳交替施治,10次为1个疗程。

三、预防调护

1. **预防** 注意休息，避免劳累激动，防寒保暖，避免外邪侵袭，低盐低脂饮食、适当多食新鲜蔬果，避免饮酒吸烟。

2. **调护** 保证睡眠充足、情绪乐观、树立信心，房间注意通风保暖，保持大便通畅。

小　结

心肌病常用中成药见表 3-6。

表 3-6　心肌病常用中成药

证型	常用中成药
气虚血瘀证	芪参益气滴丸、通心络胶囊、参芍片
痰瘀互结证	丹蒌片
气阴两虚证	生脉饮/胶囊、益气复脉颗粒
心肾阳虚证	芪苈强心胶囊、济生肾气丸
阳气欲脱证	参附注射液、四逆汤

第六节　心脏神经官能症

心脏神经官能症（cardiac neurosis）是由于神经功能失调而发生的以心血管疾病的有关症状为主要表现的临床综合征。此症多发生在神经类型脆弱不稳定的中、青年，女性多于男性，尤多见于更年期女性，临床和病理方面均无器质性心脏病的证据。近几年来，由于人们传统生活习惯的改变，生活节奏加快，此症的发病率有所增加。

临床上，相当一部分患者往往表现为心前区疼痛，疼痛可无明显诱因，或与心肌耗氧量增加的劳累、激动等诱因无明显关联，发作可持续数小时或几天，患者常自觉呼吸不畅，情绪紧张时尤显，深呼吸后可有缓解。另有部分患者可表现为心慌、全身乏力、四肢麻木、多汗、颤抖、失眠等，每与精神情绪有关。

本病属于中医学"心痛""心悸""怔忡""不寐""郁证"等范畴。

一、病因病机

本病的形成除心脏本身气血阴阳失调外，还与肝、胆、脾、胃、肾的功能失调有关，而情志因素是主要诱因。病机主要涉及虚实两方面，虚为气、血、阴、阳亏虚，导致心神失养；实则多为肝郁气滞，痰浊中阻，以致心脉不畅，心神失宁。总之，本病虚实之间常互相夹杂，互为因果，相兼为患。

1. *肝气郁结*　情志不舒，肝气郁滞，气机疏泄失职，胸阳不展，血脉失和，心神失养而发病。

2. *痰浊中阻*　过食肥甘厚味和醇酒乳酪，损伤脾胃，脾虚无以运化水湿，湿聚成痰，痰浊内扰而发本病。

3. *心虚胆怯*　多发生于素体虚怯之人，或大病久病之后，心气不足，子病及母，胆气亦怯；或肝胆气虚，木不生火，心气亦虚，皆可引起心虚胆怯、心胆两虚。

4. *心脾两虚*　久病虚弱，或思虑过度，或劳倦太过，或饮食不节，损伤脾胃，脾气虚损，生化乏源，营血亏虚，不能上奉于心，以致心神不安。

5. *阴虚火旺*　久病体虚，疲劳过度，遗泄频繁，伤及肾阴；或肾水素亏，水不济火，虚火妄动，上扰心神而致本病。

6. *心阳不振*　大病久病之后，阳气虚损，无以温养心脉，以致心失所养，神不守舍，心悸不安。

二、中医治疗

本病涉及的症状较为复杂多样，临床辨治要抓主症和脏腑辨证侧重点，须分清标本、虚实和脏腑之间的相互关系，此外宜采取综合治疗，其中尤应充分重视心理疗法。

（一）辨证论治

1. 肝气郁结证

【证候】**主症**：心悸不安，胸胁胀闷。**次症**：悲喜不定，时欲太息，遇情志不舒则发作或疼痛加剧，渴不欲饮。**舌脉**：舌质暗或有瘀斑，苔薄白，脉弦涩。

【治法】活血化瘀，理气通络。

【方药】逍遥散或四逆散。

【中成药】逍遥丸（医保目录，甲）、柴胡舒肝丸（医保目录，乙）。

2. 痰浊中阻证

【证候】**主症：** 心悸胸闷，脘腹痞满，眩晕。**次症：** 痰多，或恶心吐涎；食少腹胀。**舌脉：** 舌苔白腻或滑腻，脉弦滑。

【治法】理气化浊，宁心安神。

【方药】导痰汤或温胆汤。

【中成药】二陈丸（医保目录，甲）。

3. 心虚胆怯证

【证候】**主症：** 心悸，善惊易恐，坐卧不安。**次症：** 多梦易醒，恶闻声响，食少纳差。**舌脉：** 舌苔薄白，脉动数或虚弦。

【治法】益气养心，镇惊安神。

【方药】十味温胆汤。

【中成药】柏子养心丸（医保目录，甲）。

4. 心脾两虚证

【证候】**主症：** 心悸怔忡，面色不华，倦怠无力。**次症：** 头晕，腹胀便溏，多思善虑，少寐多梦，健忘。**舌脉：** 舌质淡红，苔薄白，脉细弱。

【治法】补益心神，益气养血。

【方药】归脾汤。

【中成药】归脾丸（医保目录，甲）。

5. 阴虚火旺证

【证候】**主症：** 心悸不宁，心烦少寐，头晕目眩。**次症：** 手足心热，耳鸣腰酸，盗汗，口干。**舌脉：** 舌红少津，少苔或无苔，脉细数。

【治法】滋阴清火，养心安神。

【方药】天王补心丹。

【中成药】天王补心丸（医保目录，甲）。

6. 心阳不振证

【证候】**主症：** 心中空虚，惕惕而动，胸闷气短。**次症：** 形寒肢冷，面色苍白，嗜睡少动，大便溏薄。**舌脉：**舌质淡白，苔白滑，脉象虚弱或沉细。

【治法】温补心阳，安神定惊。

【方药】桂枝甘草龙骨牡蛎汤。

【中成药】益心丸（医保目录，乙）。

（二）其他疗法

1. 针灸疗法 取穴内关、膻中、神门、百会、三阴交，配穴太冲、曲池、太溪、足三里等，行提插捻转手法，使针感向四周扩散或沿经传导，强度和频率以患者能耐受为度。每次 15～30 分钟，每日 1 次，10 日为 1 个疗程。

2. 耳穴贴压 取穴心、神门、皮质下、交感、内分泌等，配穴取肝、脾、肾，用王不留行籽贴压，手法由轻到重，使产生热、痛感，以耳郭发红发热为佳。每天自行按揉 4～6 次，每次 5 分钟左右，3 天换另一耳贴压，双耳交替施治，10 次为 1 个疗程。

三、预防调护

1. 预防 保持心情愉快，避免情志刺激，注意劳逸结合，避免外邪侵袭，解除焦虑和不安情绪，合理安排好生活、工作，加强体育锻炼，增强体质。

2. 调护 本病治疗取效后，不宜立即停止治疗，否则容易引起复发，并加重患者顾虑，甚至丧失信心，一般应维持治疗 2～3 月，以后可逐渐停药观察。

小 结

心脏神经官能症常用中成药见表 3-7。

表 3-7　心脏神经官能症常用中成药

证型	常用中成药
肝气郁结证	逍遥丸、柴胡舒肝丸
痰浊中阻证	二陈丸
心虚胆怯证	柏子养心丸
心脾两虚证	归脾丸
阴虚火旺证	天王补心丸
心阳不振证	益心丸

第四章 消化系统疾病

第一节 胃食管反流病

胃食管反流病（gastroesophageal reflux disease，GERD）是指胃内容物反流入食管引起的反流相关症状和 / 或并发症的一种疾病，其发病原因多样，主要与防御机制减弱有关，其中包括一过性下食管括约肌松弛等。临床表现为烧心、反酸、胸痛等，或伴有上腹痛、胃胀、嗳气、恶心等消化不良症状。胃食管反流病在我国的流行率较西方国家低，其发病率随年龄增加而增加，男女发病无明显差异，临床主要分为非糜烂性反流病、反流性食管炎和 Barrett 食管。

本病属于中医学"吐酸""食管瘅"等范畴。

一、病因病机

本病主要病因有感受外邪、情志不遂、饮食不节或禀赋不足、脾胃虚弱等。基本病机为胃失和降、胃气上逆，病机特点可以概括为逆、热、郁。本病病理因素有虚实两端：属实的病理因素有痰、热、湿、郁、气、瘀；属虚者责之于脾。初期以实热为主，痰、湿、食、热互结，气机升降失调，病久伤津耗气，虚火上逆，因虚致实。病位在食管和胃，与肝、胆、脾等脏腑功能失调密切相关。

1.肝胃郁热 情志不畅，气郁日久，化火生酸，肝胆邪热犯及脾胃，脾气当升不升，胃气当降不降，肝不随脾升，胆不随胃降，以致胃气挟火热上逆。

2.胆热犯胃 土虚木乘或木郁土壅，致木气恣横无制，肝木乘克脾土，胆木逆克胃土，导致肝胃、肝脾或胆胃不和，胃气上逆而致本病。

3.气郁痰阻 肝火上炎侮肺，克伐肺金，消灼津液，肺失肃降而咳逆上

气，气机不利，痰气郁阻胸膈而成。

4. 瘀血阻络　病程日久，气病及血，则因虚致瘀或气滞血瘀，瘀血内阻，胃气失和，气机上逆，故见本病。

5. 中虚气逆　禀赋不足、脾胃虚弱为胃食管反流病发病基础，脾胃虚弱，脾胃升降功能失司，胃气不降。

6. 脾虚湿热　脾虚不能升清，湿浊内阻，郁久化热，湿热中阻，中焦气滞，胃失和降。

二、中医治疗

胃气不降是基本病机，治疗应以畅达气机为要。

（一）辨证论治

1. 肝胃郁热证

【证候】**主症**：烧心，反酸。**次症**：胸骨后灼痛，胃脘灼痛，脘腹胀满，嗳气或反食，易怒，易饥。**舌脉**：舌红苔黄，脉弦。

【治法】疏肝泄热，和胃降逆。

【方药】柴胡疏肝散合左金丸。

【中成药】达立通颗粒（医保目录，乙；专家共识）、舒肝和胃丸（药典，专家共识）、加味左金丸（医保目录，乙；专家共识）。

2. 胆热犯胃证

【证候】**主症**：口苦咽干，烧心。**次症**：胸胁胀痛，胸背痛，反酸，嗳气或反食，心烦失眠，易饥。**舌脉**：舌红苔黄腻，脉弦滑。

【治法】清化胆热，降气和胃。

【方药】小柴胡汤合温胆汤。

【中成药】左金丸（医保目录，乙；专家共识）、乌贝散（药典，专家共识）。

3. 气郁痰阻证

【证候】**主症**：咽喉不适，如有痰梗，胸闷不适。**次症**：嗳气或反流，吞咽困难，声音嘶哑，半夜呛咳。**舌脉**：舌苔白腻，脉弦滑。

【治法】开郁化痰，降气和胃。

【方药】半夏厚朴汤。

【中成药】开胸顺气丸（医保目录，乙；专家共识）、越鞠丸（医保目录，乙；专家共识）。

4. 瘀血阻络证

【证候】**主症**：胸骨后灼痛或刺痛。**次症**：后背痛，呕血或黑便，烧心，反酸，嗳气或反食，胃脘刺痛。

【治法】活血化瘀，行气止痛。

【方药】血府逐瘀汤。

【中成药】胃康胶囊（医保目录，乙；专家共识）。

5. 中虚气逆证

【证候】**主症**：反酸或泛吐清水，嗳气或反流。**次症**：胃脘隐痛，胃痞胀满，食欲不振，神疲乏力，大便溏薄。**舌脉**：舌淡苔薄，脉细弱。

【治法】疏肝理气，健脾和胃。

【方药】旋覆代赭汤。

【中成药】甘海胃康胶囊（药监局，专家共识）。

6. 脾虚湿热证

【证候】**主症**：餐后反酸，饱胀。**次症**：胃脘灼痛，胸闷不舒，不欲饮食，身倦乏力，大便溏滞。**舌脉**：舌淡或红，苔薄黄腻，脉细滑数。

【治法】清化湿热，健脾和胃。

【方药】黄连汤。

【中成药】胆胃康胶囊（医保目录，乙；专家共识）。

（二）单方验方

白长川（大连市中医院）验方——清热和胃汤

儿茶 5g，海螵蛸 25g，党参 20g，陈皮 25g，青皮 25g，炒白术 15g，苍术 15g，炙甘草 15g，姜半夏 15g，茯苓 50g。水煎服，1 日 1 剂，分 2 次服。适用于反酸、烧心、胃脘灼热疼痛为主证者。（出自《脾胃新论》）

（三）其他疗法

针灸治疗　实证取内关、足三里、中脘；虚证用脾俞、胃俞、肾俞、曲池、合谷等。以泻法和平补平泻为主。

三、预防调护

保持心情舒畅，宜疏导患者，树立积极乐观的心态；控制饮食，平衡营养，减少高脂肪膳食摄入，忌食咖啡、巧克力、薄荷、烟酒，避免进食过冷、过热、辛辣刺激食物，避免短时间内进食大量液体食物；睡眠抬高枕头，睡前3小时内避免进食，每餐后让患者处于直立位或餐后散步。

小 结

胃食管反流病常用中成药见表4-1。

表4-1 胃食管反流病常用中成药

证型	常用中成药
肝胃郁热证	达利通颗粒、舒肝和胃丸、加味左金丸
胆热犯胃证	左金丸、乌贝散
气郁痰阻证	开胸顺气丸、越鞠丸
瘀血阻络证	胃康胶囊
中虚气逆证	甘海胃康胶囊
脾虚湿热证	胆胃康胶囊

第二节 胃炎

胃炎（gastritis）是胃黏膜对胃内各种刺激因素的炎症反应，显微镜下表现为胃黏膜的急性或慢性炎症反应。部分胃炎不伴有炎症细胞浸润，仅以上皮和微血管的异常改变为主。临床主要表现为上腹部饱胀或疼痛、恶心、呕吐、嗳气、反酸、食欲不振等，部分可伴有健忘、焦虑、抑郁等精神心理症状。

临床中主要分为急性胃炎、慢性胃炎和少见的特殊类型胃炎。

本病属于中医学"胃痛""痞满""嘈杂"等范畴。

一、病因病机

本病多因外邪犯胃、饮食伤胃、情志不畅、脾胃素虚等，导致胃气郁滞，胃失和降，与胃、脾、肝等脏腑功能失调有关，病位主要在胃。基本病机为胃气郁滞，胃失和降，不通则痛。

1. 感受外邪 外感寒、热、湿诸邪，内客于胃，皆可致胃脘气机阻滞，不

通则痛。其中尤以寒邪为多，寒邪伤胃可引起胃气阻滞，胃失和降而发生胃痛，正所谓"不通则痛"。

2.内伤饮食　饮食不节，或过饥过饱，损伤脾胃，胃气壅滞，致胃失和降，不通则痛。五味过极，辛辣无度，肥甘厚腻，饮酒如浆，则蕴湿生热，伤脾碍胃，气机壅滞。宿食积滞胃脘，久则郁而化热，湿热相搏，阻遏中焦气机，气机升降失和，发为胃痛。

3.情志失调　忧思恼怒，伤肝损脾，肝失疏泄，横逆犯胃，脾失健运，胃气阻滞，均致胃失和降，而发胃痛。肝气久郁，化火伤阴，瘀血内阻，则胃痛加重，每每缠绵难愈。

4.体虚久病　脾胃为仓廪之官，主受纳及运化水谷。若素体脾胃虚弱，运化失司，气机不畅，或中阳不足，中焦虚寒，失其温养而发生疼痛。若禀赋不足，后天失调，或饥饱失常，劳倦过度，以及久病正虚不复等，均能引起脾胃虚弱，脾阳不足，则寒自内生，胃失温养，致虚寒胃痛。

二、中医治疗

本病治疗以缓解局部症状、提高生活质量为主。主要干预手段有药物、针灸疗法等，临床可根据具体情况选择，并配合饮食调节、心理疏导等综合调治。

（一）辨证论治

1.肝胃不和证

1.1 肝胃气滞证

【证候】**主症**：胃脘胀满或胀痛，胁肋部胀满不适或疼痛。**次症**：症状因情绪因素诱发或加重，嗳气频作。**舌脉**：舌淡红，苔薄白，脉弦。

【治法】疏肝理气和胃。

【方药】柴胡疏肝散。

【中成药】气滞胃痛颗粒（医保目录，甲）、胃苏颗粒（医保目录，甲）、金胃泰胶囊（医保目录，甲）。

1.2 肝胃郁热证

【证候】**主症**：胃脘灼痛，两胁胀闷或疼痛。**次症**：心烦易怒，反酸，口干，口苦，大便干燥。**舌脉**：舌质红，苔黄，脉弦或弦数。

【治法】清肝和胃。

【方药】化肝煎合左金丸。

【中成药】达立通颗粒（医保目录，乙）、东方胃药胶囊（药监局）。

2. 脾胃湿热证

【证候】**主症**：脘腹痞满或疼痛，身体困重，大便黏滞或溏滞。**次症**：食少纳呆，口苦，口臭，精神困倦。**舌脉**：舌质红，苔黄腻，脉滑数。

【治法】清热化湿。

【方药】黄连温胆汤。

【中成药】三九胃泰颗粒（医保目录，甲）、胆胃康胶囊（医保目录，乙）。

3. 脾胃虚弱证

3.1 脾胃气虚证

【证候】**主症**：胃脘胀满或胃痛隐隐，餐后加重，疲倦乏力。**次症**：纳呆，四肢不温，大便溏薄。**舌脉**：舌淡或有齿印，苔薄白，脉虚弱。

【治法】益气健脾。

【方药】香砂六君子汤。

【中成药】健胃消食口服液（医保目录，乙）、摩罗丹（医保目录，乙）。

3.2 脾胃虚寒证

【证候】**主症**：胃痛隐隐，绵绵不休，喜温喜按。**次症**：劳累或受凉后发作或加重，泛吐清水，精神疲倦，四肢倦怠，腹泻或伴不消化食物。**舌脉**：舌淡胖，边有齿痕，苔白滑，脉沉弱。

【治法】温中健脾。

【方药】黄芪建中汤合理中汤。

【中成药】虚寒胃痛颗粒（医保目录，乙）、温胃舒胶囊（医保目录，乙）。

4. 胃阴不足证

【证候】**主症**：胃脘部灼热疼痛，胃中嘈杂。**次症**：似饥而不欲食，口干舌燥，大便干结。**舌脉**：舌红少津或有裂纹，苔少或无，脉细或数。

【治法】养阴益胃。

【方药】一贯煎。

【中成药】养胃舒胶囊（医保目录，乙）。

5. 胃络瘀阻证

【证候】**主症**：胃脘痞满或痛有定处。**次症**：胃痛日久不愈，痛如针刺。**舌脉**：舌质暗红或有瘀点、瘀斑，脉弦涩。

【治法】活血化瘀。

【方药】失笑散合丹参饮。

【中成药】荜铃胃痛颗粒（医保目录，乙）、胃康胶囊（医保目录，乙）。

（二）单方验方

1. 董建华（北京中医学院）验方——金延香附汤

金铃子10g，延胡索10g，香附10g，陈皮6g，枳壳10g，大腹皮15g。日1剂，水煎分服。行气解郁，活血止痛。用于慢性胃炎或胃溃疡症见胃脘痞塞满闷，胀满与疼痛并重者。

2. 宋孝志（北京中医学院）验方——砂半理中汤

清半夏9g，制香附9g，高良姜9g，炒枳壳9g，砂仁9g（打碎，后下）。日1剂，水煎分服。理气散寒，和胃止痛。用于慢性胃炎、消化道溃疡证属寒凝气滞者。

3. 董建华（北京中医学院）验方——滋阴通降方

沙参10g，麦冬10g，丹参12g，白芍15g，石斛10g，香橼皮10g，枳壳10g，金铃子10g，甘草3g。日1剂，水煎分服。用于胃阴不足之慢性萎缩性胃炎。

（三）其他疗法

针灸治疗　常用穴有足三里、中脘、胃俞、脾俞、内关等。肝胃不和者加肝俞、太冲、期门；伴郁热加天枢、丰隆；脾胃虚弱者加脾俞、梁丘、气海；胃阴不足者加三阴交、太溪；脾胃虚寒重者，可灸上脘、中脘、下脘、足三里；兼有恶心、呕吐、嗳气者，加上脘、内关、膈俞；痛甚加梁门、内关、公孙；消化不良者加合谷、天枢、关元、三阴交；气滞血瘀者加太冲、血海、合谷；气虚血瘀者加血海、膈俞等；兼有实证者用针刺，虚证明显者用灸法；虚实夹杂者，针灸并用。

三、预防调护

精神刺激是引起慢性胃炎的重要因素，而慢性胃炎患者的焦虑与抑郁量表评分也较正常人高。常见的心理障碍包括丧失治疗信心、恐癌心理及对特殊检查的恐惧等。加强对慢性胃炎患者的心理疏导对缓解慢性胃炎的发病、减轻症状，提高生活质量有一定的帮助。

小　结

胃炎常用中成药见表4-2。

表4-2　胃炎常用中成药

证型	常用中成药
肝胃气滞证	气滞胃痛颗粒、胃苏颗粒、金胃泰胶囊
肝胃郁热证	达立通颗粒、东方胃药胶囊
脾胃湿热证	三九胃泰颗粒、胆胃康胶囊
脾胃气虚证	健胃消食口服液、摩罗丹
脾胃虚寒证	虚寒胃痛颗粒、温胃舒胶囊
胃阴不足证	养胃舒胶囊
胃络瘀阻证	荜铃胃痛颗粒、胃康胶囊

第三节　消化性溃疡

消化性溃疡（peptic ulcer）是指在各种致病因子的作用下，黏膜发生的炎性反应和坏死性病变，病变深达黏膜肌层，常发生于与胃酸分泌有关的消化道黏膜，其中以胃和十二指肠最为常见，即胃溃疡（gastric ulcer）和十二指肠溃疡（duodenal ulcer），因溃疡形成与胃酸／胃蛋白酶的消化作用有关而得名。溃疡的黏膜缺损超过黏膜肌层，不同于糜烂。临床表现为起病缓慢，病程迁延，上腹痛具有周期性、节律性等特点，伴反酸、嗳气，上腹部有局限性压痛，是消化系统的一种常见疾病。

本病多属于中医学"胃疡""胃痛""嘈杂"等范畴。

一、病因病机

本病主要病因为起居不适，外邪犯胃；饮食不节，食滞伤胃；情志内伤，肝气犯胃；素体脾虚，后天失养导致胃气郁滞，胃失和降，不通则痛，不荣则痛。病位在胃，与肝、脾二脏的功能失调密切相关。溃疡辨证分型按由简执繁原则可分为两大类：虚证和实证，其中虚证包括脾胃虚寒、胃阴不足；实证主要包括肝胃不和、肝胃郁热、胃络瘀血。

1.外邪犯胃 外感寒、热、湿诸邪，内客于胃，皆可致胃脘气机阻滞，不通则痛。其中尤以寒邪为多，湿邪较易侵犯脾胃，阴虚之人易感湿热，阳虚之人易受寒湿，邪气所犯，阻滞气机，胃气不和，乃发本病。

2.饮食伤胃 饮食不节，或过饥过饱，损伤脾胃，胃气壅滞，致胃失和降，不通则痛。五味过极，辛辣无度，肥甘厚腻，饮酒如浆，则蕴湿生热，伤脾碍胃，气机壅滞。

3.情志不畅 忧思恼怒，伤肝损脾，肝失疏泄，横逆犯胃，脾失健运，胃气阻滞，均致胃失和降，而发胃痛。气滞日久或久痛入络，可致胃络血瘀。若肝郁化热，郁热耗伤胃阴，胃络失于濡润，致胃脘隐隐灼痛。若气郁日久，血行不畅，血脉凝滞，瘀血阻胃，致胃脘刺痛。

4.素体脾虚 脾胃为仓廪之官，主受纳及运化水谷，若素体脾胃虚弱，或劳倦内伤、或久病不愈，延及脾胃，或用药不当，皆可损伤脾胃，脾胃虚弱，运化失职，气机不畅，或中阳不足，中焦虚寒，失其温养而发生疼痛。

二、中医治疗

本病中医治疗以理气和胃止痛为主，审证求因，辨证施治。邪盛以祛邪为急，正虚以扶正为先，虚实夹杂者，则当祛邪扶正并举。虽有"通则不痛"之说，但绝不能局限于狭义的"通"法，要从广义的角度去理解和应用"通"法，正如叶天士所谓"通字需究气血阴阳"。属于肝胃不和者，行疏肝理气；属脾胃虚寒者，行温中健脾；属脾胃湿热者，行清利湿热；属肝胃郁热者，行清肝和胃；属胃阴不足者，行益胃养阴；属胃络瘀阻，行活血化瘀。根据不同的病机采取相应的治法。

（一）辨证论治

1. 肝胃不和证

【证候】**主症**：胃脘胀满或疼痛，胁肋部胀满不适或疼痛。**次症**：每因情志不畅而发作或加重，心烦，嗳气频作，善太息。**舌脉**：舌淡红，苔薄白，脉弦。

【治法】疏肝理气，和胃止痛。

【方药】柴胡疏肝散。

【中成药】东方胃药胶囊（药监局，指南）、健胃愈疡片（医保目录，乙）、气滞胃痛颗粒（医保目录，甲；药典；指南）。

2. 脾胃虚弱（寒）证

【证候】**主症**：胃痛隐隐，绵绵不休，喜温喜按，得食痛减。**次症**：四肢倦怠，畏寒肢冷，便溏，纳少。**舌脉**：舌淡或舌边齿痕，舌苔薄白，脉虚弱或迟缓。

【治法】温中健脾，和胃止痛。

【方药】黄芪建中汤。

【中成药】胃乃安胶囊（药典，指南）、安胃疡胶囊（医保目录，乙）、甘海胃康胶囊（药监局，指南）。

3. 脾胃湿热证

【证候】**主症**：脘腹痞满或疼痛，口干或口苦。**次症**：口干不欲饮，纳呆，恶心或呕吐，小便短黄。**舌脉**：舌质红，苔黄腻，脉滑或数。

【治法】清利湿热，和胃止痛。

【方药】连朴饮。

【中成药】三九胃泰颗粒（医保目录，甲）。

4. 肝胃郁热证

【证候】**主症**：胃脘灼痛，口干口苦。**次症**：胸胁胀满，反酸，烦躁易怒，大便秘结。**舌脉**：舌红，苔黄，脉弦数。

【治法】清肝和胃，疏肝理气。

【方药】化肝煎合左金丸。

【中成药】胃热清胶囊（药典，指南）。

5. 胃阴不足证

【证候】**主症：**胃脘隐痛，饥不欲食。**次症：**口干渴，消瘦，五心烦热。**舌脉：**舌红少津或有裂纹，苔少或无，脉细。

【治法】养阴益胃。

【方药】益胃汤。

【中成药】养胃舒胶囊（医保目录，乙）。

6. 胃络瘀阻证

【证候】**主症：**胃脘胀痛或刺痛，痛处不移。**次症：**夜间痛甚，口干不欲饮，可见呕血或黑便。**舌脉：**舌质暗红或有瘀点、瘀斑，脉弦涩。

【治法】活血化瘀。

【方药】失笑散合丹参饮。

【中成药】复方田七胃痛胶囊（医保目录，乙）、胃康胶囊（医保目录，乙）、金胃泰胶囊（医保目录，甲）。

（二）单方验方

1. 朱良春（南通市中医院）验方

生黄芪 20g，蓬莪术 6g，太子参 10g，全当归 10g，戈制半夏 2g（冲服），鸡内金 6g，生麦芽 15g，桃仁、杏仁各 10g，绿萼梅 8g。功效：益气血，化痰瘀，运中土。用于胃溃疡，属气血亏虚、痰瘀互阻、中运失健者。症见胃脘胀痛不适，形体消瘦，便干如栗，舌质紫，苔白腻，边有白涎，脉细小弦。

2. 李玉奇（辽宁中医学院）验方

党参 15g，当归 15g，白芍 15g，苦参 8g，乌贼骨 15g，煅瓦楞子 20g，威灵仙 15g。功效：益气健胃，温中制酸。用于十二指肠球部溃疡属虚寒者。症见胃脘隐痛，泛吐酸水，喜温喜按，舌质淡，脉沉细。

3. 徐景藩（江苏省中医院）验方

太子参 15g，炙黄芪 10g，炒白芍 15g，炙甘草 5g，炒陈皮、法半夏、佛手、厚朴、黄芩、浙贝母各 10g，蒲公英、茯苓各 15g。功效：调中理气，兼清郁热。用于十二指肠球部溃疡，属中虚气滞、兼有郁热者。症见胃脘隐痛、胀痛，黎明为著，食后痞胀不适，伴嗳气，偶有泛酸，乏力，中脘轻度压痛，大便不黑，舌质淡红，苔色边白、中间微黄，脉濡。

4. 裘沛然（上海中医学院）验方

大黄 6g，黄连 6g，黄芩 10g，制附子 10g（先煎），白及 3g，参三七粉 3g（另冲），大贝母 10g，乌贼骨 15g。功效：苦寒清胃，辛热扶阳。用于十二指肠球部溃疡，属胃中蕴热、胃络受损、阳气虚衰者。症见胃痛，泛酸，恶心，呕吐，心烦，口渴，畏寒，自汗出，大便色黑，舌淡红，苔黄，脉沉细。

5. 李振华（河南中医学院）验方——理脾愈疡汤

党参 15g，白术 10g，茯苓 15g，桂枝 6g，白芍 12g，砂仁 8g，厚朴 10g，甘松 10g，刘寄奴 15g，乌贼骨 10g，生姜 10g，延胡索 10g，炙甘草 6g，大枣 3 枚。日 1 剂，水煎分服，早晚饭后两小时左右温服。温中健脾，理气活血。用于胃、十二指肠球部溃疡、糜烂性胃炎等病证属脾胃虚寒，气滞血瘀者。

（三）其他疗法

针灸疗法 根据不同症状证型选择相应的腧穴进行针灸治疗，主穴取中脘、足三里，脾胃虚寒配伍胃俞、脾俞、内关；气滞血瘀配伍胃俞、脾俞、内关、膈俞；肝郁气滞配伍胃俞、脾俞、期门；泛酸配伍胃俞、脾俞、内关、太冲等。

三、预防调护

本病发病，与情志不遂、饮食不节有关，故在预防上注意重视精神与饮食的调摄。患者要养成有规律的生活与饮食习惯，忌暴饮暴食、饥饱不均。胃脘部疼痛不止者，应在一定时期内进流质或半流质饮食，少食多餐，以清淡易消化食物为宜，忌粗糙多纤维饮食，尽量避免进食浓茶、咖啡和辛辣食物。进食宜细嚼慢咽，慎用水杨酸、肾上腺皮质激素等西药。

小 结

消化性溃疡常用中成药见表 4-3。

表 4-3 消化性溃疡常用中成药

证型	常用中成药
肝胃不和证	东方胃药胶囊、健胃愈疡片、气滞胃痛颗粒
脾胃虚弱（寒）证	胃乃安胶囊、安胃疡胶囊、甘海胃康胶囊
脾胃湿热证	三九胃泰颗粒

证型	常用中成药
肝胃郁热证	胃热清胶囊
胃阴不足证	养胃舒胶囊
胃络瘀阻证	复方田七胃痛胶囊、胃康胶囊、金胃泰胶囊

第四节　慢性腹泻

腹泻是指排便次数增多（＞3次/日），或粪便量增多（＞200g/d），或粪质稀薄（含水量＞85%），超过4周或长期反复发作者为慢性腹泻（chronic diarrhea）。常见于胃肠功能紊乱、慢性肠炎、腹泻型肠易激综合征、功能性腹泻、炎症性肠病等。

本病属于中医学"泄泻"范畴。

一、病因病机

本病主要与感受外邪、饮食所伤、情志失调、病后体虚和禀赋不足有关。肠为泄泻的主要病位，脾是主病之脏，与肝、肾密切相关。其基本病机主要是脾虚湿盛，脾胃运化功能失调，小肠泌别清浊、传导功能失常。

1. 感受外邪　外感寒湿暑热之邪伤及脾胃，使脾胃升降失司，脾不升清；或直接损伤脾胃，导致脾失健运，水湿不化，引起泄泻。湿邪易困脾土，因此外邪以湿邪最为多见。

2. 饮食所伤　饮食不洁，使脾胃受伤，或饮食不节，暴饮暴食或恣食生冷辛辣肥甘，使脾失健运，脾不升清，小肠清浊不分，大肠传导失司，发生泄泻。

3. 情志失调　抑郁恼怒，易致肝失条达，肝气郁结，横逆克脾，或忧思伤脾，均可致脾失健运，水湿不化，发生泄泻。

4. 禀赋不足，病后体虚　年老体弱，脏腑虚弱，脾肾亏虚；或大病久病之后，脾胃受损，肾气亏虚；或先天禀赋不足，脾胃虚弱，肾阳不足，均可导致脾胃虚弱或命门火衰。脾胃虚弱，不能腐熟水谷、运化水湿，积谷为滞，湿浊内生，清浊不分，混杂而下，遂成泄泻。

二、中医治疗

以祛除病因、缓解及消除泄泻症状为治疗目标，以祛邪扶正为基本治则。以运化脾湿为基本治法。

（一）辨证论治

1. 寒湿困脾证

【证候】**主症**：大便清稀或如水样，腹痛肠鸣。**次症**：食欲不振，脘腹闷胀，胃寒。**舌脉**：舌苔薄白或白腻，脉濡缓。

【治法】芳香化湿，解表散寒。

【方药】藿香正气散。

【中成药】胃肠灵胶囊（药监局）。

2. 肠道湿热证

【证候】**主症**：腹痛即泄，泻下急迫，粪色黄褐臭秽。**次症**：肛门灼热，腹痛，烦热口渴，小便短黄。**舌脉**：舌苔黄腻，脉濡数或滑数。

【治法】清热燥湿，分利止泻。

【方药】葛根芩连汤。

【中成药】肠舒止泻胶囊（药监局）。

3. 食滞胃脘证

【证候】**主症**：泻下大便臭如败卵，或伴不消化食物，腹胀疼痛，泻后痛减。**次症**：脘腹痞满，嗳腐吞酸，纳呆。**舌脉**：舌苔厚腻，脉滑。

【治法】消食导滞，和中止泻。

【方药】保和丸。

【中成药】枫蓼肠胃康颗粒（医保目录，乙）。

4. 脾气亏虚证

【证候】**主症**：大便时溏时泻，稍进油腻则便次增多。**次症**：食后腹胀，纳呆，神疲乏力。**舌脉**：舌质淡，苔薄白，脉细弱。

【治法】健脾益气，化湿止泻。

【方药】参苓白术散。

【中成药】补脾益肠丸（医保目录，乙）、人参健脾丸（医保目录，乙）、参苓白术颗粒（丸）（医保目录，甲）。

5. 肾阳亏虚证

【证候】**主症**：晨起泄泻，大便清稀，或完谷不化。**次症**：脐腹冷痛，喜暖喜按，形寒肢冷，腰膝酸软。**舌脉**：舌淡胖，苔白，脉沉细。

【治法】温肾健脾，固涩止泻。

【方药】四神丸。

【中成药】参倍固肠胶囊（医保目录，乙）、固本益肠片（医保目录，乙）。

6. 肝气乘脾证

【证候】**主症**：泄泻伴肠鸣、腹痛，泻后痛缓。**次症**：每因情志不畅而发，胸胁胀闷，食欲不振，神疲乏力。**舌脉**：苔薄白，脉弦。

【治法】抑肝扶脾。

【方药】痛泻要方。

【中成药】痛泻宁颗粒（医保目录，乙）。

（二）外治法

1. 穴位敷贴　取穴：天枢、大肠俞、上巨虚、三阴交、关元、中脘、足三里；

中药膏：取白芥子、肉桂、延胡索、炮附片各 1 份，甘遂、细辛各 0.5 份，共研细末，用鲜姜汁调成稠膏状，做成 1cm×1cm 的小丸，放在直径约 5cm 的胶布上，固定于上述穴位。每隔 10 日贴敷 1 次，每次贴敷 4～6 小时，连续贴敷 3 次。此疗法用于脾胃虚弱型泄泻的治疗。

2. 脐疗　脐疗是中医外治法的一种，是以脐（神阙穴）处为用药或刺激部位，将中药的不同剂型（如丸、散、膏等）通过贴脐、敷脐、涂脐、蒸脐等方法，激发元气，开通经络，促进气血流通，调节人体阴阳与脏腑功能，从而防治疾病的一种方法。常用药物为丁香、艾叶、木鳖子、肉桂、麝香、大蒜、吴茱萸、胡椒等。

（三）单方验方

1. 周炳文（吉安地区人民医院）验方

党参 9g，白术 5g，茯苓 6g，甘草 3g，钩藤 5g，朱砂 0.3g，琥珀 1g。每日 1 剂，水煎服用。主治惊吓泄泻，症见惊惕不宁，睡中时惊醒，泄泻粪便如水或粪青如苔，目珠淡蓝，指纹淡红，或青色。

2. 单方

苍术、山楂各等份，炒炭存性，研末。每次 1～2g，每日 3～4 次，开水调服。有运脾止泻之功，用于湿浊泻、伤食泻。久泻脾阳伤者加等份炮姜炭粉，用于脾虚泻。

（三）其他疗法

针灸疗法 多选手足阳明经、足太阴经经穴，配以足太阳经经穴。主穴用天枢、大肠俞、足三里、气海、关元、中脘；配穴：寒湿困脾加神阙、三阴交、阴陵泉；肠道湿热加合谷、下巨虚；食滞胃肠加建里；肝郁加期门、太冲；脾气亏虚加脾俞；肾阳亏虚加命门、关元。

三、预防调护

避风寒，慎起居，节饮食，调情志。忌生冷油腻、肥甘厚味。注意保暖，调节情志，勿悲恐忧伤，暴泻者要减少饮食，可予米粥以养护胃气。若虚寒腹泻，可予姜汤饮之，以振奋脾阳，调和胃气。如有泄泻严重者，甚至一日十余次者，应及时就医，防止发生厥脱重症。暴泻停止后也要注意清淡饮食，调养脾胃至少一周时间。久泻者尤应注意平素避风寒，勿食生冷食物。

小 结

慢性腹泻常用中成药见表 4-4。

表 4-4 慢性腹泻常用中成药

证型	常用中成药
寒湿困脾证	胃肠灵胶囊
肠道湿热证	肠舒止泻胶囊
食滞胃脘证	枫蓼肠胃康颗粒
脾气亏虚证	补脾益肠丸、人参健脾丸、参苓白术颗粒（丸）
肾阳亏虚证	参倍固肠胶囊、固本益肠片
肝气乘脾证	痛泻宁颗粒

第五节　肝硬化

肝硬化（cirrhosis）是各种慢性肝病进展至以肝脏弥漫性纤维化、假小叶形成、肝内外血管增殖为特征的病理阶段。临床上分为代偿期和失代偿期，代偿期无明显症状，可有轻度乏力、食欲减退、体重减轻、恶心、腹胀、腹泻等非特异性症状；失代偿期以门静脉高压和肝功能严重损伤为特征，出现黄疸、出血，贫血、水肿、尿少等症状。患者常因并发腹腔积液、消化道出血、脓毒症、肝性脑病、肝肾综合征和癌变等导致多脏器功能衰竭而死亡。肝硬化的病因很多，如慢性病毒性肝炎、血吸虫感染、酒精中毒、药物与毒物损伤、胆道疾患、遗传代谢缺陷、自身免疫性损伤等。我国病毒性肝炎引起的肝硬化居于首位。

根据肝硬化临床表现和病变特点，代偿期多属于中医"积聚""胁痛""黄疸"的范畴，失代偿期出现腹腔积液则属"鼓胀"。

一、病因病机

本病病因复杂，主要是由情志失调、酒食不节、饮食伤脾、感受外邪或虫毒、病后体虚，或黄疸、疟疾等经久不愈，初期致使肝脾受损，脏腑失和，以致气滞、血瘀、痰凝于腹内，日久结为积块。久病累及于肾，水湿不化，则胀满愈甚，致肝脾肾俱损或功能失调，气血搏结，水湿内停。病位主要在肝脾，久则及肾。气滞、水停、血瘀三者错杂为患，壅结更甚，其胀日重，由于邪愈盛而正愈虚，故本虚标实，更为错综复杂，病势日益深重。

（一）肝硬化代偿期

1.肝胆湿热　湿热之邪偏盛，由表入里，内蕴中焦，湿郁热蒸，不得泄越，蕴结中焦；长期嗜酒无度，或过食肥甘厚腻，或饮食污染不洁，脾胃损伤，运化失司，湿浊内生，郁而化热，湿热互结中焦，发为本病。

2.肝郁脾虚　情志所伤，如抑郁忧思，可致肝失条达，气机疏泄不利，肝郁气滞；饮食不节，过食肥甘，或恣食生冷，或劳倦太过，脾失健运，损伤脾阳，中焦运化失常，肝脾受损，气机运化无力，气血运行涩滞，发为本病。

3.肝肾阴虚 久病耗伤或劳欲过度，使精血亏虚，肝肾之阴不足，血虚不能养肝，肝络失养，气机不畅，气、血、津液失于输布，气滞血瘀，发为本病。

（二）肝硬化失代偿期

1.气滞湿阻 忧思郁怒，损伤肝脾，肝气郁结不舒，气机不畅，气不行水，或横逆犯脾胃，脾胃受克，运化失司，以致水湿停留，日久不化，痞塞中焦，发为本病。

2.水湿困脾 饮食不节，脾失健运，水湿内生，蕴阻中焦，清浊相混，壅阻气机，水谷精微失于输布，湿浊内聚，脾土壅滞则肝之疏泄失常，气血郁滞，湿邪与气血交阻日久，发为本病。

3.湿热蕴结 外感湿热疫毒之邪，损伤肝脾，气机阻滞，内湿由生，湿热互结，蕴结中焦，浊水内停；嗜酒过度，或恣食肥甘厚味，酿湿生热，湿热相合，阻滞中焦，浊水停聚，发为本病。

4.肝脾血瘀 肝为藏血之脏，性喜条达，若情志不舒，肝失疏泄，气机不利，则血液运行不畅，致肝脉瘀阻，进而横逆犯脾，络脉滞涩，水气停留；多因血吸虫感染，虫毒阻塞经隧，脉道不通，日久失治，肝脾两伤，形成癥积；气滞络瘀，清浊相混，水液停聚，发为本病。

5.脾肾阳虚 肝脾日虚，病延及肾，肾火虚衰，不但无力温助脾阳，蒸化水湿，且开阖失司，气化不利，而致阳虚水盛，发为本病。

6.肝肾阴虚 若阳伤及阴，或湿热内盛，湿聚热郁，热耗阴津，则肝肾之阴亏虚，肾阴既损，阳无以化，则水津失布，阴虚水停，发为本病。

二、中医治疗

本病以辨证论治为主，结合中医外治疗法，注重病因预防及起居调护。本病属肝、脾、肾三脏失调，根据气滞、水停、血瘀三个基本病理变化，确定相应治法。本病总属本虚标实错杂，治疗应当攻补兼施，补虚不忘实，泻实不忘虚。

（一）辨证论治

肝硬化代偿期

1. 肝胆湿热证

【证候】**主症**：胁胀或痛，纳呆，胃脘胀闷，倦怠乏力，巩膜、皮肤黄染。**次症**：口干苦或口臭，大便黏滞秽臭或干结。**舌脉**：舌质红、苔黄腻、脉弦数或弦滑数。

【治法】清热祛湿。

【方药】茵陈蒿汤加味。

【中成药】护肝宁片/胶囊（医保目录，乙；药典）、茵栀黄颗粒（医保目录，乙；药典）。

2. 肝郁脾虚证

【证候】**主症**：胁肋胀满疼痛，胸闷善太息，精神抑郁或性情急躁，纳食减少，脘腹痞闷。**次症**：神疲乏力，面色萎黄，大便不实或溏泻。**舌脉**：舌质淡有齿痕，苔白，脉沉弦。

【治法】疏肝健脾。

【方药】逍遥散加减。

【中成药】护肝片/胶囊/颗粒（医保目录，甲；药典）。

3. 肝肾阴虚证

【证候】**主症**：胁肋隐痛，遇劳加重，腰膝酸软。**次症**：口燥咽干，头晕目眩，两目干涩，心中烦热，失眠多梦。**舌脉**：舌质红，苔薄白少津，脉弦细数。

【治法】滋养肝肾。

【方药】一贯煎合六味地黄丸加减。

【中成药】复方鳖甲软肝片（医保目录，乙；指南）、复方益肝灵胶囊（医保目录，乙；药典）。

肝硬化失代偿期

1. 气滞湿阻证

【证候】**主症**：腹胀按之不坚，胁下胀满或疼痛。**次症**：饮食减少，食后胀甚，得嗳气、矢气稍减，小便短少。**舌脉**：舌苔薄白腻，脉弦。

【治法】疏肝理气，运脾利湿。

【方药】胃苓汤合柴胡疏肝散。

【中成药】和络舒肝胶囊（专家共识）。

2. 水湿困脾证

【证候】**主症**：腹大胀满，按之如囊裹水，脘腹痞胀，得热则舒，精神困倦。**次症**：甚则颜面微浮，下肢浮肿，怯寒懒动，小便少，大便溏。**舌脉**：舌苔白腻，脉缓。

【治法】温中健脾，行气利水。

【方药】实脾饮。

【中成药】臌症丸（专家共识）。

3. 湿热蕴结证

【证候】**主症**：腹大坚满，脘腹胀急，腹痛拒按，身目发黄。**次症**：烦热口苦，渴不欲饮，小便赤涩，大便秘结或溏垢。**舌脉**：舌边尖红，苔黄腻或兼灰黑，脉象弦数。

【治法】清热利湿，攻下逐水。

【方药】中满分消丸。

【中成药】强肝胶囊（指南）。

4. 肝脾血瘀证

【证候】**主症**：脘腹坚满，青筋显露，胁下癥结痛如针刺。**次症**：面色晦暗黧黑，或见赤丝血缕，面、颈、胸、臂出现血痣或蟹爪纹，口干不欲饮水，或见大便色黑。**舌脉**：舌质紫暗或有紫斑，脉细涩。

【治法】活血化瘀，行气利水。

【方药】调营饮。

【中成药】扶正化瘀胶囊（医保目录，乙；指南）、鳖甲煎丸（医保目录，乙；专家共识）、安络化纤丸（医保目录，乙；指南）、肝爽颗粒（医保目录，乙；指南）、大黄䗪虫丸（医保目录，乙；专家共识）。

5. 脾肾阳虚证

【证候】**主症**：腹大胀满，形似蛙腹，朝宽暮急，神倦怯寒，肢冷浮肿。**次症**：面色苍黄，或呈苍白，脘闷纳呆，小便短少不利。**舌脉**：舌体胖，舌质紫，苔淡白，脉沉细无力。

【治法】温补脾肾，化气利水。

【方药】附子理苓汤。

【中成药】五苓胶囊（医保目录，甲）。

6. 肝肾阴虚证

【证候】**主症**：腹大胀满，或见青筋暴露，腰膝酸软，目睛干涩。**次症**：面色晦滞，唇紫，口干而燥，心烦失眠，时或鼻衄，牙龈出血，小便短少。**舌脉**：舌质红绛少津，苔少或光剥，脉弦细数。

【治法】滋肾柔肝，养阴利水。

【方药】一贯煎合六味地黄丸。

【中成药】复方鳖甲软肝片（医保目录，乙；指南）、复方益肝灵胶囊（医保目录，乙；药典）。

（二）单方验方

1. 刘渡舟（北京中医学院）验方——加味柴胡汤

柴胡 12g，黄芩 6g，党参 9g，炙甘草 6g，半夏 9g，生姜 9g，鳖甲 15g，牡蛎 15g，红花 9g，茜草 9g。功效：疏通气血，软坚消癥。用于早期肝硬化，症见面色青黑不华，右胁作痛如针刺，尤以夜间为甚，或伴有腹胀，体乏无力，肝脾肿大，舌暗有瘀点或瘀斑，苔白，脉弦而涩者。

2. 邓铁涛（广州中医学院）验方——软肝煎

太子参 30g，鳖甲 30g（醋炙），白术 15g，茯苓 15g，楮实子 12g，菟丝子 12g，萆薢 18g，丹参 10g，甘草 6g，土鳖虫 3g。功效：健脾护肝补肾，活血化瘀软坚。用于肝硬化。

（三）其他疗法

1. 红外肝病治疗　平卧于病床，暴露肝区，以红外探头照射肝区（根据患者的感觉调节距离），1 天 1 次，每次 30 分钟，半个月为 1 个疗程。

2. 保留灌肠　灌肠可以改善肠道环境，减少肠源性内毒素的产生与吸收，促进腹腔积液吸收。一般以健脾调肠、化湿解毒为主，也可配合通泄药物。可选用大黄、郁金、金钱草、赤芍等，每天 2 次，每次 200mL，保留灌肠 20 分钟。

3. 针灸疗法　肝气郁结证选期门、内关、太冲，用泻法，兼水湿内停加阳陵泉、水分、气海，平补平泻；脾虚湿盛证选脾俞、中脘、足三里、阴陵泉、水分，平补平泻；脾肾阳虚证选脾俞、肾俞、水分、足三里、气海，平补平

泻；肝肾阴虚证选肝俞、肾俞、阴陵泉、三阴交、足三里，平补平泻。

三、预防调护

平时应加强锻炼，增强体质。饮食上，以清淡、易消化、营养丰富为原则，宜少食多餐，并补充足量维生素，食材需精工细作，细嚼慢咽，新鲜水果建议榨汁饮用，生食则应嗫汁吐渣；避免饮酒及食用辛辣油腻、粗硬食物。情志上，保持心情舒畅、情志和调，避免抑郁忿怒。本病后期兼见发热、大出血，甚至昏迷者，应采取相应护理措施。

小 结

肝硬化常用中成药见表4-5。

表4-5 肝硬化常用中成药

证型		常用中成药
肝硬化代偿期	肝胆湿热证	护肝宁片/胶囊、茵栀黄颗粒、
	肝郁脾虚证	护肝片/胶囊/颗粒
	肝肾阴虚证	复方鳖甲软肝片、复方益肝灵胶囊
肝硬化失代偿期	气滞湿阻证	和络舒肝胶囊
	水湿困脾证	臌症丸
	湿热蕴结证	强肝胶囊
	肝脾血瘀证	扶正化瘀胶囊、鳖甲煎丸、安络化纤丸、肝爽颗粒、大黄䗪虫丸
	脾肾阳虚证	五苓胶囊
	肝肾阴虚证	复方鳖甲软肝片、复方益肝灵胶囊

第六节 急性胰腺炎

急性胰腺炎（acute pancreatitis）是指多种病因引起的胰酶激活，继以胰腺局部反应为主，病情严重者可发生全身炎症反应综合征，并可伴有器官功能障碍的疾病。临床表现为上腹部疼痛，常伴有发热及恶心呕吐等。是临床常见急腹症，20%～30%患者的临床经过凶险，总体病死率为5%～10%。临床根据发病严重程度可分为轻症急性胰腺炎、中重症急性胰腺炎、重症急性胰腺炎。

本病属于中医学"脾心痛""腹痛""胰瘅"等范畴。

一、病因病机

本病主要病因包括胆石、虫积、素体肥胖、饮食不节（暴饮暴食、饮酒、嗜食肥甘厚味），其余如创伤（跌打损伤、手术）、情志失调、素体亏虚（先天性胰腺疾病）及外感六淫之邪亦可致病。初期基本病机为腑气不通，各种病因均可引起气机不畅，脾胃运化失司，痰湿内蕴，郁久化热，久则血瘀、浊毒渐生，有形邪实阻滞中焦，从而导致"腑气不通，不通则痛"；进展期关键病机为瘀毒内蕴，瘀毒兼夹热邪，或热伤血络，或上迫于肺，或内陷心包，从而导致病情复杂多变、危重难治；恢复期则虚实夹杂，正虚邪恋。病位主要在脾，与肝、胆、胃密切相关，并涉及心、肺、肾、脑、肠。

1. 肝郁气滞　多见于初期，长期情志不畅，思欲不遂，或跌打手术损伤肝络，肝之疏泄调畅功能失职，致肝郁气滞，发为本病。

2. 肝胆湿热　多见于初期，多由外感六淫湿热之邪，湿热毒邪蕴结肝胆；或嗜酒，或过食肥甘，或素体肥胖，脾胃运化失司，湿邪内生，蕴而化热，阻遏肝胆而成；或胆石、虫积阻塞管道，郁久酿湿化热而成。

3. 腑实热结　多见于初期，情志过极化火或外感传里化热或过食辛辣，热邪与肠中糟粕相结，化燥灼津而成。

4. 瘀毒互结　多见于进展期，腑气不通，湿热内蕴，郁久化热，久则瘀血、浊毒渐生，瘀毒与热邪搏结，或热伤血络，或上迫于肺，或内陷心包。

5. 内闭外脱　多见于进展期，热邪内陷心包，或湿热蒙闭心包，心主神明，心窍闭堵故见神昏谵语。邪盛正虚，热邪伤阴，阴液骤损，气随津脱，病情迅速转化为亡阳气脱之候。

6. 肝郁脾虚　多见于恢复期，肝失调达，横乘脾土；或脾失健运，湿壅木郁，致肝脾不和。

7. 气阴两虚　多见于恢复期，热邪耗伤阳气及津液，伤津耗气，而致气阴两虚；或脾虚失运，正气亏虚，气血生化乏源，致气血（阴）两虚。

二、中医治疗

腑气不通是基本病机，通里攻下应贯穿本病治疗的始终。湿、热、瘀、毒等病理因素相互交错，临床用药应抓住主要矛盾，分清主次，权衡用药。

（一）辨证论治

1. 肝郁气滞证

【证候】**主症：**脘腹胀痛，或痛及两胁，矢气则舒。**次症：**急躁易怒或抑郁善太息，恶心呕吐，嗳气呃逆，大便不畅。**舌脉：**舌淡红，苔薄白或薄黄，脉弦紧或弦数。

【治法】疏肝解郁，理气通腑。

【方药】柴胡疏肝散。

【中成药】柴胡疏肝丸（医保目录，乙；专家共识）。

2. 肝胆湿热证

【证候】**主症：**脘腹胀痛，大便黏滞不通。**次症：**身目发黄，发热，烦渴引饮，胸闷不舒，小便短黄。**舌脉：**舌质红，苔黄腻或薄黄，脉弦数。

【治法】清热化湿，利胆通腑。

【方药】龙胆泻肝汤合茵陈蒿汤。

【中成药】大柴胡颗粒（医保目录，乙）、消炎利胆片（颗粒）（医保目录，甲；专家共识）、龙胆泻肝丸（片、颗粒）（医保目录，甲；专家共识）、茵栀黄颗粒（伴黄疸者酌情使用）（医保目录，甲；专家共识）、茵栀黄注射液（伴黄疸者酌情使用）（医保目录，甲）。

3. 腑实热结证

【证候】**主症：**腹满硬痛拒按，大便干结不通。**次症：**日晡潮热，胸脘痞塞，呕吐，口臭，小便短赤。**舌脉：**舌质红，苔黄厚腻或燥，脉洪大或滑数。

【治法】清热通腑，内泻热结。

【方药】大柴胡汤合大承气汤。

【中成药】大柴胡颗粒（医保目录，乙）、厚朴排气合剂（医保目录，乙）。

4. 瘀毒互结证

【证候】**主症：**腹部刺痛拒按，痛处不移，大便燥结不通。**次症：**躁扰不宁，皮肤青紫有瘀斑，发热，小便短涩。**舌脉：**舌质红或有瘀斑，脉弦数或涩。

【治法】清热泻火，祛瘀通腑。

【方药】泻心汤或大黄牡丹汤合膈下逐瘀汤。

【中成药】胰胆舒颗粒（医保目录，乙）、三黄片（医保目录，甲）、血必净注射液（医保目录，乙）、血府逐瘀颗粒（口服液）（医保目录，乙；专家共识）。

5. 内闭外脱证

【证候】**主症**：意识模糊不清，大便不通。**次症**：肢冷抽搦，呼吸喘促，大汗出，小便量少甚或无尿。**舌脉**：舌质干绛，苔灰黑而燥，脉微欲绝。

【治法】通腑逐瘀，回阳救逆。

【方药】小承气汤合四逆汤。

【中成药】安宫牛黄丸（医保目录，甲）、参附注射液（医保目录，甲）、四逆汤（医保目录，甲）。

6. 肝郁脾虚证

【证候】**主症**：胁腹胀满，便溏。**次症**：纳呆恶心，善太息。**舌脉**：舌苔薄白或白腻，脉弦缓。

【治法】疏肝健脾，和胃化湿。

【方药】柴芍六君子汤。

【中成药】六君子丸（医保目录，乙）、逍遥丸（颗粒）（医保目录，甲）。

7. 气阴两虚证

【证候】**主症**：少气懒言，胃脘嘈杂。**次症**：神疲，口燥咽干，饥不欲食，大便干结。**舌脉**：舌淡红少苔或无苔，脉细弱。

【治法】益气生津，养阴和胃。

【方药】生脉散或益胃汤。

【中成药】生脉饮（党参方）（医保目录，乙）。

（二）外治疗法

1. 灌肠治疗　生大黄 30g，加水 200mL 煮沸后再文火 5 分钟，过滤去渣冷却至 38～40℃后灌肠，插管深度为 30～35cm，保留 1～2 小时，每天 2 次。

2. 腹部外敷　将芒硝 500～1000g 研磨成粉末状，置于专门的外敷袋中，随后将外敷袋平铺均匀置于患者的中上腹部，当芒硝出现结晶变硬后更换，每天更换 2～4 次。

（三）单方验方

1. 验方

（1）清胰颗粒（大连医科大学附属第一医院）

柴胡 15g，黄芩 12g，木香 15g，（醋）延胡索 15g，生栀子 15g，炒白芍 15g，生大黄 15g（后下），芒硝 15g（冲服）。水煎服，1 日 1 剂，分 2 次服。主治功效：疏肝理气，活血止痛，通腑泻热，用于胰腺炎、胰腺假性囊肿的治疗。

（2）清胰Ⅰ号（天津南开医院）

柴胡 15g，胡黄连 9g，黄芩 9g，木香 9g，延胡索 9g，白芍 15g，大黄 15g（后下），芒硝 9g（冲服）。水煎服，1 日 1 剂，分 2 次服。适用于肝郁气滞、脾胃湿热、便结腑实证。（出自《中医内科常见病诊疗指南·西医疾病部分》）

（3）清胰Ⅱ号（天津南开医院）

柴胡 15g，胡黄连 9g，黄芩 9g，木香 9g，芒硝 9g（冲服），槟榔 30g，使君子 12g，苦楝根皮 9g，细辛 3g。水煎服，1 日 1 剂，分 2 次服。适用于蛔虫上扰型急性胰腺炎。（出自《中医内科常见病诊疗指南·西医疾病部分》）

（4）清胰Ⅲ号（天津南开医院）

栀子 15g，牡丹皮 15g，赤芍 24g，木香 15g，厚朴 15g，延胡索 15g，大黄 24g（后下），芒硝 9g（冲服）。水煎服，1 日 1 剂，分 2 次服。适用于急性胰腺炎火毒重者。（《中医内科常见病诊疗指南·西医疾病部分》）

2. 单方 大黄 30～60g，加开水 120～150mL 浸泡 15～30 分钟，分 3 次口服。（《中医内科常见病诊疗指南·西医疾病部分》）

（四）其他疗法

1. 针灸治疗 取足三里、三阴交、阳陵泉、内关、支沟、合谷，以 1.5 寸毫针刺入。根据辨证论治结果进行穴位加减、采用不同补泻手法，结合电针。每次取 6～12 个穴位，留针 30 分钟，每天 1～2 次，治疗 1～3 周。

2. 穴位注射 选取双侧足三里，心率大于 100 次/分，无心脏病病史和前列腺肥大者，注射新斯的明每次 1mL；有上述病史者，胃复安每次 10mg，每天 2～3 次，1 个疗程为 3～7 天，视胃肠动力和大便情况决定使用频次并停用。

三、预防调护

节饮食、戒烟酒、调情志、避寒暑、慎起居、适劳逸。避免暴饮暴食，忌食肥甘厚味、醇酒辛辣；保持心情舒畅，树立战胜疾病的信心。应查明病因，积极治疗胆道及其他诱发急性胰腺炎的原发疾病，防止复发。

小　结

急性胰腺炎常用中成药见表4-6。

表4-6　急性胰腺炎常用中成药

证型	常用中成药
肝郁气滞证	柴胡疏肝丸
肝胆湿热证	大柴胡颗粒、消炎利胆片（颗粒）、龙胆泻肝丸（片、颗粒）、茵栀黄颗粒（伴黄疸者酌情使用）、茵栀黄注射液（伴黄疸者酌情使用）
腑实热结证	大柴胡颗粒、厚朴排气合剂
瘀毒互结证	胰胆舒颗粒、三黄片、血必净注射液、血府逐瘀颗粒（口服液）
内闭外脱证	安宫牛黄丸、参附注射液、四逆汤
肝郁脾虚证	六君子丸、逍遥丸（颗粒）
气阴两虚证	生脉饮（党参方）

第七节　急性阑尾炎

急性阑尾炎（acute appendicitis）是指多种病因引起的阑尾炎性改变，是最常见的急腹症之一。临床表现为转移性右下腹痛及麦氏点压痛，常伴有发热及恶心呕吐等。发病率约为1/1000，患者大多为青少年，20～30岁发病率最高，几乎占病例总数的40%。急性阑尾炎根据临床过程和病理解剖学变化，可分为急性单纯性阑尾炎、急性化脓性阑尾炎、坏疽性及穿孔性阑尾炎和阑尾周围脓肿。

本病属于中医学"肠痈"范畴。

一、病因病机

本病主要病因有饮食不节、饱食后急剧奔走或跌扑损伤、情志不畅、寒温不适等。基本病机为肠道传化失司，糟粕内停，气滞血瘀，瘀久化热，热盛肉腐，血败为脓，若进一步发展则热毒炽盛，侵入营血。病位主要在肠腑。

1. 瘀滞证 郁怒伤肝，肝失疏泄，气机不畅；寒温不适，外邪侵犯肠腑，经络阻滞，气滞血瘀致肠腑食积痰凝，瘀结化热，发为本病。

2. 湿热证 暴饮暴食，嗜食生冷、油腻，损伤脾胃，脾胃运化失司，肠道功能失调，糟粕内停，湿热内生，积结肠道，热盛肉腐化脓。

3. 热毒证 疾病进一步发展，热毒炽盛，入侵营血，气血两燔；脓血溃穿肠壁，毒热侵犯腹腔。

二、中医治疗

气滞血瘀、热盛肉腐是基本病机，且六腑以通为用，通腑泄热、行气活血是治疗肠痈的主要法则。气滞、血瘀、热毒等病理因素相互交错，临床应根据轻重程度辨证加减。

（一）辨证论治

1. 瘀滞证

多见于急性单纯性阑尾炎。

【证候】**主症**：转移性右下腹痛，呈持续性、进行性加重，右下腹局限性压痛或拒按。**次症**：恶心，纳差，低热。**舌脉**：舌苔白腻，脉弦滑或弦紧。

【治法】行气活血，通腑泄热。

【方药】大黄牡丹汤合红藤煎加减。

【中成药】阑尾消炎片（丸）（医保目录，乙）。

2. 湿热证

见于急性化脓性阑尾炎。

【证候】**主症**：腹痛加剧，右下腹或全腹压痛、反跳痛，腹肌紧张。**次症**：恶心呕吐，壮热，便秘或腹泻。**舌脉**：舌质红，苔黄腻，脉弦数或滑数。

【治法】通腑泄热，利湿解毒。

【方药】大柴胡汤合大黄牡丹汤加减。

【中成药】大柴胡颗粒（医保目录，乙）、阑尾灵颗粒（医保目录，乙）。

3.热毒证

【证候】**主症**：腹痛剧烈，全腹压痛、反跳痛，腹肌紧张。**次症**：高热不退或恶寒发热，时时汗出，烦渴，恶心呕吐，腹胀。**舌脉**：舌质红绛而干，苔黄厚干燥或黄燥，脉洪数或细数。

【治法】通腑排脓，养阴清热。

【方药】大黄牡丹汤合透脓散加减。

【中成药】阑尾灵颗粒（医保目录，乙）、血必净注射液（医保目录，乙）。

（二）外治疗法

1.中药灌肠　复方大柴胡汤、大黄牡丹汤等煎剂150～200mL，冷却至38～40℃后保留灌肠，每次保留半小时，每天2次。

2.腹部外敷　金黄散用水或蜜调成糊状，外敷右下腹疼痛或有包块处，每天2次。

（三）单方验方

邓铁涛（广东中医药大学）验方——大黄牡丹皮汤

加蒲公英、皂角刺生大黄9～15g（后下），蒲公英15g，冬瓜仁30g，桃仁9～12g，丹皮9g，皂角刺12g，芒硝6～9g（冲服）。水煎服，每日1剂，重者1日2剂。适用于单纯性阑尾炎急性发作期。

（四）其他疗法

1.针灸治疗　主穴：足三里、阑尾穴。配穴：发热加曲池、合谷放血，恶心呕吐加内关、中脘，腹胀加大肠俞。取泻法，每次留针0.5～1小时，结合电针可提高疗效。

三、预防调护

避免不洁饮食和食后剧烈运动，保持大便通畅，养成规律性排便习惯；驱除肠道内寄生虫，预防肠道感染；注意休息，避免剧烈活动。

小　结

急性阑尾炎常用中成药见表4-7。

表 4-7　急性阑尾炎常用中成药

证型	常用中成药
瘀滞证	阑尾消炎片（丸）
湿热证	大柴胡颗粒、阑尾灵颗粒
热毒证	阑尾灵颗粒、血必净注射液

第八节　胆囊炎

胆囊炎（cholecystitis）是指由细菌感染、胆囊管梗阻等多种病因引起的胆囊炎症性病变，是临床常见病和多发病。临床表现为右上腹疼痛、可放射至肩背部，常伴有恶心呕吐，腹胀嗳气，或发热、黄疸、墨菲征阳性等。胆囊炎好发于 20 ～ 50 岁之间，女性较男性多见，国内成人慢性胆囊炎发病率为 7.8 ～ 39.1/1000，发病率随年龄增长而上升。

根据胆囊炎发病急缓可分为急性胆囊炎和慢性胆囊炎；根据胆囊结石有无可分为结石性胆囊炎和非结石性胆囊炎。

根据临床表现，急性胆囊炎属于中医学"胁痛"范畴，慢性胆囊炎属于"胆胀"范畴。

一、病因病机

本病主要病因有饮食不节、感受外邪、情志不畅、虫石阻滞、劳累过度等。基本病机为胆失通降。急性胆囊炎发病多为实证，饮食不节、感受外邪、情志不畅、虫石阻滞导致胆腑不通，不通则痛；慢性胆囊炎发病多为虚证或虚实夹杂，久病体虚、劳累过度、肝阴不足、胆络失养，不荣则痛。病位主要在胆腑，与肝、脾、胃等相关。

（一）急性胆囊炎

1. 胆腑郁热　情志所伤，暴怒伤肝，肝失疏泄，胆失通降，胆液郁积，日久化热；饮食失节，脾胃损伤，中焦运化失职，升降失常，土壅木郁，肝胆疏泄不畅，胆腑不通，郁久化热；感受湿热之邪，蕴结胆腑，肝胆疏泄失常，郁久化热；虫石阻滞，枢机不利，胆腑通降受阻，或湿热煎熬胆汁成石，郁热内阻，发为本病。

2.热毒炽盛　疾病进一步发展，热毒炽盛，蕴结胆腑，血败肉腐而为脓，发为本病。

（二）慢性胆囊炎

1.肝胆气滞　情志不遂或病久抑郁，肝气郁结，胆失通降，气滞不行，不通则痛，发为本病。

2.肝胆湿热　外感湿热毒邪，湿热由表入里，蕴结中焦肝胆；或嗜食肥甘厚味，嗜酒无度，损伤脾胃，酿湿生热，湿热内蕴肝胆。

3.胆热脾寒　胆腑湿热内蕴，日久耗伤脾阳，而致胆热脾寒。

4.气滞血瘀　气能行血，气滞不通，血液瘀滞，而致气滞血瘀。

5.肝郁脾虚　肝气郁滞，木郁克土，而致脾气亏虚。

6.肝阴不足　久病体虚，劳欲过度，使得阴血亏虚，胆络失养，脉络拘急，胆失通降，不荣则痛，发为本病。

二、中医治疗

胆囊炎的治疗应遵循"急则治标，缓则治本"的原则，治疗基本方法为疏肝利胆。急性胆囊炎发作期治疗目标为消除炎症、降低并发症发生率，基本治法为通腑利胆、清热解毒；慢性胆囊炎治疗目标为控制症状、减少复发，基本治法为利胆止痛、随证治之。

（一）辨证论治

急性胆囊炎

1.胆腑郁热证

【证候】**主症**：持续右胁部剧烈灼痛或绞痛，甚则痛引肩背。**次症**：口苦口黏，恶心呕吐，发热恶寒，或身目黄染，小便短赤，大便秘结。**舌脉**：舌红苔黄或厚腻，脉滑数。

【治法】清热利湿，行气利胆。

【方药】大柴胡汤加味。

【中成药】消炎利胆片（颗粒）（医保目录，甲；专家共识）、金胆片（医保目录，乙；专家共识）、大柴胡颗粒（医保目录，乙）、茵栀黄颗粒（伴黄疸者酌情使用）（医保目录，甲）。

2.热毒炽盛证

【证候】**主症：**右胁疼痛剧烈，胁痛拒按，持续高热。**次症：**烦躁不安，或身目发黄，黄色鲜明，大便秘结，小便短赤。**舌脉：**舌质红绛，苔黄燥，脉弦数。

【治法】清热解毒，通腑泻火。

【方药】茵陈蒿汤合黄连解毒汤加减。

【中成药】胆康片（医保目录，乙）、茵栀黄注射液（伴黄疸者酌情使用）（医保目录，甲；专家共识）。

慢性胆囊炎

1.肝胆气滞证

【证候】**主症：**右胁胀痛或隐痛，疼痛因情志变化而加重或减轻。**次症：**厌油腻，恶心呕吐，脘腹满闷，嗳气频作。**舌脉：**舌质淡红，苔薄白或腻，脉弦。

【治法】疏肝利胆，理气解郁。

【方药】柴胡疏肝散加减。

【中成药】胆舒胶囊（医保目录，乙；专家共识）、柴胡疏肝丸（医保目录，乙）。

2.肝胆湿热证

【证候】**主症：**胁肋疼痛，或胀痛或钝痛，口苦咽干。**次症：**身重困倦，脘腹胀满，小便短黄，大便不爽或秘结，或身目发黄。**舌脉：**舌红，苔黄或厚腻，脉弦滑数。

【治法】清热利湿，利胆通腑。

【方药】龙胆泻肝汤加减。

【中成药】胆宁片（医保目录，乙；专家共识）、利胆片（医保目录，乙）、鸡骨草胶囊（药监局，专家共识）。

3.胆热脾寒证

【证候】**主症：**胁肋疼痛，或胀痛或紧痛，恶寒发热。**次症：**口干口苦，恶心呕吐，腹部胀满，大便溏泄，肢体疼痛，遇寒加重。**舌脉：**舌淡红，苔薄白腻，脉弦滑。

【治法】疏肝利胆，温寒通阳。

【方药】柴胡桂枝干姜汤加减。

【中成药】小柴胡颗粒（医保目录，甲）合理中丸（医保目录，甲）。

4. 气滞血瘀证

【证候】**主症**：右胁疼痛，胀痛或刺痛，口苦咽干。**次症**：胸闷善太息，疼痛夜间加重，大便不爽或秘结。**舌脉**：舌紫暗，苔厚腻，脉弦或弦涩。

【治法】理气活血，利胆止痛。

【方药】血府逐瘀汤加减。

【中成药】胆石利通片（医保目录，乙；专家共识）。

5. 肝郁脾虚证

【证候】**主症**：右胁疼痛，情志不舒，腹胀便溏。**次症**：倦怠乏力，腹痛欲泻，善太息，纳食减少。**舌脉**：舌淡胖，苔白，脉弦或弦细。

【治法】疏肝健脾，柔肝利胆。

【方药】逍遥散加减。

【中成药】逍遥丸（颗粒）（医保目录，甲）。

6. 肝阴不足证

【证候】**主症**：右胁部隐痛不适，两目干涩。**次症**：头晕目眩，心烦易怒，肢体困倦，纳食减少，失眠多梦。**舌脉**：舌红，苔少，脉弦细。

【治法】养阴柔肝，清热利胆。

【方药】一贯煎加味。

【中成药】知柏地黄丸（医保目录，甲）。

（二）外治疗法

胆囊区疼痛处外敷消炎化瘀膏　黄柏15g，桃仁10g，延胡索10g，冰片6g，凡士林50g，共为细末，用凡士林调成膏剂。每天更换1次，7天为1个疗程。

（三）单方验方

刘渡舟（北京中医学院）验方——变通大柴胡汤

柴胡18g，大黄9g（后下），炒白芍9g，枳实9g，黄芩9g，半夏9g，郁金9g，生姜12g。每日1～2剂，水煎分服。主治急性胆囊炎证属肝胆湿热者。

（四）其他疗法

1. 针灸治疗　常用穴有胆俞、胆囊、阳陵泉、期门、足三里。采用捻转强刺激手法，每隔3～5分钟行针1次，每次留针时间为20～30分钟。也可采用电刺激。

2.耳穴疗法　常用穴有胰胆穴、肝穴、神门、交感、十二指肠、内分泌、三焦、胃穴、脾穴、皮质下。一般采用针刺或用王不留行籽常规消毒后用胶布将王不留行籽固定于耳穴上，每日按 5～7 遍，每次每穴按压 15～20 次。每次贴压单侧耳穴，每次贴 3 天，两侧交替使用。换贴 10 次为 1 个疗程，一般治疗 3～5 个疗程。

三、预防调护

1.饮食调摄　胆囊炎患者以低脂肪、低胆固醇、适量蛋白和高维生素饮食为宜。急性发作期应禁食或无脂饮食，充分休息，以缓解疼痛。慢性期或缓解期的患者以低脂肪、低胆固醇饮食为主，适量摄入蛋白质和碳水化合物，丰富维生素，避免进食辛辣刺激性食物，要注意卫生，防止肠道寄生虫和细菌感染，注意营养的均衡，规律饮食。

2.预防调护　注意劳逸结合，寒温适宜，限烟限酒，心情舒畅。已患有急慢性胆囊炎的患者，应积极治疗，按时服药，预防复发。注意起居有常，防止过劳，避免过度紧张，适当运动，忌恼怒忧思，保持心情舒畅。

小　结

胆囊炎常用中成药见表 4-8。

表 4-8　胆囊炎常用中成药

证型	常用中成药
胆腑郁热证	消炎利胆片（颗粒）、金胆片、大柴胡颗粒、茵栀黄颗粒（伴黄疸者酌情使用）
热毒炽盛证	胆康片、茵栀黄注射液（伴黄疸者酌情使用）
肝胆气滞证	胆舒胶囊、柴胡疏肝丸
肝胆湿热证	胆宁片、利胆片、鸡骨草胶囊
胆热脾寒证	小柴胡颗粒合理中丸
气滞血瘀证	胆石利通片
肝郁脾虚证	逍遥丸（颗粒）
肝阴不足证	知柏地黄丸

第九节　胆石症

胆石症（cholelithiasis）是指胆道系统，包括胆囊和胆管内发生结石的疾病，是临床常见病和多发病。胆石的成分是胆固醇、胆红素、钙盐等，临床表现取决于胆石的部位，是否造成胆道梗阻和感染等。胆囊炎好发于 40～60 岁之间，男女比例约 1∶2.5，成年人发病率为 10%～15%，随着人口的老龄化、饮食结构的改变，发病率逐年上升。

根据胆结石发生部位不同，可分为胆囊结石、肝外胆管结石和肝内胆管结石；按病情的急缓，分为发作期和缓解期（包括无症状的胆结石）。

本病属于中医学"胆胀""胁痛"范畴。

一、病因病机

本病主要病因情志不遂、饮食失节、蛔虫上扰等。基本病机为胆汁煎熬成石。病位主要在胆腑，与肝、脾、胃等相关。

1. *肝郁气滞*　情志所伤，肝失疏泄，气机不畅，郁久化热，煎熬胆汁成石，阻塞胆道，发为本病。

2. *肝胆湿热*　饮食失节，脾胃受损，日久生湿化热，湿热蕴蒸肝胆，湿热浊毒与胆汁互结，日久而成砂石。

3. *肝阴不足*　久病耗阴，劳欲过度，或由于各种原因引起精血亏损，水不养木，肝阴不足，疏泄失常，累及胆腑，精汁通降不畅，久积成石。

4. *热毒内蕴*　郁久化热，胆汁溢于肌肤而发黄；热积不散，热毒炽盛而致热扰营血，可出现神昏谵语。

5. *瘀血阻滞*　胆汁久瘀，经久煎熬成石，砂石又可阻塞胆道，从而由病理产物转为致病因素，致使胆石为病缠绵反复，难以治愈。

二、中医治疗

胆石症的治疗以通为用，疏肝利胆、清热利湿、通里攻下、活血解毒是主要治法。胆石症急性发作期应以攻邪为主，通降为先。

（一）辨证论治

1. 肝郁气滞证

【证候】**主症**：右胁胀痛，可牵涉到肩背部。疼痛不适，食欲不振，遇怒加重。**次症**：胸闷嗳气或伴恶心，口苦咽干，大便不爽。**舌脉**：舌淡红，苔薄白，脉弦涩。

【治法】疏肝理气，利胆排石。

【方药】柴胡疏肝散加减。

【中成药】利胆石颗粒（专家共识）、胆舒胶囊（医保目录，乙；专家共识）。

2. 肝胆湿热证

【证候】**主症**：右胁或上腹部疼痛拒按，多向右肩部放射，小便黄赤，便秘或溏，恶寒发热，身目发黄。**次症**：口苦口黏口干，腹胀纳差，全身困重乏力，恶心欲吐。**舌脉**：舌红苔黄腻，脉弦滑数。

【治法】清热祛湿，利胆排石。

【方药】大柴胡汤加减。

【中成药】利胆排石片（医保目录，乙；专家共识）、胆宁片（医保目录，乙；专家共识）。

3. 肝阴不足证

【证候】**主症**：右胁隐痛或灼热感，午后低热或五心烦热，双目干涩。**舌脉**：口燥咽干，少寐多梦，急躁易怒，头晕目眩；舌红裂纹或光剥，脉弦细数或沉细数。

【治法】滋阴清热，利胆排石。

【方药】一贯煎加减。

【中成药】知柏地黄丸（医保目录，甲）。

4. 瘀血阻滞证

【证候】**主症**：右胁部刺痛，痛有定处拒按，入夜痛甚。**次症**：口苦口干，胸闷纳呆，大便干结，面色晦暗。**舌脉**：舌紫暗，或舌边有瘀斑、瘀点，脉弦涩或沉细。

【治法】疏肝利胆，活血化瘀。

【方药】膈下逐瘀汤加减。

【中成药】胆石利通片（医保目录，乙；专家共识）。

5.热毒内蕴证

【证候】**主症**：寒战高热，右胁及脘腹疼痛拒按，重度黄疸，尿短赤，大便秘结。**次症**：神昏谵语，呼吸急促，或声音低微，表情淡漠，四肢厥冷。**舌脉**：舌质绛红或紫，干燥，苔腻或灰黑无苔，脉洪数或弦数。

【治法】清热解毒，泻火通腑。

【方药】大承气汤合茵陈蒿汤加减。

【中成药】胆康片（医保目录，乙）、茵栀黄注射液（伴黄疸者酌情使用）（医保目录，甲）。

（二）外治疗法

芒硝30g、生大黄60g，均研细末，大蒜头1个，米醋适量，共捣成糊状，布包外敷于胆囊区。

（三）单方验方

1.验方

（1）清热利胆颗粒（大连医科大学附属第一医院）

金钱草30g，黄芩15g，木香10g，枳壳15g，生栀子10g，生大黄10g。水煎服，1日1剂，分2次服。功效主治：清热利湿，疏肝理气，利胆排石，用于胆囊结石的治疗。

（2）朱良春（南通市中医院）验方——疏清通利排石汤

柴胡6g，九香虫6g，徐长卿15g，延胡索15g，郁金15g，青蒿15g，蒲公英30g，石见穿30g，冬葵子10g，鸡内金10g，芒硝4g（分冲）。每日1剂，水煎服。主治胆石症。

2.单方 金钱草30～60g煎汤代茶饮。

（四）其他疗法

1.针灸治疗 取阳陵泉、胆囊穴、中脘、太冲、胆俞等穴，每次选2～3穴，用泻法或平补平泻法，每次留针30分钟，每日2次。

2.耳穴疗法 选用交感、神门、肝、胆、十二指肠，针刺或耳穴贴敷。

3.穴位注射法 选右上腹压痛点、日月、期门、胆囊、阳陵泉，用山莨菪碱注射液，1～2穴/次，每穴5mg。

三、预防调护

限制脂肪类食物的摄入；饮食规律，重视早餐；避免酒等刺激食物和过饱饮食；多吃一些利胆和富含维生素 A 的食物。避免精神刺激，保持心情舒畅。对胆道蛔虫病患者治疗要彻底。

小　结

胆石症常用中成药见表 4-9。

表 4-9　胆石症常用中成药

证型	常用中成药
肝胆气滞证	利胆石颗粒、胆舒胶囊
肝胆湿热证	利胆排石片、胆宁片
肝阴不足证	知柏地黄丸
瘀血阻滞证	胆石利通片
热毒内蕴证	胆康片、茵栀黄注射液

第十节　消化道出血

消化道出血（gastrointestinal bleeding）是指从食管到肛门之间的消化道出血的临床常见症候群，可由多种疾病所致，如消化道本身的炎症、机械性损伤、血管病变、肿瘤等因素，也可因邻近器官的病变和全身性疾病累及消化道所致。我国消化道出血的发病年龄呈上升趋势，消化性溃疡出血比例下降，主要是十二指肠球部溃疡减少；高危消化性溃疡出血检出率增加，总体病死率无明显下降。

临床按照出血部位可分为上、中、下消化道出血，上消化道指屈氏韧带以近的消化道，包括食管、胃、十二指肠、胆管和胰管等；中消化道指屈氏韧带至回盲部之间的小肠；下消化道指回盲部以远的结直肠部位。其中，60% ～ 70% 的消化道出血源于上消化道。临床表现为呕血、黑粪或血便等，轻者可无症状，重者伴有贫血及血容量减少，甚至休克，危及生命。

本病属于中医学"血证""吐血""便血"等范畴。

一、病因病机

本病多因外感六淫、内伤七情、饮食不节、体虚血瘀、药物或外物损伤等导致热盛伤络，瘀血阻络，气不摄血及瘀血凝滞而致络伤血溢。病位在胃与大肠，与肝脾关系密切。其病机可以归结为火热熏灼、迫血妄行及气虚不摄、血溢脉外两大类。从证候的虚实来说，由火热亢盛所致者属于实证；由阴虚火旺及气虚不摄所致者，则属虚证。在火热之中，又有实火及虚火之分，外感风热燥火，湿热内蕴，肝郁化火等，均属实火；而阴虚火旺之火，则属虚火。气虚之中，又有仅见气虚和气损及阳、阳气亦虚之别。

1. 感受外邪　凡外感风热燥火之阳邪，或风寒之邪郁而化热，热伤营血，气血沸腾，邪热迫血妄行，血随胃气上逆而吐血。

2. 饮食不节　如饮酒过度，或过食辛辣煎炸之品，均可导致热蕴胃肠，或燥热伤阴，虚火扰动血络，血因火动而产生出血。

3. 情志不和　忧思恼怒，情志失和则可致肝郁化火，横逆犯胃，损伤胃络，火载血升，气逆血奔，从而产生吐血。

4. 劳倦过度　脾主统血，脾气健旺则血循行于脉道；若劳倦过度，或肝病、胃病日久导致脾胃虚弱，统摄无权，则血不循经，溢于脉外。

5. 久病之后　肝主藏血，性喜条达疏泄，若肝病日久迁延不愈，则见气滞与血瘀，造成瘀血阻络，血行失常；或因胃病反复不愈，久病入络，从而使血不循经而外溢。

二、中医治疗

本病中医主张针对病因病机及损伤脏腑的不同，结合证候虚实及病情轻重而辨证论治，可归纳为治火、治气、治血三个原则。其病机主要责之于"热""瘀""虚""郁"，治疗上总以"止血、消瘀、宁血、补血"为治疗大法。

（一）辨证论治

1. 吐血

（1）胃热炽盛证

【证候】**主症：**吐血色红或紫暗。**次症：**脘腹胀闷，甚则作痛，口臭，口干，口苦，大便秘结。**舌脉：**舌质红，苔黄腻，脉滑数。

【治法】清热泻火，宁络止血。

【方药】三黄泻心汤或泻心汤合十灰散。

【中成药】紫地宁血散（医保目录，乙；药典；专家共识）、裸花紫珠片/胶囊/颗粒（医保目录，乙；药典）、十灰散（医保目录，甲）。

（2）肝火犯胃证

【证候】**主症：**吐血色红或紫暗。**次症：**烧心泛酸，胃脘灼热疼痛，心烦易怒，胁痛口苦。**舌脉：**舌质红，苔黄，脉弦数。

【治法】泻肝清胃，凉血止血。

【方药】龙胆泻肝汤。

【中成药】龙胆泻肝丸/片/胶囊/颗粒（医保目录，甲；药典；专家共识）。

（3）脾不统血证

【证候】**主症：**吐血缠绵不止，时轻时重，血色暗淡。**次症：**胃脘隐痛，喜按，食欲不振，神疲乏力，心悸气短，自汗，面色苍白。**舌脉：**舌质淡，苔白，脉细弱。

【治法】益气摄血，健脾和胃。

【方药】归脾汤。

【中成药】归脾丸（医保目录，甲；药典；专家共识）。

（4）气随血脱证

【证候】**主症：**吐血量大，呕血不止。**次症：**呼吸微弱而不规则，或昏仆或昏迷，汗出不止，面色苍白，四肢冰凉，口开目合，手撒身软，二便失禁。**舌脉：**舌淡白，苔白润，脉微欲绝。

【治法】益气止血，固脱复脉。

【方药】独参汤或参附汤或四味回阳饮。

【中成药】参附注射液（医保目录，甲；指南）、云南白药片/胶囊（医保目录，甲；药典；专家共识）、止血复脉合剂（药典）。

2.便血

（1）肠道湿热证

【证候】**主症**：便血色红，大便不畅或稀溏。**次症**：腹痛，口苦。**舌脉**：舌质红，苔黄腻，脉濡数。

【治法】清化湿热，凉血止血。

【方药】地榆散合槐角丸。

【中成药】槐角丸（医保目录，甲；药典）、地榆槐角丸（医保目录，甲；药典）、槐榆清热止血胶囊（医保目录，甲）。

（2）气虚不摄证

【证候】**主症**：便血色红或紫暗。**次症**：食少，体倦，面色萎黄，心悸，少寐。**舌脉**：舌质淡，脉细。

【治法】益气摄血。

【方药】归脾汤。

【中成药】归脾丸（医保目录，甲；药典；专家共识）。

（3）脾胃虚寒证

【证候】**主症**：便血紫暗，甚则黑色。**次症**：腹部隐痛，喜热饮，面色不华，神倦懒言，便溏。**舌脉**：舌质淡，脉细。

【治法】健脾温中，养血止血。

【方药】黄土汤。

【中成药】附子理中丸（医保目录，甲；药典）合云南白药片／胶囊（医保目录，甲；药典；专家共识）。

（4）瘀血阻络证

【证候】**主症**：便血色紫暗。**次症**：胃脘疼痛如针刺，固定不移，口干不欲饮，面色暗滞或黧黑，或见赤丝蛛缕，胁下癥块。**舌脉**：舌质紫或有瘀斑，苔薄，脉涩。

【治法】活血通络，化瘀止血。

【方药】化血丹。

【中成药】云南白药片／胶囊（医保目录，甲；药典；专家共识）、胃康胶囊（医保目录，乙；药典）、三七血伤宁散／胶囊（医保目录，乙；药典）

（5）肝胃阴虚证

【证候】**主症**：大便色黑如柏油状。**次症**：脘胁隐痛，嘈杂吐酸，烦热颧红，盗汗，咽干口燥。**舌脉**：舌红无苔，脉细弦数。

【治法】养胃柔肝，滋阴凉血。

【方药】茜根散。

【中成药】清热养阴丸（其他）合云南白药片／胶囊（医保目录，甲；药典；专家共识）。

（二）单方验方

1.朱良春（南通市中医院）验方——附子理中汤合黄土汤化裁方

制附子9g，红参10g，生白术18g，炮姜炭10g，炙甘草8g，灶心黄土60g（包煎），三七粉5g（分吞），乌梅20g，阿胶15g。功效：温阳摄血。用于上消化道出血气随血脱证。

2.朱良春（南通市中医院）验方——溃疡止血方

黄芪15g，太子参12g，白术6g，炙甘草5g，当归6g，白芍10g，阿胶珠、地榆炭、侧柏炭各10g，乌贼骨12g，煅龙骨、煅牡蛎各15g。功效：益气摄血。用于上消化道出血中阳不足，气不摄血证。

3.单方

（1）地榆汤　用法：生地榆45g，水煎服，1次100mL，1日2次。用于上消化道出血属胃有郁热，迫血妄行者。

（2）大黄粉　用法：口服，1次3～5g，1日4次。用于急性上消化道出血。

（三）其他疗法

1.针灸疗法　胃热炽盛证：取上脘、内庭，针用泻法，每次15～30分钟，每周2～3次，1个月为1个疗程；肝火犯胃证：取劳宫、梁丘、太冲、地五会，针用泻法，每次15～30分钟，每周2～3次，1个月为1个疗程；脾胃虚弱证：取中脘、脾俞、足三里、隐白，针用补法加灸，每次15～30分钟，取艾条2cm插在上述穴位针柄处点燃施灸疗，每穴灸2壮，每日1次，1个月为1个疗程。

2.内镜对出血灶喷洒止血　常用云南白药、参三七粉、白及粉、复方五倍子液等药物局部止血。

三、预防调护

忌食辛辣油腻之品，戒除烟酒，忌用损害胃黏膜的药物。养成良好、规律的生活习惯，劳逸适度，避免情志过极。注意精神调摄，消除紧张、恐惧、忧虑等不良情绪。注意休息，病重者应卧床，严密观察病情的发展和变化。吐血量大或频频吐血者，应暂予禁食。积极治疗原发病，保证治疗的连续性和长期性，如降低门脉高压、抗溃疡治疗等。

小　结

消化道出血常用中成药见表 4-10。

表 4-10　消化道出血常用中成药

证型		常用中成药
吐血	胃热炽盛证	紫地宁血散、裸花紫珠片 / 胶囊 / 颗粒、十灰散
	肝火犯胃证	龙胆泻肝丸 / 片 / 胶囊 / 颗粒
	脾不统血证	归脾丸
	气随血脱证	参附注射液、云南白药片 / 胶囊、止血复脉合剂
便血	肠道湿热证	槐角丸、地榆槐角丸、槐榆清热止血胶囊
	气虚不摄证	归脾丸
	脾胃虚寒证	附子理中丸合云南白药片 / 胶囊
	瘀血阻络证	胃康胶囊、云南白药片 / 胶囊、三七血伤宁散 / 胶囊
	肝胃阴虚证	清热养阴丸合云南白药片 / 胶囊

第十一节　胃癌

胃癌（gastric cancer）是发生于胃黏膜上皮细胞的恶性肿瘤，可分为早期胃癌和进展期胃癌，其发病部位包括：贲门、胃体、幽门。早期胃癌是指癌组织浸润深度限于胃黏膜层内或黏膜下层的胃癌，不论癌的大小及淋巴结转移；进展期胃癌是指癌组织浸润到黏膜下层以下的胃癌。2019 年 1 月国家癌症中心发布的最新全国癌症统计数据显示，我国胃癌发病例数约为 45.6 万，仅次于肺癌（78.7 万），其中男性新发病例数为 28.1 万，约占 62%。因胃癌而死亡的总例数约为 29.1 万，仅次于肺癌、肝癌。尽管在全球范围内胃癌的发病率及死亡率整体有下降趋势，但我国胃癌的发病率及死亡率仍处于较高水平，因此，在未来相当长时间内，胃癌仍是我国肿瘤预防和控制工作的重大公共卫生问题之一。

中医无胃癌的名称，根据其临床表现可归属于"伏梁""噎膈""反胃""胃脘痛""积聚""心腹痞"等范畴。

一、病因病机

1. 外感六淫　六淫外邪，从皮毛及脏腑，稽留不去，脏腑受损，气机阻滞，痰湿内生，瘀血留滞，脾胃升降失常，当升不升，当降不降，成朝食暮吐，或暮食朝吐。

2. 饮食不节　烟酒过度，或饥饱失当，或恣食辛香燥热、熏制、腌制、油煎之品或霉变、不洁之食物等，使脾失健运，不能运化水谷精微，气滞津停，酿湿生痰；或过食生冷，伤败脾胃之阳气，不能温化水饮，则水湿内生；日久血络瘀滞，形成积聚。

3. 情志失调　忧思伤脾，脾失健运，则聚湿生痰，日久而生肿块；或郁怒伤肝，肝气郁结，克伐脾土，脾伤则气结，久则气滞血瘀，形成积聚。

4. 正气不足　素体虚弱，脾虚胃寒，或劳倦过度，久病伤脾，均可致中焦受纳运化无权，水谷留滞，客邪不去，气机不畅，终致血行瘀滞，结而成块。

本病发病一般较缓，患者早期可无任何症状，或以胃脘疼痛、嗳气作胀、胃纳不佳、大便色黑等为首发症状。病位在胃，但与肝、脾、肾等脏关系密切，因三脏之经脉均循行于胃，胃与脾相表里，脾为胃行其津液，若脾失健运则酿湿生痰，阻于胃腑；胃气以降为顺，以通为用，其和降有赖于肝气之条达，肝失条达则胃失和降，气机郁滞，进而可以发展为气滞血瘀，日久形成积块；中焦脾胃有赖肾之元阴、元阳的濡养、温煦，若肾阴不足，失于濡养，胃阴不足，胃失濡润可发为胃癌，或肾阳不足，脾胃失于温煦，虚寒内生，阳气不足无以化气行水，则气滞、痰阻、瘀血变证丛生。初期以标实为主，多呈气滞、血瘀、痰湿、邪热；后期以本虚为主，出现气血亏虚，津液枯槁、脏器衰竭。

二、中医治疗

（一）中西医结合治疗

1. 辨证论治

（1）肝胃不和证

【证候】**主症**：胃脘胀满，时时隐痛，窜及两胁。**次症**：呃逆嗳气，吞酸嘈杂。**舌脉**：舌淡红或暗红，苔薄白或薄黄，脉沉或弦。

【治法】疏肝理气，和胃降逆。

【方药】柴胡疏肝散或逍遥散。

【中成药】槐耳颗粒（医保目录，乙）、平消片/胶囊（医保目录，甲；药典）、逍遥丸/颗粒（医保目录，甲；药典）。

（2）痰湿凝结证

【证候】**主症**：胸闷膈满，面黄虚胖，呕吐痰涎。**次症**：腹胀便溏。**舌脉**：舌淡红苔滑腻，脉滑。

【治法】健脾燥湿，化痰散结。

【方药】二陈汤或藿朴夏苓汤。

【中成药】鸦胆子油软胶囊/口服乳液/乳注射液（医保目录，乙）、复方苦参注射液（医保目录，乙）、康莱特软胶囊（医保目录，乙；药典）、通关藤注射液（消癌平注射液）（医保目录，乙）。

（3）气滞血瘀证

【证候】**主症**：胃脘刺痛，心下痞硬，腹胀满不欲食，呕吐宿食或如赤豆汁。**次症**：便血，肌肤甲错。**舌脉**：舌质紫暗，脉沉细涩。

【治法】理气活血，祛瘀止痛。

【方药】失笑散或膈下逐瘀汤。

【中成药】参莲胶囊/颗粒（医保目录，乙）、复方斑蝥胶囊（医保目录，乙）、康力欣胶囊（医保目录，乙）、金龙胶囊（医保目录，乙）。

（4）胃热伤阴证

【证候】**主症**：胃内灼热，口干欲饮，胃脘嘈杂，食后脘痛。**次症**：五心烦热，大便干燥，食欲不振。**舌脉**：舌红少苔或苔黄少津，脉弦数或细数。

【治法】清热养阴，润燥和胃。

【方药】玉女煎、麦冬汤或竹叶石膏汤。

【中成药】养阴生血合剂（医保目录，乙；药典）、金复康口服液（医保目录，乙）。

（5）脾胃虚寒证

【证候】**主症**：胃脘冷痛，喜温喜按，呕吐宿谷不化或泛吐清水。**次症**：面色白，肢冷神疲，便溏浮肿。**舌脉**：苔白滑或白腐，脉沉无力。

【治法】温中散寒，健脾和胃。

【方药】理中汤、附子理中汤或小建中汤。

【中成药】参丹散结胶囊（医保目录，乙）、复方蟾酥膏（医保目录，乙）、健脾益肾颗粒（医保目录，乙）。

（6）气血亏虚证

【证候】**主症**：全身乏力，心悸气短，头晕目眩，面色无华，脘腹肿块硬结。**次症**：形体消瘦，虚烦不寐，自汗盗汗。**舌脉**：舌淡苔白，脉细无力或虚大无力。

【治法】补气养血，化瘀散结。

【方药】十全大补汤或八珍汤。

【中成药】艾愈胶囊（医保目录，乙）、养正消积胶囊（医保目录，乙；药典）、养血饮口服液（医保目录，乙）、八珍丸/颗粒（医保目录，甲；药典）、芪胶升白胶囊（医保目录，乙）。

2. 手术结合中药

手术前使用中药，可以改善机体状况，增强体力，健脾和胃，以利于手术；手术后组织与器官受损，表现为气血不足，故常予补气养血中药，使患者早日从手术造成的损伤中康复，利于接受其他治疗。围手术期辅助中药治疗，可减少复发，防止转移，延长生存时间。

（1）肝胃不和证

【证候】**主症**：胃脘部烧灼痛、进食后加重，纳呆食少，口干口苦。**次症**：恶心呕吐，呕吐物为黄色或黄绿色分泌物，或夹有食物残渣，腹胀。**舌脉**：舌边尖红，苔薄白黄，脉细。

【治法】疏肝利胆，和胃降逆。

【方药】逍遥散。

【中成药】舒肝健胃丸（医保目录，乙）、左金丸/胶囊（医保目录，乙；药典）、气滞胃痛片 / 颗粒（医保目录，甲）。

（2）脾胃虚弱证

【证候】**主症：**纳呆食少，神疲乏力，大便稀溏，食后腹胀。**次症：**面色萎黄，形体瘦弱。**舌脉：**舌质淡，苔薄白。

【治法】健脾益胃。

【方药】补中益气汤、香砂六君子汤或参苓白术散。

【中成药】香砂养胃丸 / 颗粒（医保目录，甲；药典）、补中益气丸 / 颗粒（医保目录，甲）、参苓白术丸 / 散 / 颗粒（医保目录，甲；药典）、健脾丸（医保目录，乙；药典）。

（3）气血亏虚证

【证候】**主症：**面色淡白或萎黄，唇甲淡白，神疲乏力，少气懒言。**次症：**自汗，或肢体肌肉麻木、女性月经量少。**舌脉：**舌体瘦薄，或者舌面有裂纹，苔少，脉虚细而无力。

【治法】补气养血。

【方药】八珍汤、当归补血汤或十全大补汤。

【中成药】生白颗粒 / 口服液 / 合剂（医保目录，乙）、芪胶升白胶囊（医保目录，乙）、八珍丸 / 颗粒（医保目录，甲；药典）、生血宝颗粒 / 合剂（医保目录，甲；药典）。

3. 放射治疗结合中药

放射治疗结合中药治疗是指在放疗期间联合中药治疗，具有发挥放疗增敏、提高放疗疗效（中医加载治疗）、防治放疗不良反应（中医防护治疗）的作用。

（1）热毒瘀结证

多见于食管炎、胃肠炎、皮炎等。

【证候】**主症：**发热，皮肤黏膜溃疡，胃脘灼痛，食后痛剧，脘胀拒按，心下痞块。**次症：**或有呕血便血，肌肤甲错。**舌脉：**舌质紫暗或见瘀点，苔黄，脉沉弦、细涩或弦数。

【治法】清热，解毒，活血。

【方药】黄连解毒汤合桃红四物汤。

【中成药】安多霖胶囊（医保目录，乙）、安康欣胶囊（医保目录，乙）、冬凌草片（医保目录，乙；药典）。

（2）气阴亏虚证

多见于放射性损伤后期，或迁延不愈，损伤正气者。

【证候】**主症**：胃脘疼痛，纳食后加重。**次症**：纳呆或纳差，神疲乏力，少气懒言，口干欲饮，面色淡白或晦滞。**舌脉**：舌红或淡红，苔少或无苔、或有裂纹，脉细或细数。

【治法】益气养阴。

【方药】玉女煎或生脉饮。

【中成药】贞芪扶正胶囊 / 片 / 颗粒（医保目录，甲）、养阴生血合剂（医保目录，乙；药典）、参麦注射液（医保目录，甲）。

4. 化学治疗结合中药

化疗药物损伤人体气血、精津，导致五脏六腑功能失调，健脾和胃、补气养血、滋补肝肾类中药可以减轻和改善化疗后的副反应，如骨髓抑制、胃肠道反应等，并提高化疗的效果。

（1）脾胃不和证

多见于化疗引起的消化道反应。

【证候】**主症**：胃脘饱胀，食欲减退。**次症**：恶心、呕吐，腹胀或腹泻。**舌脉**：舌体多胖大，舌苔薄白、白腻或黄腻。

【治法】健脾和胃，降逆止呕。

【方药】旋覆代赭汤、藿朴夏苓汤、藿朴陈苓汤或橘皮竹茹汤。

【中成药】香砂六君丸（医保目录，甲；药典）、六君子丸（医保目录，乙；药典）、香砂养胃丸 / 颗粒（医保目录，甲；药典）。

（2）气血亏虚证

多见于化疗引起的疲乏或骨髓抑制。

【证候】**主症**：疲乏、精神不振、头晕、气短、纳少。**次症**：虚汗、面色淡白或萎黄，脱发，或肢体肌肉麻木、女性月经量少。**舌脉**：舌体瘦薄，或者舌面有裂纹，苔少，脉虚细而无力。

【治法】补气养血。

【方药】八珍汤、当归补血汤或十全大补汤。

【中成药】生白颗粒 / 口服液 / 合剂（医保目录，乙）、养血饮口服液（医保目录，乙）、八珍丸 / 颗粒（医保目录，甲；药典）、芪胶升白胶囊（医保目录，乙）。

（3）肝肾阴虚证

多见于化疗引起的肝损害、肾损害。

【证候】**主症**：腰膝酸软，耳鸣。**次症**：五心烦热，颧红盗汗，口干咽燥，失眠多梦。**舌脉**：舌红苔少，脉细数。

【治法】滋补肝肾。

【方药】六味地黄汤。

【中成药】生血宝颗粒/合剂（医保目录，甲；药典）、左归丸（医保目录，乙）、杞菊地黄丸/胶囊（医保目录，甲；药典）、大补阴丸（医保目录，乙）。

（二）外治疗法

中药贴敷疗法一般简便廉效，使用安全。需要注意的是，中药外用，尤其是一些局部刺激作用较强的药物（如白芥子、斑蝥、甘遂等），药物浓度过高时局部可出现瘙痒、水泡甚至溃疡，若有局部严重不良反应及时停药。可选取穴位或局部贴敷。

1.用于止痛　蟾酥膏，以蟾酥、生川乌、两面针、丁香、肉桂、细辛、拳参、红花等制成橡皮膏，外贴痛处，24小时换药1次，7天为1个疗程。

2.用于放射性皮炎　自拟凉血解毒膏，生大黄、紫草各100g，地榆、芦荟各80g，大青叶、芙蓉叶、蒲公英各60g，冰片30g。上药除冰片外，用麻油慢火煎熬过后入冰片而成膏状，经灭菌处理后备用。取药膏均匀涂在皮损部位并超出1cm的范围，厚1～2mm，每天3次。

3.用于止呕　陈皮、苏梗各10g，颗粒调敷双内关。

4.用于消腹腔积液　生黄芪40g，薏苡仁30g，莪术40g，桃仁50g，红花50g，桂枝40g，猪苓40g等。将上药常规水煎，浓缩至呈稀糊状150mL左右。洗净腹壁，将浓缩药液敷于上至肋弓下缘、下至脐下2寸处，盖纱布，待干燥后即可穿衣。每2日更换1次，一般外敷3～5次。适用于恶性腹腔积液的治疗。

（三）经验用方

1.刘沈林（江苏省中医院）验方——参莪建中汤

党参10g，薏苡仁15g，白术10g，莪术10g，桂枝5g，白芍10g，石见穿15g，急性子10g，生甘草5g。功效：益气健脾，活血化瘀，扶正固本。用于中晚期胃癌。

2. 黎月恒（湖南省肿瘤医院）验方——胃复方

黄芪 20g，党参 15g，白术 10g，茯苓 10g，香附 10g，郁金 10g，苏木 10g，莪术 10g，重楼 9g，半枝莲 10g，女贞子 10g，菟丝子 10g，炒麦芽 15g，炒谷芽 15g，鸡内金 9g，甘草 5g。功效：健脾益气，化瘀解毒。用于中晚期胃癌脾虚瘀毒型。

3. 周仲瑛（江苏省中医院）验方——消癌解毒III号方

白花蛇舌草 30g，仙鹤草 15g，石见穿 15g，法半夏 10g，潞党参 15g，麦冬 10g。功效：清热解毒，益气养阴。用于晚期胃腺癌胃热阴虚型。

（四）其他疗法

1. 针灸

（1）疼痛　针刺止痛，主穴：中脘、下脘、章门、脾俞、胃俞、膈俞、足三里、三阴交；配穴：丰隆、公孙、肾俞。艾灸止痛：中脘、下脘、胃俞、脾俞、关元、神阙、足三里、三阴交。

（2）呃逆　按压百会穴：患者坐卧位均可。操作者左手扶头，右手中指指端点按百会穴上，施以揉压，由轻渐重，至产生较强酸胀感为度。针刺：针刺双侧内关、足三里。平补平泻法，留针 40 分钟，每日 1 次。

（3）术后胃轻瘫　主穴：上脘、中脘、左侧梁门、左侧腹哀、足三里（双）、内关（双）、公孙（双），其中上脘、中脘、左侧梁门采用温针灸。若患者存在便秘加双侧天枢穴，若患者存在情绪急躁易怒，加合谷、太冲。操作方法：常规消毒后，毫针直刺，得气后均采用平补平泻手法，其中上脘、中脘、左侧梁门采用温针灸，待得气后于针柄上套置长 1.5cm 的艾条块，点燃施灸，每次灸 2 壮。留针 30 分钟，每隔 5 分钟行针 1 次，每日 1 次，2 周为 1 个疗程。

2. 推拿

（1）按摩止痛　患者仰卧，医者站其身旁，一手点内关，另一手点足三里，同时进行。先点左侧，再点右侧。用双手拇指沿肋弓向两侧做分推法数次。取穴：中脘、梁门。患者俯卧，医者站其身旁，用双手掌揉背腰部数次。取穴：至阳、脾俞、胃俞、三焦俞。用手掌揉搓小腿后侧（承山穴一带）数次，使局部有发热感觉。此法有祛寒、温暖脾胃的功能，适用于胃痛属寒性者。按压二三掌骨缝的"落零五"穴，局部有酸痛感者，效果好。

（2）推拿止呕　捏拿背部胃俞穴处肌肉 15～20 次。按揉足三里、内关穴各 1 分钟。

三、预防调护

1. 预防　养成良好、规律的生活、饮食习惯。①避免进食粗糙食物。②少吃烟熏、油炸、烘烤的食物或不吃盐腌食物。③多吃新鲜蔬菜和水果，多饮牛奶。④改进饮食习惯和方式：吃饭要细嚼慢咽，按时进食，食物不能过烫，进食要愉快，不饮烈酒，不吸烟；⑤预防和治疗幽门螺杆菌感染。

2. 调护　①生活环境清静、温馨，忌喧哗、躁扰。②保持乐观情绪，树立战胜疾病的信心。③进行一些陶冶情操的活动，如音乐、绘画、书法、导引、八段锦等。④平时可按摩内关、足三里、中脘等。

小　结

胃癌常用中成药见表 4-11。

表 4-11　胃癌常用中成药

证型		常用中成药
单纯中药	肝胃不和证	槐耳颗粒、平消片 / 胶囊、逍遥丸 / 颗粒
	痰湿凝结证	鸦胆子油软胶囊 / 口服乳液 / 乳注射液、复方苦参注射液、康莱特软胶囊、通关藤注射液（消癌平注射液）
	气滞血瘀证	参莲胶囊 / 颗粒、复方斑蝥胶囊、康力欣胶囊、金龙胶囊
	胃热伤阴证	养阴生血合剂、金复康口服液
	脾胃虚寒证	参丹散结胶囊、健脾益肾颗粒、复方蟾酥膏
	气血两虚证	艾愈胶囊、养正消积胶囊、养血饮口服液、八珍丸 / 颗粒、芪胶升白胶囊
手术结合中药	肝胃不和证	舒肝健胃丸、左金丸 / 胶囊、气滞胃痛片 / 颗粒
	脾胃虚弱证	香砂养胃丸 / 颗粒、补中益气丸 / 颗粒、参苓白术丸 / 散 / 颗粒、健脾丸
	气血亏虚证	生白颗粒 / 口服液 / 合剂、芪胶升白胶囊、八珍丸 / 颗粒、生血宝颗粒 / 合剂
放射治疗结合中药	热毒瘀结证	安多霖胶囊、安康欣胶囊、冬凌草片
	气阴亏虚证	贞芪扶正胶囊 / 片 / 颗粒、养阴生血合剂、参麦注射液
化疗结合中药	脾胃不和证	香砂六君丸、六君子丸、香砂养胃丸 / 颗粒
	气血亏虚证	生白颗粒 / 口服液 / 合剂、养血饮口服液、八珍丸 / 颗粒、芪胶升白胶囊
	肝肾阴虚证	生血宝颗粒 / 合剂、左归丸、杞菊地黄丸 / 胶囊、大补阴丸

第十二节 肝癌

肝癌（liver cancer）是指原发于肝细胞或肝内胆管上皮细胞的恶性肿瘤，又称原发性肝癌（primary liver cell cancer）。本病早期仅表现为一般的消化道症状，如上腹部不适、腹胀、纳差、乏力，时有腹痛、胁痛等；晚期则以腹部肿块、持续性疼痛、腹胀、纳呆、黄疸、腹腔积液、消瘦等为主要表现；如出现肿瘤破裂出血、消化道出血、肝昏迷等并发症，多危及生命。肝癌是我国最常见的消化系统恶性肿瘤之一，全世界每年新发 60 多万例，居恶性肿瘤的第 5 位，中国新发人数占全球 50% 以上。2015 年中国肝癌发病率 26.92%，居第五位，死亡率 23.72%，居第二位；发病情况男性 27.4 万，居第三位，女性 9.6 万，居第七位；死亡例数男性 24.2 万，居第二位，女性 8.4 万，居第三位。肝癌确诊时仅有 20～30% 的切除率，术后 5 年生存率 30～50%。手术后 2 年复发率高达 50%～60%。我国肝癌的高危人群主要包括：感染 HBV（乙型肝炎病毒）和 / 或 HCV（丙型肝炎病毒）的患者，长期大量饮酒、非酒精性脂肪肝、其他原因引起的肝硬化以及家族有原发性肝癌史等的高发人群，尤其是年龄 55±10 岁的男性风险更大。

本病属于中医学"肝积""癥瘕""积聚""鼓胀""黄疸"等范畴。

一、病因病机

肝癌病位在肝，与脾、胃、肾、胆密切相关。其病性常虚实夹杂，虚以脾胃气虚、肝肾阴虚为主；实以气滞血瘀、湿热瘀毒为患。初起病机多以气郁脾虚湿阻为主，进一步可致湿热毒瘀互结，耗伤阴血，终致正衰邪实，病情恶化。毒、虚、瘀、热是肝癌的基本病变，邪毒化火，瘀毒互结，脾肾亏虚，进一步表现为肝肾阴虚和脾肾阳虚，贯穿肝癌发病全程。

1.正气亏虚 先天不足，禀赋薄弱，或后天失养，正气亏虚，不能抵御外邪侵袭；或他病日久，耗伤正气，致阴阳失调，气血逆乱，脏腑功能紊乱，瘀血留滞不去，而成积聚。

2.情志郁怒 肝主疏泄，主藏血，《血证论》曰："肝属木，木气冲和条达，

不致遏抑,则血脉得畅。"若情志郁怒,可使情志不得发泄而致肝气郁结,气滞则血瘀、瘀血结于腹中,日久可变生积块。

3. **饮食不节** 饥饱失常,或嗜酒过度,或恣食肥甘厚味,或饮食不洁,皆能损伤脾胃,脾失健运,湿浊凝聚成痰,痰浊阻滞气机,血行不畅,脉络壅塞,痰浊瘀血搏结,致生痞块,久而不消,病成癥积。

4. **感受邪毒** 因正气虚弱,外受毒邪,或食霉变食品,侵犯机体,致气血运行不畅,变生积块,或邪郁日久,化毒成瘀,毒瘀内聚,终成癥积。

5. **肝肾阴虚** 素体阴虚,邪热伤阴,久病及肾,肾精亏虚,水火失济,阴虚则火旺,相火妄动,而生内热,发为本病。

二、中医治疗

(一)中西医结合内治

本病中医治疗要考虑以下几方面:一是健脾补中贯穿始终,张仲景谓"见肝之病,知肝传脾,当先实脾",脾为后天之本,脾旺不受邪,健脾对扶持正气、延缓肝癌进程有重要作用;二是调理气机为先,肝主疏泄,气行则血行,理气则化痰、消积、散结;三是清热解毒,但用之要适量,不可过于苦寒,以防妨碍脾胃;四是不可过用峻猛的破血逐瘀药,以防肝脏和上消化道出血;五是肝功能异常者不能滥用以毒攻毒的毒性中药。

1. **辨证论治**

(1)肝郁脾虚证

【证候】**主症**:上腹肿块顶胀不适,消瘦乏力,倦怠短气,腹胀纳少,进食后胀甚。**次症**:眠差转侧,甚则出现腹腔积液、黄疸、下肢浮肿,大便时干时稀或便溏。**舌脉**:舌质胖,苔白,脉弦细。

【治法】疏肝健脾,理气消癥。

【方药】逍遥散合六君子汤加减。

【中成药】艾迪注射液(医保目录,乙)、康莱特注射液(医保目录,乙)、槐耳颗粒(医保目录,乙)、肝复乐片/胶囊(医保目录,乙)、养正消积胶囊(医保目录,乙;药典)。

(2)湿热毒蕴证

【证候】**主症**:身目黄染,心烦易怒,发热口渴,口干口苦。**次症**:胁肋胀痛灼热，胁下痞块，腹部胀满，大便秘结，小便黄赤。**舌脉：** 舌质红，苔黄腻，脉弦数。

【治法】清热利湿，解毒消癥。

【方药】茵陈蒿汤合五苓散加味。

【中成药】华蟾素注射液（医保目录，甲）、复方苦参注射液（医保目录，乙）、通关藤注射液（消癌平注射液）（医保目录，乙）、复方斑蝥胶囊（医保目录，乙）、片仔癀片（医保目录，乙；药典）。

（3）气滞血瘀证

【证候】**主症：** 上腹肿块质硬如石，疼痛拒按。**次症：** 胸胁掣痛不适，烦热口干，肌肤甲错，纳差，大便干结，小便黄赤。**舌脉：** 舌质红或暗红，边尖有瘀点瘀斑，苔白或黄厚，脉弦数或弦滑有力。

【治法】活血化瘀，软坚散结。

【方药】鳖甲煎丸合下瘀血汤加减。

【中成药】华蟾素注射液（医保目录，甲）、片仔癀片（医保目录，乙；药典）、金龙胶囊（医保目录，乙）、大黄䗪虫丸（医保目录，乙）。

（4）肝肾阴虚证

【证候】**主症：** 腹部胀大如鼓，四肢枯瘦，咽干口燥。**次症：** 短气喘促，烦躁不眠，大便干，小便少。**舌脉：** 舌红绛，舌光无苔，脉细数。

【治法】滋养肝肾，化瘀消癥。

【方药】一贯煎加减。

【中成药】康莱特注射液（医保目录，乙）、鳖甲煎丸（医保目录，乙）、云芝糖肽胶囊（医保目录，乙）。

2.手术结合中药

手术是早中期肝癌治疗的最有效的方法，但很多患者因肝功能贮备情况不良或一般情况差失去手术机会，而在围手术期患者会出现疼痛、肝功能异常等不良反应，在这一阶段运用中医药治疗可以发挥保肝、调整机体状态、减少不良反应的作用。

（1）气血亏虚证

【证候】**主症：** 神疲乏力，气短懒言，面色淡白或萎黄。**次症：** 头晕目眩，唇甲色淡，心悸失眠，便不成形或有脱肛下坠。**舌脉：** 舌淡，苔薄白，脉细弱。

【治法】补气养血。

【方药】八珍汤加减。

【中成药】艾迪注射液（医保目录，乙）、参芪扶正注射液（医保目录，乙）、生血宝颗粒（医保目录，乙；药典）、益血生胶囊（医保目录，乙；药典）、云芝糖肽胶囊（医保目录，乙）。

（2）脾胃虚弱证

【证候】**主症**：神疲乏力，纳呆食少，食后腹胀。**次症**：大便稀溏，面色萎黄，形体瘦弱。**舌脉**：舌质淡，苔薄白，脉弱。

【治法】健脾益胃。

【方药】补中益气汤。

【中成药】艾迪注射液（医保目录，乙）、康艾注射液（医保目录，乙）、参芪扶正注射液（医保目录，乙）、健脾益肾颗粒（医保目录，乙）、云芝糖肽胶囊（医保目录，乙）。

3. 放射治疗结合中药

放射治疗结合中药治疗是指在放疗期间联合中药治疗，具有发挥放疗增敏、提高放疗疗效（中医加载治疗）、防治放疗不良反应（中医防护治疗）的作用。

（1）气阴两虚证

多见于放射性损伤后期，或迁延不愈，损伤正气者。

【证候】**主症**：胁肋隐痛，腹胀不适，神疲乏力，少气懒言，口干。**次症**：耳鸣、目眩，纳呆，面色淡白或晦滞。**舌脉**：舌红或淡红，或有裂纹，苔少或无苔，脉细数。

【治法】益气养阴。

【方药】生脉饮加减。

【中成药】康莱特注射液（医保目录，乙）、贞芪扶正片/胶囊/颗粒（医保目录，甲）、云芝糖肽胶囊（医保目录，乙）、艾愈胶囊（医保目录，乙）、养血饮口服液（医保目录，乙）。

（2）**热毒瘀结证**

【证候】**主症**：胁下痞块，两胁胀痛刺痛。**次症**：身目发黄，心烦易怒，口干口苦，脘痞、纳差，溲赤便干。**舌脉**：舌紫暗，苔黄腻，脉弦滑或滑数。

【治法】清热利湿，活血解毒。

【方药】茵陈蒿汤合桃红四物汤。

【中成药】华蟾素注射液（医保目录，甲）、复方苦参注射液（医保目录，乙）、艾迪注射液（医保目录，乙）、片仔癀片（医保目录，乙；药典）、金龙胶囊（医保目录，乙）。

4.化疗结合中药

化疗期间联合中药治疗，可提高化疗疗效（中医加载治疗），防治化疗不良反应（中医防护治疗）。

（1）脾胃不和证

多见于化疗引起的消化道反应。

【证候】**主症**：胃脘饱胀，食欲减退。**次症**：恶心，呕吐，腹胀或腹泻。**舌脉**：舌体多胖大，苔薄白、白腻或黄腻，脉弦滑。【治法】健脾和胃，降逆止呕。

【方药】旋覆代赭汤或橘皮竹茹汤。

【中成药】云芝糖肽胶囊（医保目录，乙）、健脾益肾颗粒（医保目录，乙）、香砂六君丸（指南，药典）。

（2）气血亏虚证

多见于化疗引起的疲乏或骨髓抑制。

【证候】**主症**：精神疲乏，少气懒言，头晕。**次症**：纳少，面色淡白或萎黄，脱发，肢体麻木，女性月经量少。**舌脉**：舌体瘦薄，或舌面有裂纹，苔少，脉细弱。

【治法】补气养血。

【方药】八珍汤、当归补血汤加减。

【中成药】贞芪扶正片／胶囊／颗粒（医保目录，甲）、云芝糖肽胶囊（医保目录，乙）、生血宝颗粒（医保目录，乙；药典）、益血生胶囊（医保目录，乙；药典）、复方皂矾丸（医保目录，乙；药典）。

（3）肝肾阴虚证

多见于化疗引起的骨髓抑制或脱发。

【证候】**主症**：腰膝酸软，五心烦热，颧红盗汗。**次症**：口干咽燥，耳鸣，失眠多梦。舌脉：舌红苔少，脉细数。

【治法】滋补肝肾。

【方药】六味地黄汤加减。

【中成药】贞芪扶正片/胶囊/颗粒（医保目录，甲）、健脾益肾颗粒（医保目录，乙）、养正合剂（医保目录，乙）、六味地黄丸（指南，药典）。

5. 生物靶向治疗结合中医治疗

生物靶向治疗结合中医治疗是指在生物靶向治疗期间联合中医治疗，具有发挥延缓疾病进展（中医加载治疗）、防治生物靶向治疗不良反应（中医防护治疗）的作用。

（1）血热毒盛证

多见于生物靶向治疗引起的皮疹、瘙痒等不良反应。

【证候】全身皮肤瘙痒，疹出色红，分布多以上半身为主，鼻唇口旁为甚，可伴有发热、头痛、咳嗽。舌质红，苔薄，脉浮数。

【治法】凉血解毒。

【方药】清瘟败毒饮。

【中成药】复方苦参注射液（医保目录，乙）、片仔癀片（医保目录，乙；药典）、西黄丸（医保目录，乙；药典）、金龙胶囊（医保目录，乙）、慈丹胶囊（医保目录，乙）。

（2）脾虚湿盛证

多见于生物靶向治疗引起的腹泻等不良反应。

【证候】腹胀、大便稀溏，脘痞食少，肢体倦怠，舌苔薄白腻。

【治法】健脾利湿，涩肠止泻。

【方药】参苓白术散。

【中成药】养正消积胶囊（医保目录，乙；药典）、槐耳颗粒（医保目录，乙）、参苓白术颗粒（指南）。

（二）外治疗法

1. 阿魏化痞膏 三棱、莪术、穿山甲（猪蹄甲代）、大黄、生川乌、生草乌、当归、厚朴、阿魏、乳香、没药、血竭等组成。具有消痞散结的功效。主治腹部肿块、胀满疼痛。外用，用火将阿魏化痞膏烘烊，贴患处。

2. 双柏散 柏叶、大黄、黄柏、薄荷、泽兰、延胡索组成。具有活血祛瘀，消肿止痛的功效。研粉，加热水、蜂蜜调成糊状，中药外用贴敷。

3. 复方蟾酥膏　蟾酥、生川乌、两面针、七叶一枝花、生关白附、芙蓉叶、三棱、莪术、红花、丁香、细辛、肉桂、八里麻、荜茇、甘松、山奈、乳香、没药、薄荷脑、冰片、樟脑、水杨酸甲酯、苯甲醇、二甲基亚砜。活血化瘀，消肿止痛。外用，贴于疼痛处。

4. 解毒得生煎　大黄20g，黄柏15g，山栀15g，蒲公英30g，金银花20g，红花15g，苦参20g。功能：清热解毒，荡邪通腑，祛瘀消癥。直肠滴入。广泛用于消化系统肿瘤引起的肠梗阻以及各类肿瘤引起的高热、腹痛、便秘等。

（三）单方验方

1. 段凤舞（中国中医研究院广安门医院）验方——加减参精培气汤

生赭石15g，太子参10g，生怀山药15g，天花粉10g，天冬10g，鳖甲15g，赤芍10g，桃仁10g，红花10g，夏枯草15g，生黄芪30g，枸杞子30g，焦山楂30g，泽泻15g，猪苓15g，龙葵15g，白英15g，白芍10g，焦六曲30g，三七粉3g。功效：调气，化瘀，利水。主治肝癌。

2. 潘敏求（湖南省中医研究院）验方——益气化瘀解毒方

黄芪30g，人参10g，白术15g，女贞子20g，八月札15g，莪术15g，丹参20g，半枝莲30g，白花蛇舌草30g，蜈蚣3条，壁虎10g。功效：益气化瘀解毒。联合TACE治疗中晚期原发性肝癌，发挥协同抗肿瘤作用，改善患者的主要临床症状及生活质量，提高机体免疫功能，并能减轻白细胞下降、恶心呕吐等毒副反应。

3. 周岱翰（广州中医药大学第一附属医院）验方——莲花清肝汤

半枝莲30g，七叶一枝花30g，白花蛇舌草30g，蜈蚣5条，蟾皮3g，柴胡12g，白芍18g，延胡索12g，田七5g，人工牛黄1g（冲）。用于肝癌肝热血瘀型。清肝解毒，祛瘀消癥。

4. 周岱翰（广州中医药大学第一附属医院）验方——健脾泻肝煎

党参30g，白术20g，茯苓20g，薏苡仁30g，半枝莲30g，七叶一枝花30g，干蟾皮3g，蜈蚣5条，绵茵陈24g，柴胡15g，厚朴15g，人工牛黄1g（冲）。用于肝癌肝盛脾虚型。健脾益气，泻肝消癥。

5. 周岱翰（广州中医药大学第一附属医院）验方——滋肾养肝饮

女贞子20g，山萸肉15g，生地黄20g，西洋参10g，麦冬15g，白芍20g，生晒参 15g，仙鹤草 30g，七叶一枝花 30g，半枝莲 30g，五味子 10g。用于肝癌肝肾阴亏型。滋水涵木，益气育阴。

6. 周岱翰（广州中医药大学第一附属医院）验方——参桃软肝丸

人参 15g，桃仁 15g，茯苓 25g，冬虫草 15g，茵陈 20g，花蛇舌草 30g，半枝莲 30g，莪术 15g，当归 15g，丹参 15g。功能：健脾祛瘀，解毒消癥。主治：原发性肝癌中晚期。尤适于肝盛脾虚型及肝热血瘀型肝癌的治疗。

（四）其他疗法

1. 针灸 取足厥阴肝经，足少阳胆经穴为主；肝俞、期门、日月、胆俞、阳陵泉、支沟、太冲等穴疏肝调肝，清泄肝热。

2. 耳穴压豆 皮质下、脑干、肝、胆、脾、轮 4～6 反应点。恶心呕吐加贲门、胃；呃逆加耳中；便秘加大肠、便秘点，每 3 日更换 1 次。

3. 艾灸 腹腔积液明显选神阙，隔甘遂末灸 3 壮。

4. 隔姜灸 神阙、关元、天枢、脾俞、胃俞、足三里，每次 3 壮，每日 1 次。适用于放化疗后气血不足，脾肾两虚。

三、预防调护

1. 预防 以接种乙肝疫苗、预防粮食霉变、改进饮水水质及适当补硒为主的肝癌一级预防工作，在肝癌高发地区已逐步推行。肝癌的二级预防为"早发现、早诊断、早治疗"。

2. 调护 密切注意肝功能变化，及时使用保肝药物。情志波动对肝病影响很大，多去安慰帮助，及早消除紧张、恐惧、绝望等情绪。

小 结

肝癌常用中成药见表 4-12。

表 4-12　肝癌常用中成药

证型		常用中成药
单纯中药	肝郁脾虚证	艾迪注射液、康莱特注射液、槐耳颗粒、肝复乐片/胶囊、养正消积胶囊
	湿热毒蕴证	华蟾素注射液、复方苦参注射液、通关藤注射液（消癌平注射液）、复方斑蝥胶囊、片仔癀片
	气滞血瘀证	华蟾素注射液、片仔癀片、金龙胶囊、大黄䗪虫丸
	肝肾阴虚证	康莱特注射液、鳖甲煎丸、云芝糖肽胶囊
手术结合中药	气血亏虚证	艾迪注射液、参芪扶正注射液、生血宝颗粒（合剂）、益血生胶囊、云芝糖肽胶囊
	脾胃虚弱证	艾迪注射液、康艾注射液、参芪扶正注射液、健脾益肾颗粒、云芝糖肽胶囊
放射治疗结合中药	气阴两虚证	康莱特注射液、贞芪扶正片/胶囊/颗粒、云芝糖肽胶囊、艾愈胶囊、养血饮口服液
	热毒瘀结证	华蟾素注射液、复方苦参注射液、艾迪注射液、片仔癀、金龙胶囊
化疗结合中药	脾胃不和证	云芝糖肽胶囊、健脾益肾颗粒、香砂六君子丸
	气血亏虚证	贞芪扶正片/胶囊/颗粒、云芝糖肽胶囊、生血宝颗粒、益血生胶囊、复方皂矾丸
	肝肾阴虚证	贞芪扶正片/胶囊/颗粒、健脾益肾颗粒、养正合剂、六味地黄丸
生物靶向治疗结合中药	血热毒盛证	复方苦参注射液、片仔癀片、西黄丸、金龙胶囊、慈丹胶囊
	脾虚湿盛	养正消积胶囊、槐耳颗粒、参苓白术颗粒

第五章　血液系统疾病

第一节　缺铁性贫血

缺铁性贫血（iron deficiency anemia，IDA）是指体内贮存铁被耗尽，影响血红蛋白合成所引起的小细胞低色素性贫血，是妇女、儿童与老年人群常见的血液系统疾病。本病可发生在任何年龄阶段，尤其是婴幼儿和妊娠期妇女最多见，据 WHO 调查报告，全世界有 10% ～ 30% 的人群有不同程度的缺铁，男性发病率约 10%，女性大于 20%。因此，联合国粮农组织与世界卫生组织把缺铁性贫血定为世界性，特别是发展中国家的四大营养缺乏症之一。缺铁性贫血以面色萎黄、眼睑色淡、心悸气短、头晕耳鸣、失眠多梦、疲乏无力、爪甲色淡等为主要临床表现，中医归属为"萎黄病"范畴。

一、病因病机

本病主要病机为脾胃虚弱，水谷不能化精微而生气血，气血衰少，既不能滋润皮肤肌肉，又不能营养脏腑，以致肌肤萎黄无光泽。此外，失血过多，或大病之后，血亏气耗，以致气血不足而发本病，临床亦属常见。

1. 先天或后天脾胃虚弱　中医藏象理论认为，胃主受纳，腐熟水谷，为水谷之海；脾主运化，主升清，主统血。凡影响脾胃受纳、运化功能的致病因素均可导致水谷不能转化为精微物质，以致血液生化无源。常见于婴幼儿先天禀赋脾胃虚弱或后天喂养不当以及多种慢性消化系统疾病，如溃疡病、慢性萎缩性胃炎、胃病手术功能未复等原因导致的营养物质吸收不良。血虚日久不能濡养心脉，则逐渐导致心脾两虚出现心悸怔忡的症状。

2. 久病慢病导致肾气不固　多种失血性疾病或消耗性疾病，如慢性肾功能衰竭、多种血液系统疾病、女性月经不调、消化系统慢性出血性疾病、恶性肿瘤等疾病均可导致肾气不固，收摄功能失调，或毒邪损伤肾脏脉络等均可导致血液外溢，日久逐渐出现血液虚少，久之可发展成为萎黄病。

二、中医治疗

萎黄病总体为虚，虚在脾胃与气血。因此，应遵照《灵枢·经脉》"虚则补之"治则，以健脾和胃、气血双补为主。治疗中要顾护脾胃，增强人体对铁质的吸收能力，达到治愈不反复的目的。

（一）辨证论治

1.脾胃虚弱证

【证候】**主症：**面色萎黄，口唇色淡，爪甲无泽，神疲乏力。**次症：**恶心呕吐，脘腹胀满，纳呆食少，大便溏薄。**舌脉：**舌质淡、苔薄腻，脉细弱。

【治法】健脾和胃。

【方药】香砂六君子汤合当归补血汤。

【中成药】健脾生血片（医保目录，乙）、参苓白术丸（医保目录，甲）、复方阿胶浆（医保目录，乙）。

2.心脾两虚证

【证候】**主症：**面色㿠白或萎黄，头昏眼花，心悸不宁，或肝脾肿大，倦怠乏力，头晕，失眠，少气懒言，食欲不振。**次症：**毛发干脱，爪甲裂脆。**舌脉：**舌淡胖，苔薄少，脉濡细。

【治法】养心健脾。

【方药】归脾汤。

【中成药】归脾丸（医保目录，乙）、益气维血颗粒（医保目录，乙）。

3.脾肾阳虚证

【证候】**主症：**面色萎黄或苍白无华，形寒肢冷，唇甲淡白，周身浮肿，甚则可有腹腔积液，心悸气短，耳鸣，眩晕，神疲肢软，大便溏薄或有五更泻，小便清长。**次症：**男子阳痿，女子经闭。**舌脉：**舌质淡或有齿痕，苔薄少，脉沉细。

【治法】温补脾肾。

【方药】实脾饮合四神丸。

【中成药】济生肾气丸（医保目录，乙）、右归丸（医保目录，乙）。

4.肝肾阴虚证

【证候】**主症：**面色苍白或萎黄，潮热盗汗，头晕目眩。**次症：**耳鸣、耳聋，肌肤甲错。**舌脉：**舌暗红，苔薄少，脉细数。

【治法】滋补肝肾。

【方药】左归丸。

【中成药】再造生血片（医保目录，乙）、左归丸（医保目录，乙）。

（二）单方验方

1.鸡血藤 50～100g，水煎服，每日 1 剂。

2.猪肝 250g 剁成泥状，加调料炒熟食用。此为 1 日量。

（三）其他疗法

1.**穴位按摩** 选取天枢穴治以清肠、助消化，双手拇指按压（力度适中）左右两边此穴位，由外向内打圈按摩，每天 100～200 下；或选取三阴交穴，调和气血、补肾养肝，双手拇指按揉左右小腿内侧此穴位各 20 分钟；或选取血海穴，祛瘀生新，拍打（每次 10 秒，连续 3～5 次）或按摩（每侧 3 分钟）；或选取关元穴治以藏精、蓄血，每次轻轻按压 8 下；或选取足三里穴治以补益气血、培补元气、滋养脑髓，双手拇指按压（力度适中）左右两侧此穴位，由外向内打圈按摩，每天 100～200 下。

2.**体能锻炼** 练习五禽戏、八段锦或太极拳。

3.**针灸疗法** 以调补脾肾为主，取穴如足三里、三阴交、上脘、中脘、阳陵泉、阴陵泉等，平补平泻，留针 30 分钟。

4.**外治法** 可选用具有调补脾肾功能的电脑中频治疗仪或其他中医诊疗设备。

三、预防调护

1.起居有节，饮食规律，戒烟戒酒，适当运动。

2.纠正偏食、素食、节食、瘦身等不良习惯，保证营养均衡，可适当多食瘦肉、动物肝脏、红枣、胡萝卜等含铁量较高的食物。

3.积极治疗妇科、外科、消化科等系统原发疾病。

小　结

缺铁性贫血常用中成药见表5-1。

表 5-1　缺铁性贫血常用中成药

证型	常用中成药
脾胃虚弱证	健脾生血片、参苓白术丸、复方阿胶浆
心脾两虚证	归脾丸、益气维血片
脾肾阳虚证	济生肾气丸、右归丸
肝肾阴虚证	再造生血片、左归丸

第二节　免疫性血小板减少症

免疫性血小板减少症（immune thrombocytopenia，ITP）是一种获得性自身免疫性出血性疾病。本病分为原发性和继发性，以往称特发性血小板减少性紫癜（idiopathic thrombocytopenic purpura）。本病发病率为 5/10 万～ 10/10 万，65 岁以上老年人发病率有升高趋势。男女患者之比为 1 : 2，育龄期女性发病率高于同年龄段男性，临床表现以皮肤黏膜出血为主，严重者可出现内脏出血，甚至颅内出血，出血风险随年龄增长而增加。有些患者仅有血小板减少，而没有明显的出血症状，故国内专家共识将该病正式更名为"原发免疫性血小板减少症"。因患者以皮肤黏膜出血为主要临床表现，本病中医学归属为"紫癜病"范畴。

一、病因病机

中医学认为本病的病机主要有三：热入营血，血热妄行；阴虚火旺，络伤血溢；气虚不摄，血溢脉外。血热妄行，瘀血阻滞多为实；阴虚火旺、气虚不摄属虚。然而虚实之间，又可互相转化。血热妄行者，若出血过多，可转为阴虚或气虚；阴虚、气虚之证，复感外邪，或温补太过，可转以标实为主，或向火热证转化；血热、阴虚、气虚之出血，若蓄血留而不去，可停而成瘀；瘀滞日久。可化热化火；瘀血若随气逆、随火升，又可闭窍、动风，是为危候。本病病位主要在肌肤、血脉，与脾、胃、肝、肾密切相关。

1. **血热妄行** 脉为血之府，血循脉中，环周不休，荣养脏腑、四肢皮肉筋骨。若感受风热暑湿或温毒疫疠之邪，邪热入里；或饮食偏嗜，过食辛辣燥热醇酒等品；或七情过极，五志化火均可致邪热内炽，灼伤血络，迫血妄行，血溢脉外而成本病。《诸病源候论·伤寒阴阳毒候》说："阴阳毒病无常也，或初得病原有毒，或服汤药，经五六日以上，或十余日后不瘥，变成毒者。"明确指出外感邪毒可致本病。常见于急性 ITP 或慢性 ITP 急性发作期。

2. **阴虚火旺** 感受燥暑风热之邪，或热病伤阴；或过食辛燥煎炸之食，耗伤阴液；或劳欲伤肾，阴精亏耗；或禀赋不足，素体阴虚，复因烦劳而阳气鸱张，均可致虚火内盛，灼伤血络，血溢脉外而为本病。多见于慢性 ITP 急性发作期。

3. **气虚不摄** 禀赋不足，脾肾素虚；或忧思、劳倦伤脾，惊恐、劳欲伤肾；或感受寒湿之邪，或大病之后，损伤脾肾阳气。脾气虚则统摄无权，肾气虚则封藏失职，均可致血溢脉外，而成本病。诚如《景岳全书·血证》所谓，"损者多由于气，气伤则血无以存"。常见于慢性 ITP。

二、中医治疗

本病总的治疗原则当是止血以治标，辨证以治本。血证首当止血。血出之后，离经之血留于体内，即是瘀血，故止血消斑既是本病的治标之法，又是其基本治法。辨证治本方面，血热妄行者，配以清热凉血；阴虚火旺者，并宜滋阴清热；气虚不摄者，结合益气摄血；证情兼夹者，据其具体辨证，合参治疗。

（一）辨证论治

1. *血热妄行证*

【证候】**主症**：皮肤出现青紫斑点或瘀斑，或有鼻衄、齿衄、便血、尿血。**次症**：发热、口渴、大便干燥。**舌脉**：舌质红，苔黄，脉数。

【治法】清热解毒，凉血止血。

【方药】犀角地黄汤。

【中成药】升血小板胶囊（医保目录，乙）、断血流片（药典）。

2. 阴虚火旺证

【证候】**主症**：部分患者皮肤出现青紫斑点或瘀斑，时发时止，常伴鼻衄、齿衄或月经过多。**次症**：颧红，心烦，口干，手足心热，或有潮热盗汗。**舌脉**：舌质红，苔少，脉细数。

【治法】滋阴清火，凉血止血。

【方药】知柏地黄汤。

【中成药】维血宁合剂（医保目录，乙）、血美安胶囊（药典）。

3. 气不摄血证

【证候】**主症**：部分患者反复发生肌衄，劳后加重，神疲乏力，头晕目眩，面色苍白或萎黄。**次症**：食欲不振，大便溏薄或便干。**舌脉**：舌质淡，苔薄白，脉细或细弱。

【治法】健脾益气，摄血止血。

【方药】归脾汤加减。

【中成药】归脾丸（医保目录，乙）、血康口服液（药典）、八珍丸（医保目录，甲）。

（二）单方验方

1. 单方

（1）紫草 30g，水煎服。适用于本病属热证者。

（2）柿树叶，晒干，每次 3g，每日 2 次，水煎服。适用于各型原发性血小板减少性紫癜。

2. 名老中医验方

（1）周永明教授（上海中医药大学）验方——健脾补肾泻火糖浆

黄芪、党参、当归、生熟地、旱莲草、丹皮、仙鹤草、大青叶、苏梗、甘草等，制成口服糖浆。每日 3 次，每次 10mL，适合各型紫癜病。

（2）何炎燊教授（广东省中医院）验方

龟板胶、鹿角胶、山萸肉、熟地黄炭、杞子（炒微黑）、巴戟天（盐水炒）、杜仲、党参、生白术、炙黄芪、炮姜炭、炙甘草。须服至数十剂，适合 ITP 久病不愈者。个别中气素馁者，久服略有腻滞感，可酌减二胶、熟地黄之量，加木香、砂仁数克，或谷芽 100g 煎汤。

（三）其他疗法

1. 鼻腔填塞疗法　用三七粉或云南白药等收敛止血药物敷撒于明胶海绵上，填塞鼻腔出血部位，压迫止血。

2. 口腔含漱疗法　用凉血止血中药（白茅根、茜草根、五倍子等药物）浓煎漱口，每日数次，用于牙龈渗血或口腔血泡。

三、预防调护

1. 锻炼身体，增强体质，避免接触可能引发本病的病因，积极防治病毒性疾病，是预防本病的主要环节。

2. 适当休息，避免过劳，减少活动，慎防各种创伤。衣服应松软舒适。

3. 对于出血较多，血小板数少于 $20×10^9$/L 者，应绝对卧床，保护头颅及视力，慎防颅内或眼底出血，并用漱口药漱口代替刷牙以减少齿衄。忌推拿、按摩及热敷治疗；若伴高热，忌用酒精搽浴。血小板小于 $50×10^9$/L 或出血明显者，忌行手术，包括拔牙等小手术；如确有必要，非手术不可，宜输血小板至 $70×10^9$/L 以上，再行手术。

4. 慎起居，防感冒，饮食应进软食，忌进辛辣、酒类、香燥动火及粗硬之品。

5. 尽可能采用口服或静脉给药，避免肌肉注射，以防发生肌层下血肿；忌用抑制血小板功能之药物，如解热镇痛药等。

6. 时时注意出血倾向，严防大出血发生。

小　结

免疫性血小板减少症常用中成药见表5-2。

表5-2　免疫性血小板减少症常用中成药

证型	常用中成药
血热妄行证	升血小板胶囊、断血流片
阴虚火旺证	维血宁合剂、血美安胶囊
气不摄血证	归脾丸、血康口服液、八珍丸

第三节　白血病

白血病（leukemia）是在造血干细胞水平转化的一类克隆性恶性血液病。骨髓内的血细胞因分化障碍、增殖过度和凋亡受抑等机制而停滞在细胞发育的不同阶段并大量克隆、浸润，正常造血细胞减少，从而产生相应的临床表现。白血病在我国的年发病率为 3～4/10 万，明显低于欧美国家。国内各年龄组恶性肿瘤的死亡率统计，白血病占男性第六位、女性第八位；在儿童恶性肿瘤死亡率占第一位，男性多于女性。临床上常以贫血、感染、出血、浸润、高代谢为临床特点。

中医病证名以其发病过程中的临床症状而定，以贫血为主者，可归于"虚劳"范畴；以出血为主者，归属于"血证"范畴；以肝脾肿大为主者，归属于中医"积聚"或"癥积"范畴；以淋巴结肿大为主者，归属于"痰核""瘰疬"范畴；以发热为主者，归属于"内伤发热"或"温病"范畴。2019 年由中华中医药学会内科分会血液病专业委员会组织全国部分高校、科研院所从事血液病临床与科研专家，就白血病的中医病证名进行了专题讨论，并达成共识，确定统一以白血病为中医命名。

一、病因病机

中医学认为本病的发生乃先天禀赋不足或后天失养引起脏腑亏虚，或由于外感六淫，内伤七情等引起气血功能紊乱，脏腑功能失调，致使毒邪乘虚而入所引起。此"毒邪"，包括各种理化因素、生物因素等。如热毒、温毒、瘀毒、风毒、湿毒等，另外还包括火壅成毒、毒自内生之"火毒"以及由上述病因导致的病理产物痰和瘀等内外合毒。毒邪蕴积于内，日久化热伤及气阴，毒邪深入，侵入营血，攻注骨髓、肝肾，使阴阳失调、骨髓造血功能障碍，出现白血病细胞显著增生的病理表现，出现壮热、口渴、衄血、发斑等热毒炽盛等临床症状。邪毒内蕴、加之七情内伤，热灼痰凝、气滞痰聚，渐成积证、瘰疬、恶核而见肝脾、淋巴结肿大等体征。具体病因病机如下：

1.情志不调，气滞血瘀　由于七情内伤，导致肝气郁结，气郁日久，气机

不畅，脉络壅滞，瘀血内停。

2. **饮食不节，内生痰瘀** 饮食失调，过食肥甘厚味，伤及脾胃，脾虚失运，输布精微无权，湿浊内生，凝聚成积，痰气相搏，血流不畅，瘀血内生。

3. **起居失常，邪毒侵袭** 起居无常，寒温不调，感受外邪，邪毒入侵、中伤脏腑，使其功能不利，气血失和，邪毒内聚，客阻经络，久则经络闭塞，结块成形。邪毒内郁，郁久化热，热熬津血，久而成结。邪毒与气血相搏结，滞留不散，交合而成块。邪毒郁之，化热生火，扰及营血，灼伤阳络，迫血妄行。

二、中医治疗

扶正祛邪、标本兼顾是中医治疗本病的基本原则，扶正包括补气养血，调补阴阳；祛邪包括清热解毒，化瘀散结。一般来说，早期患者正盛邪实，应以祛邪为主，佐以扶正；晚期气血耗伤，邪实正虚，应攻补兼施。要注意善后调治，清解蕴毒，对于处于稳定期及经治疗缓解期的患者，应扶正不忘祛毒，清除体内伏邪，防止病情进展或复发。

（一）辨证论治

1. **邪盛正虚证**

【证候】**主症**：面色苍白，头晕，疲乏无力，活动后心慌气短。**次症**：发热、出血、骨痛。**舌脉**：舌质淡，苔薄白，脉虚大无力或脉沉细。

【治法】祛邪解毒，扶正固本。

【方药】黄连解毒汤合当归补血汤。

【中成药】复方黄黛片（医保目录，乙）、西黄丸（医保目录，乙）。

2. **邪热炽盛证**

【证候】**主症**：壮热口渴，皮现紫癜。**次症**：齿鼻渗血、血色鲜红。**舌脉**：舌质红，苔黄，脉数。

【治法】清热解毒，凉血止血。

【方药】清瘟败毒饮。

【中成药】六神丸（医保目录，乙）、当归龙荟丸（医保目录，乙）。

3. **痰瘀互结证**

【证候】**主症**：瘰疬痰核，胁下包块，按之坚硬，时有胀痛。**次症**：低热、盗汗，面色不华。**舌脉：**舌质暗，苔腻，脉弦细或涩。

【治法】化痰散结，祛瘀解毒。

【方药】消瘰丸合膈下逐瘀汤。

【中成药】大黄䗪虫丸（医保目录，乙）、平消胶囊（医保目录，乙）、小金丹胶囊（医保目录，乙）。

（二）单方验方

1.验方

（1）名老中医周蔼祥教授（北京西苑医院）验方——青黄散

用法：青黛：雄黄为 8∶2，研末后混装入胶囊，每日 6～14g，分 3 次饭后口服。

（2）丘和明教授（广州中医药大学）验方——清毒饮、养正片

①清毒饮：七叶一枝花 20g，白花蛇舌草 30g，胡黄连 15g，大青叶 15g，山慈菇 15g，法半夏 15g，竹茹 12g，莪术 12g，制大黄 6g，生地黄 30g，仙鹤草 30g，田七花 6g。功效偏于热毒炽盛者，治疗白血病的同时，又有抵抗化疗引起的胃肠道反应和骨髓抑制作用。

②养正片：黄芪 30g，人参 12g，补骨脂 30g，熟地黄 20g，黄精 15g，赤灵芝 15g，女贞子 15g，旱莲草 30g，鸡内金 10g，田七片 6g，虎杖 30g，茜草根 15g。功效偏于气血阴虚者，有提高中性粒细胞百分数及粒单核系造血祖细胞数、增强机体抗感染能力的作用。

2.单方 青黛，每次 2～4g，每日 3 次，口服。

（三）其他疗法

1. 合并口腔黏膜溃疡者，可用冰硼散、锡类散等含漱；

2. 合并肛周感染者，可用九华膏、马应龙痔疮膏等外敷；

3. 可采用中药熏洗疗法，选择智能肛周熏洗仪等进行治疗。

三、预防调护

1.起居适宜 ①改变不良生活习惯，如避免熬夜，戒烟酒，起居规律，饮食有节，可适当运动。②建立良好的家庭关系，家庭成员之间相互理解、支持和交流。③保持乐观情绪，以平和的心态来对待疾病，树立战胜疾病的信心。④加强家庭护理，注意保持清洁卫生，及时更换内衣、内裤，便后温水擦浴或

药浴，注意口腔卫生，保持肛门周围的清洁；注意保护皮肤黏膜，防止外力碰撞，以免引起出血或局部破损并招致感染。

2.饮食调理　合理安排饮食，可进食高蛋白、高热量、富含铁及维生素的食品，合理膳食有助于提高机体抵抗力；在疾病相关治疗过程中，患者可出现恶心、呕吐、腹胀、腹泻等脾胃虚弱症状，此时宜少食多餐，可进食半流质或选择质软的饭菜；注意饮食结构合理搭配，避免进食有刺激性、不易消化的食物及腌制品。

小　结

白血病常用中成药见表5-3。

表5-3　白血病常用中成药

证型	常用中成药
邪盛正虚证	复方黄黛片、西黄丸
邪热炽盛证	六神丸、当归龙荟丸
痰瘀互结证	大黄䗪虫丸、平消胶囊、小金丹胶囊

第六章　泌尿系统疾病

第一节　肾小球肾炎

急性肾小球肾炎

急性肾小球肾炎简称急性肾炎（AGN），是以急性肾炎综合征为主要临床表现的一组疾病。其特点为急性起病，患者出现血尿、蛋白尿、水肿和高血压，并可伴有一过性肾功能不全。本病是小儿时期常见的一种肾小球疾病，发病年龄 3 ～ 8 岁多见，多为散发性。常见于链球菌感染后，其他细菌、病毒及寄生虫感染亦可引起。本节主要介绍链球菌感染后急性肾小球肾炎。

本病属于中医学"水肿"范畴，部分以血尿为主者则属于"尿血"范畴。

一、病因病机

本病多因风邪、疮毒、水湿之邪外袭，饮食不节，禀赋不足，久病劳倦，以致肺失通调、脾失转输、肾失开阖，水液代谢失常，潴留体内，泛溢肌肤。病位在肺脾肾，病性有阴阳之别，当区分虚实、寒热。

1. 风邪外袭，肺失通调　风邪外袭，内舍于肺，肺失宣降，通调失司，以致风遏水阻，风水相搏，流溢肌肤，发为水肿。

2. 热毒内归，湿热蕴结　肺主皮毛，脾主肌肉，肌肤湿热疮毒不能及时清除消透，内归于肺，则通调水道失职，内浸于脾，则运化水液失常，均可导致水液运行受阻，溢于肌肤而成水肿。或热毒内收，下焦热盛，灼伤肾络而为尿血。

3. 水湿浸渍，脾气受困　冒雨涉水，久居湿地，水湿内侵，脾为湿困，健运失常，水液内停，泛于肌肤。

4. 脏腑气亏，精微不固　先天禀赋不足，或后天失养，体弱多病，肺脾气虚，肾气不足，以致三焦气化无力，水失蒸腾，泛溢肌肤，而成水肿；气虚失摄，可致精微下泄及尿血。

二、中医治疗

治疗原则不外乎扶正与祛邪两大方面，祛邪以疏风解表、宣肺利水、清热解毒、活血化瘀、凉血止血等为法，扶正则以益气养阴、健脾益肾收功。

（一）辨证论治

1. 风水泛溢证

【证候】**主症**：起病急，颜面及四肢或全身浮肿，尿少。**次症**：咳嗽，恶风寒或发热。**舌脉**：苔薄白或薄黄，脉浮紧或浮数。

【治法】疏风清热，宣肺利水。

【方药】偏于风寒者，用越婢加术汤（《金匮要略》）；偏于风热者，用麻黄连翘赤小豆汤（《伤寒论》）。

【中成药】银黄口服液（医保目录，乙）、蓝芩口服液（医保目录，乙）。

2. 湿毒浸淫证

【证候】**主症**：面浮肢肿，尿少色赤。**次症**：身发疮痍，皮肤溃烂。**舌脉**：舌红苔黄，脉数或滑数。

【治法】宣肺解毒，利湿消肿。

【方药】麻黄连翘赤小豆汤（《伤寒论》）合五味消毒饮（《医宗金鉴》）。

【中成药】清开灵注射液（医保目录，甲）。

3. 水湿浸渍证

【证候】**主症**：遍体浮肿。**次症**：身重困倦，胸闷纳呆，泛恶。**舌脉**：舌质淡，体胖大，苔白腻，脉沉缓。

【治法】健脾化湿，通阳利水。

【方药】五皮饮（《中藏经》）合胃苓汤（《丹溪心法》）。

【中成药】香砂六君丸（医保目录，甲）、参苓白术丸（医保目录，甲）。

4. 湿热内壅证

【证候】**主症**：遍体浮肿。**次症**：尿黄赤，口苦，口黏，腹胀，便秘。**舌脉**：舌红苔黄腻，脉滑数。

【治法】分利湿热，导水下行。

【方药】疏凿饮子（《济生方》）。

【中成药】肾炎四味片/胶囊（医保目录，甲）、肾炎康复片（医保目录，甲）。

5. 下焦湿热证

【证候】**主症**：遍身浮肿。**次症**：尿呈洗肉水样，小便频数，心烦，口干。**舌脉**：舌红少苔，脉细数。

【治法】清热利湿，凉血止血。

【方药】小蓟饮子（《济生方》）。

【中成药】三金片（医保目录，甲）、八正片/胶囊/颗粒（医保目录，乙）。

6. 阴虚湿热证

【证候】**主症**：遍体浮肿。**次症**：腰酸乏力，面热颧红，口干咽燥。**舌脉**：舌红，苔薄黄或少苔，脉细数。

【治法】滋阴益肾，清热利湿。

【方药】知柏地黄丸（《医宗金鉴》）或大补阴丸（《丹溪心法》）。

【中成药】二至丸（医保目录，乙）、六味地黄胶囊（医保目录，甲）。

（二）单方验方

刘弼臣验方——鱼腥草汤

鱼腥草 15g，倒叩草 30g，半枝莲 15g，益母草 15g，车前草 15g，白茅根 30g，灯心草 3g。具有清热利水、活血解毒的作用。用于治疗急性肾炎浮肿、高血压、蛋白尿、血尿诸症。（《中医内科常见病诊疗指南·西医疾病部分》）

（三）其他疗法

1. 针刺 肺俞、列缺、合谷、阴陵泉、水分、气海、肾俞、三焦俞、复溜、合谷、偏历。初起主要选用三焦俞、肾俞、水分、气海、复溜、肺俞、列缺、偏历、合谷，针刺平补平泻。咽痛配少商，面部肿甚配水沟；血压高配曲池、太冲。恢复期加用脾俞、足三里、阴陵泉，针刺用补法。1 次选用 3～7 穴，隔日 1 次，10 次为 1 个疗程，休息 7 天，再重复治疗。

2. 耳针耳穴 取肺、肾、脾、膀胱、交感、肾上腺、内分泌、屏间、脑、

腹。每次选 2～3 穴，轻刺激，刺后可埋针 24 小时，1 日 1 次或隔日 1 次，两耳轮换使用，10 次为 1 个疗程。

3. 灌肠疗法 大黄 10g，黄柏 10g，芒硝 10g，柴胡 10g，车前草 10g，益母草 10g，黄芪 10g，龙骨 10g，牡蛎 10g。每日 2 剂，浓缩成 100～150mL，保留灌肠，1 日 2 次，7 天为 1 个疗程。用于水毒内闭证。

三、预防调护

1. 预防 积极预防感冒，注意个人卫生，预防各种感染。

2. 调护 急性期应卧床休息，限盐、水和蛋白质摄入。

小 结

急性肾小球肾炎常用中成药见表 6-1。

表 6-1 急性肾小球肾炎常用中成药

证型	常用中成药
风水泛溢证	银黄口服液、蓝芩口服液
湿毒浸淫证	清开灵注射液
水湿浸渍证	香砂六君丸，参苓白术丸
湿热内壅证	肾炎四味片/胶囊，肾炎康复片
下焦湿热证	三金片，八正片/胶囊/颗粒
阴虚湿热证	二至丸，六味地黄丸/胶囊

慢性肾小球肾炎

慢性肾小球肾炎（CGN）是由多种原因引起的、由多种病理类型组成的、原发于肾小球的一组疾病。本病病程长，呈缓慢进展；尿常规检查有不同程度的蛋白尿和血尿；大多数患者出现程度不等的高血压和肾功能损害；后期出现贫血、视网膜病变、固缩肾和尿毒症。本病可有多种病理类型，如系膜增殖性肾炎、局灶节段硬化性肾炎、膜增殖性肾炎、膜性肾炎、增生硬化性肾小球肾炎等。病程中可因呼吸道感染等原因诱发急性发作，出现类似急性肾炎的表现，部分病例可有自动缓解期。国内有资料表明，在引起终末期肾衰的各种病因中，慢性肾炎占64.1%，居于首位。

本病属于中医学的"风水""肾风""水肿"范畴，亦可归属"虚劳""腰痛"等范畴。

一、病因病机

慢性肾炎的中医病机特点为本虚标实，虚实相兼。肺、脾、肾虚为本；风寒湿热浊毒侵袭、瘀血交阻为标。脏腑虚损与外邪侵袭为本病的中心环节。

1. 禀赋不足，肾元亏虚 先天禀赋不足，后天失养，房劳过度，生育不节等均可导致肾气内伐，肾精亏耗。肾虚则封藏失职，精微下泄或气化失司，水液潴留，泛滥而成水肿。

2. 饮食劳倦，内伤脾肾 饮食不节，或思虑劳倦太过，日久伤及脾胃。脾失健运，水湿内停，泛滥肌肤而成水肿；脾虚不能升清，而致精微下泄；脾虚不能摄血，血溢脉外而成尿血；脾胃虚弱，气血化生不足，日久而成虚劳。

3. 情志不遂，气血不畅 情志不遂则肝失疏泄，气机失畅，日久引起血瘀水停。肝郁日久化热，耗气伤阴导致肝肾阴虚或气阴两虚。若阴虚生热，热伤络脉；或瘀血阻络，血不归经均可导致尿血。

4. 风邪外袭，肺失通调 风邪外袭（兼热或夹寒），内舍于肺，肺失宣降，水道不通，以致风遏水阻，风水相搏，泛溢肌肤发为水肿。

5. 湿热内盛，三焦壅滞 水湿内停，日久化热，湿热壅遏三焦，三焦气化不利，膀胱气化失司，水道不通，水液潴留而成水肿；或因热甚迫血妄行而成尿血。

二、中医治疗

慢性肾小球肾炎的治疗，以治本和治标相兼为原则。脏腑虚损以脾肾两脏气虚为主，故以培补脾肾、温阳化气为基本治疗大法。

（一）辨证论治

1. 脾肾气虚证

【证候】**主症**：腰脊酸痛，疲倦乏力，或浮肿。**次症**：纳少或脘腹胀满，大便溏薄，尿频或夜尿多。**舌脉**：舌淡红、有齿痕，舌苔薄白，脉细。

【治法】补脾益肾。

【方药】补脾益肾方（《张伯臾医案》）。

【中成药】参苓白术丸（医保目录，甲）、人参归脾丸（医保目录，乙）、无比山药丸（非医保目录）、黄芪注射液（医保目录，乙）。

2. 肺肾气虚证

【证候】**主症**：颜面浮肿或肢体肿胀。**次症**：疲倦乏力，少气懒言，易感冒，腰脊酸痛，色萎黄。**舌脉**：舌淡、苔白润，有齿痕，脉细弱。

【治法】补益肺肾。

【方药】防己黄芪汤（《金匮要略》）。

【中成药】通宣理肺丸（医保目录，甲）、金水宝胶囊（医保目录，乙）、至灵胶囊（医保目录，乙）、五苓散（医保目录，甲）。

3. 脾肾阳虚证

【证候】**主症**：全身浮肿。**次症**：食少纳呆无力，面色苍白，畏寒肢冷，精神倦怠，足跟作痛，腰脊冷痛或酸痛，纳少或便溏或泄泻或五更泄泻，大便溏薄。**舌脉**：舌质淡胖，边有齿痕，脉沉偏细或沉迟。

【治法】温补脾肾，行气利水。

【方药】黄芪补中汤（《医学发明》）或真武汤（《伤寒论》）。

【中成药】济生肾气丸（医保目录，甲）、肾炎舒片（医保目录，乙）、黄芪注射液（医保目录，乙）。

4. 肝肾阴虚证

【证候】**主症**：目睛干涩或视物模糊，头晕耳鸣，腰脊酸痛。**次症**：五心烦热，或手足心热，口干咽燥，遗精，滑精，或月经失调。**舌脉**：舌红少苔，脉弦细或细数。

【治法】滋补肝肾，滋阴清热。

【方药】杞菊地黄丸（《医级宝鉴》）合大补阴汤（《罗氏会约医镜》）。

【中成药】六味地黄丸（医保目录，甲）/胶囊（医保目录，乙）、肾肝宁胶囊（非医保目录）。

5. 气阴两虚证

【证候】**主症**：腰痛或浮肿。**次症**：面色无华，少气乏力，或易感冒，午后低热，手足心热，口干咽燥或咽部暗红。**舌脉：** 舌质红或偏红，少苔，脉细或弱。

【治法】益气养阴，调补肾气。

【方药】六味地黄汤（《小儿药证直诀》）合生脉散（《医学启源》）。

【中成药】生脉注射液（医保目录，甲）。

6. 水湿证

【证候】**主症：** 颜面或肢体浮肿。**次症：** 口淡乏味，胸痞腹胀，小便不利。**舌脉：** 舌苔白或白腻，脉细或沉细。

【治法】健脾益气，行气化湿。

【方药】参苓白术散（《宋·太平惠民和剂局方》）。

【中成药】参苓白术丸（医保目录，甲）。

7. 湿热证

【证候】**主症：** 面目或肢体浮肿。**次症：** 皮肤疖肿、疮疡，咽喉肿痛，小便黄赤、灼热或涩痛不利，口苦或口干，胸闷纳呆，口干喜热饮。**舌脉：** 舌苔黄腻，脉濡数或滑数。

【治法】清利三焦湿热。

【方药】三仁汤（《温病条辨》）。

【中成药】肾炎四味片／胶囊（医保目录，甲）、肾炎康复片（医保目录，甲）。

8. 血瘀证

【证候】**主症：** 面色黧黑或晦暗，腰痛固定或呈刺痛。**次症：** 肌肤甲错或肢体麻木。**舌脉：** 舌色紫暗或有瘀点瘀斑，脉细涩。

【治法】活血化瘀。

【方药】肾炎化瘀汤（《中医内科常见病诊疗指南》）。

【中成药】肾炎四味片／胶囊（医保目录，甲）、丹参注射液（医保目录，甲）。

9. 湿浊证

【证候】**主症：** 纳呆，恶心或呕吐。**次症：** 日中黏腻，脘胀或腹胀，身重困倦，精神萎靡。**舌脉：** 舌色紫暗或有瘀点瘀斑，脉细涩。

【治法】温阳泄浊。

【方药】温脾汤（《备急千金要方》）。

【中成药】尿毒清颗粒（医保目录，甲）。

（二）单方验方

周仲瑛验方——益肺补肾解毒利湿方

生地黄 30g，南、北沙参各 15g，麦冬 10g，玉竹 15g，石斛 15g，白术 20g，怀山药 30g，玉米须 20g，太子参 30g，薏苡仁 30g，金银花 15g，连翘 15g，土茯苓 30g，猫爪草 15g，鬼箭羽 15g，菟丝子 20g，车前子 30g，黄芪 30g。功效：益肺补肾，解毒利湿。主治：慢性肾炎尿蛋白日久不消，肺肾两虚，湿毒浸淫。

（三）其他疗法

1.针刺 取穴水分、水道、三焦俞、委阳、阴陵泉、肾俞、京骨。脾虚为主者，加脾俞、足三里、三阴交；肾虚为主者，加灸肾俞；关元、足三里。针用平补平泻或补法，1 次选用 3～7 穴，隔日 1 次，10 次为 1 个疗程，休息 7 天，再重复治疗。

2.耳针 取穴脾、肺、肾、三焦、膀胱、皮质下、腹，每次 3～4 穴，毫针中度刺激，也可埋针或王不留行贴压，每次选 2～3 穴，轻刺激，刺后可埋针 24 小时，1 日 1 次或隔日 1 次，两耳轮换使用，10 次为 1 个疗程。

3.穴位注射 用板蓝根注射液或者鱼腥草注射液 1mL，选足三里或肾俞等穴，两侧交替进行穴位注射，1 日 1 次，10 次为 1 个疗程，对减少尿蛋白有一定疗效。

三、预防调护

1.预防 避免劳累受凉，防止呼吸道感染。

2.调护 适当休息，合理活动，症状加重时，应卧床休息。限制水钠摄入量，优质蛋白饮食。

小 结

慢性肾小球肾炎常用中成药见表 6-2。

表 6-2　慢性肾小球肾炎常用中成药

证型	常用中成药
脾肾气虚证	参苓白术丸，人参归脾丸，无比山药丸，黄芪注射液
肺肾气虚证	通宣理肺丸，金水宝胶囊，至灵胶囊，五苓散
脾肾阳虚证	济生肾气丸，肾炎舒片，黄芪注射液
肝肾阴虚证	六味地黄丸/胶囊、肾肝宁胶囊
气阴两虚证	生脉注射液
水湿证	参苓白术丸
湿热证	肾炎四味片/胶囊，肾炎康复片
血瘀证	肾炎四味片/胶囊，丹参注射液
湿浊证	尿毒清颗粒

第二节　肾病综合征

原发性肾病综合征（NS）是以肾小球滤过膜通透性增高，导致大量蛋白质从尿中漏出为主要病变的临床症候群。临床上以大量蛋白尿（＞ 3.5g/24h）、低蛋白血症（＜ 30g/L）、高脂血症和水肿（简称"三高一低"）为主要特征。本病发病以青少年和儿童为多见，在儿童肾小球疾病中占 70% ～ 90%。

本病在发病过程中，以水肿最具特征性，故属于中医学的"水肿"范畴。

一、病因病机

本病患者初期多见尿液泡沫不易消散，继而出现水肿及精微亏损证候，多见本虚标实。病程中虚实证候常有转化。其病位在肾，累及肝、脾时则见病情严重而致多脏器损害。

1.风邪外袭　风寒或风热之邪外袭肌表，内舍于肺，肺失宣降，水液不能输布，以致风遏水阻，风水相搏，流溢肌肤而成本病。

2.疮毒浸淫　肌肤因痈疡疮毒，未能清解消透，疮毒内归于脾肺，脾失健运，肺失宣降，三焦水道失畅，水液溢于肌肤而成本病，

3. **饮食不当** 饮食不节（或不洁），损伤脾胃，致运化失司，水湿壅盛而成本病。

4. **劳倦内伤** 烦劳过度、纵欲等均能耗气伤精，累及脾肾，脾肾虚衰，则不能化气行水，致水湿内生而成本病。

5. **瘀血阻滞** 久病入络导致瘀血内阻，水行不畅，水气停滞而成本病。

二、中医治疗

本病治疗上要以澄源、塞流和复本为原则。澄源是以祛邪解毒，化湿利水为主；塞流是以扶正祛邪，益肾祛瘀为主；复本是以固本培元为主。

（一）辨证论治

1. 风水泛溢证

【证候】**主症**：颜面、眼睑浮肿，很快累及全身。**次症**：肢节酸重，小便不利，有的兼见恶风寒、鼻塞、咳嗽，或咽红而痛。**舌脉**：舌苔薄白、脉浮而紧，或舌质红、脉浮数。

【治法】祛风利水。

【方药】风寒为主者，以麻杏五皮饮（《中医内科常见病诊疗指南》）加减；风热为主者，以越婢汤（《金匮要略》）合麻黄连翘赤小豆汤（《伤寒论》）加减。

【中成药】肾炎康复片（医保目录，甲）、银翘解毒片/丸/胶囊/颗粒（医保目录，甲）。

2. 湿热蕴结证

【证候】**主症**：全身浮肿，皮色光亮。**次症**：胸痞腹胀，烦热口渴，大便秘结，小便短赤，或皮肤有疮疡疖肿。**舌脉**：舌红，苔滑或腻，脉滑数。

【治法】清化湿热，利水消肿。

【方药】疏凿饮子（《济生方》）。

【中成药】黄葵胶囊（医保目录，乙）。

3. 肾络瘀阻证

【证候】**主症**：面目、四肢浮肿，迁延日久。**次症**：皮肤甲错，或见红丝赤缕，瘀点瘀斑，或者腰痛尿赤。**舌脉**：舌质淡或暗红，边有瘀点，舌下脉络瘀紫，苔薄黄或腻，脉细涩。

【治法】益肾通络，活血化瘀。

【方药】桃红四物汤（《医宗金鉴》）。

【中成药】复方血栓通胶囊（医保目录，甲）。

4.脾肾阳虚证

【证候】**主症**：面色㿠白，形寒肢冷，遍体浮肿，按之没指。**次症**：甚则伴有胸腔积液、腹腔积液，乃至胸闷气急，小便短少，大便溏薄。**舌脉**：舌淡体胖，苔薄腻或白腻，脉沉细滑。

【治法】健脾温肾，通阳利水。

【方药】实脾饮（《济生方》）合真武汤（《伤寒论》）。

【中成药】济生肾气丸（医保目录，甲）、雷公藤多苷片（医保目录，甲）、百令胶囊（医保目录，甲）。

5.肝肾阴虚证

【证候】**主症**：面目四肢浮肿不甚，眩晕口干。**次症**：咽喉干痛反复不已，心烦急躁，腰酸，时见盗汗，小便短赤。**舌脉**：舌质红，脉细弦数。

【治法】滋补肝肾，化湿利水。

【方药】二至丸（《医便》）合知柏地黄丸（《医宗金鉴》）。

【中成药】左归丸（医保目录，乙）。

（二）单方验方

1.杨宗善验方——麻桂五苓五皮饮

麻黄9g，桂枝9g，杏仁12g，紫苏梗12g，茯苓15g，白术12g，猪苓12g，泽泻12g，大腹皮12g，桑白皮15g，陈皮12g，生姜皮12g。日1剂，每天1次，早晚分服。疏风散热，解表利水。主治：风寒水肿症。

2.加味甘露饮　生地黄20g，茵陈20g，黄芩15g，枳壳20g，枇杷叶20g，石斛20g，麦冬20g，陈皮15g，紫苏15g，砂仁15g，黄连15g，半夏20g，桃仁20g，丹参15g，赤芍15g，当归20g，大黄7g，草果仁15g。水煎服，每日1剂。养阴清胃，芳香醒脾，化浊止呕。主治：湿热伤阴、脾胃不和、浊邪蕴蓄证。

（三）其他疗法

针灸疗法　取穴脾俞、肾俞、关元、足三里、三焦俞、水分、水道、委阳、阴陵泉、三阴交针刺平补平泻或补法，2日1次，5次为1个疗程。

三、预防调护

明显水肿及高血压者需卧床休息，症状缓解者可适当活动，但需避免过度劳累。清淡饮食，肿甚者限制水钠摄入。

小　结

原发性肾病综合征常用中成药见表6-3。

表6-3　原发性肾病综合征常用中成药

证型	常用中成药
风水泛溢证	肾炎康复片，银翘解毒片
湿热蕴结证	黄葵胶囊
肾络瘀阻证	复方血栓通胶囊
脾肾阳虚证	济生肾气丸，雷公藤多苷片，百令胶囊
肝肾阴虚证	左归丸

第三节　尿路感染

尿路感染又称泌尿道感染，是各种病原体入侵泌尿系统引起的尿路炎症。细菌是尿路感染中最多见的病原体，可将本病分为上尿路感染和下尿路感染。本病为常见的感染性疾病，可发生于所有人群，女多于男，比例约10∶1。

本病与中医学"热淋""劳淋"相似，可归属于"淋证""腰痛""虚劳"等范畴。

一、病因病机

本病主要与湿热毒邪蕴结膀胱及脏腑功能失调有关。外阴不洁，秽浊之邪入侵膀胱，酿生湿热；饮食不洁，损伤脾胃，蕴湿生热；情志不遂，气郁化火或气滞血瘀；年老体弱，禀赋不足、房事失节及久淋不愈引起脾肾亏虚等，均可导致本病的发生。以肾虚为本，膀胱湿热为标，且与肝脾密切相关，其病机以湿热蕴结下焦，导致膀胱气化不利为主。

1. 膀胱湿热 风寒湿邪外感，入里化热，下注膀胱；或过食肥甘厚腻，脾胃健运失司，湿热内生，下注膀胱；或下阴不洁，秽浊之邪上犯膀胱；或病由他脏转入，如胃肠积热，肝胆郁热及心移热于小肠等均可传入膀胱，湿热蕴结膀胱，邪气壅塞，气化失司，水道不利，故发为淋证，热伤血络则见尿血，发为血淋。

2. 肝胆郁热 足厥阴肝经"环阴器，抵少腹"，若恼怒怫郁，肝失条达，气机郁结化火，疏泄不利，水道通调受阻，膀胱气化失司；或气郁化火，气火郁于下焦，均可引起小便滞涩，余沥不尽，发为淋证。

3. 脾肾亏虚，湿热屡犯 劳倦过度，房事不节，或久病体虚，年老体衰，或淋证日久失治，均可导致脾肾亏虚，正虚之后，复感微邪，即可发病，或遇劳即发，而成劳淋。

4. 肾阴不足，湿热留恋 湿热久稽，膀胱气化不利，而呈虚实夹杂之膀胱湿热之候。

二、中医治疗

本病多属于下焦湿热，实证居多，治宜清热解毒，利湿通淋；病情日久或年老体弱，正气不足者还应兼以扶正祛邪。

（一）辨证论治

1. 膀胱湿热证

【证候】**主症**：小便频数，灼热刺痛，小腹拘急胀痛。**次症**：小便色黄赤，或腰痛拒按，或见恶寒发热，或见口苦，大便秘结。**舌脉**：舌质红，苔薄黄腻，脉滑数。

【治法】清热利湿通淋。

【方药】八正散加减，兼有腑实者，加枳实并重用大黄；小便红赤者加茜草、小蓟、地榆炭；小腹坠胀者加乌药、川楝子。

【中成药】三金片/胶囊（医保目录，甲）、银花泌炎灵片（医保目录，甲）、热淋清片/胶囊/颗粒（医保目录，乙）、癃清片/胶囊（医保目录，甲）、八正片/胶囊/颗粒（医保目录，乙）、泌淋清胶囊（医保目录，乙）、尿感宁颗粒（医保目录，乙）。

2. 肝胆郁热证

【证候】**主症**：小便不畅，少腹胀满疼痛，小便灼热刺痛。**次症**：烦躁易怒，口苦口黏，或寒热往来，胸胁苦满。**舌脉**：舌质暗红，可见瘀点，脉弦或弦细。

【治法】清利肝胆湿热。

【方药】龙胆泻肝汤加减。

【中成药】龙胆泻肝丸 / 片 / 颗粒 / 胶囊（医保目录，甲）。

3. 脾肾亏虚证

【证候】**主症**：小便淋漓不尽，时作时止，每于劳累后发作或加重，尿热或尿痛。**次症**：面色无华，神疲乏力，少气懒言，腰膝酸软，食欲不振，口干不欲饮水。**舌脉**：舌质淡，苔薄白，脉沉细。

【治法】健脾补肾。

【方药】无比山药丸。脾虚气陷，肛门下坠者，可加人参、黄芪、白术等；面色苍白无华，四肢不温者，可加附子、肉桂等。

【中成药】金匮肾气丸 / 片（医保目录，甲）。

4. 肾阴不足证

【证候】**主症**：小便频数，滞涩疼痛，尿黄赤浑浊。**次症**：腰膝酸软，手足心热，头晕耳鸣，四肢乏力，口干口渴。**舌脉**：舌质红少苔，脉细数。

【治法】滋阴补肾，清热利湿。

【方药】知柏地黄汤加减。骨蒸潮热者，加青蒿、鳖甲入里达表，引邪外出，以除骨蒸。

【中成药】知柏地黄丸（医保目录，甲）。

（二）单方验方

1. 董建华自拟方

木通 5g，栀子 10g，黄柏 10g，萆薢 10g，晚蚕砂 10g，生甘草 5g，滑石 10g，酒大黄 6g，车前子 10g。水煎服，1 次 / 日，早晚分服。功效：清热泻火，利湿通淋。用于：下焦湿热，膀胱气化不利。

2. 归翘赤豆汤

当归 10g，连翘 15g，赤小豆 30g，土茯苓 30g，黄芩 10g，黄柏 10g，泽泻 10g，车前子 10g，川续断 15g，牛膝 15g，枳实 10g，水煎服，1 次 / 日，早晚分服。功效：清热解毒，补肾和中。用于：肾虚膀胱湿热。

（三）其他疗法

1.坐浴 药物组成：黄柏、苦参、土茯苓、蛇床子等。适应证：适用于各个证型，可选用清热利湿类药物，以防治妇科炎症等导致的泌尿道逆行性感染，多辅助内服中药使用。操作方法：患者用温开水清洗外阴及肛周后熏洗10～20分钟，疗程为2～4周。禁忌证：有生育诉求的男性禁用。

2.针灸疗法 取穴：关元、气海、三阴交等。适应证：适用于各个证型，多配合内服中药使用，改善症状。操作方法：依据证候虚实采取不同针刺手法，留针15～20分钟。

三、预防调护

多饮水，多排尿，保证每日尿量在1500mL以上；饮食宜清淡，忌辛辣刺激饮食；女性患者应注意预防，保持会阴清洁，大便后手纸由前向后擦，避免污染，洗澡应以淋浴为主；性生活后注意排尿。

小 结

尿路感染常用中成药见表6-4。

表6-4 尿路感染常用中成药

证型	常用中成药
膀胱湿热证	三金片/胶囊、银花泌炎灵片、热淋清片/胶囊/颗粒、癃清片、八正片/胶囊、泌淋清胶囊、尿感宁颗粒
肝胆郁热证	龙胆泻肝丸/片/颗粒/胶囊
脾肾亏虚证	金匮肾气丸/片
肾阴不足证	知柏地黄丸

第四节 泌尿系结石

泌尿系结石，又称尿石症，系指一些晶体物质（如钙、草酸、尿酸、胱氨酸等）和有机物质（如基质A、TammHorsfall蛋白、酸性黏多糖等）在泌尿系统中的异常聚集。其发病与环境因素、全身性疾病和泌尿系病变有密切关系。主要病理改变是结石引起的梗阻、感染和对尿路黏膜的直接损伤，部分患者肾功能可受影响。肾结石形成时多位于肾盂或肾盏，可排入输尿管和膀胱，原发于膀胱的结石很少见。临床主要表现为腰腹部疼痛、尿血、排尿困难等。

本病属于中医学的"石淋""血淋""腰痛"等范畴。

一、病因病机

本病早期有急性发作症状，多属实证；因下焦湿热，或肝经气滞，或瘀血内阻所致。病程较长，邪气不甚，正气转虚，或无自觉症状，体检发现结石，多属虚证或虚实夹杂证；因脾肾亏虚，或气阴不足所致。实则通利，虚则补益，标本兼顾是治疗泌尿系统结石的基本法则。

1.下焦湿热 湿热之邪外袭，入里化热，下注膀胱；或过食肥甘厚腻，脾胃健运失司，湿热内生，下注膀胱；或下阴不洁，秽浊之邪上犯膀胱；或病由他脏转入，湿热蕴结膀胱，膀胱气化不行，蕴久成石。

2.肝经气滞 湿热之邪阻于肝经，或常年恼怒怫郁，肝失条达，气机郁结化火，疏泄不利，水道通调受阻，闭遏膀胱，生砂生石，砂石阻于络道，气机郁阻更甚，肝经湿热更甚。

3.瘀血内阻 湿热日久，热伤血络，血溢于脉外而成瘀血，瘀血与热互结于下焦，闭遏膀胱；或因外伤致瘀，阻于络道，生砂生石。

4.脾肾亏虚 湿热屡犯劳倦过度，房事不节，或久病体虚，年老体衰，或淋证日久失治，均可导致脾肾亏虚，无力推动气血运行，浊质凝结而为石。

5.气阴不足 疾病日久，耗气伤阴，煎灼津液，煎熬成石。

二、中医治疗

石淋以脾肾亏虚，膀胱湿热为基本病机，治疗上主要有清热利湿法、通淋化石法、活血化瘀法、行气止痛法、补脾益肾法、益气养阴法，须结合病情使用。

（一）辨证论治

1.下焦湿热证

【证候】**主症**：腰部疼痛，少腹胀满，小便涩滞不畅，或尿中时夹砂石。

次症：尿色黄赤，或尿血鲜红，有的兼有寒热，口苦，呕恶，大便秘结。**舌脉**：舌质红，苔黄腻，脉滑数。

【治法】清热利湿，通淋排石。

【方药】石韦散（《证治汇补》）合三金汤（上海中医药大学附属曙光医院方）。

【中成药】排石颗粒（医保目录，甲）、泌石通胶囊（非医保目录）。

2. 肝经气滞证

【证候】**主症**：腰胁胀痛，小便涩滞，淋漓不尽，或腰痛引及少腹阴股，或尿流突然中断，点滴而出。**次症**：小腹膨隆，窘迫难忍，嗳气，胸腹胀满。**舌脉**：舌苔薄黄或薄白，脉弦滑。

【治法】利气疏导，通淋排石。

【方药】沉香散（《金匮翼》）。

【中成药】肾石通丸/片/颗粒（医保目录，乙）、尿石通丸（医保目录，乙）。

3. 瘀血内阻证

【证候】**主症**：腰腹疼痛，固定不移，或可触及肿块，按之痛甚，尿血紫暗，反复不已，或夹有血块。**次症**：尿出茎中涩痛，少腹硬满。**舌脉**：舌质紫暗或有瘀斑，脉弦涩。

【治法】活血化瘀，化石通淋。

【方药】少腹逐瘀汤（《医林改错》）合王不留行散（《太平圣惠方》）。

【中成药】指南暂无推荐。可用血府逐瘀类中成药配合通淋排石的中成药。

4. 脾肾两虚证

【证候】**主症**：腰酸乏力，不耐劳累，肾区喜揉喜按。**次症**：小便涩滞不甚，少腹坠胀，伴见腰酸乏力，面色萎黄。**舌脉**：舌质淡胖，苔薄，脉细弱无力。

【治法】健脾补肾，通淋排石。

【方药】济生肾气丸（《济生方》）。

【中成药】济生肾气丸/片（医保目录，甲）、补中益气丸/颗粒（医保目录，甲）。

5. 气阴不足证

【证候】**主症**：结石日久不消，头晕耳鸣，腰痛绵绵，时轻时重。**次症**：

小便微涩，或带血丝，可伴口干咽燥，心烦失眠，手足心热。**舌脉**：舌质红少苔，脉弦细数。

【治法】益气养阴，通淋排石。

【方药】生脉散（《医学启源》）合知柏地黄丸（《医宗金鉴》）。

【中成药】知柏地黄丸（医保目录，甲）、六味地黄丸（医保目录，甲）、六味地黄胶囊/颗粒/口服液（医保目录）。

（二）单方验方

郭恩绵（辽宁中医药大学）验方——尿感灵

老头草20g，石韦10g，茜草15g，黄柏10g，土茯苓35g，猪苓10g，金钱草30g，狗脊20g，党参20g，白术15g。功效：补肾利湿。用于慢性尿路感染反复发作急性期。

（三）其他疗法

1.坐浴　组方：苦参15g，山茱萸15g，山药20g，萆薢20g，车前子20g，炮穿山甲（猪蹄甲代）10g，巴戟天10g，当归10g。每日1剂，加2000～3000mL水，煎煮20～30分钟，将药汁倒入盆中，温水坐浴，每次20～30分钟，早晚各1次。

2.针灸疗法　取穴：肩髃、曲池、手三里、孔最、外关、合谷。适应证：适合慢性尿路感染者。操作方法：行平补平泻法，留针15～20分钟。

三、预防调护

1.预防　忌酒，忌过食肥甘厚腻及辛辣炙煿食物。养成良好、规律的生活习惯，加强锻炼，劳逸结合，禁憋尿、久坐或骑车时间过长。性生活规律。注意前列腺部位保暖。

2.调护　前列腺按摩，用力不宜过大，按摩时间不宜过长，也不宜过于频繁，以每周1次为宜。调节情志，保持乐观情绪，树立战胜疾病的信心。

小　结

泌尿系结石常用中成药见表6-5。

表 6-5　泌尿系结石常用中成药

证型	常用中成药
下焦湿热证	排石颗粒、泌石通胶囊
肝经气滞证	肾石通丸 / 片 / 颗粒、尿石通丸
瘀血内阻证	—
脾肾两虚证	济生肾气丸 / 片、补中益气丸 / 颗粒
气阴不足证	知柏地黄丸、六味地黄丸 / 胶囊 / 颗粒 / 口服液

注："—"表示无推荐常用中成药。

第五节　肾衰竭

急性肾衰竭

　　急性肾衰竭（ARF）是指数小时至数日内发生的肾脏功能异常，包括血、尿、组织学检查或影像学检查的异常，持续时间不超过 3 个月。近年部分肾脏病学家和重症监护专家提出急性肾损伤（AKI）的概念，临床可以参考。所谓 AKI 是指 48 小时内发生的肾脏结构或功能异常，包括血、尿、组织学检查或影像学检查异常，时间不超过 3 个月。其诊断标准为血肌酐升高绝对值 ≥ 26.4μmol/L（0.3mg/dL），或较基础值升高 ≥ 50%（增至 1.5 倍）；或尿量小于 0.5mL/（kg·h）超过 6 小时。ARF 患病率高，社区获得性 ARF 患病率为 1%，医院获得性为 5% ～ 7%，重症监护病房高达 20% ～ 30%。

　　因少尿、无尿为急性肾衰竭的突出症状，故将其归属于中医学的"癃闭""关格""水肿"等范畴。

一、病因病机

　　本病病位在肾，涉及肺、脾（胃）、三焦、膀胱。病机主要为肾失气化，水湿浊瘀潴留。初期主要为火热、湿毒、浊瘀之邪壅滞气焦，水道不利，以实热居多；后期以脏腑虚损为主。

1.六淫疫毒　外感六淫疫毒，邪热炽盛，肺热壅滞，膀胱湿热，邪气入血入气，损伤肾络，气化失司，而见少尿、血尿。

2.饮食不当　误食毒物，邪毒入里，湿毒中阻，气机升降失常，内犯于肾，经络气血瘀阻，气化不行，而见少尿或尿闭。

3.意外伤害　急性损伤、外科手术等导致失血失液，阴血亏耗，水无化源而致癃闭。

4.药毒伤肾　各类对肾脏有毒性的中西药物若使用不当，可致火热毒邪内生，灼伤肾络，闭阻水道，或热毒耗液，致精亏血少，肾府空虚，使肾元衰竭而发病。

二、中医治疗

早期、少尿期多表现为实证，以热证居多，故治疗以通为原则，通腑泻热、通络祛瘀、通淋泄浊等是基本方法。而在中期、恢复期则以正伤不复为主，中期多见脾肾两虚之证，恢复期则为肝肾阴虚或气阴两虚之候，治疗上多以补益脾肾、益气养阴为主，兼以祛邪。但运用攻伐之药不宜过度，以防伤正，调补脏腑气血应把握时机，以防留邪，攻补适宜，方可收效。

（一）辨证论治

1.**热毒炽盛证**（少尿期）

【证候】**主症**：尿量急剧减少，甚至闭塞不通。**次症**：发热不退，口干欲饮，头痛身痛，烦躁不安。**舌脉**：舌质绛红，苔黄干，脉数。

【治法】泻火解毒。

【方药】黄连解毒汤（《肘后备急方》）。

【中成药】三黄片/胶囊（医保目录，甲）。

2.**火毒瘀滞证**（少尿期）

【证候】**主症**：尿点滴难出，或尿血、尿闭。**次症**：高热谵语，吐血、衄血，斑疹紫黑或鲜红。**舌脉**：舌质紫绛，苔黄焦或芒刺遍起，脉细数。

【治法】清热解毒，活血化瘀。

【方药】清瘟败毒饮（《疫疹一得》）。

【中成药】清开灵注射液（医保目录，甲）。

3. 湿热蕴结证（少尿期）

【证候】**主症**：尿少尿闭，恶心呕吐，口中尿臭。**次症**：发热口干而不欲饮，头痛烦躁，严重者可神昏抽搐。**舌脉**：舌苔黄腻，脉滑数。

【治法】清热利湿，降逆泄浊。

【方药】黄连温胆汤（《六因条辨》）。

【中成药】尿毒清颗粒（医保目录，甲）。

4. 气脱津伤证（少尿期）

多见于吐泻失水或失血之后。

【证候】**主症**：尿少或无尿。**次症**：汗出黏冷，气微欲绝，或喘咳息促，唇黑甲青。**舌脉**：脉沉伏或细数。

【治法】益气养阴，回阳固脱。

【方药】生脉散（《医学启源》）合参附汤（《正体类要》）。

【中成药】参麦注射液（医保目录，甲）、参附注射液（医保目录，甲）。

5. 气阴两虚证（多尿期）

【证候】**主症**：全身疲乏。**次症**：腰酸，咽干思饮，尿多清长。**舌脉**：舌红少津，脉细。

【治法】益气养阴，扶正固本。

【方药】参芪地黄汤（《沈氏尊生书》）。

【中成药】麦味地黄丸/片/胶囊/口服液（医保目录，乙）。

（二）其他疗法

保留灌肠组方 制附子15g（先煎），生大黄30g，生牡蛎30g，蒲公英30g，丹参15g。煎煮1小时，取150～200mL，药汁取37.4℃灌肠，患者肘膝位或左侧屈膝位，进管深度15～20cm。滴毕取管，药汁于肠中保留至少1小时以上，每日灌肠1次，20天为1个疗程。

三、预防调护

1. 积极治疗原发病，控制和消除诱发因素，尽量避免使用具有肾毒性的药物。

2. 注意卧床休息，避免劳累。饮食宜清淡，保证足够热量，避免辛辣刺激之品。少尿期水钠摄入应"量出为人"，多尿期要防止脱水及低血钾。鼓励患者保持乐观、愉快的心情。

小 结

急性肾衰竭常用中成药见表6-6。

表6-6　急性肾衰竭常用中成药

证型		常用中成药
少尿期	热毒炽盛证	三黄片/胶囊
	火毒瘀滞证	清开灵注射液
	湿热蕴结证	尿毒清颗粒
	气脱津伤证	参麦注射液，参附注射液
多尿期	气阴两虚证	麦味地黄丸/片/胶囊/口服液

慢性肾衰竭

慢性肾衰竭（CRF），是在各种慢性肾脏病（CKD）基础上缓慢出现肾功能进行性减退直至衰竭的一组临床综合征。临床上以肾小球滤过率下降、代谢产物潴留、水电解质和酸碱平衡失调为主要表现。

本病属于中医学"溺毒""癃闭""关格""肾劳""虚劳"等疾病的范畴。

一、病因病机

本病虽由多种肾脏疾患转化而来，因其原发病的不同，病因病机亦有差异，但总体来说，肾元虚衰，湿浊内蕴是其根本病机，感受外邪、饮食不当、劳倦过度、药毒伤肾常常是其诱发及加重因素。本病的病位在肾，涉及肺、脾（胃）、肝等脏腑，其基本病机是本虚标实，本虚以肾元亏虚为主；标实为水气、湿浊、湿热、血瘀、肝风之证。

1. 肾病日久 患者肾脏疾病日久，肾元亏虚，脾运失健，气化功能不足，开阖升降失司，则当升不升，当藏不藏，当泄不泄，形成本虚标实之证。水液内停，泛溢肌肤而为肿，行于胸腹之间，而成胸腔积液、腹腔积液；肾失固摄，精微下泄，而成蛋白尿、血尿；湿蕴成浊，升降失司，浊阴不降，则见少尿、恶心、呕吐。其病之本为脾肾虚衰，水湿、湿浊是其主要病理因素。但久

病入络，可从虚致瘀或从湿致瘀，而见水瘀互结，或络脉瘀阻。

2.感受外邪　感受外邪，特别是风寒、风热之邪是本病的主要诱发及加重因素。感受外邪，肺卫失和，肺失通调，水道不利，水湿、湿浊壅盛，更易败伤脾肾之气，使正愈虚，邪愈实。

3.饮食不当　饮食不节（或不洁），脾胃受损，运化失健，聚湿成浊，水湿壅盛，或湿蕴化热而成湿热。

4.劳倦过度　烦劳过度可损伤心脾，而生育不节，房劳过度，肾精亏虚，肾气内伐。脾肾虚衰，则不能化气行水，升清降浊，水液内停，湿浊中阻，而成肾劳、关格之证。肾精亏虚，肝木失养，阳亢风动，遂致肝风之证。

二、中医治疗

临床辨证分类以正虚为主，治疗多采用扶正与祛邪兼顾，标本同治。但应分清标本主次，轻重缓急。治本是根本措施，应贯穿在全过程中，治标可在某一阶段突出，时间宜短。因此，保护肾气和其他内脏功能，调节阴阳平衡，始终是治疗慢性肾衰竭的基本原则。

（一）辨证论治

1.气血亏虚证

【证候】**主症**：神疲乏力，少气懒言，动则气促，面色无华。**次症**：自汗易感，纳差便溏，唇甲色淡，经少色淡。**舌脉**：舌胖质淡有齿痕，脉细弱。

【治法】益气补血。

【方药】当归补血汤（《内外伤辨惑论》）。

【中成药】生血宁片（医保目录，乙）、八珍丸/片/胶囊/颗粒（医保目录，甲）、人参养荣丸（医保目录，乙）。

2.气血阴虚证

【证候】**主症**：神疲乏力，面色无华，潮热盗汗，手足心热或五心烦热。**次症**：纳差便溏，唇甲色淡，口干咽痛，大便干燥。**舌脉**：舌瘦红而裂，脉细数。

【治法】益气补血，滋肾补阴。

【方药】参芪地黄汤（《沈氏尊生书》）合当归补血汤（《内外伤辨惑论》）。

【中成药】黄芪注射液（医保目录，乙）、肾炎康复片（医保目录，甲）、生脉

饮 / 片（医保目录，乙）。

3. 气血阳虚证

【证候】**主症**：神疲乏力，面色无华，畏寒肢冷。**次症**：纳差便溏，唇甲色淡，尿少浮肿，小便清长。**舌脉**：舌胖苔白，脉沉细缓。

【治法】益气温肾。

【方药】右归饮（《景岳全书》）合当归补血汤（《内外伤辨惑论》）。

【中成药】黄芪注射液（医保目录，乙）、百令胶囊（医保目录，乙）、金水宝片 / 胶囊（医保目录，乙）。

4. 气血阴阳俱虚证

【证候】**主症**：神疲乏力，面色无华，口干咽痛，大便干燥，畏寒肢冷。**次症**：纳差便溏，唇甲色淡，尿少浮肿，小便清长，食少神疲。**舌脉**：舌淡苔薄白润，脉沉细无力。

【治法】益气补血，温阳益肾。

【方药】金匮肾气丸（《金匮要略》）合当归补血汤（《内外伤辨惑论》）。

【中成药】金匮肾气丸 / 片（医保目录，甲）、济生肾气丸 / 片（医保目录，甲）。

5. 血瘀水湿证

【证候】**主症**：腰痛固定，夜间加重，面肢浮肿，甚至伴有胸腔积液、腹腔积液。**次症**：肌肤甲错，口唇紫暗或有瘀斑，肢体困重，胸闷脘痞，纳呆便溏。**舌脉**：舌体胖大，或有瘀斑，脉细涩或缓。

【治法】化瘀利水。

【方药】桃红四物汤（《医宗金鉴》）合五苓散（《伤寒论》）。

【中成药】血塞通注射液（医保目录，甲）、参苓白术丸 / 散 / 颗粒（医保目录，甲）。

6. 血瘀湿热证

【证候】**主症**：腰痛固定，夜间加重，头重而痛，口苦口黏。**次症**：肌肤甲错，口唇紫暗或有瘀斑，尿急而涩，色黄或夹有砂石。**舌脉**：舌紫暗或红，苔黄腻，脉滑数或涩。

【治法】化瘀清热除湿。

【方药】桃红四物汤（《医宗金鉴》）合四妙散（《丹溪心法》）。

【中成药】血塞通注射液（医保目录，甲）、热淋清片／胶囊／颗粒（医保目录，乙）、三金片／胶囊（医保目录，甲）。

7.血瘀溺毒证

【证候】**主症**：腰痛固定，夜间加重，呕恶纳呆，口腻味秽。**次症**：肌肤甲错，口唇紫暗或有瘀斑，神识呆钝，或烦闷不宁，皮肤瘙痒。**舌脉**：舌紫暗或红，苔污浊，脉滑数。

【治法】化瘀蠲毒。

【方药】桃红四物汤（《医宗金鉴》）合苏叶黄连汤（《湿热病篇》）、调胃承气汤（《伤寒论》）。

【中成药】尿毒清颗粒（医保目录，甲）、肾康注射液（医保目录，乙）、复方丹参片／丸／胶囊／颗粒（医保目录，甲）。

（二）单方验方

郑平东（上海中医药）验方——益肾止衰颗粒

党参15g，丹参15g，炮附子10g，淫羊藿15g，黄连5g，制大黄15g（便秘用生大黄9g）。功效：健脾温肾，化湿降浊。主治：脾肾两亏，湿浊瘀毒型早、中期慢性肾衰（CKD3～4期）。

（三）其他疗法

1.保留灌肠　组方：生大黄10g，蒲公英30g，生牡蛎30g，六月雪30g，生甘草5g。煎煮1小时，取150～200mL，药汁取37.4℃灌肠，患者肘膝位或左侧屈膝位，进管深度15～20cm。滴毕取管，药汁于肠中保留0.5～1小时以上，每日灌肠1次，10～15天为1个疗程。注意：大黄根据患者体质、精神状态、大便次数调整用量，以每天大便2～3次为度。每个疗程结束后休息3～5天开始下1个疗程，不可长久使用。

2.针灸疗法　取穴：水分、关元、足三里、三阴交、阴陵泉、太溪、复溜。操作方法：行平补平泻法，留针15～20分钟。

三、预防调护

1.预防　主要是及早发现肾脏病或可能累及肾脏的原发疾病，积极控制，以防发生慢性肾衰竭。对已经出现的慢性肾衰竭者，要积极控制诱发加重的因素，治疗原发病，纠正高血压及维持水、电解质、酸碱平衡，以延缓肾衰竭进展。对尿毒症晚期患者，需防治高血钾症、心衰等严重尿毒症并发症。

2. 调护　注意适当休息，避免劳累，防止感冒。优质蛋白饮食、低磷饮食。忌生冷辛辣、肥甘厚腻、暴饮暴食，戒烟忌酒。血钾偏高者注意避免水果、红枣等高钾食物，严重水肿合并心衰患者应减少食盐的摄入。此外，应保持大便通畅，减少氮质潴留。

小　结

慢性肾衰竭常用中成药见表6-7。

表6-7　慢性肾衰竭常用中成药

证型	常用中成药
气血亏虚证	生血宁片，八珍丸/片/胶囊/颗粒，人参养荣丸
气血阴虚证	黄芪注射液，肾炎康复片，生脉饮/片
气血阳虚证	黄芪注射液，百令片/胶囊，金水宝片/胶囊
气血阴阳俱虚证	金匮肾气丸/片，济生肾气丸/片
血瘀水湿证	血塞通注射液，参苓白术丸/散/颗粒
血瘀湿热证	血塞通注射液，热淋清片/胶囊/颗粒，三金片/胶囊
血瘀溺毒证	尿毒清颗粒，肾康注射液，复方丹参片/丸/胶囊/颗粒

第七章　内分泌及代谢性疾病

第一节　糖尿病

糖尿病（DM）是由于胰岛素分泌绝对或相对不足（胰岛素分泌缺陷），以及机体靶组织或靶器官对胰岛素敏感性降低（胰岛素作用缺陷）引起的以血糖水平升高、可伴有血脂异常等为特征的代谢性疾病，可并发多种慢性并发症导致器官功能障碍和衰竭，甚至致残或致死。根据国际糖尿病联盟（IDF）2017年12月公布的数据，全球 20 ～ 79 岁成人糖尿病患病率为 8.8%，有糖尿病患者 4.25 亿，据预测 2045 年则可达 6.29 亿。中国作为糖尿病大国，截至 2017 年有糖尿病患者 1.14 亿，其患病人数高居世界首位，预计到 2045 年达到 1.2 亿左右。大量的循证证据表明，中医药在糖尿病的防治中能够发挥替代、补充、增效、减毒等作用，与西药相比具有一定的优势，中成药作为中医药的重要组成部分，在临床治疗方案中有着独特的价值和地位。

本病属于中医学的"消渴""脾瘅"等范畴。

一、病因病机

本病多因禀赋不足、饮食失节、情志失调、劳逸失度等原因致阴虚燥热而发病。本病的基本病机为阴津亏损，燥热偏胜，而以阴虚为本，燥热为标。病变的脏腑主要在肺、胃、肾，而以肾为关键。表现为肺燥、胃热、肾虚，三者虽可有所偏重，但往往又互相影响，互相夹杂。病情迁延日久，燥热亢盛，伤津耗气，致气阴两虚；阴损及阳，致阴阳俱虚；脾胃气滞，运化失司，聚湿生痰，或燥热内炽，炼液成痰，致痰浊内阻；阴虚津亏，血液黏滞或气虚无力运血而致瘀血阻滞；痰瘀互结，阻闭经络，蒙蔽心窍。

1. **禀赋不足** 五脏之精藏于肾，若先天禀赋不足，阴精亏虚，五脏失养，复因调摄失宜，终至精亏液竭而发病。

2. **饮食失节** 长期过食肥甘，或醇酒厚味，致脾胃壅滞，运化失司，聚湿生痰，日久化热伤津而发病。

3. **情志失调** 长期精神紧张，五志过极，导致肝气郁结，郁而化火，上灼肺阴，中伤胃液，下竭肾精而发病。

4. **劳逸失度** 素体阴虚，复因房事不节，恣情纵欲，损耗肾精，致使阴虚火旺，上蒸肺胃；或久坐少动，久于安逸致脾胃呆滞，日久生痰化热伤津发病。

二、中医治疗

本病的基本病机是阴虚为本，燥热为标，故清热润燥、养阴生津为本病的治疗大法。由于本病病程中常发生脾虚痰阻、气滞血瘀及阴损及阳的病变，以及易并发痈疽、眼疾、水肿、胸痹、中风等症，故还应针对具体病情，及时合理地选用清热解毒、健脾化痰、活血化瘀、滋补肾阴、温补肾阳等治法。

（一）辨证论治

1. 热盛津伤证

【证候】**主症**：烦渴多饮，多食易饥，尿频量多。**次症**：口干舌燥，大便干燥，多汗。**舌脉**：舌红少津，苔黄，脉数。

【治法】清热泻火，生津止渴。

【方药】消渴方或玉女煎。

【中成药】金芪降糖片（医保目录，乙；药典）、消渴康颗粒（医保目录，乙）。

2. 气阴两虚证

【证候】**主症**：口渴引饮，能食与便溏并见，或饮食减少。**次症**：精神不振，四肢乏力，体瘦多汗。**舌脉**：舌质淡红，苔白而干，脉虚细。

【治法】益气健脾，生津止渴。

【方药】七味白术散合生脉散。

【中成药】消渴丸（医保目录，甲；药典）、玉泉胶囊（医保目录，甲；药典）、参芪降糖颗粒/胶囊/片（医保目录，甲）、津力达颗粒（医保目录，乙；药典）、麦芪降糖丸（医保目录，乙）。

3. 肾阴亏虚证

【证候】**主症**：尿频量多，混浊如脂膏，或尿有甜味。**次症**：腰膝酸软，乏力，头晕耳鸣，口干唇燥，皮肤干燥、瘙痒，五心烦热。**舌脉**：舌红少苔，脉细数。

【治法】滋阴补肾。

【方药】六味地黄丸。

【中成药】六味地黄丸／胶囊／颗粒（医保目录，甲；药典）、麦味地黄片／口服液／丸（医保目录，乙）。

4. 阴阳两虚证

【证候】**主症**：小便频数，混浊如膏，甚则饮一溲一，腰膝酸软。**次症**：面色黧黑，耳轮焦干，五心烦热，口干咽燥；形寒畏冷，阳痿不举，下肢浮肿。**舌脉**：舌淡苔白，脉沉细无力。

【治法】滋阴温阳，补肾固摄。

【方药】金匮肾气丸。

【中成药】金匮肾气丸（医保目录，甲）、桂附地黄丸／胶囊（医保目录，乙；药典）。

5. 痰瘀互结证

【证候】**主症**："三多"症状不明显，形体肥胖，肢体麻木。**次症**：胸脘腹胀，肌肉酸胀，皮肤瘙痒。**舌脉**：舌暗或有瘀斑，苔厚腻，脉滑。

【治法】活血化瘀祛痰。

【方药】平胃散合桃红四物汤。

【中成药】二陈丸（医保目录，乙；药典）、消渴清颗粒（医保目录，乙）。

6. 脉络瘀阻证

【证候】**主症**：面色晦暗，消瘦乏力。**次症**：胸中闷痛，肢体麻木或刺痛，夜间加重，下肢紫暗，唇紫。**舌脉**：舌暗或有瘀斑，或舌下青筋紫暗怒张，苔薄白或少苔，脉弦或沉涩。

【治法】活血通络。

【方药】血府逐瘀汤。

【中成药】血府逐瘀口服液／丸／片／胶囊／颗粒（医保目录，甲；药典）、芪蛭降糖胶囊（医保目录，乙；药典）、糖脉康胶囊／颗粒／片（医保目录，乙；药典）、渴络欣胶囊（医保目录，乙）。

（二）单方验方

1. 朱良春验方——斛乌合剂

药用川石斛、制何首乌、制黄精、大生地黄各15g，生黄芪、怀山药各30g，枸杞子、金樱子、乌梅、淫羊藿、丹参、桃仁各10g。功效：养阴益肾，活血通络。用于久治不愈之糖尿病，尤其是尿中有酮体者和胰岛素依赖型。

2. 邓铁涛验方

药用熟地黄12g，生地黄12g，怀山药60～90g，黄芪30～60g，山萸肉15g，泽泻10g，茯苓15g，牡丹皮10g，玉米须30g，仙鹤草30g。功效：补脾益肾。用于糖尿病脾肾不足者。

3. 仝小林验方——芪丹军蛭汤

药用黄芪20g，大黄10g，丹参10g，水蛭粉6g。功效：逐瘀通络。用于糖尿病肾病络脉瘀滞证。

4. 单方

（1）翻白草根适量，加水煎煮取汁作茶饮，加适量黄芪、石斛更佳。用于糖尿病辅助治疗。

（2）西瓜子50g，粳米30g。先将西瓜子和水捣烂，水煎去渣取汁，后入米煮粥。任意食用。用于糖尿病肺热伤津证。

（三）其他疗法

1. 直肠滴注　仝小林教授自拟蠲白汤直肠滴注治疗糖尿病肾脏疾病（DKD）。

药物组成：大黄、黄芪、丹参、红花、薏苡仁、茯苓、泽泻、枳壳、生地黄等。功效：益气养阴，化湿行瘀。适用于DKD肾虚络瘀证及变证期病情不甚危重的辅助治疗。兼见面有瘀斑、肢体刺痛、痛处固定不移等偏瘀血者，加用泽兰、当归；兼见头身困重、肢体浮肿、尿多浊沫等偏湿浊者，加用草薢、土茯苓。

2. 中药灌肠　用于DKD变证尿毒症期的辅助治疗。

药物组成：白花蛇舌草、生牡蛎、蒲公英、生大黄等。功效：清热解毒散结。

3. 针刺疗法　用于糖尿病外周神经病变。

躯干和头面取穴百会、四神聪、关元、气海、风池、膈俞、肝俞、肾俞；上肢取穴曲池、手三里、外关、八风；下肢取穴足三里、上巨虚、丰隆、解溪、八邪。选适当毫针，采用平补平泻法，进针获针感后，留针30分钟起针。每日1次，1周为1个疗程，每个疗程之间休息2日。

4. 穴位贴敷疗法　用于糖尿病腹泻。

取穴天枢。制附片20g，桂枝10g，炮姜10g，当归6g，诃子6g，将上药烤干打粉备用。取适量配好的中药粉用少量食醋混合后调成药膏，摊在准备好的止痛膏正面，然后将药膏敷于腹部两侧天枢穴上，绷带固定后将神灯治疗仪烤于天枢穴或全腹部均可，神灯治疗时间每次1～2小时，每日2～3次。

5. 艾灸疗法　用于糖尿病足。

取穴三阴交、冲阳、涌泉、阿是穴。患者取平卧位，将艾条一端点燃，对准穴位，距皮肤2～3cm，使局部有温热感而不灼痛为宜，每穴灸15分钟，两足共操作30分钟。每日1次，10日为1个疗程。

注意：及时弹掉燃尽的艾灰并将食指、中指置于施灸部位两侧，通过手来测知局部受热程度，以便及时调节施灸距离，防止烫伤皮肤。

三、预防调护

1. 预防　合理安排饮食，定时定量进餐，少油、盐摄入，适当多食健脾利湿的食物，限酒戒烟，保持标准体重，适当运动，调节情志。

2. 调护　已发病者更应注重生活调摄、节制饮食，掌握用药方法和血糖监测，避免感染，保持乐观心态，生活起居有规律，积极防治并发症。

小　结

糖尿病常用中成药见表7-1。

表7-1　糖尿病常用中成药

证型	常用中成药
热盛伤津证	金芪降糖片、消渴康颗粒
气阴两虚证	消渴丸、玉泉胶囊、参芪降糖颗粒/胶囊/片、津力达颗粒、麦芪降糖丸
肾阴亏虚证	六味地黄丸/胶囊/颗粒、麦味地黄片/口服液/丸

证型	常用中成药
阴阳两虚证	金匮肾气丸、桂附地黄丸 / 胶囊
痰瘀互结证	二陈丸、消渴清颗粒
脉络瘀阻证	血府逐瘀口服液 / 丸 / 片 / 胶囊 / 颗粒、芪蛭降糖胶囊、糖脉康胶囊 / 颗粒 / 片、渴络欣胶囊

第二节　桥本甲状腺炎

桥本甲状腺炎（Hashimoto thyroiditis，HT）又称慢性淋巴细胞性甲状腺炎（chronic lymphocytic thyroiditis），是最常见的自身免疫性甲状腺疾病。其临床表现为无痛性、弥漫性甲状腺肿大，血清存在针对甲状腺的高滴度自身抗体，50% 患者最终发展成甲状腺功能减退症。据国外报道，桥本甲状腺炎患病率占人群的 1% ～ 2%，女性发病率是男性的 15 ～ 20 倍，且随年龄增加，患病率增高。

桥本甲状腺炎是自身免疫性甲状腺炎（autoimmune thyroiditis，AIT）的一个类型。除 HT 外，AIT 还包括萎缩性甲状腺炎、无痛性甲状腺炎、产后甲状腺炎，但临床以桥本甲状腺炎最为常见。

本病属于中医学"瘿病""瘿气""虚劳""瘿瘤"等范畴。

一、病因病机

本病多因先天禀赋不足，或长期忿郁恼怒、忧思郁虑，或饮食、水土失宜，或体质因素而成，与肝脾肾等脏腑功能失调有关，病位主要在肝、脾、肾，涉及多脏器功能紊乱。其核心病机为：先天禀赋不足、肝失疏泄，导致气郁痰浊壅结颈前，日久化火，影响气血运行，痰浊、瘀血合而为患；疾病后期，正气耗伤，阳气亏虚，虚寒内生。故本病为本虚标实、虚实夹杂之证。

1. 气郁痰阻　长期忿郁恼怒或忧思郁虑，使气机郁滞、肝气失于调达。津液的正常循行及输布，均有赖气的统率。气机郁滞，则津液易于凝聚成痰。气滞痰凝，壅结颈前，则形成瘿病。其消长常与情志有关。

2. *痰结血瘀*　饮食失调，或水土失宜，影响脾胃的功能，脾失健运，不能运化水湿，聚而生痰；或影响气血的正常运行，痰气瘀结颈前则发为本病。

3. *气阴两虚*　肝疏泄失调，肝气郁结日久化火，火热之邪，易耗气伤阴；或素体先天禀赋不足，肾阴亏虚，肾精不足，精不化气，形成气阴两虚的征象。

4. *脾肾阳虚*　肝肾同源，久病及肾。肝气久虚，必致肝阳虚，进而损及肾阳，阴寒内生，阻碍气机；或先天影响后天，脾阳根于肾阳，肾阳虚不能温煦脾阳，渐致脾肾阳虚，出现一派虚寒之象。

二、中医治疗

本病以中医辨证论治为主，结合多种治法，兼顾预防调护。肝、脾、肾功能失调为主要病机，痰浊、瘀血为主要病理因素，后期以阳虚为主，注意兼夹证候。

（一）辨证论治

1. *气郁痰阻证*

【证候】**主症**：颈前肿大，按之质地柔软，未扪及明显肿块，可随情志波动而消长。**次症**：嗳气叹息，伴有胸胁胀满，乳房作胀。**舌脉**：舌质淡红，舌苔薄白，脉弦。

【治法】理气疏郁，化痰消瘿。

【方药】柴胡疏肝散合四海舒郁丸。

【中成药】柴胡疏肝丸（医保目录，乙；药典）、逍遥丸/颗粒（医保目录，甲；药典）、夏枯草口服液/膏（药典）。

2. *痰结血瘀证*

【证候】**主症**：颈肿，表面凹凸不平，或可扪及肿块，质地较韧或硬。**次症**：可伴有局部压迫或胀感不适，胸闷脘痞。**舌脉**：舌苔白或薄腻，脉弦或滑。

【治法】化痰祛瘀，消瘿散结。

【方药】二陈汤合桃红四物汤。

【中成药】小金胶囊（医保目录，乙；药典）、鳖甲煎丸（医保目录，乙）、桂枝茯苓丸/片/胶囊（医保目录，甲；药典）、复方丹参滴丸/片/胶囊/颗粒（药典）、通心络胶囊/片（医保目录，甲；药典）。

3. 气阴两虚证

【证候】**主症**：颈部弥漫性肿大，按之质地柔软，伴有倦怠乏力。**次症**：易疲劳，多汗，怕热，手抖，心悸。**舌脉**：舌质红，舌苔薄，脉细或细数。

【治法】益气养阴，柔肝消瘿。

【方药】二至丸合生脉散。

【中成药】二至丸（医保目录，乙；药典）、生脉片/颗粒（医保目录，乙；药典）、金水宝片/胶囊（医保目录，乙；药典）、百令片/胶囊（医保目录，乙；药典）。

4. 脾肾阳虚证

【证候】**主症**：颈部肿大，伴有畏冷，面色萎黄，腰膝酸软。**次症**：乏力，少气懒言，食少纳差，男子阳痿，女子经少。**舌脉**：舌质淡胖，苔白，脉沉细。

【治法】温补脾肾，化痰消肿。

【方药】右归丸。

【中成药】右归丸/胶囊（医保目录，乙；药典）、金匮肾气丸/片（医保目录，甲；药典）、桂附地黄丸/片/胶囊/颗粒（医保目录，乙；药典）、阳和丸（其他）。

（二）单方验方

1. 陈如泉（湖北省中医院）验方——益气养阴方

黄芪 15g，生地黄 15g，玄参 15g，白芍 15g，墨旱莲 15g，女贞子 15g，牡蛎 24g，苏子 10g，麦冬 10g，五味子 6g，甘草 6g。功效：益气养阴，柔肝消瘿。用于桥本甲状腺炎证属气阴两虚兼痰凝证。

2. 王旭（江苏省中医院）验方

熟地黄 10g，山萸肉 10g，淫羊藿 10g，怀山药 10g，党参 10g，白术 10g，茯苓 15g，泽兰 10g，郁金 10g，浙贝母 10g，炙甘草 3g。功效：温补脾肾，化痰祛瘀。用于桥本甲状腺炎证属脾肾亏虚，痰瘀互结证。

（三）其他疗法

1. 外敷 取适量药膏敷于颈前甲状腺肿处，其面积超过甲状腺肿的边缘 5mm，厚度超过 2mm，上覆保鲜膜，晨起洗净。每日 1 次，每次 4 小时。4 周为 1 个疗程。理气消瘿膏，由紫苏子、莱菔子、牛蒡子、香附等组成，用于气

郁痰阻证；活血散结膏，由水蛭、猫爪草、夏枯草等组成，用于痰阻血瘀证；金黄消瘀膏，由赤芍、白芷等组成，用于甲状腺局部疼痛或压痛的肝经郁热型，包括亚甲炎型桥本氏病和桥本氏病合并亚甲炎；温阳散结膏，由麻黄、白芥子等组成，用于病久证属阳虚兼痰瘀者。外用消瘿膏具有疗效确切、使用方便、副作用小的特点。

注意事项：个别患者外敷药膏后出现敷贴处局部皮肤发痒，轻者停药观察2～3天，无不适者可继续敷用，严重者皮肤发红、出现小丘疹，则停止敷贴。

2.艾灸　取穴分两组，一组：膻中、中脘、关元；另一组：大椎、肾俞、命门。采用隔附子饼灸，每壮含纯艾绒2g，每次每穴灸3壮。两组穴位交替，轮流施灸，隔日治疗1次。连续治疗1个月为1个疗程。

三、预防调护

1.预防　加强锻炼，增强体质，预防本病的发生。忌辛辣、烟酒，忌咖啡浓茶等兴奋性饮料。建议甲状腺功能正常的患者适当限碘，可以食用加碘食盐，但应限制海带、紫菜、海苔等富碘的食物。含碘药物也尽量避免使用。

2.调护　注意饮食中营养成分的合理搭配，适当控制高纤维素食物。日常生活要有规律，适合生理需要。学习、工作、劳动、休息、睡眠的时间都要有一定的比例，尽量做到按时作息。保持心情舒畅，避免情绪焦虑、抑郁或急躁，尽量避免不良刺激。

小　结

桥本甲状腺炎常用中成药见表7-2。

表7-2　桥本甲状腺炎常用中成药

证型	常用中成药
气郁痰阻证	柴胡疏肝丸、逍遥丸/颗粒、夏枯草口服液/膏/胶囊
痰结血瘀证	小金胶囊/丸/片、鳖甲煎丸、桂枝茯苓丸/片/胶囊、通心络胶囊/片、复方丹参滴丸/片/胶囊/颗粒
气阴两虚证	二至丸、生脉片/颗粒、金水宝胶囊/片、百令胶囊/片
脾肾阳虚证	右归丸/胶囊、金匮肾气丸/片、桂附地黄丸/片/胶囊/颗粒、阳和丸

第三节　甲状腺功能减退症

甲状腺功能减退症（hypothyroidism），简称甲减。是由于甲状腺激素合成和分泌减少或组织作用减弱导致的全身代谢减低综合征。国外报告甲减的患病率为 5% ～ 10%，亚临床甲减患病率高于临床甲减。本病女性较男性多见，且随年龄增加，其患病率逐渐上升。甲减可对神经、心血管、消化、血液等多个系统造成影响，典型症状表现为疲乏、嗜睡、怕冷、记忆力减退、反应迟钝、体重增加等。

甲减病因复杂，可分为原发性甲减、中枢性甲减、垂体性甲减，临床上以原发性甲减最为多见。根据发病程度的不同，又可分为临床甲减和亚临床甲减。

本病属于中医学"瘿劳""虚劳""水肿"等范畴。

一、病因病机

甲减的发生多由先天禀赋不足、饮食失宜、瘿病日久不愈、药物或手术损伤引起，病位主要在脾肾，涉及心、肝等脏腑功能紊乱。其核心病机为：阳气虚衰，以肾阳虚为主，或兼脾阳虚弱，或有心阳虚衰。病理特点以虚为主，虚实夹杂。

1. 肾阳虚　肾为先天之本，幼年先天禀赋不足，久病及肾，或医源性原因，损伤正气，久之伤及肾阳，阳气不足，无以温化机体，呈现一派虚寒之象。

2. 脾肾阳虚　脾为后天之本，脾阳根植于肾阳，肾阳不足，久之伤脾阳，或饮食劳倦失宜，损伤脾胃之气，进而导致阳气不足，不能起温煦、化水之功。

3. 心肾阳虚　肾阳不足，久病肾气不能蒸运，心阳鼓动无能，故见心动过缓、脉沉迟缓的心肾阳虚之象。

4. 气血两虚　肾主藏精，肾阳亏虚，精不化气，或脾胃之气损伤，不能化生气血，气血亏虚，病邪内侵，故见乏力、懒言、面色不华等症。

5. 阳虚水泛　肾主水，肾阳虚衰，膀胱气化失司，无以运化水液，或脾虚不能运化水湿，致使水液停聚全身。

二、中医治疗

本病治疗以辨证施治为主，可以针灸等治疗方法辅助。首要辨明病情轻重，其次处理好本虚与标实的关系，抓住肾阳虚这一核心病机，兼顾其他兼证。

（一）辨证论治

1. 肾阳虚证

【证候】**主症**：畏寒肢冷，神疲乏力。**次症**：腰膝酸软，动作迟缓，小便清长，阳痿遗精，宫寒不孕。**舌脉**：舌质淡，舌苔白，脉沉细无力。

【治法】温肾助阳，益气祛寒。

【方药】右归丸。

【中成药】右归丸/胶囊（医保目录，乙；药典）、桂附地黄丸/片/胶囊/颗粒（医保目录，乙；药典）。

2. 脾肾阳虚证

【证候】**主症**：形寒肢冷，消瘦神疲。**次症**：纳呆腹胀，口淡乏味，面色㿠白，少腹冷痛，腰酸膝冷，面浮肢肿，阳痿或不孕。**舌脉**：舌质淡胖，边有齿痕，脉沉迟而弱。

【治法】温肾健脾，补益气血。

【方药】理中汤合肾气丸、补中益气汤合四神丸。

【中成药】补中益气丸/颗粒/片/合剂/口服液（医保目录，甲；药典）、理中丸（医保目录，甲；药典）、金匮肾气丸/片（医保目录，甲；药典）、四神丸/片（医保目录，甲；药典）。

3. 心肾阳虚证

【证候】**主症**：形寒肢冷，心悸怔忡。**次症**：身倦欲寐，尿少身肿，唇甲青紫，肢软无力。**舌脉**：舌质淡暗或紫，苔白滑，脉沉微。

【治法】温补心肾，利水消肿。

【方药】真武汤合保元汤

【中成药】心宝丸（医保目录，乙）、建参片（其他）、颐和春胶囊/口服液（其他）。

4. 气血两虚证

【证候】**主症**：神疲乏力，面色萎黄。**次症**：少气懒言，反应迟钝，纳呆，便溏，手足欠温，月经量少，或闭经。**舌脉**：舌质淡，苔薄，脉细弱。

【治法】益气养血。

【方药】十全大补汤。

【中成药】十全大补丸（药典）、八珍丸/片/胶囊/颗粒（医保目录，甲；药典）、人参养荣丸（医保目录，乙；药典）、人参归脾丸（医保目录，乙）。

5. 阳虚水泛证

【证候】**主症**：周身浮肿，双下肢水肿。**次症**：小便短少，胸腹满闷，周身沉重，酸软乏力。**舌脉**：舌体胖大而淡嫩，苔白腻，脉沉迟而无力。

【治法】温阳益气，化气行水。

【方药】真武汤合五苓散。

【中成药】五苓散/片（医保目录，甲；药典）、济生肾气丸/片（医保目录，甲；药典）、参附强心丸（药典）。

（二）单方验方

1. 半硫丸

为宋《太平惠民和剂局方》之方，由半夏、硫黄等量研细末，加生姜汁适量，制成丸，具有温肾逐寒、通阳泄浊的功效。可用于甲减证属肾阳虚证。

2. 陈如泉（湖北省中医院）验方——温肾方

淫羊藿20g，补骨脂20g，肉苁蓉15g，女贞子12g，益智仁12g，炙黄芪24g，法半夏12g，炙甘草10g。功效：温补肾阳。用于甲减肾阳虚证。

（三）其他疗法

1. 针刺 体针疗法：主穴取内关、合谷、关元、足三里、三阴交，均取双侧穴。以上穴位交替使用，每日或隔日1次。配穴：肾俞、命门、脾俞、胃俞、阳陵泉、风池，留针时间宜15～20分钟，其间行针2～3次。耳针疗法：取神门、交感、肾上腺、皮质下、内分泌、肾，均取双侧。以上穴位可分为两组，交替使用，留针30分钟，每隔10分钟运针1次。

2. 艾灸 选用肾俞、脾俞、命门三穴，用二味温补肾阳的中药研粉，将药粉铺在穴位上，厚度为1cm，然后将直径约5cm的空心胶木圈放在药粉上，以大艾炷（艾炷底直径约为4cm）在药粉上施灸，温度以舒适为宜，或自感有热

气向肚腹内传导为度。每周灸 3 次，每次灸 3 穴，每穴灸 3 ～ 5 壮，4 个月为 1 个疗程。

三、预防调护

1. 预防 对于碘缺乏所致甲减的患者，食用加碘食盐是最有效的方法；对于因碘过量及自身免疫损伤而导致的甲减患者，需要限制碘的摄入；对于孕妇，要注意孕期监测甲状腺功能及尿碘，保证碘的供应充足。对于炎症性甲状腺疾病的患者，要及时治疗原发病，避免失治误治导致甲状腺被炎症破坏，进而发展为甲减。正常人群注意饮食调和，适当运动，避免过度食用含碘食物，调畅情志等。

2. 调护 生活上要注意保暖，避免感冒。锻炼不宜太早，尤其是在寒冷天气。注意四时气候变化及适量运动。多搓手脚促进血液循环。多吃蛋白质食物，不仅可以补充身体所需的营养，而且还能提高身体的免疫力。

小　结

甲状腺功能减退症常用中成药见表 7-3。

表 7-3　甲状腺功能减退症常用中成药

证型	常用中成药
肾阳虚证	右归丸 / 胶囊、桂附地黄丸 / 片 / 胶囊 / 颗粒
脾肾阳虚证	补中益气丸 / 颗粒 / 片 / 合剂 / 口服液、理中丸、金匮肾气丸 / 片、四神丸 / 片
心肾阳虚证	心宝丸、建参片、颐和春胶囊 / 口服液
气血两虚证	十全大补丸、八珍丸 / 片 / 胶囊 / 颗粒、人参养荣丸、人参归脾丸
阳虚水泛证	五苓散 / 片 / 胶囊、济生肾气丸 / 片、参附强心丸

第四节　甲状腺结节

甲状腺结节（thyroid nodules）是指各种原因导致甲状腺内出现一个或多个

组织结构异常的团块。因检查方法不同其临床表现也不同，如触诊发现的甲状腺结节为甲状腺区域内扪及的肿块；甲状腺超声检查发现的甲状腺结节为局灶性回声异常区域。本病十分常见，高清晰超声检查发现甲状腺结节的患病率达20%～70%。甲状腺结节诊治的关键是鉴别良恶性，本病多为良性，恶性占5%左右。

根据致病原因的不同，将甲状腺结节分为增生性结节性甲状腺肿、肿瘤性结节、囊肿、炎症性结节，各种不同的甲状腺疾病均有可能伴有甲状腺结节。

本病属于中医学"瘿瘤""瘿结"等范畴。

一、病因病机

甲状腺结节发生的主要病因与情志内伤、环境因素、饮食失调、体质因素等有关，病位主要在肝脾，涉及多脏器功能紊乱。其核心病机为：长期喜怒不节、忧思过度，使得气机郁滞，肝失条达，脾失健运，痰湿内生，凝结颈前，日久引起血脉瘀阻，气滞、痰凝、血瘀合而为患。本病是在正气亏虚，脏腑功能失调的基础上，加之痰凝、气滞、血瘀而为病，病理特点为本虚标实，虚实夹杂。

1. **气滞痰凝** 长期忧思恼怒，肝气不舒，气机郁滞，或素体气虚，不能运化水湿，聚湿成痰，凝于颈前。气滞痰凝，壅结颈前，则形成瘿瘤。

2. **肝郁化火** 肝郁日久，气血运行不畅，郁而化火。

3. **痰瘀互结** 饮食失调，或水土失宜，脾失健运，不能运化水湿，聚而生痰；或先天体质因素，阴亏虚火，灼液生痰，痰凝血瘀交阻于颈前。

4. **正虚血瘀** 素体先天禀赋不足，或年老体虚，久病正气不足，邪气趁机而入，加之正虚不能鼓舞气血，瘀血内停，聚于颈前，则发为本病。

二、中医治疗

中医药治疗主要包括辨证施治、外敷治疗、针灸等。临床当以辨证论治为主，抓住气滞、痰凝、血瘀的基本病机，治疗上主要按照理气化痰、活血化瘀、软坚散结等原则辨证施治。

（一）辨证论治

1. 气郁痰阻证

【证候】**主症**：颈部可触及结节，质地柔软，时有喉间梗阻感，情志不舒，嗳气叹息。**次症**：胁肋疼痛时作，头晕目眩，乳房胀痛。**舌脉**：舌质淡红，舌苔薄白，脉弦或滑。

【治法】疏肝理气，化痰散结。

【方药】柴胡疏肝散合四海舒郁丸。

【中成药】柴胡疏肝丸（医保目录，乙）、逍遥丸/颗粒（医保目录，甲）、内消瘰疬丸（医保目录，甲）。

2. 肝郁化火证

【证候】**主症**：多食消瘦，性急手抖，心悸气促。**次症**：颈部弥漫性肿大，可触及多个大小不等的结节，无触痛，质较硬。**舌脉**：舌质红，舌苔黄，脉弦。

【治法】清热疏肝，软坚散结。

【方药】丹栀逍遥散或栀子清肝汤合消瘰丸。

【中成药】丹栀逍遥丸（医保目录，甲）、夏枯草口服液/膏（药典）、消瘿丸（药典）。

3. 痰结血瘀证

【证候】**主症**：颈部可触及结节，质地坚韧。**次症**：颈部时有作胀，胸闷痰多，伴颈部憋闷、刺痛时作，妇女痛经、经色暗红伴有血块。**舌脉**：舌质紫暗，或舌边有瘀斑，脉涩或细。

【治法】活血化瘀，软坚散结。

【方药】海藻玉壶汤合桃红四物汤。

【中成药】小金胶囊/丸（医保目录，乙；药典）、西（犀）黄丸（医保目录，乙；药典）、鳖甲煎丸（医保目录，甲）、消瘿五海丸（其他）、五海瘿瘤丸（医保目录，乙）。

4. 正虚血瘀证

【证候】**主症**：颈部可触及结节，伴有畏冷，面色萎黄，腰膝酸软，乏力。**次症**：少气懒言，食少纳差，男子阳痿，女子经少。或伴有五心烦热，口干咽干，失眠多梦，盗汗自汗，形体消瘦，便秘，耳鸣。**舌脉**：舌质淡胖，色偏紫暗，舌下静脉曲张，苔白，脉沉细，或涩。或舌红，苔少，脉弦细数。

【治法】温补脾肾或滋阴清热，消瘿散结。

【方药】阳和汤或天王补心丹合桃红四物汤。

【中成药】右归丸/胶囊（医保目录，乙；药典）、桂附地黄丸/片/胶囊/颗粒（医保目录，乙；药典）、阳和丸（其他）、金匮肾气丸（医保目录，甲）、大黄䗪虫丸/片/胶囊（医保目录，乙；药典）。

（二）单方验方

1.陈如泉（湖北省中医院）验方——理气消瘿片、活血消瘿片

（1）理气消瘿片　由柴胡、青皮、郁金、橘叶、白芥子、莱菔子、猫爪草、土贝母、蜣螂虫、三棱、莪术、细辛、瓜蒌皮组成。功效：疏肝理气，化痰软坚。可用于结节性甲状腺肿气郁痰凝证。

（2）活血消瘿片　由蜣螂虫、土鳖虫、蜈蚣、莪术、王不留行、桃仁、猫爪草、柴胡组成。功效：活血化痰、消瘿散结。可用于良性甲状腺结节痰结血瘀证。

注意：治疗3个月为1个疗程，治疗时间为2个疗程。

2.程益春（山东中医药大学）验方

柴胡10g，夏枯草30g，鳖甲10g，浙贝母10g，连翘20g，刘寄奴15g，水蛭3g，炒白术15g，茯苓15g，白芥子10g，郁金10g，蒲公英15g。功效：疏肝理气，化痰活血。用于良性甲状腺结节证属肝气不舒、痰凝血瘀者。

（三）其他疗法

1.外敷　消瘿膏由生半夏、黄药子、乳香、没药、白芷、生天南星、穿山甲（猪蹄甲代）等药加工成极细末后，按规定比例加5%氮酮精液及赋形剂调制成。根据甲状腺肿面积大小，取一层纱布涂膏敷于患部，覆盖塑料薄纸封闭，外以纱布3层包压，胶布固定，每2天换1次药，以局部湿润温暖为度。

注意事项：个别患者外敷药膏后出现敷贴处局部皮肤发痒，轻者停药观察2～3天，无不适者可继续敷用，严重者皮肤发红、出现小丘疹，则停止敷贴。

2.针刺　治疗期间均要求忌碘饮食，并忌食各种辛辣及刺激性食物。针刺取穴：曲池，臂臑，内关，蠡沟，列缺，丰隆，委中。局部可触及结节者，局部围刺；不能触及者，加患侧扶突。手法：泻法。治疗3次/周, 30次（10周）为1个疗程。

三、预防调护

1.预防 控制碘摄入，碘摄入量过多或不足都能使结节的患病率升高，所以要适碘饮食。长期大量食用某些食物（如卷心菜、黄豆、白菜、木薯等）会导致甲状腺肿大，故要避免大量食用。多吃蛋白质食物，不仅可以补充身体所需的营养，而且还能提高身体的免疫力。适当运动，平时要多进行运动，尤其是长期坐办公室的白领，更需要定期进行运动，多运动可以提高身体的免疫力，增强体质，对于任何疾病的预防都有好处。

2.调护 尽量避免任何可能出现的刺激，不要吃辛辣有刺激性的食物，不要抽烟喝酒，也不要经常烦躁、发怒等，避免情绪不良造成内分泌紊乱。睡眠时要高枕侧卧，颈部保持微屈位，尽量减少巨大甲状腺肿物对气管的压迫。

定期复查，每一位甲状腺结节患者都要 3 ～ 6 个月接受超声复查，了解甲状腺结节是否有增大或恶变的可能，让自己的甲状腺早日恢复健康。

小 结

甲状腺结节常用中成药见表 7-4。

表 7-4　甲状腺结节常用中成药

证型	常用中成药
气郁痰阻证	柴胡疏肝丸、逍遥丸 / 颗粒、内消瘰疬丸
肝郁化火证	丹栀逍遥丸 / 片、夏枯草口服液 / 膏 / 胶囊、消瘿丸
痰结血瘀证	小金胶囊 / 丸、西（犀）黄丸、鳖甲煎丸、消瘿五海丸、五海瘿瘤丸
正虚血瘀证	右归丸 / 胶囊、桂附地黄丸 / 片 / 胶囊 / 颗粒、阳和丸、金匮肾气丸、大黄䗪虫丸 / 片 / 胶囊

第五节　骨质疏松症

骨质疏松症（osteoporosis，OP）是一种以骨量低下，骨微结构损坏，从而导致骨脆性增加，易骨折为特征的全身性骨病。2001 年美国国立卫生研究院（National Institutes of Health，NIH）将其定义为以骨强度下降和骨折风险增加为特征的骨骼疾病，提示骨量降低是骨质疏松性骨折的主要危险因素，但还存在其他危险因素。骨质疏松症以疼痛、脊柱变形为主要临床表现，患者日常活动或受到轻微创伤即可发生骨折。本病危害巨大，致残和致死率高，严重影响患者心理状态与生活质量。中国国家卫生健康委员会 2018 年 10 月 19 日在北京发布的中国首个骨质疏松症流行病学调查结果显示：我国 50 岁以上人群骨质疏松症患病率为 19.2%，其中男性为 6.0%，女性为 32.1%；65 岁以上人群骨质疏松症患病率达到 32.0%，其中男性为 10.7%，女性为 51.6%。骨质疏松症致残率较高、治疗周期较长、治疗费用高昂，给患者家庭和社会带来沉重的负担。

骨质疏松症可发生于任何年龄，但多见于绝经后女性和老年男性。临床分为原发性骨质疏松（primary osteoporosis，POP）和继发性骨质疏松（secondary osteoporosis）。原发性骨质疏松症包括绝经后骨质疏松症（Ⅰ型）、老年骨质疏松症（Ⅱ型）及特发性骨质疏松症，临床上以 Ⅰ 型、Ⅱ 型骨质疏松症最为常见。

骨质疏松症属于中医学"骨痿""骨痹""骨枯"等范畴。

一、病因病机

骨质疏松症是一个涉及多器官、多脏腑的复杂病变，其发生与肾、脾、肝、血瘀等均有关系，其中肾亏为主要病因，肝虚乃关键因素，脾虚是重要病因，血瘀则为促进因素。

1. *肾阳不足*　肾中精气是骨生长发育之根本，人至中年，天癸渐竭，烦劳失度，而耗伤肾精，肾精亏耗，肾气温煦不及，骨肉失所养，发为本病。

2. *肝肾阴虚*　肝肾同源，肾藏精，肝藏血，精能生血，血可养精，精血同源；肝主疏泄，肾主封藏，二者藏泄互用，肝疏泄太过，肾开阖无度，都易耗伤阴血，发为本病，尤"肝为女子之先天"，女性一生经、孕、产、乳，肝血易亏而难盈，肝血不足则生精乏源，较男子更易出现本证。

3. *脾肾阳虚*　脾、肾二脏为先天、后天之本，相互资生，相互影响。脾主运化，须借助肾阳之温煦；肾藏精气，亦有赖于水谷精微的不断补充。肾阳不足则火不生土，累及脾阳，脾阳不振，则精微难布，亦终累及肾阳，温煦不足，骨肉失养，渐发为本病。

4. 血瘀气滞　肾中精气亏虚，肾气虚则血脉鼓动无力，脉络日久生瘀，五脏六腑之精受藏于肾，瘀血停滞，则经络受阻，肾精更难充养，骨髓不满，骨骼失于濡养。

二、中医治疗

本病中医主张综合治疗，注意调护，辨证论治为主，临床以复合证型多见。应抓住肾虚、肝虚、脾虚、血瘀等辨证要点，分清主次，权衡用药。

（一）辨证论治

1. 肾阳不足证

【证候】**主症**：腰背冷痛，酸软乏力。**次症**：驼背弯腰，活动受限，畏寒喜暖，遇冷加重，尤以下肢为甚，小便频多。**舌脉**：舌淡苔白，脉弱等。

【治法】补肾壮阳，强筋健骨。

【方药】右归丸加减、二仙汤加减。

【中成药】右归丸/胶囊（医保目录，乙；指南）、淫羊藿总黄酮胶囊（指南）。

2. 肝肾阴虚证

【证候】**主症**：腰膝酸痛，手足心热。**次症**：下肢抽筋，驼背弯腰，两目干涩，形体消瘦，眩晕耳鸣，潮热盗汗，失眠多梦。**舌脉**：舌红少苔，脉细数等。

【治法】滋补肝肾，填精壮骨。

【方药】六味地黄汤加减。

【中成药】六味地黄丸（医保目录，甲；指南）、芪骨胶囊（医保目录，乙；指南）。

3. 脾肾阳虚证

【证候】**主症**：腰膝冷痛，食少便溏。**次症**：小腰膝酸软，双膝行走无力，弯腰驼背，畏寒喜暖，腹胀，面色㿠白。**舌脉**：舌淡胖，苔白滑，脉沉迟无力等。

【治法】补益脾肾，强筋壮骨。

【方药】补中益气汤合金匮肾气丸加减。

【中成药】补中益气丸（医保目录，甲；指南）、右归丸/胶囊（医保目录，乙；

指南）、济生肾气丸（医保目录，甲；指南）。

4.肾虚血瘀证

【证候】**主症**：腰脊刺痛，腰膝酸软。**次症**：下肢痿弱，步履艰难，耳鸣。**舌脉**：舌质淡紫，脉细涩等。

【治法】补肾活血化瘀。

【方药】补肾活血方（《伤科大成》）加减。

【中成药】仙灵骨葆胶囊（医保目录，甲；指南）、骨疏康胶囊（医保目录，乙；指南）、复方杜仲健骨颗粒（医保目录，乙；药典）、青蛾丸（指南）。

（二）外治疗法

中医传统外治法，如中药热敷、超短波加止痛散、中药蜡疗、烫熨治疗、磁震热疗等疗法，可有效缓解骨质疏松症患者的周身疼痛，提高行动能力。

（三）单方验方

向楠（湖北中医药大学）验方——补肾化痰方

菟丝子30g，淫羊藿10g，补骨脂15g，瓜蒌15g，红曲12g，山楂20g。用于绝经后骨质疏松患者，症见腰背酸软，全身或局部畏寒或肢冷，形体肥胖，肌肉松软，或嗜睡，头身困重，舌淡胖，或有齿痕，苔白腻或黄腻，脉沉微或沉滑。

（四）其他疗法

1.针灸疗法 阿是穴、肾俞、命门、关元、气海、腰阳关、脾俞、足三里、三阴交等，毫针平补平泻，每次15～30分钟。或取艾条2cm插在上述穴位针柄处点燃施灸疗，每穴灸2壮，每日1次。

2.食疗 饮食有节，营养均衡。除保证日常钙质摄入外，还应注意蛋白质、维生素及微量元素的补充，药膳推荐食用黄芪虾皮汤、豆腐猪蹄汤、羊骨羊腰汤、黑豆猪骨汤、怀杞甲鱼汤等，应根据体质酌情选择。

3.运动疗法 推荐太极拳功法（国家体育总局24式简化太极拳）、八段锦、五禽戏等体力消耗小、注重肢体协调力的锻炼，做到量力而行，循序渐进，长期坚持。

三、预防调护

1.预防 戒烟限酒。坚持健康的生活方式；精神上乐观豁达；饮食上可食用中医特色的药膳；加强体育锻炼。五禽戏、八段锦、简化二十四式太极拳等有助于减少骨量丢失；高危人群如绝经后、身材矮小、体重较轻、孕产多的妇女，地铁工作人员，日光照射少的地区的人群，应定期体检，每 6 个月体检 1 次，以早期发现和动态监测骨量变化（推荐强度 GPP，证据级别Ⅳ）。

2. **调护** 乐观生活，按医嘱服药，定期复测，适度锻炼。

小 结

骨质疏松常用中成药见表 7-5。

表 7-5 骨质疏松常用中成药

证型	常用中成药
肾阳不足证	右归丸 / 胶囊、淫羊藿总黄酮胶囊
肝肾阴虚证	芪骨胶囊、六味地黄丸
脾肾阳虚证	补中益气丸、右归丸 / 胶囊、济生肾气丸
肾虚血瘀证	仙灵骨葆胶囊、骨疏康胶囊、复方杜仲健骨颗粒、青蛾丸

第六节 高脂血症

高脂血症（hyperlipidemia）是由于脂肪代谢或运转异常使血浆胆固醇或甘油三酯出现异常的一种病症，是临床常见和多发的代谢性疾病，我国成人总体患病率高达 40.40%。高脂血症与冠心病发病率具有显著的相关性，是动脉粥样硬化和心脑血管疾病发生的重要危险因素，有效地防治高脂血症是防治心脑血管疾病的重要途径。

高脂血症的临床分类较为复杂，主要有病因分类和临床分类两种。根据病因可分为原发性高脂血症和继发性高脂血症。本病根据临床分类可分为高胆固醇血症、高甘油三酯血症、混合型高脂血症以及低高密度脂蛋白胆固醇血症。

本病属于中医学"血瘀""血浊""痰浊"等范畴。

一、病因病机

该病属本虚标实之证，其病位在心肝脾肾，痰浊证、血瘀证、脾肾亏虚证是临床主要证类。

1. 痰浊阻遏　饮食不节，嗜食肥甘，积而生痰，阻遏气机，发为本病。

2. 脾虚湿盛　素体脾虚，劳倦伤脾，水液运化受阻，发为本病。

3. 气滞血瘀　久病气机阻滞，血行不畅，脉道不通，发为本病。

4. 肝肾阴虚　年老体弱或病久，肝肾不足，虚火炼液成痰，发为本病。

二、中医治疗

本病证属本虚标实。实证治以活血化痰，通络降脂为主，虚则治以滋补肝肾，阴虚兼以补脾和胃为主。

（一）辨证论治

1. 痰浊阻遏证

【证候】**主症**：形体肥胖，头重如裹，胸闷，呕恶痰涎，肢麻沉重。**次症**：心悸，失眠，口淡，食少。**舌脉**：舌胖，苔滑腻，脉弦滑。

【治法】燥湿祛痰。

【方药】二陈汤合胃苓汤。

【中成药】血脂康胶囊（医保目录，乙；药典；指南）/片（医保目录，甲；药典）、脂可清胶囊（指南）、血脂灵片（指南）。

2. 脾虚湿盛证

【证候】**主症**：畏寒肢冷，眩晕，倦怠乏力，便溏。**次症**：食少，脘腹作胀，面肢浮肿。**舌脉**：舌淡质嫩，苔白，脉沉细。

【治法】健脾利湿。

【方药】附子理中汤合苓桂术甘汤加减。

【中成药】绞股蓝总苷（贰）片/胶囊/颗粒/（医保目录，乙；药典；指南）、脂必妥胶囊（医保目录，乙；药典）/片（医保目录，甲；药典）。

3. 气滞血瘀证

【证候】**主症**：胸胁胀闷，走窜疼痛，心前区刺痛。**次症**：心烦不安。**舌脉**：舌尖边有瘀点或瘀斑，脉沉涩。

【治法】行气活血。

【方药】血府逐瘀汤加减。

【中成药】脂必泰胶囊（医保目录，甲；药典；指南）、荷丹片（医保目录，乙；药典）/ 胶囊（医保目录，乙）、通心络胶囊（医保目录，甲；药典；指南）、养心氏片（医保目录，乙；药典）、丹蒌片（医保目录，乙；药典）。

4. 肝肾阴虚证

【证候】**主症**：眩晕耳鸣，腰酸膝软，五心烦热。**次症**：口干，健忘，失眠。**舌脉**：舌质红，少苔，脉细数。

【治法】滋补肝肾。

【方药】杞菊地黄丸

【中成药】杞菊地黄丸 / 片 / 胶囊（医保目录，甲；药典）/ 口服液（医保目录，乙）、降脂灵片 / 颗粒（医保目录，乙；药典；指南）。

（二）其他疗法

1. 针灸方法

（1）耳针　取脾、胃、内分泌等穴，或取敏感点。用耳贴王不留行籽压穴，每次取 4 ～ 6 穴。

（2）体针　风池、曲池、内关、血海、丰隆、三阴交、太冲。

（3）腹针疗法　采用平补平泻手法。

2. 代茶饮

（1）山楂玫瑰花茶　山楂 6g，玫瑰花 3g，泡茶饮用。

（2）绞股蓝茶　绞股蓝叶 2 ～ 3g 开水冲泡后饮用。

（3）普洱菊花茶　普洱茶、菊花各 2 ～ 3g 开水冲泡后饮用。

（4）槐花莲子心茶　干槐花、莲心各 2 ～ 3g 泡茶饮用。

（5）葛根茶　葛根 2 ～ 3g 泡茶饮用。

三、预防调护

1. 预防　清淡饮食，减少饱和脂肪酸和胆固醇的摄入；减轻体重；增加有规律的体力活动。

2. 调护　避免长期精神紧张；适量活动；合理膳食，限制过度摄入；消除忧虑、恐惧，保持心情舒畅；戒烟。

小 结

高脂血症常用中成药见表 7-6。

表 7-6　高脂血症常用中成药

证型	常用中成药
痰浊阻遏证	血脂康胶囊 / 片、脂可清胶囊、血脂灵片
脾虚湿盛证	绞股蓝总苷（甙）片 / 胶囊 / 颗粒、脂必妥胶囊 / 片
气滞血瘀证	脂必泰胶囊、荷丹片 / 胶囊、通心络胶囊、养心氏片、丹蒌片
肝肾阴虚证	杞菊地黄丸 / 片 / 胶囊 / 口服液、降脂灵片 / 颗粒

第八章　风湿免疫病

第一节　类风湿关节炎

类风湿关节炎（rheumatoid arthritis，RA）是一种以对称性小关节疼痛为主要表现的慢性、炎症性自身免疫疾病。主要病理变化为滑膜细胞增生，炎症细胞浸润，血管翳形成并侵蚀人体软骨及骨组织，滑膜持续炎症导致关节结构的破坏、畸形和功能丧失。本病多见于女性，流行病学调查显示，类风湿关节炎的全球发病率为 0.5%～1%，中国大陆地区发病率为 0.42%，总患病人数约 500 万，男女患病比率约为 1:4。

本病属于中医学"尪痹"范畴。

一、病因病机

本病的发生与体质、气候、生活环境等有密切关系。正虚卫外不固是发病的内在基础，感受外邪是发病的外在条件，风、寒、湿、热、痰、瘀等邪气痹阻肢体经脉为病机根本。其病位在肝、肾、骨、关节、筋脉、肌肉。临床上大致分为活动期和缓解期。活动期以风、寒、湿、热、痰、瘀等邪气痹阻经脉为主，缓解期以正气亏虚为主，正气亏虚多为肝肾亏虚，气血不足。本病初起，外邪侵袭，多以邪实为主。久痹不已，邪留伤正，可出现气血不足、肝肾亏虚之候，也可因之造成气血津液运行无力，或痰阻或成瘀，甚至经由经络累及脏腑，出现相应的脏腑病变，出现虚实夹杂的证候。

1. 风寒湿痹　因久居潮湿之地、严寒冻伤、冒雨涉水、汗出入水等，外邪注于肌腠经络，滞留于关节筋骨，导致气血痹阻，不通而痛，发为风寒湿痹。由于感邪偏胜不同，临床表现也会有偏差：风邪善行而数变，故痹痛游走不

定；寒邪凝涩气血，故疼痛剧烈；湿邪黏滞，故使肌肤麻木、重着。

2. 湿热痹阻　素体阳气偏盛，复感风寒湿邪，邪气从阳化热；或风寒湿痹经久不愈，蕴而化热；或久居炎热潮湿之地，外感风湿热邪，痹阻气血经脉，故见关节红肿热痛，发为本病。

3. 痰瘀痹阻　病久不愈，伤津耗气，气血津液运行输布失常，以致气滞血瘀、津凝成痰，痰瘀胶结，经络痹阻，出现皮肤瘀斑、关节周围结节、畸形、屈伸不利等症，病情难愈。

4. 气血两虚　或因劳逸失常，或因产后护理不当，或因先天禀赋不足，或因患病日久，气血亏耗，卫表不固，风寒湿热等外邪乘虚侵袭，虚实相兼，而成本病，出现倦怠乏力、肌肤麻木等症状。

5. 肝肾不足　或因老年体虚，肝肾不足，或因病情迁延不愈，损及肝肾，肝主筋，肾主骨，筋骨失养，以致关节肿胀隐痛变形，出现缠绵难愈的病理状态。

二、中医治疗

风、寒、湿、热、痰、瘀等邪气痹阻肢体经脉是本病的基本病机。治疗应以祛邪通络为基础，把握邪气的偏盛进行辨证论治，具体治法包括祛风、散寒、除湿、清热、化痰、行瘀。久病出现气血耗伤、肝肾亏虚时又当补益气血，滋养肝肾，强筋健骨。

（一）辨证论治

活动期

1. 风寒湿痹证

【证候】**主症**：肢体关节疼痛，晨僵。**次症**：或疼痛剧烈，遇寒加重，得热痛减；或多个关节游走性疼痛；或肢体沉重；或恶风，或汗出，或口淡不渴，或脘闷纳呆，或见泄泻清稀。**舌脉**：舌质淡或淡红，胖大，苔薄白或白腻，脉滑或浮或紧。

【治法】祛风除湿，散寒止痛。

【方药】羌活胜湿汤加减，或蠲痹汤加减。

【中成药】祛风止痛片／丸／胶囊（医保目录，乙）、复方夏天无片（医保目录，乙）、寒湿痹片／颗粒／胶囊（医保目录，乙）、风湿骨痛片／颗粒／胶囊（医保目录，甲）。

2. 湿热痹阻证

【证候】**主症：**关节或局部肿热疼痛，重着，触之热感或自觉热感，晨僵。**次症：**关节活动不利，或有积液，局部皮色发红，或伴发热，口苦或口中黏腻感，或心烦，或口渴或渴不欲饮，小便黄、数，大便黏。**舌脉：**舌质红，苔黄腻或厚，脉弦滑或滑数。

【治法】清热除湿，通络止痛。

【方药】四妙散加减。

【中成药】湿热痹片/颗粒/胶囊（医保目录，乙）、四妙丸（医保目录，甲）、新癀片（医保目录，甲）、当归拈痛丸/颗粒（医保目录，乙）。

缓解期

3. 痰瘀痹阻证

【证候】**主症：**关节肿痛日久不消，固定不移，局部肤色晦暗，晨僵。**次症：**或僵硬变形、活动不利，或有刺痛，或有皮下结节、瘀斑、硬结，面色暗黧，或肌肤甲错，唇暗，或眼睑浮肿，或胸闷痰多、食少纳差，或口燥咽干，但欲漱水不欲咽。**舌脉：**舌质紫暗或有瘀斑，苔薄白或腻，脉沉细或沉滑或沉涩。

【治法】化痰活血，蠲痹止痛。

【方药】双合汤加减，或身痛逐瘀汤加减，或桃红饮加减。

【中成药】盘龙七片（医保目录，甲）、大活络丸/胶囊（医保目录，乙）、小活络丸/片（医保目录，甲）、瘀血痹片/颗粒/胶囊（医保目录，乙）。

4. 气血两虚证

【证候】**主症：**关节酸痛或隐痛，麻木不仁，晨僵，倦怠乏力，面色无华。**次症：**或关节活动不利，或心悸气短，或自汗，或头晕，或爪甲色淡，或食少纳差。**舌脉：**舌质淡胖，苔薄白，脉沉细无力。

【治法】补益气血，祛邪通络。

【方药】黄芪桂枝五物汤加减，或八珍汤合蠲痹汤加减。

【中成药】痹祺胶囊（医保目录，乙）。

5. 肝肾不足证

【证候】**主症：**病久关节肿胀疼痛或酸痛，晨僵，腰膝酸软，腰背疼痛。

次症：或关节变形、活动不利，或足跟痛，或形销骨立，或头晕耳鸣，或潮热盗汗，或口干而不欲饮，或失眠，或尿频、夜尿多。**舌脉：**舌红少苔，脉细数。

【治法】补益肝肾，蠲痹通络。

【方药】独活寄生汤加减，或虎潜丸加减。

【中成药】尪痹片/颗粒/胶囊（医保目录，甲）、独活寄生丸/颗粒/合剂（医保目录，乙）。

（二）外治疗法

祖师麻膏药（指南；医保目录，乙），贴敷患处，1日1次，1次1贴，1个疗程为2周。

（三）单方验方

1. 雷公藤多苷片　每次10～20mg，每日3次，口服，3个月为1个疗程。本药有一定肝肾毒性和生殖毒性，服药期间需定期复查血常规、肝肾功能，有生育要求的患者慎用本药。可用于类风湿关节炎的辨病治疗。

2. 白芍总苷胶囊　商品名为帕夫林，每次0.6g，每日3次，口服，3个月为1个疗程，常见不良反应为大便次数增多。可用于类风湿关节炎的辨病治疗。

3. 正清风痛宁片　成分为盐酸青藤碱，口服。1次1～4片，1日3～12片，饭前服或遵医嘱。使用时需定期复查血象（建议每月检查一次），并注意观察肝功能、肾功能、胆固醇等。如出现皮疹等过敏现象，或少数患者发生白细胞减少等副作用时，停药后即可消失。可用于类风湿关节炎的辨病治疗。

（四）其他疗法

1. 中药泡洗或熏蒸法　适用于类风湿关节炎所致的四肢肿胀、疼痛、功能障碍等。肢体关节畏风、怕冷者，可酌情选用桂枝、威灵仙等祛风散寒除湿、温经通络药物外用；红肿热痛者可酌情选用生石膏、黄柏、苦参、忍冬藤等清热除湿、宣痹通络等药物外用；同时也可配合桃仁、红花、川芎等活血化瘀、通络止痛药物外用。

2. 针灸疗法　可改善关节局部症状，应当根据证型不同选择配穴及行针手法，如风寒湿痹证患者，可酌情选取风门、风池、血海、肝俞等穴位用泻法；湿热痹阻证患者可选用大椎、曲池、合谷、外关等用泻法；久病虚证患者可取足三里、肾俞、太溪、命门等穴位用补法，并加灸。针刀微创治疗能改善类风湿关节炎中、大关节（如膝关节）的临床症状，急性期以减张减压、缓解疼痛为主，缓解期以松解粘连、解筋结、改善功能为主，但应注意针刀治疗时的损伤大小、时间间隔，避免加重炎症。

三、预防调护

1. 预防　应注意防寒保暖，避免涉水冒雨，防止感冒，保持居住环境干燥，尽量避免接触冷水。女性应注意围产期及产后护理，适当锻炼，避免着凉。病情活动期应注意休息，减少活动量；缓解期应注意适当进行关节功能锻炼，如手握握力器等。

2. 调护　冬病夏治穴位贴、三九贴、春秋分穴位贴等季节性穴位贴敷，可缓解类风湿关节炎患者症状。患者应坚持长期正规治疗，保持心情愉快。

小　结

类风湿性关节炎常用中成药见表 8-1。

表 8-1　类风湿性关节炎常用中成药

证型	常用中成药
风湿痹阻证	祛风止痛片／丸／胶囊、复方夏天无片、寒湿痹片／颗粒／胶囊、风湿骨痛片／颗粒／胶囊
湿热痹阻证	湿热痹片／颗粒／胶囊、四妙丸、新癀片、当归拈痛丸／颗粒
痰瘀痹阻证	盘龙七片、大活络丸／胶囊、小活络丸／片，瘀血痹片／颗粒／胶囊
气血两虚证	痹祺胶囊
肝肾不足证	尪痹片／颗粒／胶囊、独活寄生丸／颗粒／合剂

第二节　系统性红斑狼疮

系统性红斑狼疮（systemic lupus erythematosus，SLE）是自身免疫介导的、以免疫性炎症为突出表现的弥漫性结缔组织病。SLE 临床表现复杂多样，多数呈隐匿起病，开始仅累及 1 ~ 2 个系统，表现为轻度的关节炎、皮疹、隐匿性肾炎、血小板减少性紫癜等，随着病情的进展可能演变为心脏、肾脏、神经系统等多系统损害，甚至表现为狼疮危象。SLE 的自然病程多表现为病情的加重与缓解交替。SLE 好发于生育年龄女性，男女比例为 1 : 10 ~ 12。

本病属于中医学"红蝴蝶疮""热毒发斑""阴毒发斑"等范畴。

一、病因病机

本病主要病机为禀赋不足，或七情内伤，或劳累过度，以致阴阳失衡，气血失和，经络受阻。先天不足，肾阴亏虚是本病的基本病机，且贯穿疾病始终，在此基础上热（火）毒蕴于血分，瘀热互结，渐至阴阳失调、五脏俱损。

1. **热毒炽盛** 外感六淫湿热火毒，或外感风寒之邪，郁而化热，热毒入里，邪留气分，热毒瘀滞，发为本病。

2. **阴虚内热** 温热之邪日久伤阴，虚热内生，发为本病。

3. **瘀热痹阻** 外感六淫之邪，郁而化热，或阴虚火旺，热邪未能从表而解，传入脏腑经络，瘀热互结发为本病。

4. **风湿热痹** 外感风寒湿邪，入里化热；或内有湿热毒邪复感外邪，痹阻经络关节，湿邪重着阻滞，气血不通发为本病。

5. **脾肾阳虚** 患病日久，肾阳受损，肾阳衰微不能制水，气化不利而发水肿；肾阳不足，命门火衰，脾土虚弱，运化失司，而发本病。

6. **肝肾阴虚** 久病劳伤，或温热之邪耗伤肝肾阴发为本病

7. **气血两虚** 久病不愈，或大量攻邪治疗，伤津耗气，阴损及阳；或久病脾胃受损，气血生化不足，故发为本病。

二、中医治疗

本病中医主张综合治疗，注意调护，辨证论治为主，临床以复合证型多见。应抓住肾虚、湿热、肝郁瘀滞 3 个基本病理环节，分清主次，权衡用药。

（一）辨证论治

1. **热毒炽盛证**

【证候】**主症**：起病急骤，高热持续不退，两颧红斑或手部红斑，斑色紫红，神昏。**次症**：烦躁口渴，关节疼痛，大便干结，小便短赤。**舌脉**：舌红绛

苔黄，脉洪数或弦数。

【治法】清热凉血，解毒化斑。

【方药】犀角地黄汤。

【中成药】紫雪胶囊（颗粒）（医保目录，甲）、安宫牛黄丸（医保目录，甲）。

2. 阴虚内热证

【证候】**主症**：持续低热，斑疹暗红，脱发，口干咽痛，盗汗，五心烦热。
次症：腰膝酸软，关节肌肉隐痛，心悸。**舌脉**：舌红苔少，脉细数。

【治法】滋阴降火。

【方药】六味地黄丸合大补阴丸或清骨散。

【中成药】大补阴丸（医保目录，乙）、知柏地黄丸（医保目录，甲）。

3. 瘀热痹阻证

【证候】**主症**：双手指瘀点累累，变白变紫，口疮，下肢红斑甚者溃烂，
低热缠绵。**次症**：烦躁易怒，关节肌肉疼痛，月经不调。**舌脉**：舌暗红有瘀斑
瘀点，脉细弦。

【治法】清热凉血，活血散瘀。

【方药】四妙勇安汤加味。

【中成药】当归拈痛丸（医保目录，乙）、正清风痛宁片（胶囊）（医保目录，
甲）。

4. 风湿热痹证

【证候】**主症**：双手指漫肿，四肢关节疼痛，或伴肿胀，或痛无定处，周
身皮疹时现，肌肉酸痛。**次症**：发热，恶风。关节重着僵硬。**舌脉**：舌红苔
黄，脉滑数或细数。

【治法】清热利湿，祛风通络。

【方药】宣痹汤加减。

【中成药】雷公藤片、雷公藤多苷片（医保目录，甲）、风湿马钱片（医保目
录，乙）。

5. 脾肾阳虚证

【证候】**主症**：面部四肢浮肿，畏寒肢冷，神疲乏力，腰膝酸软。**次症**：
面色无华，腹胀满，纳少，便溏泄泻，尿少。**舌脉**：舌淡胖苔白，沉细弱。

【治法】温肾壮阳，健脾利水。

【方药】济生肾气丸。

【中成药】济生肾气丸（片）（医保目录，甲）、右归丸（胶囊）（医保目录，乙）。

6.肝肾阴虚证

【证候】**主症：**腰膝酸软，脱发，眩晕耳鸣，或有低热。**次症：**乏力，口燥咽干，视物模糊，月经不调或闭经。**舌脉：**舌质红，苔少或有剥脱，脉细。

【治法】补益肝肾。

【方药】六味地黄丸。

【中成药】六味地黄丸（医保目录，甲）、左归丸（医保目录，乙）。

7.气血两虚证

【证候】**主症：**面色苍白，神疲乏力，汗出，心悸气短。**次症：**眩晕耳鸣，月经量少色淡，或闭经。**舌脉：**舌淡苔薄，脉细无力。

【治法】益气养血。

【方药】八珍汤。

【中成药】八珍丸（片、胶囊、颗粒）（医保目录，甲）、归脾丸（合剂）（医保目录，甲）。

（二）单方验方

汪履秋（江苏省中医院）验方——化斑解毒汤

制首乌 12g，桑椹子 15g，紫草 10g，土茯苓 15g，虎杖 30g，生地黄 15g，丹皮 10g，水牛角 30g。日 1 剂，水煎分服。主治系统性红斑狼疮之营阴热毒证，以皮损为主者。

三、预防调护

1.预防　调畅情志，合理安排休息和工作时间，勿过度劳累，适当做些体育运动增强体质，避免日晒。忌烟酒、咖啡和冷冻、辛辣之物，避免暴饮暴食和食用可诱发 SLE 的食物。

2.调护　保持乐观心态，情志豁达。稳定期 SLE 患者以肝肾阴虚、气血两虚、气阴两虚等虚证证候表现为主，应注意扶正为主，祛邪为辅，可多予健脾和胃、益肾填精等中药提高患者体质，减少复发。

小 结

系统性红斑狼疮常用中成药见表 8-2。

表 8-2 系统性红斑狼疮常用中成药

证型	常用中成药
热毒炽盛证	紫雪胶囊 / 颗粒、安宫牛黄丸
阴虚内热证	大补阴丸、知柏地黄丸
瘀热痹阻证	当归拈痛丸、正清风痛宁片 / 胶囊
风湿热痹证	雷公藤片 / 雷公藤多苷片、风湿马钱片
脾肾阳虚证	济生肾气丸 / 片、右归丸 / 胶囊
肝肾阴虚证	六味地黄丸、左归丸
气血两虚证	八珍丸 / 片 / 胶囊 / 颗粒、归脾丸 / 合剂

第三节 干燥综合征

干燥综合征（sjogren syndrome，SS）是一个主要累及外分泌腺体的慢性炎症性自身免疫病。本病分为原发性和继发性两类，前者指单纯性 SS，后者指 SS 合并其他自身免疫性疾病，如系统性红斑狼疮、类风湿等的 SS。临床除有涎腺和泪腺受损功能下降而出现口干、眼干外，尚有其他外分泌腺及腺体外其他器官受累而出现多系统损害的症状。在我国人群的患病率为 0.3%～ 0.7%。在老年人群中患病率为 3%～ 4%。本病女性多见，男女比例为 1 : 9 ～ 20，发病年龄多在 40 ～ 50 岁。

本病属于中医学"燥痹""燥病""燥证"等范畴。

一、病因病机

本病多因感染风燥外邪或素体阴虚或过食辛热之物导致津液生化不足，清窍、关节失于濡养。本病特点为本虚标实，本虚多为阴虚，久病可见气虚、阳虚，标实为血瘀、燥毒、痰湿。

外感六淫之邪皆可致燥，煎熬津液，津液干涸或不能布散；或素体阴亏，津液不足，脏腑经络失于濡养；或血络瘀阻，燥瘀互结；或痰湿内生，郁遏气机，痹阻经络。阴虚、津亏、外邪、内热、气滞、痰湿、瘀血多种病理因素共存且相互作用，更加导致机体津液耗损，脏腑气血衰败，肌肉、筋骨气血循行障碍，从而引发一系列变证，如牙齿色黑脱落、反复口腔破溃、腮腺硬肿、双目红肿无泪、肌肤甲错、关节肌肉疼痛等症状，累及多个脏腑经络。

二、中医治疗

本病中医主张综合治疗，应以润燥治标，化气养阴治本，调和五脏气血阴阳，标本同治才能取得长期的疗效。

（一）辨证论治

1. 阴虚热毒证

【证候】**主症**：口眼干燥，口干喜饮，低热或偶有壮热，涎腺肿大。**次症**：面色潮红，五心烦热，头晕失眠，或有干咳，或痰黏干不易咯出。**舌脉**：舌质红，苔薄而干，或少苔，脉细数。

【治法】养阴清热，生津润燥。

【方药】沙参麦冬汤合竹叶石膏汤或普济消毒饮加减。

【中成药】杞菊地黄丸（片、胶囊）（医保目录，甲）、知柏地黄丸（医保目录，甲）。

2. 阴虚血瘀证

【证候】**主症**：涎腺肿大，口眼干燥，口苦，口臭，口中黏腻不适，口角有白色分泌物。**次症**：伴有胸闷腹胀，尿涩痛难解，或有低热。**舌脉**：舌质红，苔白腻或黄腻，脉滑数。

【治法】活血化瘀，养阴生津。

【方药】一贯煎合大黄䗪虫丸。

【中成药】大黄䗪虫丸（片、胶囊）（医保目录，乙）。

3. 湿热蕴阻证

【证候】**主症**：涎腺肿大，口眼干燥，口苦，口臭，口中黏腻不适，口角有白色分泌物。**次症**：伴有胸闷腹胀，尿涩痛难解，或有低热。**舌脉**：舌质红，苔白腻或黄腻，脉滑数。

【治法】化湿清热，解毒通络。

【方药】四妙散或连朴饮加减。

【中成药】龙胆泻肝丸（片、胶囊）（医保目录，甲）。

4. 痰瘀壅滞证

【证候】**主症**：口鼻干燥，颈项处可触及大小不等的痰核，腮部肿硬，关节、肌肉酸痛。**次症**：肢端冰冷。**舌脉**：舌色泽紫暗而失红活，苔少，脉细涩。

【治法】活血化瘀，化痰散结。

【方药】二陈汤合桃红饮加减。

【中成药】血府逐瘀颗粒（口服液）（医保目录，乙）。

5. 气阴亏虚证

【证候】**主症**：病程较长，少气懒言，倦怠乏力，双目干涩，视物不明，口干唇燥，咽干少津。**次症**：五心烦热，形体干瘦，牙齿色枯欠润，皮肤干燥发痒，关节酸痛，大便秘结，阴门干涩。**舌脉**：舌质红边有齿痕，苔少或无苔，脉虚细且数。

【治法】滋阴养液，益气扶正。

【方药】生脉散加减。

【中成药】生脉饮（颗粒）（医保目录，乙）、琼玉膏（医保目录，乙）。

6. 阴阳两虚证

【证候】**主症**：病程较长，多系晚期症状，乏力短气，纳差腹胀，口眼干涩无津。**次症**：畏寒肢冷，遇寒冷或天气变化则关节疼痛或疼痛加重，便溏。**舌脉**：舌质红，多裂纹，舌苔少而干，脉数无力。

【治法】滋阴助阳。

【方药】金匮肾气丸或地黄饮子。

【中成药】金匮肾气丸（片）（医保目录，甲）、桂附地黄丸（片、胶囊、颗粒）（医保目录，乙）。

（二）外治疗法

熏法 以白花蛇舌草 15g，谷精草 15g，金银花 15g，石斛 10g，玄参 20g，放入容器中加水煮沸后，以蒸汽熏蒸双眼及口腔，每次约 15～30 分钟，每日 3～5 次，治疗 60 天。

（三）单方验方

单方 铁皮石斛适量。用法：1次20g，500mL水煎服，代茶频服。用于干燥综合征证属阴虚者。

（四）其他疗法

针刺疗法 选肝俞、肾俞、百会、内关、阴陵泉、中渚、太冲等，毫针平补平泻，每次15～30分钟，每周2～3次，1个月为1个疗程。

三、预防调护

1.预防 养成良好的生活习惯，加强锻炼，劳逸结合，增强体质，避免外界感染，少食肥甘厚腻及辛辣炙煿食物。

2.调护 调节情志，积极治疗。忌烟酒、辛辣之物。注意口腔卫生，可常用金银花、白菊花或乌梅等代茶频服或漱洗口腔。

小 结

干燥综合征常用中成药见表8-3。

表8-3 干燥综合征常用中成药

证型	常用中成药
阴虚热毒证	杞菊地黄丸/片/胶囊、知柏地黄丸
阴虚血瘀证	大黄䗪虫丸/片/胶囊
湿热蕴结证	龙胆泻肝丸/片/胶囊
痰瘀壅滞证	血府逐瘀颗粒/口服液
气阴两虚证	生脉饮/颗粒、琼玉膏
阴阳两虚证	金匮肾气丸、桂附地黄丸

第四节 痛风性关节炎

痛风（metabolic arthritis）指血尿酸超过其在血液或组织液中的饱和度，可在关节局部形成尿酸钠晶体并沉积，诱发局部炎症反应和组织破坏的病症。因地域、民族、饮食习惯影响，痛风的患病率差异较大，据统计，我国痛风的患病率为 1%～3%，且多见于 40 岁以上的中老年肥胖男性。

本病属于中医学"痹病""痛风""历节"等范畴。

一、病因病机

痛风的发病与脏腑功能失常、湿热痰瘀等病理产物积聚有关。或因感受风寒湿热邪气，留滞关节肌肉；或因脾不能运化津液，肾不能分清泌浊，致使痰浊、瘀血积聚体内，复因劳倦、饮食、外伤或感受风寒湿热之邪等诱发，经脉痹阻加重，气血运行不畅，出现肢体关节疼痛。脏腑功能失常为致病之本，湿热、痰浊、瘀血等邪气痹阻为发病之标，正虚邪实是本病的病机根本。病位主要在肝、脾、肾、骨、关节、筋脉、肌肉。临床可以分为急性期和缓解期，急性期以湿热、痰浊、瘀血痹阻为主，关节肌肉疼痛为主要表现；缓解期以肝肾亏虚、脾虚湿阻为主，脏腑功能失常为主要表现。

1. 湿热蕴结　或因居处炎热潮湿，外感湿热邪气；或因体质阳盛，复感风寒湿邪，郁而化热，湿热邪气流注于皮肉关节而见关节肌肉局部红肿热痛，发为本病。

2. 瘀血阻滞　湿热痰浊等邪气痹阻体内，气血运行不畅；或正虚推动血行无力，致使血脉瘀阻，瘀血内生，痹阻于肢体经络，故见关节刺痛，固定不移，发为本病。

3. 痰浊痹阻　饮食不节，过食膏粱厚味，脾运失调，津凝成痰，或因肾脏分清泌浊功能失常，湿浊排泄减少，痰浊留滞经络关节，可见关节酸麻疼痛，发为本病。

4. 肝肾阴虚　湿热、痰浊、瘀血久滞，阻碍经络气血，使肝肾虚损，不能荣养筋骨，出现关节畸形、拘急，腰膝酸软，关节反复疼痛等症状。

5. 脾虚湿阻　素体脾虚，过食肥甘厚味及辛辣之品，脾虚不能运化气血津液，水湿内停，流注于肢体关节，出现关节肿胀、身困倦怠等，如又遇湿热痰瘀等邪气引动，即可出现关节疼痛。

二、中医治疗

本病中医主张综合治疗，注意调护，辨证论治为主。痛风急性发作以湿热痰浊瘀血痹阻关节为主，应从清热、利湿、化痰、活血、止痛着手；慢性期应注意肝、脾、肾的调补。

（一）辨证论治

急性期

1. 湿热蕴结证

【证候】**主症**：关节红肿热痛、拒按，触之局部灼热，得凉则舒。**次症**：或发热口渴，或心烦口干，或见尿黄短赤，口臭。**舌脉**：舌红，苔黄腻，脉滑数。

【治法】清热利湿，通络止痛。

【方药】三妙散合当归拈痛汤加减。

【中成药】痛风定片/胶囊（医保目录，乙）、痛风舒片（医保目录，乙）。

2. 瘀血阻滞证

【证候】**主症**：关节红肿刺痛，肤色紫暗，局部肿胀，按之稍硬，周围可见硬结。**次症**：肌肤干燥，皮色暗黧，或见关节红肿。**舌脉**：舌质紫暗或有瘀斑，苔薄白或薄黄，脉细涩。【治法】活血化瘀，散结止痛。

【方药】桃红四物汤合当归拈痛汤加减。

【中成药】瘀血痹片/胶囊/颗粒（医保目录，乙）。

3. 痰浊痹阻证

【证候】**主症**：关节肿胀，局部酸麻疼痛，按之稍硬。**次症**：或见硬结，皮色不红，或见胸脘痞闷。**舌脉**：舌胖，苔白腻，脉弦滑。

【治法】化痰通络，蠲痹止痛。

【方药】涤痰汤加减。

【中成药】指南暂无推荐。

缓解期

4. 肝肾阴虚证

【证候】**主症**：病久屡发，关节痛如被杖，局部关节变形，昼轻夜重。**次症**：或见肌肤麻木不仁，步履艰难，筋脉拘急，屈伸不利，或见腰膝酸软，头晕耳鸣，颧红口干。**舌脉**：舌红少苔，脉弦细或细数。

【治法】补益肝肾，蠲痹通络。

【方药】独活寄生汤加减。

【中成药】益肾蠲痹丸（医保目录，乙）独活寄生丸/颗粒/合剂（医保目录，乙）。

5. 脾虚湿阻证

【证候】**主症**：关节不痛或仅有轻微症状。**次症**：或见关节周围漫肿，局部酸麻，或见身困倦怠，头昏头晕，或皮下硬结不红，或伴有目眩，面浮足肿，胸脘痞闷，或伴纳呆食少。**舌脉**：舌质淡胖，苔白腻，脉细缓或弦滑。

【治法】健脾利湿，益气通络。

【方药】三痹汤加减或防己黄芪汤加减。

【中成药】参苓白术丸/散/颗粒（医保目录，甲）。

（二）外治疗法

如意金黄散（医保目录，甲）外用，醋或蜂蜜调敷于疼痛补位，或于大都、申脉、血海、膝眼、外关等穴位贴敷。1日1～2次，1次2～4小时，过敏者停用。

（三）单方验方

朱良春（南通市中医院）验方——痛风方

苍术15g，白术15g，茯苓20g，土茯苓20g，泽泻15g，萆薢30g，虎杖15g，泽兰10g，黄柏10g，牛膝15g，威灵仙15g，薏苡仁30g，当归15g，秦艽15g，桃仁12g，土鳖虫10g，地龙15g。功效：清热利湿，活血化瘀，泄浊解毒，通络止痛。用于痛风急性期患者。

（四）其他疗法

1. 中药熏药或熏洗　辨证选用中药熏药或熏洗治法，湿热蕴结证，酌情选用清热利湿，通络止痛药物；瘀血阻滞证，酌情选用活血化瘀，散结止痛药物；痰浊痹阻证，酌情选用化痰通络，蠲痹止痛的药物；脾虚湿阻证，酌情选用健脾利湿，益气通络药物；肝肾阴虚证，酌情选用补益肝肾，蠲痹通络药物；每次40分钟，每日1～2次。可配合腿浴治疗器、治疗智能型中药熏蒸汽自控治疗仪、医用智能汽疗仪等进行治疗。

2. 针灸疗法　选足三里、阳陵泉、三阴交、曲池、合谷等，得气后采用提插捻转补泻手法，急性期发作期用泻法（常见穴位），缓解期用平补平泻，均留针30分钟，每隔10分钟行针1次，每日或隔日1次，10次为1个疗程，疗程间隔3～5天。急性发作期不宜用灸法，慢性期可酌情选用上述穴位行灸法治疗。

三、预防调护

1. 预防 适当锻炼，保持理想体重，尽量将体重指数维持在 18.5 ～ 24kg/m² 之间；禁酒限烟，限制高嘌呤饮食（常见的高嘌呤食物包括蛤蜊、鱼干、鲢鱼等水产，动物内脏、黄豆、豆芽等；中嘌呤食物包括鸡肉、猪肉等禽畜类；低嘌呤食物包括大米、糯米等谷类，乳类及乳制品等），每日饮水量大于 2000mL。肢体关节有痛风石的患者应注意衣物、鞋的选择，避免皮肤破损。

2. 调护 急性发作时，应尽量休息避免活动，同时严格低嘌呤饮食。缓解期应避免急性发作诱因，如高嘌呤饮食、酗酒、过度疲劳等。通过健康教育使患者树立起良好的疾病治疗观念，坚持正规治疗。

小 结

痛风性关节炎常用中成药见表 8-4。

表 8-4 痛风性关节炎常用中成药

证型	常用中成药
湿热蕴结证	痛风定片 / 胶囊、痛风舒片
瘀血阻滞证	瘀血痹片 / 胶囊 / 颗粒
痰浊痹阻证	—
肝肾阴虚证	益肾蠲痹丸、独活寄生丸 / 颗粒 / 合剂
脾虚湿阻证	参苓白术丸 / 散 / 颗粒

注："—"表示无推荐中成药。

第九章　神经精神疾病

第一节　头痛

头痛（headache）是颅内外痛觉敏感组织受到病理刺激而引起的主观感觉。头痛有狭义和广义之分，狭义头痛是指眉弓以上及后发际以前的颅脑部疼痛；广义头痛则泛指头面部甚至枕项部的疼痛。头痛是神经科门诊最常见的临床症状之一，可发生于任何年龄，几乎每个人一生中都会有头痛的经历。

临床分为原发性头痛、继发性头痛、痛性脑神经病及其他面痛和其他头痛。原发性头痛包括偏头痛（migraine）、紧张型头痛（tension–type headache）、三叉自主神经头面痛、其他原发性头痛等。继发性头痛包括头和/或颈部外伤引起的头痛，头颅和颈部血管疾病引起的头痛，非血管性颅内疾病引起的头痛，物质或物质戒断引起的头痛，感染引起的头痛，内环境紊乱引起的头痛，头颅、颈、眼、耳、鼻、鼻窦、牙齿、口腔或其他颜面部结构病变引起的头痛或面痛，精神疾病引起的头痛等。

本病属于中医学"头痛""头风""真头痛"等范畴。

一、病因病机

头痛虽病因多端，总属外感、内伤两类。若感受风、寒、湿、热等六淫之邪，上犯巅顶，阻遏清阳；或内伤诸疾，导致脏腑功能失调，气血逆乱，痰瘀阻窍；或外伤久病，导致气滞血瘀或气血亏虚，脑脉失养，皆可引发头痛。其主要病机概而论之，外感多责之于风、寒、湿、热，内伤多关乎气、血、痰、瘀、虚，其既可单独为因，也可相兼为害，导致经气不通，不通则痛，或经脉失养，不荣则痛。本病病位通常在脑，可涉及肝、脾、肾等脏。

1. **外感头痛** 多因起居不慎，坐卧当风，感受风、寒、湿、热等外邪，尤以风邪为主。外邪自肌表侵袭于经络，直犯巅顶，清阳之气受阻，气血不畅，清窍壅滞，而发为头痛。风为百病之长，易兼夹时气而致病。若风寒袭表，寒凝血涩，则头痛且见恶寒战栗；若风热上炎，侵扰清空，则头痛且身热心烦；若风湿袭表，湿蒙清窍，则头痛且沉重胀闷。

2. **内伤头痛** "脑为髓之海"，"肾主骨生髓"，髓海充盈主要依赖于肝肾精血的充养及脾胃运化水谷精微的濡养，输布气血上充于脑。故内伤头痛的发生，与肝、脾、肾三脏密切相关。因于肝者，或系情志不遂，肝失疏泄，郁而化火，上扰清空，多见头痛且胀；或系肝肾阴虚，肝失濡养，水不涵木，肝阳上亢，多见头痛且眩。因于脾者，多系饮食不节，嗜食肥甘，脾失健运，痰湿内生，上蒙清空，以致清阳不升，浊阴不降，多见头痛且重；若系饥饱劳倦、产后体虚、大病久病者，中焦脾胃虚弱，气血生化不足，而致清阳不升，脑髓失养，多见头痛隐隐。因于肾者，多系禀赋不足，或房劳伤肾，以致肾精亏虚，髓海渐空，多见头痛且空；或肾亏日久，阴损及阳，肾阳衰微，清阳不展，多见头部冷痛。

另外，若跌仆闪挫损伤脑脉，或久病入络，皆可导致脑络瘀阻，临证多见头痛如刺，固定不移，经久不愈。

二、中医治疗

本病中医主张综合治疗，注意预防调护，辨证论治为主。临证需排除真头痛，其多发病突然，头痛剧烈，持续不解，阵发性加重，常伴有喷射状呕吐，甚或颈项强直，或偏瘫偏盲，或抽搐，属凶险病证，常见于高血压危象、脑出血、蛛网膜下腔出血等危急重症，须急行头颅 CT、MRI 或脑脊液检查，以免延误诊治。临床上要结合头痛的病因、部位、性质等进行辨证论治，并重视祛风药、引经药、虫类药、活血化瘀药的应用，以提高临床疗效。

（一）辨证论治

1. **外感头痛**

（1）风寒头痛

【证候】**主症**：头痛时作，连及项背，呈掣痛样，时有拘急收紧感。**次症**：恶风畏寒，遇风尤剧，头痛喜裹，口不渴。**舌脉**：舌淡红，苔薄白，脉浮或浮紧。

【治法】疏风散寒止痛。

【方药】川芎茶调散。

【中成药】川芎茶调丸/浓缩丸/散/片/颗粒（医保目录，甲；药典）、川芎茶调口服液（医保目录，乙）、都梁滴丸/软胶囊（医保目录，乙；药典）、都梁丸（药典）、头风痛丸/胶囊（医保目录，乙）、葛根汤片/颗粒（医保目录，乙；药典）。

（2）风热头痛

【证候】**主症：** 头痛而胀，甚则头胀如裂。**次症：** 发热或恶风，面红目赤，口渴喜饮，便秘尿赤。**舌脉：** 舌尖红，苔薄黄，脉浮数。

【治法】疏风清热和络。

【方药】芎芷石膏汤。

【中成药】葛根芩连丸/片（医保目录，乙；药典）、葛根芩连胶囊/颗粒/口服液（医保目录，乙）、比拜克胶囊（药典）。

（3）风湿头痛

【证候】**主症：** 头痛如裹。**次症：** 肢体困重，胸闷纳呆，小便不利，大便或溏。**舌脉：** 舌淡苔白腻，脉濡。

【治法】祛风胜湿通窍。

【方药】羌活胜湿汤。

【中成药】保济丸/口服液（医保目录，甲；药典）、藿香正气水/口服液/软胶囊（医保目录，甲；药典）、藿香正气丸/片/胶囊/颗粒（医保目录，甲）、藿香正气滴丸（药典）。

2. 内伤头痛

（1）肝阳头痛

【证候】**主症：** 头胀痛而眩，以两侧为主。**次症：** 心烦易怒，口苦面红，或兼胁痛。**舌脉：** 舌红苔薄黄，脉弦数。

【治法】平肝潜阳。

【方药】天麻钩藤饮。

【中成药】天麻钩藤颗粒（医保目录，乙；药典）、天舒片/胶囊（医保目录，甲；药典）、丹珍头痛胶囊（医保目录，甲）、全天麻胶囊（医保目录，乙；药典）、全天麻片（医保目录，乙）、松龄血脉康胶囊（医保目录，甲；药典）。

（2）血虚头痛

【证候】**主症**：头痛而晕。**次症**：心悸怔忡，神疲乏力，面色少华。**舌脉**：舌质淡，苔薄白，脉细弱。

【治法】滋阴养血。

【方药】加味四物汤。

【中成药】养血清脑丸／颗粒（医保目录，甲；药典）。

（3）气虚头痛

【证候】**主症**：头痛隐隐，时发时止，遇劳则加重。**次症**：纳食减少，倦怠乏力，气短自汗。**舌脉**：舌质淡，苔薄白，脉细弱。

【治法】益气升清。

【方药】益气聪明汤。

【中成药】补中益气丸／颗粒（医保目录，甲；药典）、补中益气水丸（药典）、补中益气合剂（医保目录，乙；药典）、补中益气口服液／片（医保目录，乙）。

（4）痰浊头痛

【证候】**主症**：头痛昏蒙沉重。**次症**：胸脘痞闷，纳呆呕恶。**舌脉**：舌淡苔白腻，脉滑或弦滑。

【治法】化痰降逆。

【方药】半夏白术天麻汤。

【中成药】半夏天麻丸（医保目录，乙；药典）、头痛宁胶囊（医保目录，乙）。

（5）肾虚头痛

【证候】**主症**：头痛且空。**次症**：眩晕耳鸣，腰膝酸软，神疲乏力，少寐健忘，遗精带下。**舌脉**：舌红少苔，脉细无力。

【治法】补肾益精。

【方药】大补元煎。

【中成药】天麻醒脑胶囊（医保目录，乙；药典）、补脑安神片／胶囊（医保目录，乙）。

（6）瘀血头痛

【证候】**主症**：头痛经久不愈，痛处固定不移，痛如锥刺。**次症**：或有头部外伤史。**舌脉**：舌质紫暗，可见瘀斑、瘀点，苔薄白，脉细或细涩。

【治法】活血化瘀。

【方药】通窍活血汤。

【中成药】血府逐瘀丸/胶囊（医保目录，甲；药典）、血府逐瘀片（医保目录，甲）、血府逐瘀口服液（医保目录，乙；药典）、血府逐瘀颗粒（医保目录，乙）、大川芎口服液（医保目录，乙；药典）、大川芎片（医保目录，乙）、天舒片/胶囊（医保目录，甲；药典）、元胡止痛片/胶囊/颗粒/滴丸（医保目录，甲；药典）、元胡止痛口服液（医保目录，乙；药典）、元胡止痛软胶囊（药典）。

（二）单方验方

1.李寿山（名老中医）验方——通络头风汤

川芎 10～30g，当归 10～20g，细辛 5g，蜈蚣 2 条。煎服法：先将药物用冷水浸泡 15 分钟，浸透后煎煮；首煎沸后文火煎 30 分钟，二煎沸后文火煎 20 分钟；煮好后两煎混匀，量以 200mL 为宜，每日服 1～2 剂，早晚分服或 6 小时 1 次。注意事项：宜在头痛发作时服药，效果更好；患感冒时不宜服此药；服此汤剂，一般不需用其他止痛剂。功效：活血化瘀，通络祛风止痛。用于风痰血瘀阻滞清窍络脉所致之偏正头痛顽症。

2.单方

（1）白萝卜汁　用法：用萝卜取汁约 1 小勺，令病患仰卧，右痛滴入左鼻，左痛滴入右鼻，左右皆痛，两鼻并滴之。此方录自《苏沈良方》。

（2）皂荚末　用法：用皂荚为末，吹入鼻中，得嚏则止。此方录自《急救良方》。

（三）其他疗法

1.针灸疗法

（1）毫针法　根据头痛部位循经取穴和取阿是穴为主。主穴选百会、太阳、风池、阿是穴、合谷等，配穴根据头痛部位及性质选取相应的穴位。操作：毫针虚补实泻法，寒证加灸。头痛剧烈者，阿是穴可采用强刺激和久留针。瘀血头痛可在阿是穴点刺出血。

（2）耳针法　取脑、额、枕、神门、肝，每次选 2～3 穴，毫针刺或用埋针法、压丸法。顽固性头痛可在耳背静脉点刺出血。

（3）皮肤针法　取太阳、印堂、阿是穴，轻、中度叩刺，使少量出血。适用于外感头痛、瘀血头痛。

2.推拿疗法　单手拇指指腹压紧患者患侧的疼痛区域至太阳穴的竖线区，

并从前向后沿着足少阳胆经在头侧区域进行缓慢的压推移动，先推至耳后再至风池穴，操作者将两手十指交叉，并将手心朝外，拇指按压住患者双侧的风池穴，从上到下压推至大椎穴的平行线，并在双侧的风池、太阳、悬钟、合谷等穴进行点、揉、按、压等操作，治疗头痛的效果良好。

三、预防调护

1. 预防　宜起居有常，强健体魄，注意气候变化，避免外邪侵袭；舒畅情志，避免精神紧张及噪音、强光等刺激；避免持续过劳，合理安排作息时间，保证充足睡眠。

2. 调护　凡头痛剧烈者，宜卧床休息，保持环境安静，光线不宜过强；由焦虑、抑郁等所引起的紧张性头痛，宜佐以心理疏导及音乐疗法；风寒头痛者，要注意避邪保暖。此外，头痛患者饮食方面要避免食用辛辣刺激之品，禁止吸烟饮酒，还可酌选太极拳、游泳、慢跑等项目进行锻炼，以增强体质。

小　结

头痛常用中成药见表9-1。

表9-1　头痛常用中成药

证型	常用中成药
风寒头痛	川芎茶调丸/浓缩丸/散/片/颗粒/口服液、都梁滴丸/软胶囊/丸、头风痛丸/胶囊、葛根汤片/颗粒
风热头痛	葛根芩连丸/片/胶囊/颗粒/口服液、比拜克胶囊
风湿头痛	保济丸/口服液、藿香正气水/口服液/软胶囊/丸/片/胶囊/颗粒/滴丸
肝阳头痛	天麻钩藤颗粒、天舒片/胶囊、丹珍头痛胶囊、全天麻胶囊/片、松龄血脉康胶囊
血虚头痛	养血清脑丸/颗粒
气虚头痛	补中益气丸/颗粒/水丸/合剂/口服液/片
痰浊头痛	半夏天麻丸、头痛宁胶囊
肾虚头痛	天麻醒脑胶囊、补脑安神片/胶囊
瘀血头痛	血府逐瘀丸/胶囊/片/口服液/颗粒、大川芎口服液/片、天舒片/胶囊、元胡止痛片/胶囊/颗粒/滴丸/口服液/软胶囊

第二节　失眠症

失眠症（insomnia）是以入睡和／或睡眠维持困难所致的睡眠质量或数量达不到正常生理需求而影响日间社会功能的一种主观体验，是最常见的睡眠障碍性疾患。

本病属于中医学"不寐""不得眠""不得卧""目不瞑"等范畴。

一、病因病机

不寐每因饮食不节，情志失常，劳倦、思虑过度及病后、年迈体虚等因素导致心神不安，神不守舍。不寐病位主要在心，与肝、脾、肾密切相关，其病理变化总属阳盛阴衰，阴阳失交。

1. **饮食不节**　暴饮暴食，宿食停滞，脾胃受损，酿生痰热，壅遏于中，痰热上扰，胃气失和，而不得安寐。此外，浓茶、咖啡、酒精饮料也是造成不寐的因素。

2. **情志失常**　情志不遂，暴怒伤肝，肝气郁结，肝郁化火，邪火扰动心神，神不安而不寐；或有五志过极，心火内炽，扰动心神而不寐；或由喜笑无度，心神激动，神魂不安而不寐；或由暴受惊恐，导致心虚胆怯，神魂不安，夜不能寐。

3. **劳逸失调**　劳倦太过则伤脾，过逸少动亦致脾虚气弱，运化不健，气血生化乏源，不能上奉于心，以致心神失养而不寐。或因思虑过度，伤及心脾，心伤则阴血暗耗，神不守舍；脾伤则食少，纳呆，生化之源不足，营血亏虚，不能上奉于心，而致心神不安。

4. **病后体虚**　久病血虚，年迈血少，心血不足，心失所养，心神不安而不寐。亦可因年迈体虚，阴阳亏虚而致不寐。若素体阴虚，兼因房劳过度，肾阴耗伤，阴衰于下，不能上奉于心，水火不济，心火独亢，火盛神动，心肾失交而神志不宁。

二、中医治疗

本病中医主张以补虚泻实，调整阴阳为原则，安神定志为基本治法。实证宜清心泻火，清火化痰，清肝泻热；虚证宜补益心脾，滋阴降火，益气镇惊。同时兼以安神镇静之法，长期顽固性不寐，亦可加用活血化瘀之法。

（一）辨证论治

1. 肝火扰心证

【证候】**主症：**不寐多梦，甚则彻夜不眠。**次症：**急躁易怒，头晕头胀，目赤耳鸣，口干而苦，不思饮食，便秘溲赤。**舌脉：**舌红苔黄，脉弦而数。

【治法】疏肝泻热，镇心安神。

【方药】龙胆泻肝汤。

【中成药】龙胆泻肝丸（医保目录，甲；药典）、龙胆泻肝片／胶囊／颗粒（医保目录，甲）、龙胆泻肝丸（水丸）（药典）、天舒片／胶囊（医保目录，甲；药典）。

2. 痰热扰心证

【证候】**主症：**心烦不寐。**次症：**胸闷脘痞，泛恶嗳气，吞酸恶心，口苦，头重，目眩，痰多。**舌脉：**舌偏红，苔黄腻，脉滑数。

【治法】清热化痰，和中安神。

【方药】黄连温胆汤。

3. 心脾两虚证

【证候】**主症：**不易入睡，多梦易醒。**次症：**心悸健忘，神疲食少，饮食无味，头晕目眩，面色少华，四肢倦怠，腹胀便溏。**舌脉：**舌淡，苔薄，脉细弱。

【治法】补益心脾，养血安神。

【方药】归脾汤。

【中成药】归脾丸／合剂（医保目录，甲；药典）、归脾颗粒（医保目录，乙；药典）、归脾片／胶囊（医保目录，乙）、归脾丸（浓缩丸）（药典）、枣仁安神胶囊／颗粒（医保目录，乙；药典）、枣仁安神液（医保目录，乙）、天王补心丸（医保目录，甲；药典）、天王补心丹／片（医保目录，乙）、天王补心丸（浓缩丸）（药典）、养血清脑丸／颗粒（医保目录，甲；药典）、养心定悸胶囊／颗粒（医保目录，乙）、养心定悸口服液／膏（药典）。

4. 心肾不交证

【证候】**主症**：心烦不寐，入睡困难。**次症**：心悸多梦，头晕耳鸣，腰膝酸软，潮热盗汗，五心烦热，咽干少津，男子遗精，女子月经不调。**舌脉**：舌红，少苔，脉细数。

【治法】滋阴降火，交通心肾。

【方药】六味地黄丸合交泰丸。

【中成药】六味地黄丸（医保目录，甲；药典）、六味地黄胶囊/颗粒（医保目录，乙；药典）、六味地黄片/口服液（医保目录，乙）、六味地黄软胶囊/浓缩丸（药典）、乌灵胶囊（医保目录，甲；药典）、五味子颗粒/糖浆（药典）、活力苏口服液（医保目录，乙；药典）、参松养心胶囊（医保目录，甲；药典）。

5. 心胆气虚证

【证候】**主症**：虚烦不寐，多梦。**次症**：胆怯心悸，遇事善惊，终日惕惕，气短自汗，倦怠乏力。**舌脉**：舌淡，脉弦细。

【治法】益气镇惊，安神定志。

【方药】安神定志丸合酸枣仁汤。

【中成药】柏子养心丸/片（医保目录，甲；药典）、柏子养心胶囊（医保目录，甲）。

（二）单方验方

1. 裘沛然（国医大师）验方——龟鹿二仙汤

炙龟甲20g，鹿角片6g，当归18g，枸杞子15g，淫羊藿15g，仙茅15g，高良姜12g，制香附12g，桂枝15g，茯苓12g，生白术15g，血竭4.5g，马勃4.5g。功效：填精补髓兼以和胃。用于肾元虚惫，阴液不足，气血不摄，神不安，胃不和之不寐。

2. 路志正（国医大师）验方——黄连温胆汤

紫苏梗10g（后下），厚朴花12g，茵陈12g，炒杏仁10g，薏苡仁10g，胆南星6g，竹茹12g，清半夏10g，云茯苓15g，吴茱萸4g，黄连6g，炒枳实12g，珍珠母15g（先煎）。功效：清胆和胃，宁心安神。用于胆胃不和所致之不寐。

3. 单方

半夏6g，小米适量。用法：加水800mL，沸后小火熬20分钟，喝粥，每晚1次。用于入睡困难为主的不寐，证属阳盛阴衰，阴阳失交者。

（三）其他疗法

1. 足浴 根据辨证用药：肝郁化火选用龙胆草、山栀子、黄芩、柴胡、车前子、泽泻等；痰热扰心选用丹参、当归、夜交藤、酸枣仁、鸡血藤、桂枝等；心脾两虚选用党参、白术、当归等；心肾不交选用人参、茯苓、玄参、丹参、桔梗、远志、麦冬、天冬等；心胆气虚选用柏子仁、姜半夏、五味子、牡蛎等。

2. 针灸疗法

（1）**毫针法** 主穴选神门、三阴交、百会、安眠、照海、申脉。操作：毫针平补平泻，照海用补法，申脉用泻法。配穴则虚补实泻。心胆气虚者可配合灸法。

（2）**耳针法** 取皮质下、心、神门。毫针刺或用埋针法、压丸法。入睡前或醒后不易入睡时可轻轻按压刺激。

（3）**皮肤针法** 自项至腰部的督脉和足太阳膀胱经背部第一侧线，用皮肤针轻叩至皮肤潮红即可。

（4）**拔罐法** 自项至腰部沿足太阳膀胱经来回走罐，以潮红为度。

3. 推拿疗法 振腹环揉法腹部推拿：先以全掌顺时针摩全腹5分钟，上至中脘，下至中极，左右两侧在足太阴脾经操作；腹部团揉10分钟；单掌闪振上脘、中脘、下脘，操作5分钟；而后单掌掌振关元、气海5分钟；最后掌按神阙、丹田5分钟。每日1次，每次30分钟，每周5次，5次为1个疗程，共4个疗程。或者根据补肾益阴，疏肝健脾治疗原则推拿足三阴经在下肢的循行部位，选用按压法、按揉法、弹拨法、叩击法等推拿三阴交、太溪、太冲、涌泉。

三、预防调护

1. 预防 本病属心神病变，重视精神调摄、讲究睡眠卫生具有实际的预防意义。积极进行心理情志调整，克服过度紧张、兴奋、焦虑、抑郁、惊恐、愤怒等不良情绪，保持精神舒畅，尽量以放松的、顺其自然的心态对待睡眠，反而能较好地入睡。讲究睡眠卫生，创造良好的睡眠环境，养成良好的生活习惯。

2. 调护 失眠患者的调护，应帮助患者养成有规律的作息习惯，从事适

当的体力活动或运动锻炼，增强体质，持之以恒，促进身心健康。晚餐不宜过饥、过饱，宜进清淡、易消化的食物。睡前不吸烟，不饮浓茶、咖啡等兴奋性饮料，避免从事紧张和兴奋的活动。另外，要注意睡眠环境的安宁，床铺要舒适，卧室光线要柔和，减少噪音，去除各种可能影响睡眠的外在因素。

小 结

失眠症常用中成药见表 9-2。

表 9-2 失眠症常用中成药

证型	常用中成药
肝火扰心证	龙胆泻肝丸 / 片 / 胶囊 / 颗粒 / 水丸、天舒片 / 胶囊
痰热扰心证	—
心脾两虚证	归脾丸 / 合剂 / 颗粒 / 片 / 胶囊 / 浓缩丸、枣仁安神胶囊 / 颗粒 / 液、天王补心丸 / 丹 / 片 / 浓缩丸、养血清脑丸 / 颗粒、养心定悸胶囊 / 颗粒 / 口服液 / 膏
心肾不交证	六味地黄丸 / 胶囊 / 颗粒 / 片 / 口服液 / 软胶囊 / 浓缩丸、乌灵胶囊、五味子颗粒 / 糖浆、活力苏口服液、参松养心胶囊
心胆气虚证	柏子养心丸 / 片 / 胶囊

注：表中"—"表示无推荐常用药。

第三节 眩晕

眩晕（vertigo）是一种运动性或位置性错觉，造成人与周围环境空间关系在大脑皮质中反应失真，产生旋转、倾倒及起伏等感觉。临床上按眩晕的性质可分为真性眩晕和假性眩晕。存在自身或对外界环境空间位置的错觉为真性眩晕，而仅有一般的晕动感，并无对自身或外界环境空间位置错觉称假性眩晕。按病变的解剖部位可将眩晕分为系统性眩晕和非系统性眩晕，前者由前庭神经系统病变引起，后者由前庭系统以外病变引起。

系统性眩晕是眩晕的主要病因，按病变部位和临床表现不同又可分为周围性眩晕和中枢性眩晕。周围性眩晕是指前庭感受器及前庭神经颅外段病变而引起的眩晕，眩晕感严重，持续时间短，常见于良性发作性位置性眩晕、梅尼埃病、前庭神经炎等；中枢性眩晕指前庭神经颅内段、前庭神经核、核上纤维、内侧纵束、小脑和大脑皮质病变引起的眩晕，眩晕感可较轻，但持续时间长，常见于椎 – 基底动脉供血不足、脑干梗死或出血、小脑梗死或出血等。非系统性眩晕临床表现为头晕眼花、站立不稳，通常无外界环境或自身旋转感或摇摆感，很少伴有恶心、呕吐，为假性眩晕，常见于眼部疾病、心血管系统疾病、内分泌代谢疾病、中毒、感染、贫血等。

本病属于中医学"眩晕""眩冒""头眩"等范畴。

一、病因病机

本病多因情志不遂、年老体弱、饮食不节、久病劳倦、跌仆坠损以及感受外邪等因素，内生风、痰、瘀、虚，导致风眩内动、清窍不宁或清阳不升，脑窍失养而成。本病病位在脑，与肝、脾、肾三脏密切相关，病性有虚、实两端，临床以虚证居多，亦可见本虚标实之证，核心病机为风、痰、虚、瘀诸端，内伤为主。

1. 情志不遂　肝为刚脏，体阴而用阳，其性主升主动。若长期忧郁恼怒，肝气郁结，气郁化火，风阳扰动，可发为眩晕。

2. 年老体虚　肾为先天之本，主藏精生髓，脑为髓之海。若年高肾精亏虚，不能生髓，无以充养于脑；或房事不节，阴精亏耗过甚；或体虚多病，损伤肾精肾气，均可导致肾精亏耗，髓海不足，而发眩晕。

3. 饮食不节　若平素嗜酒无度，暴饮暴食，或过食肥甘厚味，损伤脾胃，以致健运失司，水谷不化，聚湿生痰，痰湿中阻，则清阳不升，浊阴不降，清窍失养，发为眩晕。

4. 久病劳倦　脾胃为后天之本，气血生化之源。若久病不愈，耗伤气血；或失血之后，气随血耗；或忧思劳倦，饮食衰少，损伤脾胃，暗耗气血。气虚则清阳不升，血虚则清窍失养，皆可发为眩晕。

5. 跌仆坠损　素有跌仆坠损而致头脑外伤，或久病入络，瘀血停留，阻滞经脉，而使气血不能上荣于头目，清窍失养而发眩晕。

二、中医治疗

本病中医主张补虚泻实、调整阴阳。虚者当补益气血、滋养肝肾、填精益髓；实者当潜阳息风、清肝泻火、化痰祛瘀。以抓主证、辨主证为核心，在病证相合前提下随证化裁，灵活加减。

（一）辨证论治

1. 肝阳上亢证

【证候】**主症**：眩晕，耳鸣，头目胀痛。**次症**：急躁易怒，口苦，失眠多梦，遇烦劳郁怒加重，甚则仆倒，颜面潮红，肢麻震颤。**舌脉**：舌质红，苔黄，脉弦或数。

【治法】平肝潜阳，滋养肝肾。

【方药】天麻钩藤饮。

【中成药】天麻钩藤颗粒（医保目录，乙；药典）、全天麻胶囊（医保目录，乙；药典）、全天麻片（医保目录，乙）、天舒片/胶囊（医保目录，甲；药典）、松龄血脉康胶囊（医保目录，甲；药典）。

2. 痰湿中阻证

【证候】**主症**：眩晕，头重如蒙，或伴视物旋转。**次症**：胸闷恶心，呕吐痰涎，食少多寐。**舌脉**：舌苔白腻，脉濡滑。

【治法】化痰祛湿，健脾和胃。

【方药】半夏白术天麻汤。

【中成药】半夏天麻丸（医保目录，乙）、眩晕宁片/颗粒（医保目录，乙）。

3. 瘀血阻窍证

【证候】**主症**：眩晕、头痛，且痛有定处。**次症**：健忘，失眠，心悸，精神不振，耳鸣耳聋，面唇紫暗。**舌脉**：舌暗有瘀斑，多伴见舌下脉络迂曲增粗，脉涩或细涩。

【治法】祛瘀生新，活血通窍。

【方药】通窍活血汤。

【中成药】血府逐瘀丸/胶囊（医保目录，甲；药典）、血府逐瘀片（医保目录，甲）、血府逐瘀口服液（医保目录，乙；药典）、血府逐瘀颗粒（医保目录，乙）、大川芎口服液（医保目录，乙；药典）、大川芎片（医保目录，乙）、天舒片/胶囊（医保目录，甲；药典）。

4. 气血亏虚证

【证候】**主症**：眩晕动则加剧，劳累即发。**次症**：面色㿠白，神疲自汗，倦怠懒言，唇甲不华，发色不泽，心悸少寐，纳少腹胀。**舌脉**：舌质淡，苔薄白，脉细弱。

【治法】补益气血，调养心脾。

【方药】归脾汤。

【中成药】归脾丸/合剂（医保目录，甲；药典）、归脾颗粒（医保目录，乙；药典）、归脾片/胶囊（医保目录，乙）、归脾丸（浓缩丸）（药典）、养血清脑丸/颗粒（医保目录，甲；药典）、补中益气丸/颗粒（医保目录，甲；药典）、补中益气水丸（药典）、补中益气合剂（医保目录，乙；药典）、补中益气口服液/片（医保目录，乙）。

5. 肾精不足证

【证候】**主症**：眩晕日久不愈，精神萎靡，腰膝酸软。**次症**：少寐多梦，健忘，两目干涩，视力减退；或遗精滑泄，耳鸣齿摇；或颧红咽干，五心烦热；或面色㿠白，形寒肢冷。**舌脉**：舌红少苔，脉细数；或舌淡嫩，苔白，脉沉细无力，尺脉尤甚。

【治法】滋养肝肾，填精益髓。偏阴虚者，补肾滋阴；偏阳虚者，补肾助阳。

【方药】补肾滋阴宜左归丸主方；补肾助阳宜右归丸主方。

【中成药】六味地黄丸（医保目录，甲；药典）、六味地黄胶囊/颗粒（医保目录，乙；药典）、六味地黄片/口服液（医保目录，乙）、六味地黄软胶囊/浓缩丸（药典）、杞菊地黄丸/片/胶囊（医保目录，甲；药典）、杞菊地黄丸（浓缩丸）（药典）、眩晕宁片/颗粒（医保目录，乙）、锁阳固精丸（药典）、首乌丸（药典）。

（二）单方验方

郭子光教授（国医大师）验方——眩晕方

石决明 30g，代赭石 30g，夏枯草 30g，半夏 15g，车前子 15g，泽泻 20g，茯苓 15g。功效：平肝降逆利湿。用于梅尼埃病、迷路炎、前庭神经元炎，以及脑性眩晕，如脑动脉硬化、高血压等多种内伤实证之眩晕。

（三）其他疗法

1. 针灸疗法

（1）毫针法 根据眩晕的性质、持续时间、病程长短等进行辨证。实证主穴选百会、风池、太冲、内关等。操作：毫针泻法。虚证主穴选百会、风池、肝俞、肾俞、足三里等。操作：百会、风池用平补平泻法，足三里用补法，肝俞、肾俞向脊中斜刺 1～1.5 寸，施以捻转补法。

（2）头针法 取顶中线、枕下旁线，用毫针沿头皮刺入，快速捻转，留针 30 分钟。

（3）耳针法 取肾上腺、皮质下、枕、神门、额、内耳，每次取 3～5 穴，毫针刺或用压丸法。

（4）三棱针法 取印堂、太阳、头维、百会等穴，用三棱针点刺出血数滴。适用于眩晕实证者。

2. 推拿疗法 多采用一指禅推法、抹法、推法、按法、揉法、拿法、扫散法等推拿手法。取印堂、攒竹、鱼腰、睛明、四白、太阳等穴位及前额头顶、眼眶、颈项部等部位。操作：患者坐位或仰卧位，医者行一指禅"小∞字"和"大∞字"推法，反复分推 3～5 遍。继之指按、指揉印堂、攒竹、鱼腰、四白、太阳、百会、四神聪等穴位，每穴约 1 分钟；结合抹前额 3～5 遍；从前额发际处至风池穴处做五指拿法，反复 3～5 遍。行双手扫散法，约 1 分钟；指尖击前额至头顶，反复 3～6 遍。

三、预防调护

1. 预防 坚持适当体育锻炼，保持心情舒畅，防止七情内伤；劳逸结合，避免体力、脑力和心理的过度劳累；饮食清淡有节，防止暴饮暴食，少食肥甘厚味及过度伤肾之品，尽量戒烟戒酒，作息节律合理。

2. 调护 已罹患眩晕者应当积极施治并预防中风发生，避免高空作业；避免突然、剧烈的体位变动和头颈部运动；部分轻症患者可适当配合手法治疗，并注意肩颈部肌肉锻炼，以缓解临床症状。

小 结

眩晕常用中成药见表 9-3。

表 9-3 眩晕常用中成药

证型	常用中成药
肝阳上亢证	天麻钩藤颗粒、全天麻胶囊/片、天舒片/胶囊、松龄血脉康胶囊
痰湿中阻证	半夏天麻丸、眩晕宁片/颗粒
瘀血阻窍证	血府逐瘀丸/胶囊/片/口服液/颗粒、大川芎口服液/片、天舒片/胶囊
气血亏虚证	归脾丸/合剂/颗粒/片/胶囊/浓缩丸、养血清脑丸/颗粒、补中益气丸/颗粒/水丸/合剂/口服液/片
肾精不足证	六味地黄丸/胶囊/颗粒/片/口服液/软胶囊/浓缩丸、杞菊地黄丸/片/胶囊/浓缩丸、眩晕宁片/颗粒、锁阳固精丸、首乌丸

第四节　脑梗死

脑梗死（cerebral infarction）又称为缺血性脑卒中，是指各种脑血管病变所致的脑部血液供应障碍，导致局部脑组织缺血、缺氧性坏死，而迅速出现相应神经功能缺损的一类临床综合征。脑梗死是卒中最常见类型，约占70%～80%。

依据局部脑组织发生缺血坏死的机制可将脑梗死分为三种主要病理生理学类型：脑血栓形成（cerebral thrombosis）、脑栓塞（cerebral embolism）和血流动力学机制所致的脑梗死。脑血栓形成和脑栓塞均是由于脑供血动脉急性闭塞或严重狭窄所致，约占全部急性脑梗死的80%～90%。前者急性闭塞或严重狭窄的脑动脉是因为局部血管本身存在病变而继发血栓形成所致，故称为脑血栓形成；后者急性闭塞或严重狭窄的脑动脉本身没有明显病变或原有病变无明显改变，是栓子阻塞动脉所致，故称为脑栓塞。血流动力学机制所致的脑梗死，其供血动脉没有发生急性闭塞或严重狭窄，是由于近端大血管严重狭窄加上血压下降，导致局部脑组织低灌注，从而出现的缺血坏死，约占全部急性脑梗死的10%～20%。

缺血性脑卒中的分型方法很多，目前广泛使用脑梗死的 TOAST（Trial of Org 10172 in Acute Stroke Treatment）病因分型和牛津郡社区卒中计划

（Oxfordshire Community Stroke Project，OCSP）的分型。TOAST 分型按病因分为 5 种类型：①大动脉粥样硬化型。②心源性栓塞型。③小动脉闭塞型。④其他病因型：指除以上 3 种明确病因的分型外，其他少见的病因，如各种原因血管炎、血管畸形、夹层动脉瘤、肌纤维营养不良等所致的脑梗死。⑤不明原因型：包括两种或多种病因、辅助检查阴性未找到病因和辅助检查不充分等情况。OCSP 分型将缺血性脑卒中分为完全前循环梗死（total anterior circulation infarct，TACI）、部分前循环梗死（partial anterior circulation infarct，PACI）、后循环梗死（posterior circulation infarct，POCI）和腔隙性脑梗死（lacunar infarction，LACI）4 种类型。

本病属于中医学"中风""卒中"等范畴。

一、病因病机

中风之发生是由于正气虚弱，加之饮食不节，情志过极，内伤积损而致。本病的病变部位在脑，涉及心、肝、脾、肾等多个脏腑，其病机虽然复杂，但归纳起来不外六端：虚（阴虚、气虚、血虚）、火（肝火、心火）、风（肝风、外风）、痰（风痰、湿痰）、气（气逆、气滞）、血（血瘀），此六端在一定条件下，相互影响，相互作用而突然发病。病性为本虚标实，上盛下虚；本虚为肝肾阴虚，气血衰少；标实为风火相煽，痰湿壅盛，气血逆乱。

1. 内伤积损　年老体衰，肝肾阴虚，肝阳偏亢；素体阴亏血虚，阳盛火旺，复因将息失宜，致阴亏于下，肝阳鸱张，阳化风动，气血上逆，上蒙神窍，突发本病。

2. 饮食不节　嗜食肥甘厚味、辛香炙煿之物，或饥饱失宜，或饮酒过度，脾失健运，聚湿生痰，痰郁化热，阻滞经络，蒙蔽清窍；或痰热生风，风火痰热内盛，横窜经络，上阻清窍，突然昏仆，喝僻不遂。

3. 情志过极　五志过极，心火暴盛，风火相煽，血随气逆，上扰元神；或素体阴虚，水不涵木，复因情志所伤，肝阳暴亢，气血上逆，心神昏冒而发为中风。

4. 气虚邪中　气血不足，脉络空虚，风邪乘虚入中经络，气血痹阻，肌肉筋脉失于濡养；或形盛气衰，痰湿素盛，外风引动痰湿，闭阻经络，而致中风。

二、中医治疗

本病的发生病情有轻重缓急的差别；轻者仅限于血脉经络，重者常波及有关脏腑，所以临床常将中风分为中经络和中脏腑两大类。中经络，一般无神志改变而病轻；中脏腑，常有神志不清而病重。中脏腑的主要表现是突然昏倒，不省人事，根据正邪情况有闭证和脱证的区别。闭证以邪实内闭为主，属实证，急宜祛邪；脱证以阳气欲脱为主，属虚证，急宜扶正。闭证根据有无热象，又有阳闭和阴闭之分。

（一）辨证论治

1. 中经络

（1）风阳上扰证

【证候】**主症**：半身不遂，肌肤不仁，口舌歪斜，言语謇涩，舌强不语。**次症**：急躁易怒，头痛，眩晕，面红目赤，口苦咽干，尿赤，便干。**舌脉**：舌质红，少苔或苔黄，脉弦数。

【治法】清肝泻火，息风潜阳。

【方药】天麻钩藤饮。

【中成药】天麻钩藤颗粒（医保目录，乙；药典）、全天麻胶囊（医保目录，乙；药典）、全天麻片（医保目录，乙）、舒血宁注射液（医保目录，乙）。

（2）风痰阻络证

【证候】**主症**：肌肤不仁，半身不遂，口舌歪斜，言语謇涩或不语。**次症**：头晕目眩，痰多。**舌脉**：舌质暗淡，舌苔白腻，脉弦滑。

【治法】息风化痰，活血通络。

【方药】半夏白术天麻汤。

【中成药】华佗再造丸（医保目录，甲；药典）、中风回春丸/片（医保目录，乙；药典）、中风回春胶囊（医保目录，乙）、人参再造丸（医保目录，甲；药典）、大活络丸/胶囊（医保目录，乙）、血塞通注射液（医保目录，甲）。

（3）痰热腑实证

【证候】**主症**：半身不遂，肌肤不仁，口舌歪斜，言语謇涩。**次症**：头晕目眩，吐痰或痰多，腹胀，便干，便秘。**舌脉**：舌质暗红或暗淡，苔黄或黄腻，脉弦滑或兼数。

【治法】清热化痰，通腑泻浊。

【方药】星蒌承气汤。

【中成药】清开灵注射液（医保目录，甲；药典）。

（4）气虚血瘀证

【证候】**主症**：半身不遂，肌肤不仁，口舌歪斜，言语不利，言语謇涩或不语，口角流涎。**次症**：面色无华，气短乏力，自汗，心悸，便溏，手足或偏身肿胀。**舌脉**：舌质暗淡或有瘀斑，舌苔薄白或腻，脉沉细、细缓或细弦。

【治法】补气活血，通经活络。

【方药】补阳还五汤。

【中成药】通心络胶囊（医保目录，甲；药典）、通心络片（医保目录，甲）、消栓通络片/胶囊/颗粒（医保目录，乙；药典）、脑安胶囊（医保目录，乙；药典）、脑安片/颗粒/滴丸（医保目录，乙）、脑心通胶囊（医保目录，乙；药典）、脑心通丸/片（医保目录，乙）、疏血通注射液（医保目录，乙）。

（5）阴虚风动证

【证候】**主症**：半身不遂，一侧手足沉重麻木，口舌歪斜，舌强语謇。**次症**：平素头晕头痛，耳鸣目眩，双目干涩，腰酸腿软，急躁易怒，少眠多梦。**舌脉**：舌红绛或暗红，少苔或无苔，脉细弦或细弦数。

【治法】滋阴潜阳，息风通络。

【方药】镇肝熄风汤。

【中成药】脉络宁注射液（医保目录，甲）、脉络宁颗粒/口服液（医保目录，乙）、大补阴丸（医保目录，乙；药典）。

2. 中脏腑

（1）阳闭

【证候】**主症**：突然昏仆，不省人事，牙关紧闭，口噤不开，两手握固，大小便闭，肢体强痉。**次症**：面赤身热，气粗口臭，躁扰不宁。**舌脉**：舌苔黄腻，脉弦滑而数。

【治法】清热化痰，开窍醒神。

【方药】羚羊角汤合用安宫牛黄丸。

【中成药】安宫牛黄丸（医保目录，甲；药典）、安宫牛黄散（药典）、局方至宝丸（医保目录，乙）、局方至宝散（药典）、紫雪胶囊/颗粒（医保目录，甲）、紫雪散（药典）、清开灵注射液（医保目录，甲）、醒脑静注射液（医保目录，乙）。

（2）阴闭

【证候】**主症**：突然昏倒，不省人事，牙关紧闭，口噤不开，两手握固，大小便闭，肢体强痉。**次症**：面白唇暗，四肢不温，静卧不烦。**舌脉**：舌苔白腻，脉沉滑。

【治法】温阳化痰，开窍醒神。

【方药】涤痰汤合用苏合香丸。

【中成药】苏合香丸（医保目录，甲；药典）。

（3）脱证

【证候】**主症**：突然昏仆，不省人事，目合口张，鼻鼾息微，手撒遗尿。**次症**：汗多不止，四肢冰冷。**舌脉**：舌痿，脉微欲绝。

【治法】回阳固脱。

【方药】参附汤。

【中成药】参附注射液（医保目录，甲）、生脉注射液（医保目录，甲）、参麦注射液（医保目录，甲）。

（二）单方验方

1. 杨百弟（名老中医）验方——通脉汤

黄芪30g，当归15g，白芍15g，桃仁10g，生地黄15g，川芎10g，丹皮10g，桂枝10g，茯苓10g。水煎，1日1剂，分3次温服。主治中风症见半身不遂，口眼歪斜，语言謇涩，口角流涎，脉迟缓或浮弱，舌苔薄白。注意：凡中风初期实证者忌用。

2. 张学文（国医大师）验方——通脉舒络汤

黄芪30g，红花10g，川芎10g，地龙15g，川牛膝15g，丹参30g，桂枝6g，山楂30g。1日1剂，水煎分服。功效：益气活血，通脉舒络，排滞荡邪，祛瘀生新。主治中风、痹证等偏于气虚血瘀者。

（三）针灸疗法

1. 毫针法 临床主要根据神志、全身兼症等进行辨证。中经络主穴选水沟、内关、三阴交、极泉、尺泽、委中等。操作：水沟用雀啄法，以眼球湿润为度；余穴取患侧，内关用泻法；刺三阴交时，沿胫骨内侧缘与皮肤成45°角向上斜刺，用补法；刺极泉时，在原穴位置下1寸心经上取穴，避开腋毛、动

脉，直刺进针，用提插泻法，以患者上肢有麻胀感和抽动感为度；尺泽、委中直刺，用提插法使肢体有抽动感。中脏腑闭证主穴选水沟、十二井、太冲、丰隆、劳宫等。操作：水沟向上方斜刺；十二井穴用三棱针点刺出血；太冲、丰隆、劳宫用泻法。中脏腑脱证主穴选关元、神阙等。操作：神阙用隔盐灸，关元用大艾炷隔姜灸，至四肢转温为止。

2.头针法　取顶颞前斜线、顶颞后斜线、顶旁1线及顶旁2线，快速捻转2～3分钟，每次留针30分钟，留针期间反复捻转2～3次，行针时嘱患者活动患侧肢体。此法适用于半身不遂早期。

3.电针法　在患侧上、下肢各选一组穴位，采用断续波或疏密波，以肌肉微颤为度，每次通电20～30分钟。此法适用于半身不遂患者。

三、预防调护

1.预防　针对中风的危险因素采取预防性干预措施，如保持愉快的心境，避免情绪剧烈变化，切忌大怒、大喜、大悲、大恐、大惊等；改变不良的饮食习惯，每日饮食的种类要多样化，使能量和营养的摄入趋于合理，建议增加水果、蔬菜和低脂奶制品的摄入并减少饱和脂肪的摄入以均衡食谱；主动戒烟，且避免被动吸烟；限制饮酒，不提倡大量饮酒；适当运动，推荐散步、太极拳、八段锦等运动预防本病。

2.调护　中风急重症患者多"五不能"，如说话、翻身、咳痰、进食、大小便均不能自主，宜采取针对性调护措施。①严密观察，精心护理，积极抢救，以促进病情向愈，减少后遗症。②采取良肢位卧床休息，同时密切观察神志、瞳神、气息、脉象等情况，若体温超过38.5℃，可物理降温，并警惕抽搐、呃逆、呕血及虚脱等变证发生。③保持呼吸道通畅，防止肺部、口腔、皮肤、会阴等部位感染。④尽早进行康复训练，可采取针灸、推拿及相关功能训练，如语言、运动、平衡等训练，并指导患者自我锻炼，促进受损功能的恢复。

小 结

脑梗死常用中成药见表9-4。

表 9-4　脑梗死常用中成药

证型	常用中成药
风阳上扰证	天麻钩藤颗粒、全天麻胶囊/片、舒血宁注射液
风痰阻络证	华佗再造丸、中风回春丸/片/胶囊、人参再造丸、大活络丸/胶囊、血塞通注射液
痰热腑实证	清开灵注射液
气虚血瘀证	通心络胶囊/片、消栓通络片/胶囊/颗粒、脑安胶囊/片/颗粒/滴丸、脑心通胶囊/丸/片、疏血通注射液
阴虚风动证	脉络宁注射液/颗粒/口服液、大补阴丸
阳闭	安宫牛黄丸/散、局方至宝丸/散、紫雪胶囊/颗粒/散、清开灵注射液、醒脑静注射液
阴闭	苏合香丸
脱证	参附注射液、生脉注射液、参麦注射液

第五节　痴呆

痴呆（dementia）是一种以获得性认知功能损害为核心，并导致患者日常生活能力、学习能力、工作能力和社会交往能力明显减退的综合征。患者的认知功能损害涉及记忆、学习、定向、理解、判断、计算、语言、视空间功能、分析及解决问题等能力，在病程某一阶段常伴有精神、行为和人格异常。随着世界人口老龄化的加速，痴呆已经成为老年人的常见病和多发病，是老年人的主要病死原因之一。据统计 2015 年世界范围内约有 5000 万人患有痴呆，且每年增加近 1000 万新病例，预计到 2030 年痴呆的总人数将达到 8200 万，到 2050 年将达到 1.52 亿。

现代医学中的阿尔茨海默病、血管性痴呆可参照本节进行辨证论治，路易体痴呆、额颞叶痴呆、帕金森病痴呆、正常压力性脑积水以及其他疾病如颅脑损伤、感染、免疫、肿瘤、中毒和代谢性疾病等引起的痴呆如具有本病特征者，也可参考本节进行辨证论治。

本病属于中医学"痴呆""呆病""善忘"等范畴。

一、病因病机

本病的发病多因先天不足，或后天失养，或年迈体虚，或久病不复，导致肾虚精少，髓海不足，元神失养，而渐致痴呆；或因久郁不解，或中风外伤，或外感热毒等，导致损伤脑络，脑气不通，神明不清，而突发痴呆。本病的发病机理主要有虚、痰、瘀等方面，且互为影响；病变部位在脑髓，与心、肝、脾、肾功能失调密切相关，其中以肾虚为本。

1. **先天不足**　禀赋不足，髓海不充，不能继年，延至成年，或因衰老，或因情志，或因饮食，或因劳逸等后天因素影响，而致髓海渐空，元神失养，发为痴呆。

2. **后天失养**　起居失宜、饮食失节、劳逸失度、久病不复，都可导致脾胃受损，既不能化生气血精微，充养脑髓，又可能聚湿成痰，蒙蔽清窍，神明不清而成痴呆。

3. **年老肾虚**　人至老年，肾气日衰，精气欲竭，脑髓失充，元神失养，故发呆病。

4. **久郁不解**　木郁土衰，痰浊内生，痰蒙清窍，发为痴呆；久郁化火，炼液成痰，迷蒙清窍，发为痴呆。

5. **中风外伤**　中风后瘀血气滞而成痴呆者，乃瘀阻脑络，脑气不通，使脑气与脏气不相连接，神明不清所致。此外，颅脑外伤、产道损伤、外感热毒，损伤脑络，使脑气与脏气不相连接，神明不清而发为痴呆。

二、中医治疗

辨证论治是本病治疗的基本原则。分期论治指引了本病不同阶段的治疗重点。平台期以肾虚为主，补肾为法；波动期以痰浊为主，重在治痰；下滑期以热毒为主，解毒为急。各期常相互交叉或重叠，治法方药应随机调整，如波动期常因脾虚而痰盛，化痰时需兼补脾；下滑期常因虚极而毒盛，重剂清热解毒时，勿忘大补元气。

（一）辨证论治

1. 平台期

（1）髓海不足证

【证候】**主症**：忘前失后，兴趣缺失，起居怠惰，倦怠嗜卧。**次症**：行走缓慢，动作笨拙，甚则振掉，腰胫酸软，齿枯发焦，脑转耳鸣，目无所见。**舌脉**：舌瘦色淡，脉沉细。

【治法】滋补肝肾，生精养髓。

【方药】七福饮。

【中成药】补肾益脑丸/片（医保目录，乙；药典）、补肾益脑胶囊（医保目录，乙）、活力苏口服液（医保目录，乙；药典）、安神补脑液（医保目录，乙；药典）、安神补脑片/胶囊/颗粒（医保目录，乙）、安神宝颗粒（药典）。

（2）脾肾亏虚证

【证候】**主症**：迷惑善忘，兴趣缺失，反应迟钝，易惊善恐。**次症**：食少纳呆，呃逆不食，口涎外溢，四肢不温，小便混浊，夜尿频多，二便失禁。**舌脉**：舌淡体胖大有齿痕，舌苔白或腻，脉沉细弱，两尺尤甚。

【治法】温补脾肾，养元安神。

【方药】还少丹。

【中成药】暂无推荐。

（3）气血不足证

【证候】**主症**：善忘茫然，找词困难，不识人物，言语颠倒。**次症**：多梦易惊，少言寡语，倦怠少动，面唇无华，爪甲苍白，纳呆食少，大便溏薄。**舌脉**：舌质淡，苔白，脉细弱。

【治法】益气健脾，养血安神。

【方药】归脾汤。

【中成药】归脾丸/合剂（医保目录，甲；药典）、归脾颗粒（医保目录，乙；药典）、归脾片/胶囊（医保目录，乙）、归脾丸（浓缩丸）（药典）、补肾益脑丸/片（医保目录，乙；药典）、补肾益脑胶囊（医保目录，乙）、活力苏口服液（医保目录，乙；药典）。

2. 波动期

（1）痰浊蒙窍证

【证候】**主症**：多忘不慧，表情呆滞，迷路误事，不言不语，忽歌忽笑，洁秽不分，亲疏不辨。**次症**：口吐痰涎，痰多体胖，纳呆呕恶，嗜卧懒动，双目无神，面垢如蒙，油腻污浊，头昏头重。**舌脉**：舌苔黏腻浊，脉弦而滑。

【治法】化痰开窍，醒神益智。

【方药】洗心汤。

【中成药】心脑健片／胶囊（药典）、苏合香丸（医保目录，甲；药典）。

（2）瘀阻脑络证

【证候】**主症**：喜忘，神呆不慧或不语，反应迟钝，动作笨拙，妄思离奇。**次症**：头痛难愈，面色晦暗；常伴有半身不遂，口眼歪斜，偏身麻木，言语不利。**舌脉**：舌紫瘀斑，脉细弦或沉迟。

【治法】活血化瘀，通窍醒神。

【方药】通窍活血汤。

【中成药】血府逐瘀丸／胶囊（医保目录，甲；药典）、血府逐瘀片（医保目录，甲）、血府逐瘀口服液（医保目录，乙；药典）、血府逐瘀颗粒（医保目录，乙）。

（3）心肝火旺证

【证候】**主症**：急躁易怒，烦躁不安，妄闻妄见，妄思妄行，举止异常，噩梦难寐，梦幻游离，梦寐喊叫。**次症**：头晕目眩，头痛，耳鸣如潮，口臭，口疮，尿赤，便干。**舌脉**：舌质红或绛，苔黄或黄腻，脉弦滑或弦数。

【治法】清心平肝，安神定志。

【方药】天麻钩藤饮。

【中成药】天麻钩藤颗粒（医保目录，乙；药典）、天智颗粒（医保目录，乙；药典）、天麻醒脑胶囊（医保目录，乙；药典）、天麻首乌片（药典）。

3. 下滑期

毒损脑络证

【证候】**主症**：无欲无语，迷蒙昏睡，不识人物，神呆遗尿，躯体蜷缩，躁扰不宁，狂越攻击，谵语妄言。**次症**：肢体僵硬，颤动，痫痉，二便失禁。**舌脉**：舌红绛少苔，或苔黏腻浊，或腐秽厚积，脉数。

【治法】清热解毒，通络达邪。

【方药】黄连解毒汤。

【中成药】暂无推荐。

（二）单方验方

1. 谢海洲（名老中医）验方——三黑荣脑汤

黑桑椹子30g，黑大豆30g，黑芝麻30g，黄芪15g，党参10g，熟地黄15g，菟丝子15g，枸杞子10g，全蝎10g，地龙10g，水蛭6g，地鳖虫6g，柴胡6g，羌活6g，陈皮6g，谷芽30g，麦芽30g。煎煮法：以清水适量浸透药物约30分钟，置火上煮沸后，文火煎40分钟，1日1剂，共2煎，滤渣取汁约200～250mL，分2次，饭后2小时温服。功效：补肾健脾，益精荣脑，化瘀通络。主治脑萎缩，老年性痴呆等。

2. 颜德馨（国医大师）验方——活血通窍汤

生地黄15g，赤芍15g，川芎9g，红花9g，水蛭粉3g（分吞），石菖蒲15g，远志9g，茯苓9g，黄连3g，通天草9g。水煎服，1日1剂。功效：活血化瘀，通窍醒脑。主治老年性痴呆，多梗塞性痴呆。

（三）针灸疗法

1. 毫针法 主穴选百会、四神聪、内关、太溪、悬钟、太冲。肝肾亏虚配肝俞、肾俞，痰浊蒙窍配丰隆、中脘，瘀血阻络配膈俞、内关，其中太溪、悬钟行补法，太冲行泻法，其余主穴平补平泻。

2. 耳针法 主要取皮质下、枕、心、神门，毫针刺或用埋针法、压丸法。

3. 头针法 取额中线、顶中线、枕上正中线，毫针行较强捻转刺激，或配合使用电针。

三、预防调护

1. 预防 痴呆的预防首先是针对痴呆的危险人群，即在无症状期采取必要的措施干预痴呆的危险因素，可以减缓发病和延缓发展。清淡饮食、常喝绿茶、快步行走等具有延缓或预防痴呆的作用。其次是针对痴呆前阶段的人群，即轻度认知功能损害阶段，其表现以轻微的健忘为特征，应积极治疗并跟踪随访，对延缓其发展为痴呆具有重要意义。

2. 调护 痴呆的调护是一项繁重的劳动，调护内容包括精神调理、智能训练、饮食调节、身体运动等，这些也是治疗必不可少的辅助方法。帮助患者维

持或恢复有规律的生活习惯，饮食宜清淡。同时，要帮助患者正确认识和对待疾病，解除情志因素刺激。对轻症患者，应进行耐心细致的智能训练，使之逐渐恢复或掌握一定的生活和工作技能；对重症患者，应进行生活照料，防止因大小便自遗及长期卧床引发褥疮、感染等；防止患者自伤或他伤，防止跌倒而发生骨折或外出走失等。

小　结

痴呆常用中成药见表9-5。

表9-5　痴呆常用中成药

证型	常用中成药
髓海不足证	补肾益脑丸／片／胶囊、活力苏口服液、安神补脑液／片／胶囊／颗粒、安神宝颗粒
脾肾亏虚证	—
气血不足证	归脾丸／合剂／颗粒／片／胶囊／浓缩丸、补肾益脑丸／片、补肾益脑胶囊、活力苏口服液
痰浊蒙窍证	心脑健片／胶囊、苏合香丸
瘀阻脑络证	血府逐瘀丸／胶囊／片／口服液／颗粒
心肝火旺证	天麻钩藤颗粒、天智颗粒、天麻醒脑胶囊、天麻首乌片
毒损脑络证	—

注："—"表示暂无推荐中成药。

第六节　癫痫

癫痫（epilepsy）是多种原因导致的脑部神经元高度同步化异常放电所致的临床综合征，临床表现具有发作性、短暂性、重复性和刻板性的特点。异常放电神经元的位置不同及异常放电波及的范围差异，导致患者的发作形式不一，可表现为感觉、运动、意识、精神、行为、自主神经功能障碍或兼有之。流行病学资料显示癫痫的年发病率为（50～70）/10万，患病率约为5‰，死亡率为（1.3～3.6）/10万。我国目前约有900万以上癫痫患者，每年新发癫痫患者65万～70万，30%左右为难治性癫痫，我国的难治性癫痫患者数量至少在200万以上。根据病因学不同，癫痫可分为症状性癫痫、特发性癫痫和隐源性癫痫三大类。

本病属于中医学"痫证""癫痫""羊痫风"等范畴。

一、病因病机

本病多因先天禀赋不足或禀赋异常，后天情志失调、饮食不节、跌仆外伤或患他病致脑窍损伤致病。病位在脑，与心、肝、脾、肾等脏腑功能失常有关，病理因素涉及风、火、痰、瘀等，尤以痰邪作祟最为重要，其基本病机为积痰内伏，经风火触动，痰瘀互结，上蒙清窍而发病，病理性质属虚实夹杂。

1. 禀赋异常　胎儿在母腹时，母亲受惊恐而致气机逆乱，精伤肾亏，或妊娠期间母体多病、过度劳累、服药不当等原因损及胎儿，胎气受损，胎儿出生后发育异常，发为本病；另外，父母体质虚弱致胎儿先天禀赋不足，或父母本患痫证而脏气不平，胎儿先天禀赋异常，后天亦容易发生痫证。

2. 情志失调　突受惊恐，气机逆乱，痰浊随气上逆，蒙蔽清窍；或五志过极化火生风，或肝郁日久化火生风，风火夹痰上犯清窍，元神失控，发为本病；小儿脏腑娇嫩，元气未充，神气怯弱，更易因惊恐发生本病。

3. 饮食不节　过食肥甘厚味，损伤脾胃，脾失健运，聚湿生痰，痰浊内蕴；或气郁化火，火邪炼津成痰，积痰内伏，一遇诱因，痰浊蒙蔽元神清窍，发为本病。

4. 脑窍损伤　由于跌扑撞击，或出生时产伤，或患他病，如瘟疫（颅内感染）、中毒等导致脑脉瘀阻或脑窍损伤，致神志逆乱，昏不知人，发为本病。

二、中医治疗

本病中医主张急则治其标，缓则治其本，治疗应分清标本虚实、轻重缓急。发作期开窍醒神定痫以治其标，休止期驱邪补虚以治其本。

（一）辨证论治

1. 发作期

（1）阳痫

【证候】**主症**：突然昏仆，不省人事，面色潮红、紫红，继之转为青紫或苍白，口唇青紫，牙关紧闭，两目上视，项背强直，四肢抽搐，口吐涎沫，或喉中痰鸣，或发怪叫，甚则二便自遗，移时苏醒。**次症**：发病前多有眩晕，头痛而胀，胸闷乏力，喜欠伸等先兆症状；平素多有情绪急躁，心烦失眠，口苦咽干，便秘尿黄等症。**舌脉**：舌质红，苔白腻或黄腻，脉弦数或弦滑。

【治法】急以开窍醒神，继以泻热涤痰息风。

【方药】黄连解毒汤合定痫丸。

【中成药】安宫牛黄丸（医保目录，甲；药典）、安宫牛黄散（药典）、礞石滚痰丸（医保目录，甲；药典）、礞石滚痰片（医保目录，乙）、琥珀抱龙丸（药典）。

（2）阴痫

【证候】**主症**：突然昏仆，不省人事，面色晦暗青灰而黄，手足清冷，双眼半开半合，肢体拘急，或抽搐时作，口吐涎沫，一般口不啼叫，或声音微小，醒后周身疲乏，或如常人；或仅表现为一过性呆木无知，不闻不见，不动不语，数秒至数分钟即可恢复，恢复后对上述症状全然不知，多则一日数次或十数次发作。**次症**：平素多见神疲乏力，恶心泛呕，胸闷咳痰，纳差便溏等症。**舌脉**：舌质淡，苔白腻，脉多沉细或沉迟。

【治法】急以开窍醒神，继以温化痰涎，顺气定痫。

【方药】五生饮合二陈汤。

【中成药】医痫丸（药典）、二陈丸（医保目录，乙；药典）。

2. 休止期

（1）肝火痰热证

【证候】**主症**：发作时昏仆抽搐，吐涎，或有吼叫。**次症**：平时急躁易怒，面红目赤，心烦失眠，咳痰不爽，口苦咽干，便秘溲黄。**舌脉**：舌红，苔黄腻，脉弦滑而数。

【治法】清肝泻火，化痰宁心。

【方药】龙胆泻肝汤合涤痰汤。

【中成药】龙胆泻肝丸（医保目录，甲；药典）、龙胆泻肝片/胶囊/颗粒（医保目录，甲）、龙胆泻肝丸（水丸）（药典）、癫痫平片（医保目录，乙；药典）、癫痫康胶囊（医保目录，乙；药典）。

（2）脾虚痰盛证

【证候】发作时面色晦暗或㿠白，四肢不温，蜷卧拘急，呕吐涎沫，叫声低怯。**次症**：平素神疲乏力，少气懒言，胸脘痞闷，纳差便溏。**舌脉**：舌质淡，苔白腻，脉濡滑，或弦细滑。

【治法】健脾化痰。

【方药】六君子汤。

【中成药】六君子丸（医保目录，乙；药典）、归脾丸/合剂（医保目录，甲；药典）、归脾颗粒（医保目录，乙；药典）、归脾片/胶囊（医保目录，乙）、归脾丸（浓缩丸）（药典）。

（3）肝肾阴虚证

【证候】**主症**：痫症频发，神思恍惚。**次症**：面色晦暗，头晕目眩，两目干涩，耳轮焦枯不泽，健忘失眠，腰膝酸软，大便干燥。**舌脉**：舌红，苔薄白或薄黄少津，脉沉细数。

【治法】滋养肝肾，填精益髓。

【方药】大补元煎。

【中成药】大补阴丸（医保目录，乙；药典）、左归丸（医保目录，乙）。

（4）瘀阻脑络证

【证候】**主症**：单侧肢体抽搐或一侧面部抽动，颜面口唇青紫。**次症**：平素头晕头痛，痛有定处；多继发于中风、颅脑外伤、产伤、颅内感染性疾患后。**舌脉**：舌质暗红或有瘀斑，舌苔薄白，脉涩或弦。

【治法】活血化瘀，息风通络。

【方药】通窍活血汤。

【中成药】血府逐瘀丸/胶囊（医保目录，甲；药典）、血府逐瘀片（医保目录，甲）、血府逐瘀口服液（医保目录，乙；药典）、血府逐瘀颗粒（医保目录，乙）。

（二）单方验方

1. 任继学（国医大师）验方——治癫宝丹

白花蛇头 3 具，玳瑁 20g，郁金 25g，天麻 15g，天竺黄 30g，真沉香 10g，胆南星 15g，白芍 5g，清半夏 10g，全蝎 10g，蜈蚣 5 条，天虫 15g，牛黄

1.5g，麝香 0.3g，琥珀 5g，西红花 5g，动物脑（猪或羊）1 具。共研细末，每服 5g，每日 2 次温水送服。功效：调整阴阳，镇静安神，协调脏腑，开窍定痫。用于癫痫经常发作、头晕，发则四肢抽搐，口吐涎沫，甚则神呆，舌红苔薄白，脉沉弦。

2. 彭静山（名老中医）验方——止痉除痫散

生龙骨 60g，生牡蛎 60g，紫石英 45g，寒水石 45g，白石脂 45g，赤石脂 45g，生石膏 45g，滑石粉 45g，生赭石 45g，桂枝 15g，降香 60g，钩藤 60g，干姜 15g，大黄 15g，甘草 15g。研极细末，成人每次 5g，1 日 2～3 次，小儿 3 岁以内可服 0.5～1g，5～10 岁可酌加至 2g，连服 1～3 个月，不可间断。功效：镇痉止搐。用于癫痫，适用于各种痫证。

（三）针灸疗法

1. 毫针法

（1）发作期　水沟、百会、后溪、涌泉、合谷、太冲、丰隆，毫针泻法，水沟用雀啄手法，以患者神志复苏或有反应为度。

（2）间歇期　选鸠尾、筋缩、间使、阳陵泉、丰隆、太冲，毫针泻法，鸠尾向巨阙斜刺 1 寸，配穴按虚补实泻法操作。痰火扰神加曲池、神门、内庭；风痰闭阻加风池、中脘、合谷；心脾两虚加心俞、脾俞、足三里；肝肾阴虚加肝俞、肾俞、三阴交；瘀阻脑络加百会、膈俞、内关；夜发加照海；昼发加申脉。

2. 穴位注射法　选间使、丰隆、太冲、鸠尾、大椎，用维生素 B_1 和维生素 B_{12} 注射液，每穴注射 0.5～1mL，每日 1 次。

三、预防调护

1. 预防　保持精神愉快，避免精神刺激，怡情养性，劳逸适度。妇女在怀孕前积极治疗原发病，避免胎儿头颅外伤、颅内感染等发生。

2. 调护　休止期患者应避免近水、近火、近电、高空作业及驾驶车辆，以免发病时发生危险。调理饮食、情志和起居，饮食宜清淡，多吃蔬菜，少食肥甘之品，切忌过冷过热、辛辣刺激的食物，如羊肉、酒浆等，以减少痰涎及火热的滋生。可选用山药、薏苡仁、赤小豆、绿豆、小米煮粥，可收健脾化痰化湿之功效。应针对患者病后存在不同程度的正虚参以调补，如调脾胃、和气

血、健脑髓、顺气涤痰、活血化瘀等，切忌不加辨证，一概投人参、鹿茸等大补之品或其他温燥补品。对昏仆抽搐的患者，注意保持呼吸道通畅，凡有义齿均应取出，放置牙垫，以防窒息和咬伤，同时加用床栏，以免翻坠下床。应耐心坚持长期服药，以图根治。

小　结

癫痫常用中成药见表9-6。

表 9-6　癫痫常用中成药

证型	常用中成药
阳痫	安宫牛黄丸／散、礞石滚痰丸／片、琥珀抱龙丸
阴痫	医痫丸、二陈丸
肝火痰热证	龙胆泻肝丸／片／胶囊／颗粒／水丸、癫痫平片、癫痫康胶囊
脾虚痰盛证	六君子丸、归脾丸／合剂／颗粒／片／胶囊／浓缩丸
肝肾阴虚证	大补阴丸、左归丸
瘀阻脑络证	血府逐瘀丸／胶囊／片／口服液／颗粒

第七节　帕金森病

帕金森病（Parkinson's disease），又称震颤麻痹（paralysis agitans），是一种常见于中老年的神经系统变性疾病，临床上以静止性震颤、运动迟缓、肌强直和姿势平衡障碍为主要特征。我国65岁以上人群患病率为1700/10万，患病率随年龄的增高而升高。

本病属于中医学"颤证""振掉""颤振""震颤"等范畴。

一、病因病机

本病多因年老体虚、情志过极、饮食不节、劳逸失当等，引起风阳内动，或痰热动风，或瘀血夹风，或虚风内动，或肾精气血亏虚，进而筋脉失养或风邪扰动筋脉而发为颤证；本病的病变部位在筋脉，与肝、肾、脾等脏关系密切，主要病机概而论之有风、火、痰、瘀四端，病机演变常见于本虚标实。

1. 年老体虚　中年之后，脾胃渐损，肝肾亏虚，精气暗衰，筋脉失养；或禀赋不足，肾精虚损，脏气失调；或罹患沉疴，久病体弱，脏腑功能紊乱，气血阴阳不足，筋脉失养，虚风内动。

2. 情志过极　情志失调，郁怒忧思太过，脏腑气机失于调畅。郁怒伤肝，肝气郁结不畅，气滞而血瘀，筋脉失养；或肝郁化火生风，风阳暴张，窜经入络，扰动筋脉；若思虑太过，则损伤心脾，气血化源不足，筋脉失养；或因脾虚不运，津液失于输布，聚湿生痰，痰浊流窜，扰动筋脉。

3. 饮食不节　恣食膏粱厚味或嗜酒成癖，损伤脾胃，聚湿生痰，痰浊阻滞经络而动风；或滋生内热，痰热互结，壅阻经脉而动风；或因饥饱无常，过食生冷，损伤脾胃，气血生化乏源，致使筋脉失养而发为颤证。

4. 劳逸失当　行役劳苦，动作不休，使肌肉筋膜损伤疲极，虚风内动；或贪逸少动，使气缓脾滞而气血日减；或房事劳欲太过，肝肾亏虚，阴血暗损，筋脉失于调畅，阴虚风动，发为颤证。

二、中医治疗

本病应辨清标本虚实，并细辨其主次偏重。疾病初期，本虚之象不明显，常见风火相煽、痰热壅阻之标实证，治疗当以清热、化痰、息风为主；病程较长，年老体弱，肝肾亏虚、气血不足等本虚之象逐渐突出，治疗当以滋补肝肾、益气养血、调补阴阳为主，兼以息风通络。由于本病多发于中老年人，常在本虚的基础上导致标实，因此治疗更应重视补益肝肾，治病求本。

（一）辨证论治

1. 风阳内动证

【证候】**主症：**肢体颤动粗大，程度较重，不能自制。**次症：**头晕耳鸣，面赤烦躁，易激动，心情紧张时颤动加重，肢体麻木，口苦而干，语言迟缓不清，流涎，尿赤，大便干。**舌脉：**舌质红，苔黄，脉弦滑数。

【治法】镇肝息风，舒筋止颤。

【方药】天麻钩藤饮合镇肝熄风汤。

【中成药】天麻钩藤颗粒（医保目录，乙；药典）、全天麻胶囊（医保目录，乙；药典）、全天麻片（医保目录，乙）。

2. 痰热风动证

【证候】**主症**：头摇不止，肢麻震颤，重则手不能持物。**次症**：头晕目眩，胸脘痞闷，口苦口黏，口吐痰涎。**舌脉**：舌体胖大，有齿痕，舌质红，舌苔黄腻，脉弦滑数。

【治法】清热化痰，平肝息风。

【方药】导痰汤合羚角钩藤汤。

【中成药】半夏天麻丸（医保目录，乙；药典）。

3. 气血亏虚证

【证候】**主症**：头摇肢颤。**次症**：面色㿠白，表情淡漠，神疲乏力，动则气短，心悸健忘，眩晕，纳呆。**舌脉**：舌体胖大，舌质淡红，舌苔薄白滑，脉沉濡无力或沉细弱。

【治法】益气养血，濡养筋脉。

【方药】人参养荣汤。

【中成药】人参养荣丸（医保目录，乙；药典）、归脾丸/合剂（医保目录，甲；药典）、归脾颗粒（医保目录，乙；药典）、归脾片/胶囊（医保目录，乙）、归脾丸（浓缩丸）（药典）、补中益气丸/颗粒（医保目录，甲；药典）、补中益气水丸（药典）、补中益气合剂（医保目录，乙；药典）、补中益气口服液/片（医保目录，乙）。

4. 髓海不足证

【证候】**主症**：头摇肢颤，持物不稳。**次症**：腰膝酸软，失眠心烦，头晕，耳鸣，善忘，神呆，痴傻。**舌脉**：舌质红，舌苔薄白，或红绛无苔，脉细数。

【治法】填精补髓，育阴息风。

【方药】龟鹿二仙胶。

【中成药】六味地黄丸（医保目录，甲；药典）、六味地黄胶囊/颗粒（医保目录，乙；药典）、六味地黄片/口服液（医保目录，乙）、六味地黄软胶囊/浓缩丸（药典）、左归丸（医保目录，乙）、杞菊地黄丸/片/胶囊（医保目录，甲；药典）、杞菊地黄丸（浓缩丸）（药典）、大补阴丸（医保目录，乙；药典）。

5. 阳气虚衰证

【证候】**主症**：头摇肢颤，筋脉拘挛。**次症**：畏寒肢冷，四肢麻木，心悸懒言，动则气短，自汗，小便清长或自遗，大便溏。**舌脉**：舌质淡，舌苔薄白，脉沉迟无力。

【治法】补肾助阳，温煦筋脉。

【方药】地黄饮子。

【中成药】金匮肾气丸/片（医保目录，甲）、桂附地黄丸/胶囊（医保目录，乙；药典）、桂附地黄片/颗粒（医保目录，乙）、右归丸（医保目录，乙；药典）、右归胶囊（医保目录，乙）。

（二）单方验方

任继学（国医大师）验方——化痰透脑丸

制胆星 25g，天竺黄 100g，煨皂角 5g，麝香 4g，琥珀 50g，郁金 50g，清半夏 50g，陈皮 50g，远志肉 100g，珍珠 10g，沉香 50g，石花菜 100g，海胆 50g，共为细末蜜为丸（重约 6g）。每次 1 丸，日服 3 次，白开水送下，主治颤病之脾虚痰盛证。

（三）针灸疗法

1.毫针法　主穴选百会、风池、曲池、合谷、太冲等。肝肾亏虚配肝俞、肾俞、三阴交；气血不足配气海、血海、足三里；痰浊风动配丰隆、中脘、阴陵泉等。操作：主穴毫针平补平泻。

2.耳针法　取皮质下、脑点、神门、枕、颈、肘、腕、指、膝，每次选用 2～4 穴，毫针刺，或加用电针刺激或用压丸法。

3.头针法　取顶中线、顶颞后斜线、顶旁 1 线及顶旁 2 线。用毫针平刺入头皮下，快速捻转 1～2 分钟，留针期间反复捻转 2～3 次。

4.穴位注射法　取天柱、大椎、曲池、手三里、阳陵泉、足三里、三阴交、风池等，每次选用 2～3 穴，用丹参注射液或黄芪注射液等，每穴注入药液 0.5～2mL。

三、预防调护

1.预防　首先要增强人体正气，避免和消除导致颤证的各种致病因素。应该注意生活调摄，保持情绪稳定，心情舒畅，避免忧思郁怒等不良精神刺激。发现患者暴躁、愤怒时，要进行劝慰。在生活起居方面，应尽量使环境保持安静舒适，居处通风良好，避免受风、受热、受潮，生活有规律，节制房事。饮食宜清淡而富有营养，忌暴饮暴食，忌偏食肥甘厚腻，戒除烟酒等不良嗜好。此外，避免中毒、中风、颅脑损伤对预防颤证的发生具有重要意义。

2.调护 颤证患者平时应注意加强肢体功能锻炼，适当参加力所能及的体育活动，如太极拳、八段锦、内养功等。对颤证较重者，应帮助患者做适量被动运动，按摩肢体，以促进气血的运行；下地行走时，应注意走路姿势、技巧和速度，注意安全。对卧床不起的患者，注意帮助患者翻身，经常进行肢体按摩，以防发生褥疮；一旦发生褥疮，要及时处理，按时换药，保持伤口干燥，使褥疮早日愈合。护理应注意详细观察病情，辨证施护。

小 结

帕金森病常用中成药见表9-7。

表 9-7 帕金森病常用中成药

证型	常用中成药
风阳内动证	天麻钩藤颗粒、全天麻胶囊 / 片
痰热风动证	半夏天麻丸
气血亏虚证	人参养荣丸、归脾丸 / 合剂 / 颗粒 / 片 / 胶囊 / 浓缩丸、补中益气丸 / 颗粒 / 水丸 / 合剂 / 口服液 / 片
髓海不足证	六味地黄丸 / 胶囊 / 颗粒 / 片 / 口服液 / 软胶囊 / 浓缩丸、左归丸、杞菊地黄丸 / 片 / 胶囊 / 浓缩丸、大补阴丸
阳气虚衰证	金匮肾气丸 / 片、桂附地黄丸 / 胶囊 / 片 / 颗粒、右归丸 / 胶囊

第八节 重症肌无力

重症肌无力（myasthenia gravis）是一种神经－肌肉接头传递功能障碍的获得性自身免疫性疾病。主要由于神经－肌肉接头突触后膜上乙酰胆碱受体受损引起。临床主要表现为部分或全身骨骼肌无力和极易疲劳，活动后症状加重，经休息和胆碱酯酶抑制剂治疗后症状减轻。其发病率为（8～20）/10万，患病率约为50/10万，我国南方地区发病率较高。

重症肌无力的临床表现多样，可分属中医学"痿证""痿躄""喑痱""睑废""上胞下垂"等不同病证。

一、病因病机

本病的发生主要因感受温毒、湿热浸淫、饮食所伤、久病房劳等，引起五脏受损，精津不足，气血亏耗，进而肌肉筋脉失养，发为痿证。本病病位在筋脉、肌肉，与肝、肾、肺、脾胃最为密切。

1. 感受温毒　温热毒邪内侵，或病后余邪未尽，低热不解，或温病高热持续不退，皆令内热燔灼，伤津耗气，肺热叶焦，津伤失布，不能润泽五脏，五体失养而痿弱不用。

2. 湿热浸淫　久处湿地或冒雨涉水，感受外来湿邪，湿热浸淫经脉，营卫运行受阻；或郁遏生热，或痰热内停，蕴湿积热，导致湿热相蒸，浸淫筋脉，气血运行不畅，致筋脉失于滋养而成痿。

3. 饮食所伤　素体脾胃虚弱，或饮食不节，劳倦思虑过度，或久病致虚，中气受损，脾胃受纳、运化、输布水谷精微的功能失常，气血津液生化之源不足，无以濡养五脏，以致筋骨肌肉失养；脾胃虚弱，不能运化水湿，聚湿成痰，痰湿内停，客于经脉；或饮食不节，过食肥甘，嗜酒辛辣，损伤脾胃，运化失职，湿热内生，均可致痿。

4. 久病房劳　先天不足，或久病体虚，或房劳太过，伤及肝肾，精损难复；或劳役太过而伤肾，耗损阴精，肾水亏虚，筋脉失于灌溉濡养。

二、中医治疗

痿证的辨证论治大体上常见以下四类，但因本病是一种慢性疾病，病机可涉及多脏，所以治疗上不能拘泥于此，务须结合标本传变，细加辨证。

（一）辨证论治

1. 肺热津伤证

【证候】**主症**：病起发热，或热后突然出现肢体软弱无力。**次症**：皮肤干燥，心烦口渴，咳呛少痰，咽干不利，小便黄赤或热痛，大便干燥。**舌脉**：舌质红，苔黄，脉细数。

【治法】清热润燥，养肺生津。

【方药】清燥救肺汤。

【中成药】养阴清肺丸／口服液／膏（医保目录，甲；药典）、养阴清肺颗粒／

糖浆（医保目录，甲）。

2. 湿热浸淫证

【证候】**主症**：肢体困重，痿软无力，尤以下肢或两足痿弱为甚。**次症**：微肿，手足麻木，扪及微热，喜凉恶热，或有发热，胸脘痞闷，小便赤涩热痛。**舌脉**：舌质红，苔黄腻，脉濡数或滑数。

【治法】清热利湿，通利筋脉。

【方药】二妙丸。

【中成药】二妙丸（医保目录，甲；药典）、四妙丸（医保目录，甲；药典）。

3. 脾胃虚弱证

【证候】**主症**：肢体软弱无力逐渐加重，神疲肢倦，肌肉萎缩；上胞下垂，吞咽无力，朝轻暮重。**次症**：少气懒言，面浮而色不华，或面色萎黄，腹胀，纳差便溏。**舌脉**：舌质淡，苔薄白，脉细弱。

【治法】补中益气，健脾升清。

【方药】参苓白术散。

【中成药】参苓白术丸/散（医保目录，甲；药典）、参苓白术颗粒（医保目录，甲）、参苓白术片/胶囊（医保目录，乙）、补中益气丸/颗粒（医保目录，甲；药典）、补中益气水丸（药典）、补中益气合剂（医保目录，乙；药典）、补中益气口服液/片（医保目录，乙）。

4. 肝肾亏损证

【证候】**主症**：肢体痿软无力，尤以下肢明显，腰膝酸软，不能久立，甚至步履全废，腿胫大肉渐脱；上胞下垂，视物不清，或视歧。**次症**：眩晕耳鸣，舌咽干燥，遗精或遗尿，或妇女月经不调。**舌脉**：舌质红，苔少，脉细数。

【治法】补益肝肾，滋阴清热。

【方药】虎潜丸。

【中成药】知柏地黄丸（医保目录，甲；药典）、知柏地黄片/胶囊/颗粒（医保目录，乙）、知柏地黄丸（浓缩丸）（药典）、大补阴丸（医保目录，乙；药典）、六味地黄丸（医保目录，甲；药典）、六味地黄胶囊/颗粒（医保目录，乙；药典）、六味地黄片/口服液（医保目录，乙）、六味地黄软胶囊/浓缩丸（药典）、杞菊地黄丸/片/胶囊（医保目录，甲；药典）、杞菊地黄丸（浓缩丸）（药典）、左归丸（医保目录，乙）。

（二）单方验方

邓铁涛（国医大师）验方——强肌健力饮

黄芪30g，五爪龙15g，党参15g，白术15g，当归10g，升麻10g，柴胡6g，陈皮10g，甘草5g。水煎，1日1剂，分早晚2次温服。补脾益气，强肌健力。主治重症肌无力。其主症为眼睑下垂，四肢倦怠乏力，吞咽困难，纳差便溏，少气懒言，舌胖嫩，齿印，苔薄白或浊厚，脉虚大或弱。

（三）针灸疗法

1.毫针法 主穴选关元、气海、三阴交、太溪、足三里、合谷、夹脊穴等。操作：毫针补法。关元、气海可用灸法。

2.皮肤针法 沿膀胱经背部第一侧线、患肢阳明经及患侧眼部攒竹—阳白—丝竹空、目内眦—上眼睑—瞳子髎连线，轻叩至皮肤潮红。

3.头针法 取顶颞前斜线、顶中线、顶旁1线、顶旁2线，毫针中等刺激，可配合脉冲电刺激。

三、预防调护

1.预防 针对病因预防，痿证的发生常与居住湿地、感受温热湿邪有关，因此，要避居湿地，防御外邪侵袭。其次，注意精神调养，清心寡欲，锻炼身体，增强体质，避免过劳，生活规律，饮食宜清淡、富有营养，忌油腻辛辣，对促进痿证康复亦具重要意义。

2.调护 患者病情危重、卧床不起、吞咽呛咳、呼吸困难者，要常翻身拍背，鼓励患者排痰，以防止痰湿壅肺或发生褥疮。对瘫痪者，应注意患肢保暖，保持肢体功能体位，防止肢体挛缩或关节僵硬，有利于日后功能恢复。由于肌肤麻木、感觉障碍，在日常生活与护理中，应避免冻伤或烫伤。

小 结

重症肌无力常用中成药见表9-8。

表 9-8　重症肌无力常用中成药

证型	常用中成药
肺热津伤证	养阴清肺丸 / 口服液 / 膏 / 颗粒 / 糖浆
湿热浸淫证	二妙丸、四妙丸
脾胃虚弱证	参苓白术丸 / 散 / 颗粒 / 片 / 胶囊、补中益气丸 / 颗粒 / 水丸 / 合剂 / 口服液 / 片
肝肾亏损证	知柏地黄丸 / 片 / 胶囊 / 颗粒 / 浓缩丸、大补阴丸、六味地黄丸 / 胶囊 / 颗粒 / 片 / 口服液 / 软胶囊 / 浓缩丸、杞菊地黄丸 / 片 / 胶囊 / 浓缩丸、左归丸

第九节　特发性面神经麻痹

特发性面神经麻痹（idiopathic facial palsy）亦称为面神经炎（facial neuritis）或贝尔麻痹（Bell palsy），是因茎乳孔内面神经非特异性炎症所致的周围性面瘫。该病确切病因未明，目前认为可能与嗜神经病毒感染有关。

本病属于中医学"口僻""口㖞""吊线风"等范畴。

一、病因病机

本病多由劳作过度，正气不足，脉络空虚，卫外不固，风邪乘虚侵袭面部经络，导致气血痹阻，面部经络失于濡养，以致肌肉纵缓不收而发。本病病位在面部经络。

1. 风寒袭络　正气不足，络脉空虚，卫外不固，营气失守，外感风寒，风寒袭络，寒致筋急，络脉阻遏，气血运行不畅，面部筋脉失于濡养，肌肉纵缓不收而发病。

2. 风热灼络　风热袭表，若正不胜邪，风热之邪，循经上行，致面部阳明之经受侵，风热灼络，经络阻滞，血气失运，筋脉失养，热则筋纵，而致口眼㖞斜。

3. 风痰阻络　素体痰盛，外感风邪，风痰互结，流窜经络，阻遏头面经络，阳明络脉壅滞，经隧不利，气血不畅，筋肉失养，故不用而缓，以致颜面麻木作胀，眼睑闭合不全；缓者为急者牵引，故口眼㖞斜；或风痰互结，郁久

化热，热灼营血，津液不行，阴亏血少，气血运行不利，筋脉失养，甚则阳亢风动，引发面肌拘挛，或频繁抽动。

4.气虚血瘀　口僻日久不愈，邪气伤正，气虚血瘀，痹阻经络，致口僻迁延不愈；或瘀血与风痰互结，导致风痰瘀血痹阻经络，筋脉失养，则可加重病情，发为口眼㖞斜。

二、中医治疗

本病中医主张综合治疗，临床上应辨别风邪是否兼夹有寒、热或痰之邪，也应根据病程长短、内因外因权衡用药。

（一）辨证论治

1.风寒袭络证

【证候】**主症**：突发口角歪斜，眼睑闭合不全，额纹消失，面部麻木。**次症**：恶寒发热，时流清涕，肢节酸痛；多有面部吹风、受凉史。**舌脉**：舌质淡红，苔薄白而润，脉浮或浮紧。

【治法】祛风散寒，温经通络。

【方药】小续命汤。

【中成药】玉屏风颗粒（医保目录，甲；药典）、玉屏风胶囊（医保目录，乙；药典）、玉屏风口服液／袋泡茶（药典）。

2.风热灼络证

【证候】**主症**：突发口角歪斜，眼睑闭合不全，额纹消失，面部麻木。**次症**：恶风发热，口渴欲饮，口苦咽干，咽喉疼痛，头胀头痛，耳后作痛。**舌脉**：舌边尖红，舌苔薄黄，脉浮数。

【治法】祛风清热，通经活络。

【方药】大秦艽汤。

【中成药】暂无推荐。

3.风痰阻络证

【证候】**主症**：突发口角歪斜，流涎，眼睑闭合不全，额纹消失，面部麻木。**次症**：头重如裹，身困乏力，胸闷脘痞，食少恶心。**舌脉**：舌胖大，苔白腻，脉濡滑。

【治法】祛风利湿，化痰通络。

【方药】牵正散。

【中成药】化风丹（医保目录，乙）、全天麻胶囊（医保目录，乙；药典）、全天麻片（医保目录，乙）。

4.气虚血瘀证

【证候】**主症**：口眼歪斜，面肌僵硬、不仁，日久不愈。**次症**：面肌抽搐，气短乏力，面色萎黄或暗淡无华，自汗，心悸，便溏。**舌脉**：舌质暗淡或有瘀斑，舌苔薄白，脉细涩无力。

【治法】益气活血，化瘀通络。

【方药】补阳还五汤。

【中成药】血府逐瘀丸／胶囊（医保目录，甲；药典）、血府逐瘀片（医保目录，甲）、血府逐瘀口服液（医保目录，乙；药典）、血府逐瘀颗粒（医保目录，乙）、通心络胶囊（医保目录，甲；药典）、通心络片（医保目录，甲）。

（二）单方验方

李仲愚（名老中医）验方——乌附星香汤

制川乌10g，制白附子10g，制南星10g，木香10g。水煎服，1日3次，饭后服。制川乌、制白附子、制南星先煎1小时，待药液不麻口后再加其他药物煎10分钟即可。功效：祛风散寒，通经活络。主治面瘫、面痛、中风偏瘫、痹证等。

（三）其他疗法

1. 针灸治疗

（1）毫针法　治法以祛风通络，疏调经筋为主。取局部穴、手足阳明经穴为主。主穴选攒竹、丝竹空、阳白、四白、颧髎、颊车、地仓、合谷、太冲等，配穴根据辨证论治及疾病分期灵活取穴。操作：面部腧穴均行平补平泻法，恢复期可加灸法。发病初期，面部腧穴手法不宜过重，针刺不宜过深，肢体远端腧穴行泻法且手法宜重；恢复期，足三里行补法，合谷、太冲行平补平泻法。

（2）皮肤针法　取阳白、颧髎、地仓、颊车，轻叩，以局部潮红为度，每日或隔日1次。适用于恢复期。

（3）电针法　取太阳、阳白、地仓、颊车。断续波刺激10～20分钟，强度以患者面部肌肉微见跳动而能耐受为度。适用于面瘫中、后期。

（4）刺络拔罐法　取阳白、颧髎、地仓、颊车。用皮肤针叩刺或三棱针点刺出血后加拔火罐。适用于恢复期。

2.穴位贴敷法　选太阳、阳白、颧髎、地仓、颊车。将马钱子锉成粉末1～2分钟，撒于胶布上，然后贴于穴位处，5～7日换药1次；或用蓖麻仁捣烂加麝香少许，取绿豆粒大一团，贴敷穴位，每隔3～5日更换1次；或用白附子研细末，加冰片少许做面饼，贴敷穴位，每日1次。适用于面瘫后遗症。

三、预防调护

1.预防　平时注意增强体质，饮食平衡，营养均衡，劳逸有度，情绪稳定，养成良好的卫生习惯。夏季要避免汗出当风，室内空调不宜温度过低，要保持室内空气新鲜，睡觉时室内温度要适宜，避免风扇或空调对着人体不间断地久吹；冬季注意保暖，避免寒风持久吹袭，预防感冒。

2.调护　应注意观察面瘫的症状与体征，注重患侧角膜的护理，防治继发角膜感染。焦虑不安者，应给予精神安慰，避免精神过度紧张。可配合针灸治疗及面部自我按摩和局部热敷，但不宜操之过急、治之过频。

小　结

特发性面神经麻痹常用中成药见表9-9。

表9-9　特发性面神经麻痹常用中成药

证型	常用中成药
风寒袭络证	玉屏风颗粒 / 胶囊 / 口服液 / 袋泡茶
风热灼络证	—
风痰阻络证	化风丹、全天麻胶囊 / 片
气虚血瘀证	血府逐瘀丸 / 胶囊 / 片 / 口服液 / 颗粒、通心络胶囊 / 片

注："—"表示暂无推荐中成药。

第十节　三叉神经痛

三叉神经痛（trigeminal neuralgia）是局限于三叉神经分布区的一种反复

发作性、短暂性、阵发性剧烈疼痛，多数为单侧面部发病，少数为双侧面部发病，严重影响患者生活质量、工作以及社会交往能力。本病以成年及老年人多见，好发于 40 岁以上人群，女性多于男性。

临床根据病因和发病机制可分为原发性和继发性三叉神经痛。原发性三叉神经痛的病因和发病机制尚不清楚，多数认为病变位于三叉神经半月节及其感觉神经根内，也可能与血管压迫、岩骨部位骨质畸形等对神经的机械性压迫、牵拉和营养代谢障碍等有关；继发性三叉神经痛的病因较为明确，主要由桥脑小脑角及其邻近部位肿瘤、炎性反应、外伤和三叉神经分支病变所致。

本节所阐述的病症为原发性三叉神经痛，属于中医学"面痛""颊痛""面游风""齿槽风"等范畴。

一、病因病机

中医学认为面痛是三阳经筋受邪所致。病因不外乎外感、内伤两端。外感者或因风寒之邪袭于阳明经脉，或风热病毒浸淫面部，以致经脉壅闭，气机受阻，发为疼痛。内伤者或因肝胆风火上逆，或由胃火炽盛上炎，或由阳明燥热上冲，或夹痰浊上扰，导致面部经脉凝滞，气血痹阻，发为疼痛。素体气阴两亏，络脉空虚，风邪乘虚而入，与痰瘀搏结，不荣不通则痛。风为阳邪，善行数变，风痰相夹，忽聚忽散，故疼痛忽发忽止，反复发作。

1. 风寒袭络　风邪升发，易犯头面，寒邪凝滞，寒主收引，经络阻滞，气血闭塞，不通则痛。

2. 胃火上扰　邪热犯胃，或食辛辣之物，胃热偏盛，胃火熏蒸，循经上炎，熏灼头面经脉，而致本病。

3. 肝胆实火　情志不畅，肝郁气滞，或郁怒伤肝，肝失疏泄，气郁化火，火性炎上，循经上扰，熏灼头面经脉，而发本病。

4. 风痰阻络　饮食不节，损伤脾胃，脾失健运，酿湿生痰，日久化热生风，风痰搏结，阻于头面经络，经气不通，而致本病。

5. 阴虚风动　素体虚弱，肾精亏虚，或劳倦伤肾，肾阴不足，水不涵木，肝肾阴虚，肝风内动，上扰头面，而致头面作痛。

6. 瘀血内阻　久痛入血入络，瘀血内阻，不通则痛。

二、中医治疗

本病中医主张紧扣发病因素及病机变化的规律，注意病变局部与整体之间的关系，辨证论治，进而达到阴阳平衡、气血调和。

（一）辨证论治

1. 风寒袭络证

【证候】**主症**：骤然起病，一侧剧烈面痛，阵发性发作，惧风怕冷，遇寒加重。**次症**：面肌拘紧，喜热敷，口不渴。**舌脉**：舌质淡，苔薄白，脉浮紧或弦紧。

【治法】疏风散寒，通络止痛。

【方药】川芎茶调散。

【中成药】川芎茶调丸/浓缩丸/散/片/颗粒（医保目录，甲；药典）、川芎茶调口服液（医保目录，乙）、天麻头痛片（药典）。

2. 胃火上扰证

【证候】**主症**：颜面剧痛，颊部灼痛。**次症**：心烦易怒，面红目赤，口干口臭，喜喝冷饮，便秘溲赤。**舌脉**：舌质红，苔黄，脉洪数或滑数。

【治法】清泻胃火，凉血止痛。

【方药】清胃散加减。

【中成药】清胃黄连丸（大蜜丸）/水丸/片（药典）。

3. 肝胆实火证

【证候】**主症**：颜面阵发剧痛，痛连头角。**次症**：面灼目赤，烦躁易怒，口苦，便秘，尿赤。**舌脉**：舌质红，苔黄燥，脉弦数。

【治法】清肝泻热，降火止痛。

【方药】当归龙荟丸。

【中成药】龙胆泻肝丸（医保目录，甲；药典）、龙胆泻肝片/胶囊/颗粒（医保目录）、龙胆泻肝丸（水丸）（药典）。

4. 风痰阻络证

【证候】**主症**：面肌阵痛，麻木不仁。**次症**：胸膈满闷，时吐痰涎，头蒙身重。**舌脉**：舌胖大，苔白腻，脉弦滑。

【治法】祛风化痰，解痉止痛。

【方药】牵正散合半夏白术天麻汤。

【中成药】半夏天麻丸（医保目录，乙；药典）。

5. 阴虚风动证

【证候】**主症**：面痛绵绵，时有灼痛抽掣。**次症**：头昏目眩，面红耳鸣，腰酸腿软。**舌脉**：舌质红，苔少，脉弦细而数。

【治法】滋阴潜阳，平肝息风。

【方药】天麻钩藤饮。

【中成药】天麻钩藤颗粒（医保目录，乙；药典）、全天麻胶囊（医保目录，乙；药典）、全天麻片（医保目录，乙）。

6. 瘀血内阻证

【证候】**主症**：面痛屡发，疼痛剧烈，如针刺刀割。**次症**：面色晦暗。**舌脉**：舌紫暗或有瘀斑，苔薄白，脉弦涩。

【治法】通窍活血，化瘀止痛。

【方药】通窍活血汤。

【中成药】大川芎口服液（医保目录，乙；药典）、大川芎片（医保目录，乙）、元胡止痛片/胶囊/颗粒/滴丸（医保目录，甲；药典）、元胡止痛口服液（医保目录，乙；药典）、元胡止痛软胶囊（药典）、天舒片/胶囊（医保目录，甲；药典）。

（二）单方验方

1. 刘文峰（名老中医）验方——荣面痛宁汤

土茯苓 50g，葛根 50g，白芍 50g，石膏 30，生地黄 15g，细辛 3g，延胡索 10g，牛蒡子 12g，刺蒺藜 9g，酸枣仁 15g，羌活 9g，蔓荆子 9g，蜈蚣 2条，全蝎 6g，白芷 15g，甘草 9g。功效：荣筋丽面，祛风解肌，清热养血，化瘀通络。用于治疗三叉神经痛。

2. 黎凯（名老中医）验方——痛宁汤

川芎 15g，细辛 5g，羌活 20g，白芷 15g，防风 15g，荆芥 20g，薄荷 15g，炙甘草 15g，白芍 15g，赤芍 15g，乳香 6g，没药 6g，百合 20g，玄参 20g，郁金 10g，厚朴 10g，升麻 7.5g，藿香 15g。功效：通络止痛。用于治疗原发性三叉神经痛面痛。

（三）针灸疗法

1. 毫针法 体针取风池、合谷、翳风、下关、手三里主穴；配穴根据疼痛

部位选穴：眼支痛加攒竹、阳白、鱼腰；上颌支痛加太阳、四白、巨骨、下关；下颌支痛加大迎、颊车。

2.耳针法 取额上颌、下颌、交感为主穴；配穴：风火胜者，加口、眼、胃、大肠、肾上腺、内分泌；久治不愈者，加耳中；面剧痛或抽搐者，加耳尖放血。每次取用 2～3 穴，强刺激，留针 30 分钟，每隔 5 分钟捻转 1 次。

3.穴位磁疗法 取下关、颊车、翳风、阳白，头维、阿是穴等穴位。方法：将磁极放在所选穴位上，每日 1 次，每次 30 分钟，10 次为 1 个疗程。

三、预防调护

1.预防 三叉神经痛是神经系统顽症之一，应防患于未然，做好预防工作，强调早期诊断、早期规范治疗。本病患者应保持精神愉快，避免精神紧张，饮食起居要有规律，适当增加体育锻炼。

2.调护

（1）保持个人卫生 利用疼痛发作后的间歇期，清洁颜面、口腔，用温水洗脸刷牙，避免冷水刺激。

（2）环境因素 注意气候变化，避免风吹、寒冷气候对颜面部的刺激，外出时戴口罩或头巾，注意预防感冒。

（3）生活方式 戒烟酒，少吃辛辣食物；吃质软、易嚼食物，避免辛辣、硬物刺激诱发疼痛；劳逸有度，避免过劳；起居规律，避免长期精神紧张；保持乐观情绪，避免忧思恼怒等不良情绪刺激诱发疼痛。

小 结

三叉神经痛常用中成药见表 9–10。

表 9–10 三叉神经痛常用中成药

证型	常用中成药
风寒袭络证	川芎茶调丸 / 浓缩丸 / 散 / 片 / 颗粒 / 口服液、天麻头痛片
胃火上扰证	清胃黄连丸（大蜜丸）/ 水丸 / 片
肝胆实火证	龙胆泻肝丸 / 片 / 胶囊 / 颗粒 / 水丸
风痰阻络证	半夏天麻丸

证型	常用中成药
阴虚风动证	天麻钩藤颗粒、全天麻胶囊 / 片
瘀血内阻证	大川芎口服液 / 片、元胡止痛片 / 胶囊 / 颗粒 / 滴丸 / 口服液 / 软胶囊、天舒片 / 胶囊

第十一节　抑郁症

抑郁症（depression）又称抑郁障碍（depressive disorder），是指由多种原因引起的，以显著和持久的抑郁症状群为主要临床特征的一类心境障碍。抑郁障碍的核心症状是与处境不相称的心境低落和兴趣丧失。除此之外，患者还常常伴有焦虑或激越，甚至出现幻觉、妄想等精神病性症状。近年来，抑郁障碍的患病率逐年增高，其造成的疾病负担在所有精神疾病负担中的比重最大。

本病属于中医学"郁证"等范畴，由于抑郁症的临床表现形式多样，本病亦类似于中医学"百合病""脏躁""梅核气""不寐""健忘"等的描述。

一、病因病机

郁证多因郁怒、忧思、恐惧等七情内伤，使气机不畅，出现湿、痰、热、食、瘀等病理产物，进而损伤心、脾、肾，致使脏腑功能失调，加之机体脏气易郁，最终发为本病。郁证的发生与情志内伤密切相关，基本病机为气机郁滞，脏腑功能失调。基本病理因素为气、血、火、痰、食、湿。郁证病位主要在肝，可涉及心、脾、肾等脏。

1. 情志内伤　愤恨恼怒，郁怒不畅，使肝失条达，气机不畅，以致肝气郁结而成气郁。气郁日久可成血郁，亦能化火，而成火郁；气郁则津行不畅，停于脏腑经络，聚而成痰，与气相结，而成痰郁。忧愁思虑则伤脾，以致脾气郁结；或肝气郁结，横逆乘土，脾失健运，则食积不消而成食郁，水湿内停而成湿郁；水湿内停又易聚而为痰，则成痰郁。脾伤日久，气血生化乏源，而形成心脾两虚之证。情志过极伤于心，致心之气血不足，或心阴亏虚，或心火亢盛，日久损伤心神，致心神失养。郁火伤阴，肾阴亏耗，心失所养，则出现心

肾阴虚之证。

2.脏气易郁 郁证的发生，除了与情志内伤有关外，亦与机体自身的状况有着极为密切的关系。

二、中医治疗

治疗本病的基本原则是理气开郁、调畅气机、怡情易性。首先应根据临床症状，结合六郁，辨明受病脏腑。通常来说，气郁、血郁、火郁主要关系于肝，食郁、湿郁、痰郁主要关系于脾；而虚证则与心的关系最为密切。其次要辨证候虚实。实证以气机郁滞为基本病变，治疗以疏肝理气解郁为主，并根据是否兼有血瘀、火郁、痰结、湿滞、食积等而分别采用活血、降火、祛痰、化湿、消食等法；虚证则应根据损及的脏腑及气血阴精亏虚的不同而补之，或养心安神，或补益心脾，或滋养肝肾；虚实夹杂者，又当根据虚实的偏重而兼顾。除药物治疗外，精神治疗极为重要。

（一）辨证论治

1.肝气郁结证

【证候】**主症**：精神抑郁，情绪不宁。**次症**：善太息，胸部满闷，胁肋胀痛，痛无定处，脘闷嗳气，不思饮食，大便不调，女子月事不调。**舌脉**：舌质淡红，苔薄腻，脉弦。

【治法】疏肝解郁，理气和中。

【方药】柴胡疏肝散。

【中成药】柴胡舒肝丸（医保目录，乙；药典）、逍遥丸/颗粒（医保目录，甲；药典）、逍遥片（医保目录，乙；药典）、逍遥胶囊/水丸/浓缩丸（药典）、疏肝解郁胶囊（医保目录，乙）、舒肝丸（医保目录，乙；药典）、舒肝散/片/颗粒（医保目录，乙）。

2.气郁化火证

【证候】**主症**：性情急躁易怒，胸胁胀满。**次症**：口干口苦，或头痛、目赤、耳鸣，或嘈杂吞酸，大便秘结。**舌脉**：舌质红，苔黄，脉弦数。

【治法】疏肝解郁，清肝泻火。

【方药】丹栀逍遥散。

【中成药】丹栀逍遥丸（医保目录，甲）、丹栀逍遥片/胶囊（医保目录，乙）、龙胆泻肝丸（医保目录，甲；药典）、龙胆泻肝片／胶囊／颗粒（医保目录，甲）、龙胆泻肝丸（水丸）（药典）。

3.痰气郁结证

【证候】**主症**：精神抑郁，咽中如有异物梗塞，吞之不下，咯之不出。**次症**：胁肋胀满，胸部满闷。**舌脉**：舌苔白腻，脉弦滑。

【治法】行气开郁，化痰散结。

【方药】半夏厚朴汤。

【中成药】越鞠二陈丸（药典）、越鞠丸（医保目录，乙；药典）、开胸顺气丸／胶囊（医保目录，乙；药典）。

4.心神失养证

【证候】**主症**：精神恍惚，心神不宁。**次症**：多疑易惊，悲忧善哭，喜怒无常，时时欠伸，或手舞足蹈，喊叫骂詈。**舌脉**：舌质淡，苔薄白，脉弦。

【治法】甘润缓急，养心安神。

【方药】甘麦大枣汤。

5.心脾两虚证

【证候】**主症**：多思善虑，心悸胆怯。**次症**：失眠健忘，头晕神疲，面色无华，食欲不振。**舌脉**：舌质淡，苔薄白，脉细弱。

【治法】健脾养心，益气补血。

【方药】归脾汤。

【中成药】归脾丸／合剂（医保目录，甲；药典）、归脾颗粒（医保目录，乙；药典）、归脾片／胶囊（医保目录，乙）、归脾丸（浓缩丸）（药典）。

6.心肾阴虚证

【证候】**主症**：虚烦，少寐多梦，惊悸，健忘。**次症**：头晕耳鸣，五心烦热，腰膝酸软，盗汗，口干咽燥，男子遗精，妇女月经不调。**舌脉**：舌质红少津，少苔或无苔，脉细数。

【治法】滋养心肾。

【方药】天王补心丹合六味地黄丸。

【中成药】天王补心丸（医保目录，甲；药典）、天王补心丹／片（医保目录，乙）、天王补心丸（浓缩丸）（药典）、六味地黄丸（医保目录，甲；药典）、六味地黄胶囊／颗粒（医保目录，乙；药典）、六味地黄片／口服液（医保目录，乙）、六味地黄软胶囊／浓缩丸（药典）、知柏地黄丸（医保目录，甲；药典）、知柏地黄片／胶囊／颗粒（医保目录，乙）、知柏地黄丸（浓缩丸）（药典）、大补阴丸（医保目录，乙；药典）。

（二）单方验方

1. 颜德馨（国医大师）验方——血府逐瘀汤为基础加黄连、石菖蒲

黄连 3g，石菖蒲 9g，柴胡 6g，赤芍药 9g，桃仁 9g，红花 9g，牛膝 6g，枳壳 6g，桔梗 4.5g，川芎 9g，生地黄 12g，丹参 15g，生甘草 3g。每日 1 剂，水煎服。功效：清脑化瘀，以宁其神。用于抑郁症。

2. 吉良晨（名老中医）验方——菖蒲郁金温胆汤

石菖蒲 10g，广郁金 10g，清半夏 10g，化橘红 10g，云茯苓 10g，荷叶梗 6g，炒枳实 6g（打）。功效：解郁条肝，清化痰热。用于抑郁症。

3. 钟明远（名老中医）验方——白金散

白矾 9g，郁金 21g，九节菖蒲 6g，朱砂 4g，人造牛黄 1.5g。将上药研末，分为 21 包。体壮者 1 日 3 服，体弱者日 1 服，小儿酌减，温开水送服。纳呆者用粳米粉调白糖少量蒸糕服。7 天为 1 个疗程，连服 6～8 个疗程。一般无副作用。功效：清热，豁痰开窍，安神。主治抑郁症，症见精神抑郁，表情淡漠，或喃喃自语，出言无序，或时悲时喜，哭笑无时，不知秽洁，饭食少思，舌苔薄白黄腻，脉弦细或弦滑。

（三）针灸疗法

1. 毫针法　主穴选印堂、百会、水沟、太冲、内关、神门等。操作：太冲、水沟行泻法，其余行平补平泻法。精神恍惚可中冲点刺出血。

2. 耳针法　取肝、心、神门、交感、毫针刺或用埋针法、压丸法。

3. 电针法　取百会、印堂、内关、神门、太冲，采用连续波。

4. 穴位注射法　取心俞、内关，用丹参注射液，每穴 0.3～0.5mL，每日 1 次。

三、预防调护

1. 预防　患者应树立正确的人生观，积极对待各种事物，避免忧思郁怒，防止情志内伤是预防郁证的重要措施。医务人员应深入了解患者的病史、发病诱因，针对诱因进行有效的预防措施，做到"未病先防"。既病者要及早治疗，防止病情的进一步蔓延，做到"既病防变"。医务人员应以诚恳、耐心的态度对待患者，取得患者的充分信任，帮助患者克服精神方面的不良因素，使患者能充分配合医务人员的治疗工作，树立战胜疾病的信心。已治愈者要定期随访，防止复发。

2.调护 郁证患者饮食宜清淡，应以蔬菜和营养丰富的食物为宜，忌生冷、辛辣、油腻、烟酒等，建立良好的生活作息习惯；运动宜适量，练习太极拳、八段锦、气功等有助于调整身心，增强治疗效果。

小 结

抑郁症常用中成药见表9-11。

表 9-11 抑郁症常用中成药

证型	常用中成药
肝气郁结证	柴胡舒肝丸、逍遥丸/颗粒/片/胶囊/水丸/浓缩丸、疏肝解郁胶囊、舒肝丸/散/片/颗粒
气郁化火证	丹栀逍遥丸/片/胶囊、龙胆泻肝丸/片/胶囊/颗粒/水丸
痰气郁结证	越鞠二陈丸、越鞠丸、开胸顺气丸/胶囊
心神失养证	—
心脾两虚证	归脾丸/合剂/颗粒/片/胶囊/浓缩丸
心肾阴虚证	天王补心丸/丹/片/浓缩丸、六味地黄丸/胶囊/颗粒/片/口服液/软胶囊/浓缩丸、知柏地黄丸/片/胶囊/颗粒/浓缩丸、大补阴丸

注："—"表示暂无推荐中成药。

第十章 体表感染类疾病与乳腺疾病

第一节 部分体表感染类疾病

疖（furuncle）是金黄色葡萄球菌自毛囊或汗腺侵入所引起的单个毛囊及其所属皮脂腺的急性化脓性感染，炎症常扩展到皮下组织。疖可发生在任何有毛囊的皮肤区，但以头、面、颈、腋下、臀部等常受摩擦的部位多见。疖属于中医学"疖""疔"等范畴。

痈（carbuncle）是多个相邻毛囊和皮脂腺或汗腺的化脓性感染，或由多个疖肿融合而成。好发于颈后部、背部，也可见于腹壁、上唇，最初局部红肿、疼痛，呈一片紫红色炎性浸润硬结，病灶略高出皮肤，边界不清。随后表面出现多个脓头，中央部皮肤逐渐坏死、溃烂，形成粟粒样大小或更大的脓栓，脓栓脱落后中心部塌陷，形似"火山口"，溢脓性分泌物。痈属于中医学"疔""有头疽"等范畴。

丹毒（erysipelas）是皮肤及其网状淋巴管的急性炎症，由 β-溶血性链球菌从皮肤、黏膜的细小伤口侵犯皮肤、黏膜网状淋巴管引起。多发于下肢，炎症呈片状红疹、肿胀、边缘略隆起，界限清楚，用手指轻压，红色即可消退。局部有压痛。区域淋巴结常肿大、疼痛。随着局部炎症的发展，中央红色消退，脱屑。丹毒属于中医学"丹毒"范畴。

急性脓肿（acute abscess）是急性炎症过程中在组织、器官或体腔内出现的局限性脓液积聚，四周有一完整的脓壁。浅表脓肿略高于体表，有红、肿、热、痛和波动感。波动程度与脓肿大小、位置深浅、腔壁厚薄有关。浅表脓肿多数能向体表穿破而逐渐愈合，若向深部发展，可压迫或穿入临近脏器，引起并发症和功能障碍。急性脓肿属于中医学"痈"范畴。

一、病因病机

疖：疖多由外感诸邪，特别是暑湿热毒化火引起，心经火毒炽盛，壅于肌肤。亦有毒从内发，恣食辛辣炙煿，脏腑蕴热，或感受风热火毒，或皮肤破损染毒，导致火热结聚，甚则热盛肉腐者。

痈：痈的发生多因外感寒湿诸邪，或因情志内伤，招致正气不足，或素有阴津不足，气血亏损，或平时恣食膏粱厚味，以致脾胃运化失常，湿热火毒内生，感邪以后出现营卫不和，气血凝滞，郁阻经络，壅于肉脉之间，化热而成。

丹毒：丹毒总由血热为患。素体血分有热，或在肌肤破损处有湿热火毒之邪乘隙侵入，郁阻肌肤而发。

急性脓肿：急性脓肿主要因外感六淫邪毒，皮肤外伤感染毒邪或过食膏粱厚味，聚湿生浊，邪毒湿浊留阻肌肤，郁结不散，皆可导致营卫不和、气血凝滞、经络壅遏、化火为毒而成痈肿。

体表感染性疾病辨证施治主要分为：肿疡期、脓疡期、溃疡期。

二、中医治疗

本病中医主张综合治疗，注意调护，辨证论治为主，临床以复合证型多见。应抓住化热消肿、托里排脓、去腐生肌3个基本病理环节，分清主次，权衡用药。

（一）辨证论治

1. 肿疡期

【证候】**主症**：局部肿胀，皮肤焮红，灼热疼痛。**次症**：恶寒发热，头痛，呕恶，口渴。**舌脉**：舌红，苔黄或黄腻，脉滑实或弦数。

【治法】清热解毒。

【方药】仙方活命饮、五味消毒饮等加减。

【中成药】迈之灵片（医保目录，乙）。

2. 脓疡期

【证候】**主症**：局部红热明显，肿势高凸，皮色亮红或有表皮剥落，按之引指，疼痛剧烈，痛如鸡啄，局部可有破溃脓出。**次症**：恶寒发热，头痛，呕恶，口渴。**舌脉**：舌红，苔黄或黄腻，脉数。

【治法】透脓托毒。

【方药】透脓散加减。

【中成药】新癀片（医保目录，甲）、二妙丸（医保目录，甲）、四妙丸（医保目录，甲）。

3. 溃破期

【证候】**主症**：创面溃破，局部可见坏死组织及渗液，伴或不伴肉芽组织。**次症**：身热不扬，小便频数，精神萎靡，面色少华。**舌脉**：舌淡红，苔白或微黄，脉数无力。

【治法】扶正托毒。

【方药】八珍汤、仙方活命饮、托里消毒散加减。

【中成药】人参归脾丸（医保目录，乙）。

（二）外治疗法

1. 肿疡期　如意金黄散（医保目录，甲）以75%酒精调成糊外敷，或溶于75%酒精内浸泡48小时，滤过残渣收集提取液，浸透无菌纱布后外敷。1日1次，1个月为1个疗程。

2. 脓疡期　切开引流，可采用火针烙开或做一洞式切口排脓。

3. 溃疡期　溃疡面积较大，坏死组织难以脱落者，可先用生肌玉红膏（医保目录，乙）液化清除创面坏死组织；难以液化者，采取蚕食清创办法逐步清除。待坏死组织脱落，采用京万红软膏（医保目录，甲）外敷促进伤口愈合。

（三）其他疗法

1. 外敷　体表感染肿疡期属阳证者，可采用鲜野菊花叶、蒲公英、芙蓉叶、龙葵败酱草、丝瓜叶取其一种，洗净捣烂敷于患处，每天1～2次。或水煎每日外洗2次。

2. 浸泡　发于手、足部的皮肤感染，切开排脓后，可将患指（趾）浸泡于碘伏消毒液或如意金黄散酊剂内10分钟，每日1次。

3. 砭镰法　患处消毒后，用七星针或三棱针叩刺患部皮肤，放血泄毒。此法只适用于下肢复发性丹毒。

三、预防调护

1. 预防　忌酒，忌过食肥甘厚腻及辛辣炙煿食物。卧床休息，多饮水，丹毒患者床旁隔离并抬高患肢 30 ～ 40°，及时治疗肌肤破损，以免感染毒邪，颜面部感染忌早期切开及针挑，忌挤脓，以免走散入血。

2. 调护　注意加强功能锻炼，调节情志，保持乐观情绪，树立战胜疾病的信心。

小　结

部分体表感染类疾病常用中成药见表 10-1。

表 10-1　部分体表感染类疾病常用中成药

证型	常用中成药
肿疡期	迈之灵片
脓疡期	新癀片、二妙丸、四妙丸
溃疡期	人参归脾丸

第二节　乳腺炎

乳腺炎（mastitis）是乳腺的化脓性感染，表现为乳房结块，红肿热痛，溃后脓出稠厚，伴恶寒发热等全身症状。好发于产后 1 个月以内的哺乳妇女，尤以初产妇为多见。发生于哺乳期的称"外吹乳痈"，占全部病例的 90％以上；发生于妊娠期的称"内吹乳痈"，临床上较为少见；不论男女老少，在非哺乳期和非妊娠期发生的称为"不乳儿乳痈"，则更少见。本病属于中医学"乳痈"的范畴。

一、病因病机

外吹乳痈多由内有肝郁胃热，复染风热毒邪，引起乳汁郁积，乳络闭阻，气血瘀滞，从而腐肉酿脓而成。

内吹乳痈多由妊娠期胎气上冲，肝失疏泄，与邪热互结蕴蒸阳明之络而成。

不乳儿乳痈可因非哺乳期儿女假吸而诱发。男子乳痈可由胃火炽盛，壅滞乳房而生。新生儿患乳痈多因胎热余毒，或挤伤染毒而成。

二、中医治疗

本病中医主张分期治疗，注意调护，辨证论治为主。应抓住瘀滞—成脓—溃破三个阶段，权衡用药。

（一）辨证论治

1. 瘀滞期

【证候】**主症**：乳汁郁积，发生乳房局部肿胀疼痛。**次症**：皮色微红或不红，皮肤微热或不热。**舌脉**：舌质正常或红，苔薄白或薄黄，脉浮数或弦数。

【治法】通乳消肿。

【方药】瓜蒌牛蒡汤加减。

【中成药】夏枯草膏（片、胶囊、颗粒、口服液）（医保目录，乙）、肿痛安胶囊（医保目录，乙）、丹参酮胶囊（医保目录，乙）。

2. 成脓期

【证候】**主症**：乳房结块逐渐增大，或有鸡啄样疼痛，焮红灼热。**次症**：壮热不退，口渴喜饮。**舌脉**：舌质红，苔黄腻，脉洪数。

【治法】托里透脓。

【方药】瓜蒌牛蒡汤合透脓散加减。

【中成药】山蜡梅叶颗粒（医保目录，乙）、新癀片（医保目录，甲）。

3. 溃破期

【证候】**主症**：脓出通畅，肿消痛减。**次症**：身热渐退，疮口逐渐愈合。**舌脉**：舌淡红，苔白或微黄，脉数无力。

【治法】托毒生肌。

【方药】托里消毒散加减。

【中成药】人参归脾丸（医保目录，乙）、补血生乳颗粒（医保目录，乙）。

（二）外治疗法

1. 瘀滞期　用温水将如意金黄散（医保目录，甲）捣汁调敷在乳房肿痛处，

或金黄膏或玉露膏外敷。皮色微红或不红者，可用冲和膏外敷。

2. 成脓期 宜切开排脓。在乳房部切口宜循乳络方向呈放射状，在乳晕部宜在乳晕旁作弧形切口，以免损伤乳络而形成乳漏；切口位置宜取低位，以免袋脓。也可用针吸穿刺抽脓，或火针烙开，或做一洞式切口排脓。

3. 溃破期 药线蘸八二丹或九一丹引流，外敷金黄膏。待脓净仅流黄稠滋水时，改用生肌玉红膏（医保目录，乙）盖贴。

（三）其他疗法

1. 按摩法 适用于外吹乳痈初起，因乳汁淤积而局部肿痛者。先在患侧乳房涂以少许润滑油，用五指呈环状从乳房四周轻轻向乳头方向施以正力，按摩推挤，拇指与食指相合反复轻压乳晕部，可轻揪乳头，将淤积乳汁排出，至松软为度。注意：若乳房焮红漫肿者，或已成脓者禁用。

2. 外敷法 适用于外吹乳痈初起，可采用鲜野菊花叶、蒲公英、芙蓉叶、龙葵、败酱草、丝瓜叶中的一种，洗净捣烂敷于患处，每天 1～2 次。

3. 抗生素 必要时可加用，如出现热毒内攻脏腑之危象时。首选青霉素类，或根据细菌培养结果选用。

三、预防调护

1. 预防 妊娠后期常用温水清洗乳头，并及早纠正乳头内陷。哺乳期注意乳头清洁，并保持心情舒畅。饮食应清淡且富有营养，忌食辛辣炙煿之品，不过食膏粱厚味。

2. 调护 培养良好的哺乳习惯，注意哺乳姿势及婴儿口腔清洁，按需哺乳。哺乳期间若体温过高（≥ 38.0℃），或乳汁色黄，应停止哺乳，并按摩乳房，应用吸奶器避免乳汁淤积。回乳时应逐步先减少哺乳次数，使泌乳量逐渐减少。

小 结

乳腺炎常用中成药见表 10-2。

表 10-2　乳腺炎常用中成药

证型	常用中成药
瘀滞期	夏枯草膏（片、胶囊、颗粒、口服液）、肿痛安胶囊、丹参酮胶囊
成脓期	山蜡梅叶颗粒、新癀片
溃破期	人参归脾丸、补血生乳颗粒

第三节　乳腺增生

乳腺增生（breast hyperplasia）是单侧或双侧乳房疼痛并出现肿块的良性增生性疾病。乳痛与肿块和月经周期及情志变化密切相关。乳房肿块大小不等，形态不一，边界不清，质地不硬，推之活动。本病好发于 25 ～ 45 岁的中青年妇女，其发病率占乳房疾病的 75%，是临床上最常见的乳房疾病。本病属于中医学"乳癖"的范畴。

一、病因病机

乳癖是由于情志不遂，久郁伤肝，气机阻滞于乳房胃络，经脉阻塞不通，而引起乳房疼痛；或因肝肾不足，冲任失调，致使气血瘀滞，而致乳房结块、疼痛。

二、中医治疗

止痛与消块是本病治疗的主要目的，辨证论治有助于提高疗效。对于长期服药肿块不消反而增大、且质地较硬、边缘不清，疑有恶变者，应手术切除。

（一）辨证论治

1. 肝郁痰凝证

【证候】**主症**：乳房肿块和疼痛随喜怒消长。**次症**：胸闷胁胀，善郁易怒，心烦口苦。**舌脉**：舌质正常或红，苔薄黄，脉弦滑。

【治法】散结止痛。

【方药】逍遥蒌贝散加减。

【中成药】丹栀逍遥丸（医保目录，甲）、丹栀逍遥片（胶囊）（医保目录，乙）、逍遥丸（颗粒）（医保目录，甲）、红花逍遥片（胶囊、颗粒）（医保目录，已）、乳癖消片（胶囊、颗粒）（医保目录，甲）、红金消结片（胶囊）（医保目录，甲）、乳宁丸（片、胶囊）（医保目录，乙）、乳块消片（胶囊、颗粒）（医保目录，乙）、乳核散结片（胶囊）（医保目录，乙）、乳康丸（片、胶囊、颗粒）（医保目录，乙）、消乳散结胶囊（医保目录，乙）。

2. 冲任失调证

【证候】**主症**：乳房肿块月经前加重，经后缓减。**次症**：腰酸乏力，神疲倦怠。**舌脉**：舌淡，苔白，脉沉细。

【治法】调摄冲任。

【方药】二仙汤合四物汤加减。

【中成药】丹鹿胶囊（医保目录，乙）、岩鹿乳康片（胶囊）（医保目录，乙）。

（二）外治疗法

中药局部外敷于乳房肿块处，如用阳和解凝膏掺黑退消或桂麝散盖贴。对外敷药过敏者应忌用。

三、预防调护

1. 预防 应保持心情舒畅，情绪稳定，并适当控制脂肪类食物的摄入。

2. 调护 积极治疗月经失调等妇科疾患和其他内分泌疾病，对于有乳腺病家族史的发病高危人群要重视定期检查。

小　结

乳腺增生常用中成药见表10-3。

表10-3　乳腺增生常用中成药

证型	常用中成药
肝郁痰凝	丹栀逍遥丸、丹栀逍遥片（胶囊）、逍遥丸（颗粒）、红花逍遥片（胶囊、颗粒）、乳癖消片（胶囊、颗粒）、红金消结片（胶囊）、乳宁丸（片、胶囊）、乳块消片（胶囊、颗粒）、乳核散结片（胶囊）、乳康丸（片、胶囊、颗粒）、消乳散结胶囊
冲任失调	丹鹿胶囊、岩鹿乳康片（胶囊）

第四节　乳腺癌

乳腺癌（breast cancer）是指发生于乳腺小叶和导管上皮的恶性肿瘤，以乳腺肿块为主要临床表现。乳腺癌是全世界女性发病率第一的肿瘤，据美国肿瘤学会 2019 年发表的肿瘤发病率统计显示，美国目前的乳腺癌发病率大约为 125/10 万人，预计 2019 年美国将有 27 万左右的新发乳腺癌病例，占所有女性肿瘤疾病的 30%；同时预计约有 4.2 万人死于乳腺癌，占所有因癌症死亡人数的 15%。我国乳腺癌发病率虽然低于美国等发达国家，但是呈逐年递增的态势，2014 年全国女性乳腺癌新发约 27.89 万例，占女性恶性肿瘤发病的 16.51%，发病率为 41.82/10 万，城市地区发病例数是农村地区的 2 倍，发病率在 20 岁之前处于较低水平，此后随年龄迅速上升，并于 55 岁达到高峰，而后随年龄增长持续下降。随着医疗技术的发展，目前全国平均 5 年生存率约为 80%。

本病属于中医学"乳岩""乳石痈""妒乳"等范畴。

一、病因病机

乳腺癌的发生外因主要为风寒邪气客之，内因主要为肝郁气滞。因外感邪毒，情志不畅，致肝脾两伤，冲任失调，气血凝滞。病位在肝、脾、冲脉、任脉。正虚为乳腺癌致病之本，气滞、血瘀、痰湿、邪毒为本病之标。

1. 感受外邪　足阳明胃经经气衰弱，风寒之气外袭，邪气客于经络，导致气血运行涩滞，结成乳岩。

2. 情志因素　忧怒抑郁，情志失调，肝郁气逆犯脾，脾失健运，加之嗜食肥甘厚味，则痰湿内生，气滞、血瘀、痰湿相互搏结于乳络形成乳岩。

3. 肝肾亏虚　年事已高致肝肾亏虚，或房劳过度致冲任失调，气血不足，经络气血运行不畅，气滞、血瘀阻于乳络而发病。

二、中医及综合疗法

本病中医主张综合治疗，尤需注意情志调护，辨证论治为主，临床以复合证型多见。应抓住肝气郁结、脾虚痰凝、冲任失调、气血两虚、瘀毒蕴结5个基本病理环节，分清主次，权衡用药。在辨证论治中应分清虚实，辨别邪正盛衰，权衡后明确扶正与祛邪的主次。

（一）中医疗法

1. 肝气郁结证

【证候】**主症：**乳房部肿块皮色不变，质硬而边界不清，肿块胀痛，经期不准或经期乳房胀痛。**次症：**时有精神忧郁，胸闷不舒，胁肋胀痛，烦躁易怒。**舌脉：**舌红，苔薄黄，脉弦。

【治法】疏肝解郁，理气散结。

【方药】柴胡疏肝散加减。

【中成药】华蟾素片/胶囊（医保目录，甲）、西黄丸（医保目录，乙；药典）、平消片/胶囊（医保目录，甲；药典）、小金丸（医保目录，乙；药典）。

2. 脾虚痰凝证

【证候】**主症：**乳房肿块皮色不变，胀痛或隐痛。**次症：**脘腹痞满，食欲不振，神疲乏力，形体肥胖。**舌脉：**舌体胖大，边有齿痕，苔白腻，脉濡。

【治法】健脾益气，化痰散结。

【方药】二陈汤合香贝养荣汤加减。

【中成药】复方苦参注射液（医保目录，乙）、平消片/胶囊（医保目录，甲；药典）、小金丸（医保目录，乙；药典）、参丹散结胶囊（医保目录，乙）。

3. 冲任失调证

【证候】**主症：**乳房结块坚硬胀痛。**次症：**月经不调，经前期乳房胀痛，时有烘热汗出、腰背酸痛。**舌脉：**舌淡红，苔薄白，脉弦细。

【治法】调摄冲任，行气活血。

【方药】二仙汤合逍遥散加减。

【中成药】康艾注射液（医保目录，乙）、艾迪注射液（医保目录，乙）、贞芪扶正片/胶囊（医保目录，甲）、健脾益肾颗粒（医保目录，乙）、安康欣胶囊（医保目录，乙）。

4. 气血两虚证

【证候】**主症：**术后切口皮瓣坏死糜烂，时流渗液，皮肤苍白，腐肉色暗。**次症：**心悸气短，面色苍白，神疲乏力。**舌脉：**舌质淡，苔白，脉沉细无力。

【治法】益气养血。

【方药】八珍汤加减。

【中成药】康艾注射液（医保目录，乙）、艾迪注射液（医保目录，乙）、贞芪扶正片/胶囊/颗粒（医保目录，甲）、生血宝胶囊（医保目录，乙）、益血生胶囊（医保目录，乙；药典）。

5. 瘀毒蕴结证

【证候】**主症**：胁肋窜痛，乳腺局部红肿热痛。**次症**：心烦易怒，面红目赤。**舌脉**：舌红，或边有瘀斑，苔薄黄，脉弦滑数。

【治法】活血化瘀，清热解毒。

【方药】桃红四物汤合五味消毒饮加减。

【中成药】华蟾素注射液（医保目录，甲）、复方苦参注射液（医保目录，乙）、华蟾素片/胶囊（医保目录，甲）、平消片/胶囊（医保目录，甲；药典）、康力欣胶囊（医保目录，乙）。

（二）手术结合中药疗法

1. 气血亏虚证

【证候】**主症**：神疲乏力，气短懒言。**次症**：面色淡白或萎黄，头晕目眩，唇甲色淡，心悸失眠，便不成形或有脱肛下坠。**舌脉**：舌淡，苔薄白，脉细弱。

【治法】补气养血。

【方药】八珍汤加减。

【中成药】参芪扶正注射液（医保目录，乙）、益血生胶囊（医保目录，乙；药典）、当归补血丸（指南）、十全大补丸（指南，药典）。

2. 脾胃虚弱证

【证候】**主症**：纳呆食少，神疲乏力，大便稀溏。**次症**：食后腹胀，面色萎黄，形体瘦弱。**舌脉**：舌质淡，苔薄白。

【治法】健脾益胃。

【方药】补中益气汤。

【中成药】参芪扶正注射液（医保目录，乙）、健脾益肾颗粒/冲剂（医保目录，乙）、补中益气丸（指南，药典）。

（三）放射治疗结合中药疗法

放射治疗结合中药治疗是指在放疗期间联合中药治疗，发挥放疗增敏、提高放疗疗效（中医加载治疗）、防治放疗不良反应（中医防护治疗）的作用。

1. 气阴两虚证

多见于放射性损伤后期，或迁延不愈，损伤正气者。

【证候】**主症**：神疲乏力，少气懒言，口干。**次症**：纳呆，干咳少痰或痰中带血，胸闷气短，面色淡白或晦滞。**舌脉**：舌淡红或胖，舌白干或无苔，脉细弱或细数。

【治法】益气养阴。

【方药】生脉饮加减。

【中成药】康莱特注射液（医保目录，乙）、贞芪扶正片/胶囊/颗粒（医保目录，乙）、安多霖胶囊（指南）、生脉胶囊（医保目录，乙；药典）。

2. 热毒瘀结证

多见于放射性肺炎、皮炎。

【证候】**主症**：发热，皮肤红肿，黏膜溃疡。**次症**：或见胸痛，呛咳，呼吸困难，大便秘结。**舌脉**：舌红，苔黄或黄腻，脉滑数。

【治法】清热化痰，活血解毒。

【方药】清气化痰汤合桃红四物汤。

【中成药】复方苦参注射液（医保目录，乙）、华蟾素片/胶囊（医保目录，甲）、平消片/胶囊（医保目录，甲；药典）、西黄丸（医保目录，乙；药典）、小金丸（医保目录，乙；药典）。

（四）化疗结合中药疗法

化疗结合中药是指在化疗期间联合中药治疗，发挥提高化疗疗效（中医加载治疗）、防治化疗不良反应（中医防护治疗）的作用。

1. 脾胃不和证

多见于化疗引起的消化道反应。

【证候】**主症**：胃脘饱胀，食欲减退。**次症**：恶心，呕吐，腹胀或腹泻。**舌脉**：舌体多胖大，舌苔薄白、白腻或黄腻。

【治法】健脾和胃，降逆止呕。

【方药】旋覆代赭汤或橘皮竹茹汤。

【中成药】参芪扶正注射液（医保目录，乙）、健脾益肾颗粒（医保目录，乙）、香砂六君丸（指南，药典）。

2.气血亏虚证

多见于化疗引起的疲乏或骨髓抑制。

【证候】**主症**：疲乏，精神不振，头晕，气短。**次症**：纳少，虚汗，面色淡白或萎黄，脱发，或肢体肌肉麻木、女性月经量少。**舌脉**：舌体瘦薄，或舌面有裂纹，苔少，脉虚细无力。

【治法】补气养血。

【方药】八珍汤、当归补血汤或十全大补汤加减。

【中成药】参芪扶正注射液（医保目录，乙）、贞芪扶正胶囊/颗粒（医保目录，甲）、复方阿胶浆口服液（指南，药典）、当归补血丸（指南）、十全大补丸（指南，药典）。

3.肝肾阴虚证

多见于化疗引起的骨髓抑制或脱发。

【证候】**主症**：腰膝酸软，耳鸣，五心烦热，颧红盗汗。**次症**：口干咽燥，失眠多梦。**舌脉**：舌红苔少，脉细数。

【治法】滋补肝肾。

【方药】六味地黄汤。

【中成药】康莱特注射液（指南）、贞芪扶正片/胶囊/颗粒（医保目录，乙）、六味地黄丸（指南，药典）。

（五）内分泌治疗结合中药疗法

1.阴虚内热证

【证候】**主症**：月经紊乱，头晕目眩，耳鸣，烘热汗出，五心烦热。**次症**：腰膝酸软，皮肤干燥，口干咽燥，失眠多梦。**舌脉**：舌红少苔，脉细数。

【治法】滋阴清热。

【方药】丹栀逍遥丸合二至丸加减。

【中成药】平消片/胶囊（医保目录，甲；药典）、小金丸（医保目录，乙；药典）。

三、外治法

1. 珍珠膏　珍珠 0.2g，炉甘石 3g，生龙骨 3g，轻粉 1.5g，冰片 0.6g。上药共研细末，麻油调匀，外敷于溃疡面，每日换 1 次。适用于乳腺癌溃烂，久不收口者。

2. 蟾雄膏　大黄 100g，乳香、没药、血竭各 50g，蟾酥、雄黄、冰片、铅丹、皮硝各 30g，卤砂 10g，麝香 1g。共研细末，用米醋或温开水或猪胆汁调成糊状，摊在油纸上贴敷患处，每日 1 次。

3. 阿魏消痞膏　香附、厚朴、三棱、莪术、当归、生草乌、生川乌、大蒜、使君子、白芷、穿山甲（猪蹄甲代）、木鳖子、蜣螂、胡黄连、大黄、蓖麻子、乳香、没药、芦荟、血竭、雄黄、肉桂、樟脑、阿魏等。功效化痞消积。用于气滞血凝，症瘕痞块，脘腹疼痛，胸胁胀满。外用，加温软化，贴于患处。

4. 生肌玉红膏　白芷、虫白蜡、当归、甘草、轻粉、血竭、紫草等。功效解毒消肿，生肌止痛。用于疮疡肿痛，乳痈发背，溃烂流脓，浸淫黄水。疮面洗清后外涂本膏，每日 1 次。

四、单方验方

1. 段凤舞（中国中医研究院广安门医院）验方——青皮甘草散加减

青皮 10g，炙甘草 10g，蒲公英 15g，夏枯草 15g，生黄芪 30g，山慈菇 10g，枸杞子 30g，天冬 15g，土贝母 10g，六神曲 30g，焦山楂 30g。功效：疏肝理气，调和脏腑。用于早期乳腺癌和乳癌术后预防复发。

2. 刘嘉湘（上海中医药大学附属龙华医院）验方——双甲二白汤

穿山甲 12g，制鳖甲 12g，夏枯草 30g，海藻 30g，望江南 30g，野菊花 30g，白花蛇舌草 30g，白毛藤 30g，紫丹参 30g，金瓜蒌 30g，牡蛎 30g，昆布 15g，怀山药 15g，南沙参 12g，王不留行子 12g，蜂房 12g，桃仁 9g。功效：化痰软坚，活血通络，解毒消肿。用于乳腺癌瘀毒蕴结证。

3. 陈孟溪（湖南中医药大学第一附属医院）验方——乳复方

柴胡 10g，当归 15g，赤芍 15g，浙贝母 15g，白术 10g，树舌 5g，茯苓 15g，白花蛇舌草 15g，半枝莲 15g，壁虎 5g，郁金 10g，黄芪 15g，人参 5g，蚤休 10g，桃仁 15g，甘草 3g。功效：疏肝理气，软坚散结。用于乳腺癌痰瘀互结证。

4. 单方

（1）半枝莲 30g，白花蛇舌草 30g。用法：水煎服，每日 1 剂。用于乳腺癌气滞血瘀证。

（2）蒲公英 30g，金银花 30g。用法：每日 1 剂，水煎，取汁代茶频频饮用。用于乳腺癌毒热蕴盛者。

五、其他疗法

针灸治疗　常用穴位：乳根、肩井、膻中、三阴交、足三里、心俞、脾俞、膈俞。并可配合耳穴压豆法治疗，取穴：内分泌、交感、神门、皮质下、肝、脾、肾等穴。虚寒者可加用灸法，穴位同上。

六、预防调护

1. 预防　有家族史、易感性倾向者应做早期筛查。术后复发及对侧乳腺患癌的可能性不应忽视，辅导患者自我检查，发现问题及早就诊。正确指导患者定期随诊、复查，术后第一年每季度一次，第二年半年一次，以后每年一次。

2. 调护　指导患者术后的功能锻炼，仔细了解患者的病痛，以及西医治疗所产生的生理及心理不适，给予正确的处理和疏导。慎服含雌激素的食品和保健品，多素少荤，避免饮酒，少喝咖啡。

小　结

乳腺癌常用中成药见表 10-4。

表10-4 乳腺癌常用中成药

证型		常用中成药
单纯中药	肝气郁结证	华蟾素片／胶囊、西黄丸、平消片／胶囊、小金丸
	脾虚痰凝证	复方苦参注射液、平消片／胶囊、小金丸、参丹散结胶囊
	冲任失调证	康艾注射液、艾迪注射液、贞芪扶正片／胶囊／颗粒、健脾益肾颗粒、安康欣胶囊
	气血两虚证	康艾注射液、艾迪注射液、贞芪扶正片／胶囊／颗粒、生血宝颗粒、益血生胶囊
	瘀毒蕴结证	华蟾素注射液、复方苦参注射液、华蟾素片／胶囊、平消片／胶囊、康力欣胶囊
手术结合中药	气血亏虚证	参芪扶正注射液、益血生胶囊、当归补血丸、十全大补丸
	脾胃虚弱证	参芪扶正注射液、健脾益肾颗粒、补中益气丸
放射治疗结合中药	气阴两虚证	康莱特注射液、贞芪扶正片／胶囊／颗粒、安多霖胶囊、生脉胶囊
	热毒瘀结证	复方苦参注射液、华蟾素片／胶囊、平消片／胶囊、西黄丸、小金丸
化疗结合中药	脾胃不和证	参芪扶正注射液、健脾益肾颗粒、香砂六君丸
	气血亏虚证	参芪扶正注射液、贞芪扶正片／胶囊／颗粒、复方阿胶浆口服液、当归补血丸、十全大补丸
	肝肾阴虚证	康莱特注射液、贞芪扶正片／胶囊／颗粒、六味地黄丸
内分泌治疗结合中药	阴虚内热证	平消片／胶囊、小金丸

第十一章　皮肤病

第一节　寻常痤疮

痤疮是一种毛囊皮脂腺的慢性炎症性皮肤病，好发于颜面和胸背多脂区，临床主要表现为粉刺、丘疹、脓疱、囊肿、结节，后期会留下萎缩或增生性瘢痕，对患者的外观和心理造成不良影响。痤疮在青少年中的发病率达到80%以上，全球疾病负担研究组估计痤疮的人群发病率可以达到9.4%。

本病属于中医学"粉刺""肺风粉刺"等范畴。

一、病因病机

中医学认为本病总由内热炽盛，外受风邪所致。初发者多由肺经风热，湿热内蕴，肺胃热邪上熏头面而致，久者痰瘀互结而出现结节、囊肿甚至瘢痕。近年来，由于生活节奏加快，压力增大，肝郁在本病的发病中起到了越来越大的作用。

1. 肺经风热　素体阳热偏盛，肺经蕴热，复受风邪，熏蒸面部而发。

2. 湿热蕴结　过食辛辣肥甘厚味，肠胃湿热互结，上蒸颜面而致。

3. 痰湿瘀滞　脾气不足，运化失常，湿浊内停，郁久化热，热灼津液，湿热瘀痰凝滞肌肤而发。

二、中医治疗

本病以清热除湿为基本治疗原则，或配合化痰散结、活血化瘀等法，内外治相结合。

（一）辨证论治

1. 肺经风热证

【证候】**主症**：皮损以黑头（或白头）粉刺和红色丘疹为主，偶见脓疱，可伴有轻度痒痛感。**次症**：或见颜面肤色潮红，口干咽燥，小便黄，大便秘结。**舌脉**：舌尖红，苔薄黄，脉浮数或弦滑。

【治法】疏风清肺。

【方药】枇杷清肺饮。

【中成药】银翘解毒丸（医保目录，甲）、双黄连片/胶囊/口服液（医保目录，甲）。

2. 湿热蕴结证

【证候】**主症**：皮损以丘疹、脓疱和结节等为主，疼痛明显。**次症**：患者往往体型较胖或喜食辛辣油腻食物，可伴有口臭、便秘、尿黄。**舌脉**：舌质红，苔黄腻，脉滑。

【治法】清热利湿。

【方药】茵陈蒿汤或泻黄散。

【中成药】防风通圣丸（医保目录，甲）、葛根芩连丸/片/胶囊（医保目录，乙）、茵栀黄颗粒/口服液（医保目录，甲）。

3. 痰瘀互结证

【证候】**主症**：皮损以囊肿和结节为主，色暗红或紫，或有疼痛。**次症**：可伴有纳呆、大便不调。**舌脉**：舌暗红，苔黄或腻，脉滑。

【治法】清热利湿，化瘀止痛。

【方药】桃红四物汤。

【中成药】血府逐瘀丸/片/胶囊（医保目录，甲）、桂枝茯苓丸/片/胶囊（医保目录，甲）、丹黄祛瘀片/胶囊（医保目录，甲）。

（二）外治法

1. 玫芦消痤膏（专家共识）患处温水清洗净后涂抹适量，1日3～4次。

2. 龙珠软膏（医保目录，乙）取适量膏药涂抹患处或摊于纱布上贴患处，1日1次，溃前涂药宜厚，溃后宜薄。

3. 积雪苷霜软膏（医保目录，乙）涂患处，1日2～3次。

（三）单方验方

1.朱仁康（中医研究院西苑医院）验方——化瘀散结丸

当归尾，赤芍，桃仁，红花，三棱，莪术，海藻，昆布，夏枯草，制半夏，橘皮，共研为细末，水泛为丸，每日2次，每次口服9g。功效：活血化瘀，化痰软坚散结。用于痰瘀型痤疮。

2.单方

土瓜根2两。用法：上为细散，以浆水和研成膏，每临睡前以浆水洗面后，涂少许。用于痤疮。

三、预防调护

1. 应少吃富含脂肪、糖类的食物和刺激性食物，常用温热水洗涤患处，可用器械压出黑头粉刺。

2. 避免长期服用碘化物、溴化物及皮质类固醇激素等药物。

3. 大部分患者到30岁以后自痊愈。严重患者痊愈后遗留瘢痕。妇女使用化妆品过多或使用劣质化妆品可加重或延缓其自然回归过程。

小　结

寻常痤疮常用中成药见表11-1。

表11-1　寻常痤疮常用中成药

证型	常用中成药
肺经风热证	银翘解毒丸、双黄连片/胶囊/口服液
湿热蕴结证	防风通圣丸、葛根芩连丸/片/胶囊、茵栀黄颗粒/口服液
痰瘀互结证	血府逐瘀丸/片/胶囊、桂枝茯苓丸/片/胶囊、丹黄祛瘀片/胶囊

第二节　雄激素性脱发

雄激素性脱发是一种雄激素依赖的遗传性疾病，是临床最常见的脱发类型，表现为头发密度进行性减少。男性的雄激素性脱发又名男性型脱发，女性的雄激素性脱发又名女性型脱发。

本病属于中医学"蛀发癣""虫蛀脱发""油风"等范畴。

一、病因病机

本病主要由气血亏虚，导致风燥，进而耗伤阴血，阴血不能上潮巅顶，濡养毛根，毛根干涸，故发焦脱落；或者因脾胃湿热，脾虚运化无力，加之嗜食肥甘饮食，更能伤胃损脾，致使湿热上蒸巅顶，侵蚀发根，头发则出现黏腻而脱。

1. 湿热蕴结　脾胃湿热，脾虚运化无力，加之嗜食肥甘饮食，更能伤胃损脾，致使湿热上蒸巅顶，侵蚀发根，头发则出现黏腻而脱。

2. 血虚风燥　血热偏盛，导致风燥，进而耗伤阴血，阴血不能上潮巅顶，濡养毛根，毛根干涸，故发焦脱落。

二、中医治疗

本病实证以清热利湿为主，湿热清则血循其经，虚证以补气血为要，精血补则毛发生。

（一）辨证论治

1. 脾胃湿热证

【证候】主症：平素喜食肥甘厚味，头发潮湿，状如油擦，甚则数根头发彼此粘连。次症：鳞屑油腻，呈橘黄色，粘着头皮，头皮瘙痒。舌脉：舌质红，苔黄腻，脉细数。

【治法】健脾祛湿，和营生发。

【方药】萆薢渗湿汤。

【中成药】防风通圣丸（医保目录，甲）、葛根芩连丸/片/胶囊（医保目录，乙）、茵栀黄颗粒/口服液（医保目录，甲）。

2. 血虚风燥证

【证候】主症：脱发干枯，稀疏脱落，鳞屑迭起，头皮瘙痒。次症：或自觉头部瘙痒，有时烘热。舌脉：舌质红，苔薄黄，脉细数。

【治法】补气养血，润燥生发。

【方药】八珍汤。

【中成药】养血生发胶囊（专家共识）、归脾丸／合剂（医保目录，甲）、当归补血丸／胶囊／颗粒／口服液（医保目录，乙）。

（二）外治疗法

生发搽剂（药典）外用，涂擦患处，1日2～3次。

（三）单方验方

1.取生木鳖片浸数日，入锅煮透取汤，将发剃去用汤洗。洗后预备取蜈蚣三条，浸菜油内三四日，以油搽头，至愈乃止。或取草乌切片，研粉，醋调，日涂3次。

2.透骨草60g（鲜者加倍），加水2000～2500mL，煎煮20分钟后，汤汁待温度适宜时外洗头发，每日1次，连洗7天为1个疗程。

（四）其他疗法

病期较长，可在脱发区和足太阳膀胱经沿头皮循行部位用梅花针叩击，每天1次。

三、预防调护

1.劳逸结合，保持心情舒畅，睡眠充足。避免烦躁、忧愁、动怒。

2.加强营养，多食富含维生素的食物，忌食辛辣刺激食物。

3.注意头发卫生，加强头发护理，发病期不烫发，不染发。

小 结

雄激素脱发常用中成药见表11-2。

表11-2 雄激素脱发常用中成药

证型	常用中成药
脾胃湿热证	防风通圣丸、葛根芩连丸／片／胶囊、茵栀黄颗粒／口服液
血虚风燥证	养血生发胶囊、归脾丸／合剂、当归补血丸／胶囊／颗粒／口服液

第三节　湿疹

湿疹皮炎类皮肤疾患是皮肤科的常见病，根据国际疾病分类（ICD-10），其中包含了 20 多种疾病。临床上，凡是具备了瘙痒、红斑、丘疹、丘疱疹、水疱、糜烂、渗液、脱屑、苔藓样变、肥厚、皲裂等特点，有渗出及融合倾向的皮疹，均可先拟诊为湿疹。随着病情的发展或者是对疾病认识的深入，最终将某些"湿疹"诊断为某一特定的皮炎。在临床工作中，对于具备湿疹皮炎临床特征，又不能明确病因的患者（即 ICD-10 中诊断为非特异性皮炎），根据我国国情，临床上仍习惯地诊断为"湿疹"。湿疹是病因不明，可能由多种内外因素引起的具有明显渗出倾向的炎症性皮肤病，伴有明显瘙痒，易复发，不仅严重影响患者的生活质量，还给患者的心理和精神层面带来很大的压力与困扰。湿疹在我国一般人群患病率约为 7.5%，美国为 10.7%。

湿疹中医称之为"湿疮"，历代中医文献根据其发病部位、发病特点及形态有不同的名称，如"浸淫疮""月蚀疮""湿毒疮""血风疮""乳头风""肾囊风""四弯风""胎敛疮""恋眉疮""脐疮""鼻瓷疮""纽扣风""湿癣""干癣"等。

一、病因病机

中医学认为本病乃因禀赋不耐，风、湿、热邪客于肌肤而成。或因脾失健运，或营血不足，湿热稽留，以致血虚风燥，风燥湿热郁结、肌肤失养所致。

1. 湿热浸淫　由于禀赋不耐，饮食失节，湿热内生，发于肌肤，变为湿疹。

2. 脾虚湿蕴　过食辛辣刺激动风之物，脾胃受损，失其健运，湿热内生，发于肌肤，变为湿疹。

3. 血虚风燥　湿疹迁延日久，伤及气血，难以痊愈，反复发作，肌肤失养。

二、中医治疗

本病以清热利湿止痒为主要治法。急性者以清热利湿为主，慢性者以养血润肤为主。外用药物宜用温和的药物，以免加重病情。

（一）辨证论治

1. 湿热浸淫证

常见于急性湿疹。

【证候】**主症**：急性病程，皮损潮红，多见丘疹、丘疱疹、水疱，皮肤灼热，瘙痒剧烈，抓破后糜烂、渗出。**次症**：可伴有心烦，口渴，小便黄，大便干。**舌脉**：舌质红，苔黄腻，脉滑。

【治法】清热燥湿止痒。

【方药】龙胆泻肝汤加减。

【中成药】龙胆泻肝丸/片/胶囊/颗粒（医保目录，甲）、防风通圣丸（医保目录，甲）。

2. 脾虚湿蕴证

常见于亚急性湿疹。

【证候】**主症**：皮损以丘疹或丘疱疹为主，色暗或有鳞屑，少许渗出，瘙痒。**次症**：可伴有食少乏力，腹胀便溏，小便清长或微黄。**舌脉**：舌淡胖，苔薄白或腻，脉濡。

【治法】健脾利湿止痒。

【方药】除湿胃苓汤加减。

【中成药】参苓白术丸/散/颗粒（医保目录，甲）、启脾丸/口服液（医保目录，乙）。

3. 血虚风燥证

常见于慢性湿疹。

【证候】**主症**：皮损干燥脱屑，粗糙肥厚，苔藓样变，抓痕，瘙痒严重。**次症**：可伴有口干，大便干，或手足心热。**舌脉**：舌红，苔少或剥，脉细。

【治法】滋阴养血，润燥止痒。

【方药】凉血四物汤加减。

【中成药】润燥止痒胶囊（医保目录，甲）、乌蛇止痒丸（医保目录，乙）、当归苦参丸（医保目录，乙）。

（二）外治疗法

1.青鹏软膏（专家共识） 涂抹于患处，1日2次。

2.除湿止痒软膏（医保目录，乙） 涂抹于患处，1日3～4次。

（三）单方验方

1.张志礼（北京中医医院）验方——石兰草煎剂

组成：生石膏30g，板蓝根30g，车前草30g，生地黄30g，马齿苋30g，六一散30g，龙胆草8g，黄芩8g，丹皮15g，赤芍15g。功效：清热除湿止痒。用于急性湿疹。

2.单方

（1）虎耳草15g。将鲜品切碎加水适量煎煮，取药汁擦洗患处，每日3次。

（2）生蒲黄粉适量。生蒲黄过筛，筛去杂质，研粉，将蒲黄粉直接撒在患处，渗液湿透药粉时，再继续撒药。再用药时，不要将患处已干燥的药粉去掉。

（3）黄柏适量。将适量黄柏研末，放在麻油内，用火熬焦。用该药油外涂患处，1日2～3次。

三、预防调护

1.应使患者对湿疹的发病因素、发展规律和防治方法有一定了解，以便能积极配合治疗。避免各种可疑的致病因素。

2.发病期间忌辛、辣、酒类食物。对鱼、虾等易诱发本病的食物，应注意食用后及停用后的效果，但无须盲目地忌口。

3.保持皮肤清洁，避免过度洗烫、肥皂及各种有害因子的刺激。

4.治疗全身性疾病，发现病灶应积极清除。

小 结

湿疹常用中成药见表11-3。

表 11-3　湿疹常用中成药

证型	常用中成药
湿热浸淫证	龙胆泻肝丸、防风通圣丸
脾虚湿蕴证	参苓白术丸、启脾丸
血虚风燥证	润燥止痒胶囊、当归苦参丸、乌蛇止痒丸

第四节　荨麻疹

荨麻疹是由于皮肤、黏膜小血管扩张及渗透性增加出现的一种局限性水肿反应。临床上特征性表现为大小不等的风团伴瘙痒，可伴有血管性水肿，慢性荨麻疹指每周至少发作 2 次，持续 ≥ 6 周。急性荨麻疹常可找到病因，但慢性荨麻疹的病因多难以明确。本病的发生没有明显的种族及性别差异，各年龄段均可发病，人群患病率高达 20%。慢性荨麻疹具有病程长、发作频繁、难以根治的特点，严重影响患者的生活质量。

荨麻疹中医称之为"瘾疹"，中医文献中又有"风疹块""鬼风疙瘩""风瘙瘾疹"等病名。

一、病因病机

瘾疹发病主要是由于素体禀赋不耐，外加六淫之邪侵袭；或饮食不节、肠胃湿热；或平素体弱、气血不足，卫外不固所致。本病的病因是多方面的，部位虽然在肌表，但常与心、肺、脾、胃、肠等脏腑病变密切相关。

1. 风热犯表　风热之邪侵袭体表，导致营卫失调而发。

2. 风寒袭表　风寒之邪侵袭体表，郁阻于肌肤，则引起瘾疹。

3. 胃肠湿热　饮食不节，过食辛辣厚味，或有肠道的寄生虫，使肠胃湿热，复感风邪，内不得疏泄，郁于皮毛腠理而发。

4. 热毒蕴结　火热之毒蕴结于肌肤，内传营血，导致瘾疹。

5. 情志内伤　冲任不调，肝肾不足，血虚生风生燥，导致瘾疹。

二、中医治疗

寻找病因并予以去除。中医以辨证论治为主，特殊类型采用中西医结合治疗。

（一）辨证论治

1. 风热犯表证

【证候】**主症**：风团色红，扪之有灼热感，自觉瘙痒，遇热则剧，得冷则缓。**次症**：或伴有发热恶风，心烦，口渴，咽干。**舌脉**：舌质红，苔薄黄，脉浮数。

【治法】疏风清热止痒。

【方药】银翘散或消风散加减。

【中成药】维 C 银翘片/颗粒（医保目录，乙）、肤痒颗粒（医保目录，乙）、皮敏消胶囊（医保目录，乙）。

2. 风寒袭表证

【证候】**主症**：风团色淡红，自觉瘙痒，遇冷则剧，得暖则减。**次症**：或伴有恶风畏寒，口不渴。**舌脉**：舌质淡红，苔薄白，脉浮紧。

【治法】疏风散寒，调和营卫。

【方药】麻黄桂枝各半汤或荆防败毒散加减。

【中成药】玉屏风颗粒（医保目录，甲）、桂枝颗粒（专家共识）。

3. 肠胃湿热证

【证候】**主症**：风团色泽鲜红，风团出现与饮食不节有关。**次症**：多伴有腹痛腹泻或呕吐胸闷，大便稀烂不畅或便秘。**舌脉**：舌红，苔黄腻，脉数或濡数。

【治法】清热利湿，祛风止痒。

【方药】防风通圣散或除湿胃苓汤加减。

【中成药】防风通圣丸（医保目录，甲）、葛根芩连丸（医保目录，甲）、乌蛇止痒丸（医保目录，乙）、金蝉止痒胶囊（医保目录，甲）。

4. 热毒炽盛证

【证候】**主症**：发病突然，风团鲜红灼热，融合成片，状如地图，甚则弥漫全身，瘙痒剧烈。**次症**：或伴有壮热恶寒，口渴喜冷饮，或面红目赤，心烦不安。大便秘结，小便短赤。**舌脉：**舌质红，苔黄或黄干燥，脉洪数。

【治法】清营凉血，解毒止痒。

【方药】犀角地黄汤合黄连解毒汤加减。

【中成药】牛黄上清丸／片／胶囊（医保目录，甲）、清开灵片／胶囊／颗粒／软胶囊（医保目录，甲）。

5. 气血亏虚证

【证候】**主症：**风团色泽淡红，或者与肤色相同，反复发作，迁延数月乃至数年不愈，或劳累后加重。**次症：**或伴有头晕心慌，神疲乏力，唇色白，失眠。**舌脉：**舌质淡，苔薄白，脉细。

【治法】益气养血固表。

【方药】八珍汤合玉屏风散或当归饮子加减。

【中成药】八珍丸／片／胶囊／颗粒（医保目录，甲）、人参归脾丸（医保目录，乙）、活力苏口服液（医保目录，乙）。

（二）外治疗法

1. 炉甘石洗剂（专家共识） 局部外用，用时摇匀，取适量涂于患处，1 日 2 ～ 3 次。

2. 丹皮酚软膏（专家共识） 局部外用，取适量涂于患处，1 日 2 ～ 3 次。

（三）单方验方

1. 朱仁康（广安门医院）验方——自拟乌蛇祛风汤

组成：乌蛇 10g，蝉蜕 6g，荆芥 10g，白芷 10g，羌活 10g，黄连 8g，黄芩 10g，金银花 10g，连翘 10g，甘草 6g。功效：搜风剔邪。用于扁平苔藓及慢性荨麻疹荨麻疹、泛发性神经性皮炎、皮肤瘙痒症、结节性痒疹等顽固性瘙痒性皮肤病。

2. 朱良春（南通市中医院）验方——顽固荨疹散

组成：赤芍 10g，荆芥 10g，制僵蚕 10g，炙乌梢蛇 10g，徐长卿 10g，白鲜皮 15g，地肤子 15g，蝉蜕 6g，乌梅 6g，甘草 6g。功效：清热祛风止痒。用于荨麻疹证属风热久郁营分，反复发作多年，缠绵不愈者。

3. 单方

（1）鲜青蒿适量。用鲜青蒿搓患处。冬天可用干青蒿，开水泡透后，搓擦患处。

（2）荆芥穗 30g。取干净的荆芥穗，轧为细末，过细筛后，装入纱布袋备用，用时将荆芥面均匀地撒在受治皮肤表面，然后用手掌来回反复搓揉。

（3）地肤子 1000g。将全株地肤子切碎后煎水去渣，待其温后洗澡，每日 2 次。

（四）其他疗法

1.针刺疗法　可用于慢性荨麻疹。①体针：风团泛发于全身者，选风市、风池、大椎、大肠俞。风团发于下半身者，取血海、足三里、三阴交。②耳针：取脾、肺、皮质下、肾上腺、内分泌、神门、荨麻疹穴等。

2.放血疗法　①耳背静脉放血：用消毒三棱针刺之出血，每 3 天 1 次，10 次为 1 个疗程。②分别在双耳轮、双中指尖、双足趾尖消毒后用三棱针刺之放血，每 3 天 1 次，5 次为 1 个疗程。

三、预防调护

1.积极寻找和祛除病因及可能的诱因。

2.饮食适度，忌食辛辣发物，避免摄入可疑致敏食物、药物等。

3.注意气候变化时，冷暖适宜，加强体育锻炼，增强体质，保持良好心态。

4.清除体内慢性病灶及肠道寄生虫，调节内分泌紊乱。

小　结

荨麻疹常用中成药见表 11-4。

表 11-4　荨麻疹常用中成药

证型	常用中成药
风热犯表	维 C 银翘片、肤痒颗粒、皮敏消胶囊
风寒袭表	玉屏风颗粒、桂枝颗粒
肠胃湿热证	防风通圣丸、葛根芩连丸、乌蛇止痒丸、金蝉止痒胶囊
热毒炽盛证	牛黄上清丸、清开灵片
气血亏虚证	八珍丸/片/胶囊/颗粒、人参归脾丸、活力苏口服液

第十二章　肛肠疾病

第一节　痔

痔是直肠末端黏膜下和肛管皮肤下的静脉丛发生扩大、曲张所形成的柔软静脉团，又称痔疮、痔核。以便血、脱出、肿痛为临床特点。男女老幼皆可发病，据国内流行病学调查显示，痔的发病率占肛肠疾病的 87.25%，居首位，且多见于 20 岁以上的成年人，故古有"十人九痔"之说。根据其发病部位的不同，临床上可分为内痔、外痔和混合痔，中医学的痔实则是肛门疾病的统称。

一、病因病机

本病的发生多因脏腑本虚，兼因久坐久立，负重远行，或长期便秘，或泻痢日久，或临厕久蹲，或饮食不节，过食辛辣醇酒厚味，都可导致脏腑功能失调，风湿燥热下迫大肠，瘀阻魄门，瘀血浊气结滞不散，筋脉懈纵而成痔。日久气虚，中气下陷，不能摄纳则痔核脱出。

1. 风伤肠络　风善行而数变，又多夹热，风热伤于肠络，导致血不循经而溢于脉外，所下之血色泽鲜红，下血暴急呈喷射状。

2. 湿热下注　多因饮食不节，恣食生冷、肥甘，伤及脾胃而滋生内湿。湿与热结，下迫大肠，导致肛门部气血纵横、经络交错而生内痔。热盛则迫血妄行，血不循经，则血下溢而便血；湿热下注大肠，肠道气机不畅，经络阻滞，则肛门内有块物脱出。

3. 气滞血瘀　气为血之帅，气行则血行，气滞则血瘀。热结肠燥，气机阻滞而运行不畅，气滞则血瘀阻于肛门，故肛门内块物脱出，坠胀疼痛；气机不

畅，统摄无力，则血不循经，导致血栓形成。

4.脾虚气陷 老人气虚，或妇人生育过多，及小儿久泻久痢，导致脾胃功能失常，脾虚气陷，中气不足，无力摄纳，导致痔核脱出不得回纳。气虚则无以生化，无力摄血，气虚则血虚，导致气血两虚，故下血量多而色淡。

二、治疗方法

1.手术治疗 本病以手术及外治为主，临床常见手术如结扎、注射、切除、痔动脉结扎、PPH、TST 等。

2.中医外治法 包括熏洗、敷药、塞药等，常用于肛门疾病的治疗。

3.中医内治法 作为辅助治疗可以改善症状，控制病情的发展，适用于初期内痔，或内痔症状较明显者，或不宜手术治疗者。

4.其他疗法 挑刺法、注射法、插药法等。

三、预防调护

1.保持大便通畅，每天定时排便，临厕不宜久蹲努责。

2.注意饮食卫生，少食辛辣刺激性食物，多吃蔬菜水果，以保持大便通畅。

3.保持肛门清洁，常用温水清洗肛门，勤换内裤，便纸要柔软，防止擦伤。

4.加强锻炼，增强体质，促进全身气血流畅和增加肠道蠕动。采用导引法、提肛运动等方法加强肛门功能锻炼，是防治肛门直肠疾病的有效方法。

内痔

内痔以便血和脱垂为主要临床特征。

1.辨证

实证

血瘀：痔核初起，核面多呈青紫色，质柔软，偶有便血。全身症状一般不显。

热毒：见局部肿痛，伴寒热等里热之症。

湿热：症见口苦、胸闷、便燥、小便短赤，苔多黄腻。

虚证

血虚：症见头晕、目眩、心悸、无力，脉细等症。

气虚：症见气短、神疲、食欲不振、大便不畅，有脱垂或肛门有下坠感，脉弱无力。

2. 分期

Ⅰ期内痔：痔核较小，不脱出，以便血为主。

Ⅱ期内痔：痔核较大，大便时可脱出肛外，便后自行回纳，便血或多或少。

Ⅲ期内痔：痔核更大，大便时痔核脱出肛外，甚至行走、咳嗽、喷嚏、站立时也会脱出，不能自行回纳，需用手推回，或平卧、热敷后才能回纳；便血不多或不出血。

Ⅳ期内痔：痔核脱出不能及时回纳，嵌顿于外，因充血、水肿和血栓形成，以致肿痛、腐烂和坏死，即嵌顿性内痔。

3. 辨证论治

（1）风伤肠络证

【证候】**主症**：大便带血、滴血或喷射状出血，色鲜红。**次症**：兼大便秘结，或伴有肛门瘙痒。**舌脉**：舌质红，苔薄黄，脉数。

【治法】清热凉血祛风。

【方药】凉血地黄汤。

【中成药】槐角丸（医保目录，甲）、痔康片（医保目录，乙）。

（2）湿热下注证

【证候】**主症**：便血色鲜、量多，痔核外脱，可自行回纳。**次症**：兼肛门灼热、坠胀，或大便黏腻。**舌脉**：舌质红，苔黄腻，脉弦数。

【治法】清热利湿止血。

【方药】脏连丸加减。

【中成药】地榆槐角丸（医保目录，甲）、脏连丸（医保目录，乙）、槐榆清热止血胶囊（医保目录，乙）、痔康片（医保目录，乙）。

（3）气滞血瘀证

【证候】**主症**：肛内肿物脱出，甚或嵌顿，肛管紧缩，坠胀疼痛。**次症**：

肛缘水肿，血栓形成，触痛明显。**舌脉：**舌红或暗红，苔白或黄，脉细涩。

【治法】清热利湿，祛风活血。

【方药】止痛如神汤加减。

【中成药】消痔丸（医保目录，乙）、新癀片（医保目录，甲）。

（4）脾虚气陷证

【证候】**主症：**肛门松弛，痔核脱出需手法复位，便血色鲜或淡。**次症：**面白少华，神疲乏力，少气懒言，纳少便溏。**舌脉：**舌淡，边有齿痕，苔薄白，脉弱。

【治法】补中益气，补血养血。

【方药】补中益气汤加减、血虚为主合四物汤。

【中成药】补中益气丸 / 颗粒（医保目录，甲）、补中益气片（医保目录，乙）。

4. 外治法

外治法适用于各期内痔及内痔嵌顿肿痛等。亦起到痔病术后创面的消炎、止痛、生肌、收口等作用。

（1）熏洗法 以药物加水煮沸，先熏后洗，或用毛巾蘸药液作湿敷，具有清热解毒、消肿止痛、收敛止血、祛风除湿等作用。常用五倍子汤、苦参汤等。

（2）敷药法 即以药物敷于患处。往往先坐浴再外敷药物，每日 1～2 次。具有消炎、止痛、生肌、收敛、止血等作用。根据不同症状选用油膏、散剂，如有清热消肿的如意金黄散（膏）（医保目录，甲），收敛收湿的五倍子散，去腐生肌的生肌玉红膏（医保目录，乙），成药马应龙麝香痔疮膏（医保目录，甲）、肛泰软膏（医保目录，甲）、九华膏（医保目录，乙）等都可以对症使用。

（3）塞药法 将药制成栓剂，纳入肛内，可以溶化、吸收，直接作用于病变部位。如肛泰栓（医保目录，甲）、麝香痔疮栓（医保目录，乙）、消痔栓（医保目录，乙）、普济痔疮栓（医保目录，乙）、肛安栓（医保目录，乙）等。

外痔

外痔多由肛缘皮肤感染，或痔外静脉丛破裂出血，或反复感染、结缔组织增生，或痔外静脉丛扩大曲张而成。其特点是自觉肛门坠胀、疼痛、异物感，由临床症状及病理特点及过程不同，可分为炎性外痔、血栓性外痔、结缔组织性外痔、静脉曲张性外痔四种。

1. 炎性外痔

由于肛缘皮肤破损或感染，使其局部产生红肿、疼痛的外痔，称为炎性外痔。肛缘皮肤肿胀明显、光亮、色淡红或淡白，触痛明显，内无硬结。治疗早期以清热解毒消肿为主，内治外治相结合。

湿热瘀结证

【证候】**主症**：肛缘肿物肿胀、疼痛，咳嗽、行走、坐立均可使疼痛加重。**次症**：便干、溲赤。**舌脉**：舌质红，苔薄黄或黄腻，脉滑数或浮数。

【治法】清热、祛风、利湿。

【方药】止痛如神汤加减。

【中成药】新癀片（医保目录，甲）、痔疮片（医保目录，乙）。

【外治】可用五倍子、苦参汤熏洗，外敷黄连膏等。

【手术疗法】适用于外痔反复发炎，痔体较大影响行走者。

2. 血栓性外痔

痔外静脉破裂出血，血液凝结于皮下，血栓形成而致的圆形肿物。常见肛门部突然疼痛剧烈，并有紫色肿块。

血热瘀阻证

【证候】**主症**：肛缘肿物突起，肿痛剧烈难忍，肛门坠胀疼痛，局部可触及硬结，其色紫暗。**次症**：便秘、口渴，烦热。**舌脉**：舌紫、苔淡黄，脉弦涩。

【治法】清热凉血，消肿止痛。

【方药】凉血地黄汤加减。

【中成药】新癀片（医保目录，甲）、痔疮片（医保目录，乙）。

【外治】可用苦参汤、五倍子加减熏洗，外敷九华膏等痔疮膏。

【手术疗法】适用于血栓性外痔较大，血块不易吸收，炎症水肿局限者。

3. 静脉曲张性外痔

痔外静脉丛发生扩大、曲张，在肛缘形成圆形或椭圆形的柔软团块。以坠胀不适感为主要表现。无症状者不需治疗，若破损染毒、继发感染者可考虑对症治疗。

湿热下注证

【证候】**主症**：便后肛门缘肿物隆起不缩小，坠胀感明显，甚则灼热疼痛或有滋水。**次症**：便干、溲赤。**舌脉**：舌红、苔黄腻，脉滑数。

【治法】清热利湿，活血散瘀。

【方药】萆薢化毒汤合活血散瘀汤加减。

【中成药】迈之灵片（医保目录，乙）。

【外治】肿胀疼痛者可用苦参汤加减熏洗、外敷黄连膏等。

【手术疗法】单纯性静脉曲张性外痔；静脉曲张性混合痔的外痔部分。

4. 结缔组织性外痔

由急、慢性炎症反复刺激，使肛缘的皮肤增生、肥大而成，痔内无曲张静脉丛。肛门异物感为其主要症状。无症状者无需治疗，反复发炎、肿胀明显时才考虑治疗。

【外治】如外痔染毒、肿胀发亮，坠胀疼痛者，可选用熏洗法，并外敷痔疮膏。

【手术疗法】对反复发生炎症或赘皮较大影响清洁卫生者，可考虑手术治疗。

混合痔

大便时滴血或射血，量或多或少，色鲜，便后时常有肿物脱出，能自行回纳或须用手法复位，若合并感染则可发生嵌顿肿痛。检查可见多发生于肛门截石位 3、7、11 点位处，以 11 点处最多见，内外痔相连，无明显分界。

辨证论治见内痔。

外治同内、外痔。

小 结

痔病常用中成药见表 12-1。

表 12-1　痔病常用中成药

证型	常用中成药
风伤肠络证	槐角丸、痔康片
湿热下注证	地榆槐角丸、脏连丸、槐榆清热止血胶囊、痔康片
气滞血瘀证	消痔丸、新癀片
脾虚气陷证	补中益气丸 / 颗粒 / 片

第二节　脱肛

脱肛是肛管、直肠黏膜、直肠全层，甚至部分乙状结肠向下移位的一种疾病。脱肛之名首见于《神农本草经》，古代文献又称"人州出""脱肛痔""盘肠痔""截肠痔""重叠痔"等。其临床特点是努挣后肠黏膜或肠管全层脱出，不出血或有少量淡红色血性黏液，常伴肛门失禁或便秘。脱肛常见于儿童及老年人，在儿童本病是一种自限性疾病，可在 5 岁前自愈。直肠黏膜松弛下移未脱出于肛门外者称为内脱垂，脱于肛门外视诊可见者为外脱垂。外脱垂又根据脱出组织为肠黏膜层或肠管全层，分为不完全脱垂及完全性脱垂。

本病相当于西医学的直肠脱垂。

一、病因病机

本病总因脾虚气陷所致，素有气血亏虚者亦可为实邪所侵而发病，故临证亦可出现虚实兼夹之象。

1. 脾虚气陷　小儿先天不足，气血未旺，或老年气血衰退，或因劳倦，久病体虚，妇人生产用力努责，以致气血不足，中气下陷，不能固摄而成脱肛。

2. 湿热下注　素体气虚，摄纳失司，复染湿热而脱。

3. 肾气不固　直肠滑脱不收，面白神疲，听力减退，腰膝酸软，小便频数或夜尿多，久泻久痢。舌淡苔白，脉细弱。

4. 气血两虚　直肠脱出，面白或萎黄，少气懒言，头晕眼花，心悸健忘或失眠。舌质淡白，脉细弱。

【分度】

Ⅰ度脱垂：为直肠黏膜脱出，脱出物淡红色，长3～5cm，触之柔软，无弹性，不易出血，便后可自行回纳。

Ⅱ度脱垂：为直肠全层脱出，脱出物长5～10cm，呈圆锥状，淡红色，表面为环状而有层次的黏膜皱襞，触之较厚，有弹性，肛门松弛，便后有时需用手回复。

Ⅲ度脱垂：直肠及部分乙状结肠脱出，长达10cm以上，呈圆柱形，触之很厚，肛门松弛无力。

二、中医治疗

脱肛的治疗当以补气升提为大法。以虚证为主者，治以补中升陷，益气升提；以实证为主者，治以清化湿热；虚实兼杂者，当虚实兼顾。

（一）辨证论治

1. 脾虚气陷证

【证候】**主症**：便时肛门肿物脱出，轻重程度不一，色淡红。**次症**：肛门坠胀，大便带血，神疲乏力，食欲不振，甚则头昏耳鸣，腰膝酸软。**舌脉**：舌淡，苔薄白，脉弱。

【治法】补气升提，收敛固摄。

【方药】补中益气汤加减。

【中成药】补中益气丸／颗粒（医保目录，甲）、补中益气片（医保目录，乙）。

2. 湿热下注证

【证候】**主症**：肛门肿物脱出，色紫暗或深红，甚则表面溃破、糜烂，肛门坠痛。**次症**：肛门灼热、坠胀，或大便黏腻。**舌脉**：舌红，苔黄腻，脉弦数。

【治法】清热利湿。

【方药】萆薢渗湿汤或葛根芩连汤加减。

【中成药】二妙丸（医保目录，甲）或四妙丸（医保目录，甲）。

3. 肾气不固证

【证候】**主症**：直肠滑脱不收，腰膝酸软，小便频数或夜尿多。**次症**：面白神疲，听力减退，久泻久痢。**舌脉**：舌淡苔白，脉细弱。

【治法】健脾益气，补肾固脱。

【方药】金匮肾气汤加减。

【中成药】金匮肾气丸 / 片（医保目录，甲）。

4. 气血两虚证

【证候】**主症**：直肠脱出，伴有面白或萎黄，少气懒言，头晕眼花。**次症**：心悸，健忘，失眠，女性月经量少或色淡。**舌脉**：舌质淡白，脉细弱。

【治法】益气养血。

【方药】八珍汤加减。

【中成药】八珍丸 / 片 / 胶囊 / 颗粒（医保目录，甲）。

（二）外治疗法

1. 熏洗　脱肛日久，肛门周围潮湿瘙痒者，可用苦参汤先熏后洗以除湿止痒；如脱出肿胀，甚则表面破溃、糜烂，伴肛门坠痛，可用苦参汤加石榴皮、枯矾、五倍子煎水熏洗。

2. 外敷　对脱出物可外敷五倍子散或马勃散以收敛固涩，如有如脱出肿胀，甚则表面破溃、糜烂，伴肛门坠痛可以九华膏等外敷。

（三）其他疗法

1. 注射疗法　适用于小儿或年老体弱不宜手术者。常见黏膜下注射法，适用于Ⅰ、Ⅱ度脱肛，以Ⅰ度脱肛效果最好；直肠周围注射法，适用于Ⅱ、Ⅲ度脱肛。

2. 针灸　取长强、百会、足三里、承山、八髎穴，也可在肛门外括约肌部位用梅花针点刺。

3. 手术　适用于Ⅱ、Ⅲ度脱肛，分为经腹入路及经会阴入路两类，但都有优缺点及复发率。手术方法繁多，根据手术目的，主要分为直肠悬吊固定、肛门紧缩和脱垂肠管切除三大类。

三、预防调护

1. 及时纠正便秘及努挣排便的不良习惯；避免多次经阴道分娩造成的会阴部神经及肌肉损伤；脱垂初期应及早治疗，避免反复脱垂造成肛门失禁。

2. 指导患者及时将脱出物回纳，避免脱出物嵌顿坏死；对肛门部潮湿瘙痒者，应指导其正确进行会阴部护理，便后可用温水或中药进行熏洗，避免使用烫水或具有刺激性的溶液局部清洗。

小 结

脱肛常用中成药见表12-2。

表12-2 脱肛常用中成药

证型	常用中成药
脾虚气陷证	补中益气丸/片/颗粒
湿热下注证	二妙丸、四妙丸
肾气不固证	金匮肾气丸/片
气血两虚证	八珍丸/片/胶囊/颗粒

第三节 便秘

便秘是指由多种疾病的病理过程引起的，以排便不顺利的状态或排便时伴有的特殊症状，多见大便秘结，排便周期延长；或周期不长，但粪质干硬，排便艰难；或粪质不硬，虽有便意，但排出不畅。《内经》称便秘为"后不利""大便难"；汉代张仲景则称便秘为"脾约""阴结""阳结"等。一般情况下便秘是肠道功能改变所致，或因某些疾病或药物并发，包括出口梗阻型便秘、慢传输型便秘、混合型便秘，中医辨证皆可参照本节。

一、病因病机

如胃肠功能正常，则大便通畅，不致发生便秘。若胃肠受病，或因燥热内结，或因气滞不行，或因气虚传送无力，血虚肠道干涩，以及阴寒凝结均可导致便秘。

1. 胃肠积热　素体阳盛，或饮酒过多，或过食辛辣厚味，或服温燥之药而致热毒内盛，或热病之后，余热留恋，或肺燥热下移大肠，均可导致胃肠积热，耗伤津液，以致肠道干涩燥结，形成热结。

2. 气机郁滞　忧愁思虑过度，或久坐不动，或跌打损伤，伤及胃肠，或虫

积肠道，或肺失肃降，腑气不通，均可导致肠道气机郁滞，传导失职，糟粕内停而成。

3.**阴亏血少**　病后、产后及年老体弱之人，气血亏虚；或过用汗、利、燥热之剂，损伤阴津；或劳役过度，出汗过多；或房事劳倦，损伤气血阴津；或素患消渴，阴精亏耗。气虚则大肠传导无力，阴虚血亏，肠道干涩，导致大便干结，排出困难。

4.**脾虚气陷**　素体虚弱，身体羸瘦，或老年人气血衰退，或妇女分娩用力耗气，致中气不足，升举无力，固摄失司，而致排便费力。

5.**阳虚寒凝**　凡阳虚体弱，或年高体衰，则阴寒内生，留于肠胃，于是凝阴固结，致阳气不通津液不行，故肠道艰于传送，致排便困难。

二、中医治疗

便秘的治疗虽以通下为目的，但绝非单纯用泻下药，应注意区别便秘的病因及特征，辨别虚、实，抓住热、气、冷、虚等病理特点，辨证选药用药。

（一）辨证论治

1.肠胃积热证

【证候】**主症**：大便干结，腹中胀满，口干口臭。**次症**：面红身热，心烦不安，多汗，食欲饮冷，小便短赤。**舌脉**：舌质红干，苔黄燥，或焦黄起芒刺。脉数或弦数。

【治法】泻热导滞，润肠通便。

【方药】麻子仁丸加减。

【中成药】麻仁润肠丸／软胶囊（医保目录，甲；专家共识）、黄连上清丸／片／胶囊／颗粒（医保目录，甲；专家共识）。

2.气机郁滞证

【证候】**主症**：大便干结，欲便不出，腹中胀满。**次症**：胸胁满闷，嗳气，呃逆，食欲不振，肠鸣矢气，便后不畅。**舌脉**：舌苔薄白，或薄黄，或薄腻。脉弦，或弦缓，或弦数，或弦紧。

【治法】顺气导滞，降逆通便。

【方药】六磨汤加减。

【中成药】枳实导滞丸（医保目录，乙；专家共识）、厚朴排气合剂（医保目录，乙；专家共识）、通便宁片（医保目录，乙；专家共识）、木香槟榔丸（医保目录，乙；专家共识）、四磨汤口服液（医保目录，乙；专家共识）。

3. 阴血亏虚证

【证候】**主症**：大便干结，努挣难下，面色苍白。**次症**：头晕目眩，少气懒言，失眠健忘；或口干心烦，潮热盗汗，耳鸣，腰膝酸软。**舌脉**：舌质淡，苔白；或舌质红，少苔。

【治法】养血润燥，滋阴通便。

【方药】润肠丸加减。

【中成药】麻仁丸/胶囊/软胶囊（医保目录，乙；专家共识）、滋阴润肠口服液（专家共识）、养阴通秘胶囊（医保目录，乙）。

4. 脾虚气陷证

【证候】**主症**：大便不干，便条不粗，虽有便意，临厕努挣乏力，难以排出。**次症**：便后乏力，汗出气短，面白神疲，肢倦懒言。**舌脉**：舌淡胖，或舌边有齿痕，苔薄白，脉细弱。

【治法】补气健脾，润肠通便。

【方药】黄芪汤加减。

【中成药】芪蓉润肠口服液（医保目录，乙；专家共识）、益气通便颗粒（医保目录，乙）、补中益气丸/颗粒（医保目录，甲）。

5. 阳虚寒凝证

【证候】**主症**：大便艰涩，排出困难。**次症**：面色白，四肢不温，喜热怕冷，小便清长，或腹中冷痛，拘急拒按，或腰膝酸冷。**舌脉**：舌淡，苔白或薄腻。脉沉迟或沉弦。

【治法】温阳通便。

【方药】济川煎加减。

【中成药】苁蓉通便口服液（医保目录，乙）。

（二）其他治疗

1. 非手术治疗　本类疾病应首选非手术治疗，经系统的保守治疗及中医辨证治疗后，大多数患者可缓解或减轻症状。如经非手术治疗无效，可考虑采取外科治疗，可通过手术治疗直肠内脱垂、直肠前突、盆底失弛缓等，改善便秘，但须完善检查，明确病因，手术定须谨慎。

2.生活调理　纠正不良饮食习惯，注意多食粗纤维食品及蔬菜水果；晨起饮温开水，促进肠道蠕动，引法便意，纠正不良排便习惯，定时排便，控制排便时间；调畅情志，减少焦虑。

3.生物反馈治疗　治疗盆底失弛缓综合征首选方法。

4.针灸治疗

（1）艾灸　酌选支沟、天枢等，配阳陵泉、气海、足三里等。

（2）针刺　酌选支沟、丰隆、足三里等。根据辨证酌选配穴，如气秘配气海、太冲、次髎等，偏泻法，虚则偏补。

（三）临证经验

1.老年便秘证治特点　老年人真阳亏损，温煦无权，阴寒凝滞，或阴亏血燥，大肠津枯，无力行舟，均易致便秘。老年人便秘虽多虚证，但临床常有虚实互见、寒热错杂，故既不宜一见老人便秘就补虚，又不可猛进攻伐之剂。虚实夹杂，临床需仔细辨别。

2.产后便秘临证特点　产后便秘主因血虚失润、气虚失润和阴虚血燥所致。治疗应以养血润燥为主，并根据气、阴、血偏虚程度，视兼夹血瘀或阳明腑实情况随证变通。不宜妄投苦寒通下之品，又不可畏用攻下。

3.泻下药不可久用　治疗便秘多选泻下之法，选用大黄、番泻叶、芦荟等药物。久用泻下药物，药物用量也会越来越大，易诱发结肠黑变病，造成继发性便秘，泻下之品久用伤及脾胃之气，久之会感胃脘部不适。

三、预防调护

1.调整心态，保持良好的情绪。

2.注意饮食的合理性，保证食物的量、质及多样性。

3.养成良好的排便习惯，及时、定时排便，缩短排便时间。

小　结

便秘常用中成药见表12-3。

表 12-3　常用中成药

证型	常用中成药
肠胃积热证	麻仁润肠丸 / 软胶囊、黄连上清丸 / 片 / 胶囊 / 颗粒
气机郁滞证	枳实导滞丸、厚朴排气合剂、通便宁片、木香槟榔丸、四磨汤口服液
阴血亏虚证	麻仁丸 / 胶囊 / 软胶囊、滋阴润肠口服液、养阴通秘胶囊
脾虚气陷证	苁蓉润肠口服液、益气便通颗粒、补中益气丸 / 颗粒
阳虚寒凝证	苁蓉通便口服液

第四节　结直肠癌

结直肠癌（colorectal carcinoma）又称为大肠癌，包括结肠癌与直肠癌。结肠癌（colon cancer）是指结肠黏膜上皮发生的恶性肿瘤。直肠癌（colorectal cancer）是指发生于肛缘至直肠乙状结肠交界处之间的恶性肿瘤。临床以腹痛、大便带血、大便变细、腹泻等为主要表现，随病情的进展会出现转移所造成的临床表现。结直肠癌是全球最常见的恶性肿瘤之一，其发病率与死亡率在所有恶性肿瘤中位列第三。据美国《临床肿瘤杂志》报道，2018 年全球预计有超过 180 万例新发结直肠癌，88.1 万例结直肠癌死亡病例。结直肠癌主要好发于西方人群，发达国家结直肠癌发病率约是发展中国家的三倍。全球结直肠癌发病率最高的地区包括欧洲部分地区、澳大利亚、新西兰、北美以及东亚，而最低的地区主要集中在非洲以及南亚。我国结直肠癌发病率从 50 岁开始明显上升，75 ～ 80 岁到达高峰。2015 年我国结直肠癌男性发病 22.5 万，居第四位，女性发病 16.3 万，居第三位；结直肠癌男性死亡 11 万，居第五位，女性死亡 7.8 万，居第四位；发病情况西部地区居肿瘤发病的第三位，中部地区第五位，东部地区第三位。高脂高糖饮食、西方化的生活方式、肥胖等因素对结直肠癌的发生发展有着重要的影响。

本病中医学可归属于"积聚""肠覃""脏毒""肠风""下痢"及"锁肛痔"等范畴。

一、病因病机

本病病位在肠，与脾、胃、肝、肾关系密切。结直肠癌的发生以正气虚损为内因，邪毒入侵为外因。正气虚损，易致邪毒入侵，进而更伤正气，无力抗邪，致邪气留恋，气、瘀、毒留滞肠道，大肠传导失司，日久则积生于内，发为癌瘤。外感湿热或脾胃损伤导致水湿内生，郁久化热，是发病的重要原因。湿热久羁，留连肠道，阻滞气机，热渐成毒，损伤脉络，致使气滞、湿热、毒聚、血瘀，在肠道积结成块是发病的主要病机。

1. **正气亏虚** 先天不足或年高体虚之人，肾亏脾虚。肾为先天之本，脾为后天之本，两者与水湿的运化也有密切的关系，两脏虚损，导致水湿内停，日久致病。

2. **情志失调** 所愿不遂，肝气郁结，肝木太过克伐脾土，脾失健运，水湿内生，郁而化热，湿热合邪，下迫大肠，也可诱生本病。

3. **外感湿热** 久居湿地，外感湿邪，导致水湿困脾，脾失健运，则内外之水湿日久不去，阻滞气机，气滞血瘀，结于肠道。

4. **饮食不节** 恣食膏粱厚味、酒酪之品，或过食生冷，或暴饮暴食，均可损伤脾胃，滋生水湿，水湿不去，化热而下迫大肠，与肠中之糟粕交阻搏击，日久成毒，损伤肠络而为病。

二、中医及综合疗法

（一）中医疗法

本病的辨证主要应辨别便血、便形及腹痛、腹泻，以区别其虚实。大肠为传导之官，积滞内停，湿热蕴结，瘀毒结聚，致大便脓血，故大肠癌的治疗在强调清热利湿的基础上，勿忘祛瘀解毒。大肠为六腑之一，六腑以通为用，以降为顺，湿、瘀、热毒壅塞肠道，腑气不通，邪无出路，则病难愈，故理气通腑当贯穿治疗始终。

1. **湿热蕴结证**

【证候】**主症**：肛门坠胀灼热。**次症**：便次增多，或大便难解，大便呈暗红色或见黏液脓血便，下痢赤白，里急后重，脘腹痞满，纳呆，口苦而黏，小便短赤。**舌脉**：舌红或暗红，苔黄腻，脉滑数。

【治法】清热利湿，解毒消肿。

【方药】白头翁汤合槐角丸加减。

【中成药】复方苦参注射液（医保目录，乙）、榄香烯注射液（医保目录，乙）、平消片/胶囊（医保目录，甲；药典）、消癌平片（医保目录，乙）、鸦胆子油软胶囊（医保目录，乙）。

2. 瘀毒内结证

【证候】**主症**：面色晦暗，腹胀腹痛。**次症**：痛有定处，或向下放射，腹部可触及包块，大便困难，或下利紫黑脓血，大便细或扁。**舌脉**：舌质紫暗或有瘀点，苔薄黄，脉弦或涩。

【治法】活血化瘀，解毒散结。

【方药】膈下逐瘀汤加减。

【中成药】鸦胆子油乳注射液（医保目录，乙）、华蟾素片/胶囊（医保目录，甲）、复方斑蝥胶囊（医保目录，乙）、片仔癀片（医保目录，乙；药典）。

3. 气血两虚证

【证候】**主症**：心悸气短，少气乏力，面色苍白。**次症**：便溏，脱肛，四肢虚肿，形体消瘦。**舌脉**：舌质淡，苔白，脉细弱无力。

【治法】补益气血，健脾散结。

【方药】归脾汤或八珍汤加减。

【中成药】艾迪注射液（医保目录，乙）、康艾注射液（医保目录，乙）、参芪扶正注射液（医保目录，乙）、生血宝颗粒（医保目录，乙；药典）、益血生胶囊（医保目录，乙；药典）。

4. 脾肾阳虚证

【证候】**主症**：面色苍白，肢冷便溏。**次症**：少气无力，腹痛，五更泻。**舌脉**：舌淡胖，苔白滑，脉沉细。

【治法】健脾温肾，消积散结。

【方药】参苓白术散合四神丸加减。

【中成药】艾迪注射液（医保目录，乙）、康艾注射液（医保目录，乙）、参芪扶正注射液（医保目录，乙）、健脾益肾颗粒（医保目录，乙）、参鹿扶正胶囊（医保目录，乙）。

（二）手术结合中药疗法

1. 气血亏虚证

【证候】**主症**：神疲乏力，气短懒言，面色淡白或萎黄。**次症**：头晕目眩，唇甲色淡，心悸失眠，大便不成形或有脱肛下坠。**舌脉**：舌淡，苔白，脉细弱。

【治法】补气养血。

【方药】八珍汤加减。

【中成药】艾迪注射液（医保目录，乙）、康艾注射液（医保目录，乙）、生血宝颗粒（医保目录，乙；药典）、益血生胶囊（医保目录，乙；药典）、十全大补丸（指南，药典）。

2. 脾胃虚弱证

【证候】**主症**：纳呆食少，神疲乏力，大便稀溏。**次症**：食后腹胀，面色萎黄，形体瘦弱。**舌脉**：舌质淡，苔薄白，脉弱。

【治法】健脾益气。

【方药】补中益气汤加减。

【中成药】艾迪注射液（医保目录，乙）、康艾注射液（医保目录，乙）、参芪扶正注射液（医保目录，乙）、健脾益肾颗粒（医保目录，乙）、补中益气丸（指南，药典）。

（三）放射治疗结合中药疗法

根据临床观察，某些中药能增加肿瘤对放射线的敏感性，因此放疗前辨证运用某些中药可增强放疗的疗效。放疗后，在运用健脾益气中药同时，可酌加清热解毒的药物。

1. 气阴两虚证

多见于放射性损伤后期，或迁延不愈，损伤正气者。

【证候】**主症**：神疲乏力，少气懒言，口干。**次症**：纳呆，时有便溏，或脱肛下坠，或腹胀便秘，面色淡白或晦滞。**舌脉**：舌红或淡红，或有裂纹，苔少或无苔，脉细弱或细数。

【治法】益气养阴。

【方药】生脉饮加减。

【中成药】安多霖胶囊（指南）、生脉口服液/胶囊（医保目录，乙；药典）、复方扶芳藤合剂（医保目录，乙；药典）。

2.热毒瘀结证

【证候】**主症**：腹痛腹胀，疼痛拒按。**次症**：下痢赤白，里急后重，胸闷烦渴。**舌脉**：舌暗红，苔黄腻，脉弦滑或滑数。

【治法】清肠燥湿，活血解毒。

【方药】芍药汤加减。

【中成药】复方苦参注射液（医保目录，乙）、消癌平注射液（医保目录，乙）、平消片/胶囊（医保目录，甲；药典）、西黄丸（医保目录，乙；药典）、鸦胆子油软胶囊（医保目录，乙）。

（四）化疗结合中药

中医药在化疗中使用可起到增效与减轻毒副反应的效果。化疗药物在杀伤肿瘤细胞的同时也会损伤正常组织，伤及脾胃，致脾胃运化失常，生化不足而致血虚（类似骨髓抑制），胃失和降而引起呕吐（类似消化道反应）。化疗药毒伤及气血、脾胃、肝肾为多，常用解毒、调脾胃、补气血、养肝肾为主的方药。

1.脾胃不和证

多见于化疗引起的消化道反应。

【证候】**主症**：胃脘饱胀，食欲减退。**次症**：恶心呕吐，腹胀或腹泻。**舌脉**：舌胖大，苔白腻或黄腻，脉弦滑。

【治法】健脾和胃，降逆止呕。

【方药】旋覆代赭汤或橘皮竹茹汤加减。

【中成药】参芪扶正注射液（医保目录，乙）、健脾益肾颗粒（医保目录，乙）、香砂六君丸（指南，药典）。

2.气血亏虚证

多见于化疗引起的疲乏或骨髓抑制。

【证候】**主症**：疲乏，精神不振，头晕。**次症**：气短，纳少，虚汗，面色淡白或萎黄，脱发，或肢体肌肉麻木，女性月经量少。**舌脉**：舌体瘦薄，或者舌面有裂纹，苔少，脉虚细无力。

【治法】补气养血。

【方药】八珍汤、当归补血汤或十全大补汤加减。

【中成药】参芪扶正注射液（医保目录，乙）、贞芪扶正片／胶囊／颗粒（医保目录，甲）、复方扶芳藤合剂（医保目录，乙；药典））、复方皂矾丸（医保目录，乙；药典）、参鹿扶正胶囊（医保目录，乙）

3. 肝肾阴虚证

多见于化疗引起的骨髓抑制或脱发。

【证候】**主症**：腰膝酸软，耳鸣，五心烦热，颧红盗汗。**次症**：口干咽燥，失眠多梦。**舌脉**：舌红苔少，脉细数。

【治法】滋补肝肾。

【方药】六味地黄汤加减。

【中成药】参芪扶正注射液（医保目录，乙）、贞芪扶正片／胶囊／颗粒（医保目录，甲）、六味地黄丸（医保目录，乙；药典）。

三、外治疗法

1. **中药直肠滴入治疗出血** 生大黄、地榆炭各 15g，三七、五倍子各 10g，白花蛇舌草、藤梨根各 30g。浓煎至 100mL，取汁放置后用纱布过滤，装入输液瓶内，温度保持在 38～41℃，导管插入肛门 15～30cm，滴药速度为 30～40 滴／分，于每晚睡前行保留灌肠，每日 1 剂。10 天为 1 个疗程，疗程间隔 3～5 天。

2. **中药灌肠治疗癌性肠梗阻** 生大黄 10g（后下），芒硝 9g（分冲），枳实 12g，厚朴 15g，白花蛇舌草 30g，半枝莲 30g。两次煎液后取 100～150mL，1 日 1～2 次，药液温度 39～41℃，导管插入肛门 15～20cm，快速导入。灌后嘱患者先左侧卧，后右侧卧，最后平卧 30 分钟，再起床，保留 1 小时以上。

3. **中药贴敷方** 行气通腑贴：大黄粉、厚朴粉、桃仁粉以 2：1：1 比例混匀，加 65°C 温水及蜂蜜以 2：1 比例调和成糊状，于神阙、双涌泉进行穴位贴敷，可用于大肠癌的便秘。

4. **中药坐浴** 黄柏 60g，苦参 30g，紫花地丁 60g，蒲公英 60g，制乳香 30g，制没药 30g，五倍子 15g，莲房 30g，槐花 15g，地榆 15g，大黄 25g，蛇床子 15g，防风 15g。功效：清热止痒。可用于低位直肠癌术后吻合口炎。煎取药汁 2000mL，每日 1 剂，每日 2 次，每次 1000mL，每次 30 分钟坐浴，10 天为 1 个疗程。

四、经验用方

1. 周岱翰（广州中医药大学）验方——解毒得生煎

生大黄 20g，黄柏 15g，山栀子 15g，蒲公英 30g，金银花 20g，红花 15g，苦参 20g。用于直肠癌放疗后局部炎症、疼痛、肿胀者，或大肠癌表现为湿热内阻者。水煎外用，直肠滴入。

2. 裘钦豪（浙江中医药大学）验方——红白莲花汤

红藤 15g，白头翁 9g，半枝莲 30g，白槿花 9g，苦参 9g，重楼 9g。功效：清热解毒，利湿活血。主治大肠癌。

3. 雷永仲（上海中医药大学附属曙光医院）验方——海蛇软坚汤

夏枯草 12g，海藻 12g，海带 12g，牡蛎 30g，玄参 12g，天花粉 12g，蜂房 15g，丹参 15g，浙贝母 9g，川楝子 12g，贯众炭 30g，白花蛇舌草 30g，蜀羊泉 15g。功效：理气活血，清热解毒，软坚消癥。主治大肠癌。

4. 孙桂芝（中国中医科学院广安门医院）验方——黄白解毒汤

黄芪 30g，黄精 15g，枸杞子 15g，鸡血藤 15g，槐花 15g，败酱草 15g，马齿苋 15g，仙鹤草 15g，白英 15g。功效：益气补血，清热解毒。主治大肠癌。

5. 单方

（1）鸦胆子（去壳）36 粒。龙眼肉或空心胶囊包鸦胆子，每包 3 粒。每服 4 包，每日 3 次。功效：解毒，止痢，杀虫。治疗大肠癌。

（2）夏枯草 60～90g，红糖 4 两。加水 3 碗，煎至 1 碗，徐徐频服。功效：清火散结，清肝破癥。治疗大肠癌。

五、其他疗法

1. 针刺疗法　取足阳明经背俞穴为主，天枢、关元、下巨虚、上巨虚、商丘。天枢、关元为大、小肠募穴，下巨虚、上巨虚为大小肠下合穴，募合相配以疏调肠腑脏气；商丘为治肠癌的经验穴，兼具健脾助运之功。

2. 艾灸　合谷、关元、足三里，每日 1 次，每次 30 分钟。适用于虚寒证。健脾补肾，温经通络，升高白细胞，提高免疫功能。

3. 耳穴压豆　内分泌、缘中、大肠、肺、直肠、腹。恶心呕吐加贲门、

胃；食欲不振加胃、交感；呃逆加耳中。王不留行籽贴压，每日按压 3 次，每 3 日更换 1 次。

4.穴位注射　脾俞、胃俞、三焦俞、大肠俞、秩边等，每次取 2 ～ 4 穴，用胎盘针、胸腺肽或转移因子等药，注射量根据不同的药物及具体辨证而定。隔日 1 次。

5.挑治法　大肠俞、八髎穴或阳性反应点挑治，每周 1 次。

六、预防调护

1.预防　积极防治肠道慢性炎症性疾病，如肠道息肉、慢性肠炎、慢性痢疾等。家族性多发性肠息肉患者、溃疡性结肠炎患者及有结直肠癌家族史的人应定期检查。

2.调护　养成良好的饮食习惯，少食动物脂肪高的食物，尤其是红肉类食物，多食新鲜蔬菜、水果以及粗纤维食物，保持大便通畅。如大便习惯改变，大便带血或黑便，大便形状改变，应及时复诊。

小　结

结直肠癌常用中成药见表 12-4。

表 12-4　结直肠癌常用中成药

证型		常用中成药
单纯中药	湿热蕴结证	复方苦参注射液、榄香烯注射液、平消片/胶囊、消癌平片、鸦胆子油软胶囊
	瘀毒内结证	鸦胆子油乳注射液、华蟾素片/胶囊、复方斑蝥胶囊、片仔癀
	气血两虚证	艾迪注射液、康艾注射液、参芪扶正注射液、生血宝颗粒、益血生胶囊
	脾肾阳虚证	艾迪注射液、康艾注射液、参芪扶正注射液、健脾益肾颗粒、参鹿扶正胶囊
手术结合中药	气血亏虚证	艾迪注射液、康艾注射液、生血宝颗粒、益血生胶囊、十全大补丸
	脾胃虚弱证	艾迪注射液、康艾注射液、参芪扶正注射液、健脾益肾颗粒、补中益气丸

证型		常用中成药
放射治疗结合中药	气阴两虚证	安多霖胶囊、生脉口服液/胶囊、复方扶芳藤合剂
	热毒瘀结证	复方苦参注射液、消癌平注射液、平消片/胶囊、西黄丸、鸦胆子油软胶囊
化疗结合中药	脾胃不和证	参芪扶正注射液、健脾益肾颗粒、香砂六君丸
	气血亏虚证	参芪扶正注射液、贞芪扶正片/胶囊/颗粒、复方扶芳藤合剂、复方皂矾丸、参鹿扶正胶囊
	肝肾阴虚证	参芪扶正注射液、贞芪扶正片/胶囊/颗粒、六味地黄丸

第十三章　周围血管疾病

第一节　脉管炎

脉管炎，亦称血栓闭塞性脉管炎（thromboangiitis obliterans，TAO）是一种中小动静脉的周期性、节段性、慢性炎症病变，是以血管腔发生闭塞，引起局部组织缺血，最后坏死致肢体末端脱落为病变过程的疾病。

本病好发于青壮年，以 20～40 岁男性多见，多发于寒冷季节或常在寒冷季节加重，常先一侧下肢发病，继而累及对侧，少数患者可累及上肢。本病病程长，易复发，临床一般分为局部缺血期（一期）、营养障碍期（二期）、坏死期或坏疽期（三期）。

本病属于中医学"脱疽"范畴。

一、病因病机

本病的发生以脾肾亏虚为本，寒湿外伤为标，气血凝滞、经脉阻塞为其主要病机。本病的发生还与长期吸烟、饮食不节、环境、遗传及外伤等因素有关。

1.*脾肾阳虚，寒湿阻络*　脾肾阳气不足，不能温养四肢，复受寒湿之邪，则气血凝滞，经络阻塞。

2.*气血不足，血脉瘀阻*　气血不足则血行无力致血脉瘀阻，四肢气血不充，失于濡养则皮肉枯槁，坏死脱落。

3.*脉络热毒，瘀久化热*　热毒炽盛，四肢末端破溃，严重者腐烂蔓延。

二、中医治疗

本病中医主张综合治疗，注意调护，辨证论治为主，临床以复合证型多见。应抓住寒湿、血瘀、热毒三个基本病理环节，分清主次，权衡用药。

（一）辨证论治

1. 脾肾阳虚，寒湿阻络证

【证候】**主症**：患趾（指）麻木，酸胀疼痛，多走疼痛加剧，稍歇痛减，皮肤苍白，触之发凉。**次症**：形寒肢冷，面色㿠白，腰膝酸软，小便频数。**舌脉**：舌淡胖，有齿痕，苔白腻，脉沉细。

【治法】温阳散寒，活血通络祛浊。

【方药】阳和汤加减。

【中成药】蒲参胶囊（医保目录，乙）。

2. 气血不足，血脉瘀阻证

【证候】**主症**：患趾（指）酸胀疼痛加重，皮色暗红或紫暗。**次症**：皮肤发亮或干燥，肌肉萎缩，趺阳脉搏动消失。**舌脉**：舌暗红或有瘀斑，苔薄白，脉弦或涩。

【治法】益气活血。

【方药】补阳还五汤合桃红四物汤。

【中成药】血塞通注射液（医保目录，甲）、血栓通胶囊（医保目录，乙）、血塞通片（医保目录，乙）、脉管复康片/胶囊（医保目录，乙）。

3. 脉络热毒证

【证候】**主症**：患肢出现溃疡坏疽，疼痛难忍，常抱膝而坐，夜间痛甚。局部皮肤紫黑、溃破，脓水恶臭，腐肉不鲜，严重者腐烂蔓延，可五指相传，甚至上攻脚面，渐渐肢节坏死，自行脱落，久不收口。**次症**：发热，口渴喜冷饮，大便秘结，小便短赤，中小动脉搏动消失。**舌脉**：舌质红绛，苔黄燥或黄腻，脉弦细或滑数。

【治法】清热养阴，活血化瘀解毒。

【方药】四妙勇安汤合顾步汤。

【中成药】血塞通注射液（医保目录，甲）、血栓通胶囊（医保目录，乙）、血塞通片（医保目录，乙）、脉管复康片/胶囊（医保目录，乙）、蒲参胶囊（医保目录，乙）。

（二）外治疗法

未溃：证属脾肾阳虚，寒湿阻络者，可用阳和解凝膏（医保目录，乙）外敷患处，2日1换，证属气血不足，血脉瘀阻证者，可用消肿止痛酊（医保目录，乙）适量揉擦患肢足背和小腿，或手臂和前臂，1日2～3次，每次15分钟左右。

已溃：对于干性坏疽，应消毒后包扎，预防继发感染，限期手术治疗。感染创面可做湿敷处理。溃疡面积较大，坏死组织难以脱落者，可先用生肌玉红膏（医保目录，乙）液化清除创面坏死组织；难以液化者，采取蚕食清创办法逐步清除。待坏死组织脱落，采用京万红软膏（医保目录，甲）外敷促进伤口愈合。

（三）其他疗法

1. 熏洗疗法

未溃：患肢怕冷，皮肤凉或肿胀，关节活动功能障碍者，用麻黄、桂枝、细辛、威灵仙、伸筋草、鸡血藤等活血祛瘀、温经通络的中草药熏洗，每日1剂。

已溃：患肢发生溃疡或坏疽继发感染，创面脓多，坏死组织未脱，局部红肿疼痛者，可用三黄汤浸泡清洗后，再常规换药。

2. 针灸疗法

适应证：主要适用于未溃，但已溃时亦可采用。

主穴：血海、三里、解溪。

配穴：申脉、照海、三阴交、昆仑、太溪。

三、预防调护

1. 预防　戒烟，并远离吸烟环境，少食辛辣刺激及醇酒之品，冬季户外工作时注意保暖，鞋袜宜宽大合适，每天用温水泡洗双足，避免足部外伤或感染。

2. 调护　患侧肢体运动锻炼可促进患肢侧支循环形成，方法是：患者仰卧，抬高下肢45°～60°，保持20～30分钟。然后两足下垂床沿4～5分钟，同时两足及足趾向下、上、内、外等方向运动10次，再将下肢平放4～5分钟，每日运动 3 次，但坏疽感染时禁用。

小 结

脉管炎常用中成药见表 13–1。

表 13–1 脉管炎常用中成药

证型	常用中成药
脾肾阳虚，寒湿阻络证	蒲参胶囊
气血不足，血脉瘀阻证	血塞通注射液、血栓通胶囊、血塞通片、脉管复康片 / 胶囊
脉络热毒证	血塞通注射液、血栓通胶囊、血塞通片、脉管复康片 / 胶囊、蒲参胶囊

第二节 糖尿病足

糖尿病足（diabetic foot，DF）是与下肢远端神经异常和不同程度的周围血管病变相关的足部感染、溃疡和 / 或深层组织破坏。多发于下肢一侧或两侧。患者可有受冷冻、潮湿、长期多量吸烟、外伤等病史。初起趾、指冷痛，小腿酸麻胀痛，行走多时加重，休息时减轻，呈间歇性跛行，跗阳脉减弱。继之疼痛呈持续性，肢端皮肤发凉，下垂时则皮肤暗红、青紫，皮肤干燥，毫毛脱落，趾甲变形增厚，肌肉萎缩，跗阳脉消失。进而发生干性坏死，疼痛剧烈，彻夜不眠，抱膝而坐。溃烂染毒时，肢端红肿热痛，出现湿性坏死，全身发热。或溃后脓水清稀，疮面晦暗，乏力形寒，舌淡，脉弱。

本病属于中医学"脱疽"范畴。

一、病因病机

本病的病因病机不外标本两端，本虚是指久病消渴致脏腑、气血、阴阳亏虚，标实是指病久致瘀、致痰、致湿、化毒。基本病机为血脉瘀阻。

1. 寒湿阻络 寒湿等邪侵犯，导致湿邪内蕴，聚湿生痰，寒凝筋脉，气滞血瘀，痰瘀阻络，久则患肢失于濡养，进而坏死而成坏疽。

2. 血脉瘀阻　气虚无力推动血液运行则血运受阻，血脉瘀滞，瘀血阻络，故出现面紫胸闷、舌质紫暗、脉象弦涩、患足色黑、肌肤甲错、麻木僵硬、局部疼痛等瘀血之症，瘀血日久则化热，湿热搏结，化腐成脓。

3. 外感湿热　消渴日久，久则脾肾俱虚，脾气虚弱，水湿运化失常，湿邪浸淫，湿壅日久，化热成毒；脾肾虚弱则无力抗邪，湿热之邪入侵，湿热蕴结，腐蚀筋肉而成足部坏疽。

二、中医治疗

本病中医主张综合治疗，注意调护，辨证论治为主，临床以复合证型多见。应抓住寒湿、血瘀、湿热 3 个基本病理环节，分清主次，权衡用药。

（一）辨证论治

1. 寒湿阻络证

【证候】**主症**：患肢发凉、麻木，酸胀，疼痛，间歇性跛行，患肢局部皮肤温度下降。**次症**：皮肤颜色正常（或苍白或苍黄），大中动脉搏动正常或减弱。**舌脉**：舌质淡紫，舌苔白腻，脉弦。

【治法】温阳散寒，活血通络祛浊。

【方药】阳和汤加减。

【中成药】蒲参胶囊（医保目录，乙）。

2. 血脉瘀阻证

【证候】**主症**：患肢发凉麻木，酸胀加重，持续性疼痛，夜间加重，间歇性跛行严重。**次症**：皮肤紫暗，趾甲增厚变形，生长缓慢，汗毛稀少或肌肉萎缩。大中动脉搏动减弱或触不清。**舌脉**：舌暗红或有瘀斑，苔薄白，脉弦或涩。

【治法】益气活血。

【方药】补阳还五汤合桃红四物汤。

【中成药】血塞通注射液（医保目录，甲）、血栓通胶囊（医保目录，乙）、血塞通片（医保目录，乙）、脉管复康片/胶囊（医保目录，乙）。

3. 湿热瘀滞证

【证候】**主症**：患肢出现溃疡坏疽，局部皮肤紫黑、溃破，脓水恶臭，腐肉不鲜，疼痛难忍。**次症**：发热，口渴喜冷饮，大便秘结，小便短赤。大中动脉搏动减弱。**舌脉：**舌质红绛有裂纹，苔黄燥或黄腻，脉弦细或滑数。

【治法】清热养阴，活血化瘀解毒。

【方药】四妙勇安汤合顾步汤。

【中成药】血塞通注射液（医保目录，甲）、血栓通胶囊（医保目录，乙）、血塞通片（医保目录，乙）、脉管复康片/胶囊（医保目录，乙）、蒲参胶囊（医保目录，乙）。

（二）外治疗法

未溃：证属寒湿阻络者，可用阳和解凝膏（医保目录，乙）外敷患处，2日1换，证属血脉瘀阻证者，可用消肿止痛酊（医保目录，乙）适量揉擦患肢足背和小腿，或手臂和前臂，1日2～3次，每次15分钟左右。

已溃：对于干性坏疽，应消毒后包扎，预防继发感染，限期手术治疗。感染创面可做湿敷处理。溃疡面积较大，坏死组织难以脱落者，可先用油膏（生肌玉红膏（医保目录，乙）液化清除创面坏死组织；难以液化者，采取蚕食清创办法逐步清除。待坏死组织脱落，采用京万红软膏（医保目录，甲）外敷促进伤口愈合）。

（三）其他疗法

1. 熏洗疗法

未溃：患肢怕冷，皮肤凉或肿胀，关节活动功能障碍者，用麻黄、桂枝、细辛、威灵仙、伸筋草、鸡血藤等活血祛瘀、温经通络的中草药熏洗，每日1剂。

已溃：患肢发生溃疡或坏疽继发感染，创面脓多，坏死组织未脱，局部红肿疼痛者，可用三黄汤浸泡清洗后，再常规换药。

2. 针灸疗法

适应证：主要适用于未溃，但已溃时亦可采用。

主穴：血海、三里、解溪。

配穴：申脉、照海、三阴交、昆仑、太溪。

手法：中等度刺激，留针15～20分钟。

3. 化腐再生法

化腐再生法是采用化腐再生散靶向性去除坏死组织（主要针对坏死肌腱及筋膜组织），使得其由固态迅速转变为液态，从而利于其自寻出路而排出，同时在象皮生肌膏的协助下，迅速促进毛细血管生成及肉芽组织生长，从而加速创面修复的一种处理方法。主要适用于糖尿病足溃疡期。

糖尿病足溃疡期的伤口，由于坏死物质较多，局部血运差，如采用普通外科清创术，不仅难以清除干净，而且易破坏局部残存的血运，造成二次损伤。化腐再生法为采用中药油膏与天然植物蛋白酶结合，既能靶向性祛腐，又能刺激肉芽组织生长，使腐化肌生，肌平皮长。

具体操作方法：常规消毒创面四周，用干棉球蘸拭创面分泌物，生理盐水湿敷创面。取适量化腐再生散均匀散布在所要清除坏死组织表面，采用象皮生肌膏纱条覆盖保湿，无菌纱布包扎。

4. 中药外敷伤口封闭负压抽吸

中药外敷伤口封闭负压抽吸是指应用创面封闭技术后采用负压源使创面产生负压，从而达到创面抽吸、引流的一种处理方法。以达到创面主动引流的效果，有效控制感染，加速伤口愈合。

具体操作方法：清除坏死组织及异物，敞开所有死腔。根据创面大小修剪生肌纱条，并将其敷到创面上，根据创面大小和形态修剪海绵，同时将多孔引流管插入海绵中，将其放置在创面上，用IV3000贴膜粘贴并封闭整个创面，防止漏气，将引流管接通负压吸引器，根据创面情况选择持续或间断吸引。

三、预防调护

1. 预防　注意并发症的发生，如心肌梗死、冠心病、高血压病、糖尿病、高脂血症等。一旦发生，在治疗上应兼用各种治疗药物。尽量避免交叉腿、盘腿、"翘二郎腿"、膝下垫枕、抬高患肢、长时间采用坐位等，患肢避免过冷过热刺激，避免足部碰撞，压伤。糖尿病足患者多伴有周围神经病变、感觉异常，中药熏洗时建议药液温度不超过40℃。

2. 调护　患侧肢体运动锻炼可促进患肢侧支循环形成，方法是：患者仰卧，抬高下肢45°～60°，保持20～30分钟。然后两足下垂床沿4～5分钟，同时两足及足趾向下、上、内、外等方向运动10次，再将下肢平放4～5分钟，每日运动3次，但坏疽感染时禁用。

小 结

糖尿病足常用中成药见表13-2。

表 13-2 糖尿病足常用中成药

证型	常用中成药
寒湿阻络证	蒲参胶囊
血脉瘀阻证	血塞通注射液、血栓通胶囊、血塞通片、脉管复康片 / 胶囊
湿热瘀滞证	血塞通注射液、血栓通胶囊、血塞通片、脉管复康片 / 胶囊、蒲参胶囊

第三节   下肢动脉硬化闭塞症

动脉硬化闭塞症（arteriosclerosis obliterans，ASO）是一种常见的中老年性四肢血管疾病，为全身性动脉硬化的局部表现。主要是由大中动脉硬化与血栓形成而发生的血管狭窄与堵塞，造成缺血症状，该病往往合并有冠心病、糖尿病、高脂血症、高血压、脑血栓等。

动脉硬化闭塞症多发生于 40 岁以上者，其主要临床症状初期为肢冷，酸胀，麻木，疼痛，间歇性跛行。患肢可出现营养障碍以及动脉搏动减弱或消失，日久失治或误治，可形成溃疡或坏疽。

本病属于中医学"脱疽"范畴。

一、病因病机

本病总因气滞血瘀，加之外感寒湿，导致气血失和，血行瘀滞，乃至气滞血瘀，经脉筋肉、皮肤爪甲失养，经脉不充，动脉搏动减弱或消失。甚者瘀久化热，热毒侵袭，患肢局部紫黑肿胀，溃破流脓，腐溃蔓延，深至筋骨。

1.寒湿阻络 寒湿等邪侵犯，导致湿邪内蕴，聚湿生痰，寒凝筋脉，气滞血淤，痰淤阻络，久则患肢失于濡养，进而坏死而成坏疽。

2.血脉瘀阻 气虚无力推动血液运行则血运受阻、血脉瘀滞、瘀血阻络，

故出现面紫胸闷、舌质紫暗，脉象弦涩、患足色黑、肌肤甲错、麻木僵硬、局部疼痛等瘀血之症，瘀血日久则化热，湿热搏结，化腐成脓

3. 外感湿热　消渴日久，久则脾肾俱虚，脾气虚弱，水湿运化失常，湿邪浸淫，湿壅日久，化热成毒；脾肾虚弱则无力抗邪，湿热之邪入侵，湿热蕴结，腐蚀筋肉而成足部坏疽。

二、中医治疗

本病中医主张综合治疗，注意调护，辨证论治为主，临床以复合证型多见。应抓住寒湿、血瘀、湿热3个基本病理环节，分清主次，权衡用药。

（一）辨证论治

1. 寒湿阻络证

【证候】**主症**：患肢发凉、麻木，酸胀，疼痛，间歇性跛行，患肢局部皮肤温度下降。**次症**：皮肤颜色正常（或苍白或苍黄），大中动脉搏动正常或减弱。**舌脉**：舌质淡紫，舌苔白腻，脉弦。

【治法】温阳散寒，活血通络祛浊。

【方药】阳和汤加减。

【中成药】蒲参胶囊（医保目录，乙）。

2. 血脉瘀阻证

【证候】**主症**：患肢发凉麻木，酸胀加重，持续性疼痛，夜间加重，间歇性跛行严重。**次症**：皮肤紫暗，趾甲增厚变形，生长缓慢，汗毛稀少或肌肉萎缩。大中动脉搏动减弱或触不清。**舌脉**：舌暗红或有瘀斑，苔薄白，脉弦或涩。

【治法】益气活血。

【方药】补阳还五汤合桃红四物汤。

【中成药】血塞通注射液（医保目录，甲）、血栓通胶囊（医保目录，乙）、血塞通片（医保目录，乙）、脉管复康片／胶囊（医保目录，乙）。

3. 湿热瘀滞证

【证候】**主症**：患肢出现溃疡坏疽，局部皮肤紫黑、溃破，脓水恶臭，腐肉不鲜，疼痛难忍。**次症**：发热，口渴喜冷饮，大便秘结，小便短赤。大中动脉搏动减弱。**舌脉**：舌质红绛有裂纹，苔黄燥或黄腻，脉弦细或滑数。

【治法】清热养阴，活血化瘀解毒。

【方药】四妙勇安汤合顾步汤。

【中成药】血塞通注射液（医保目录，甲）、血栓通胶囊（医保目录，乙）、血塞通片（医保目录，乙）、脉管复康片/胶囊（医保目录，乙）、蒲参胶囊（医保目录，乙）。

（二）外治疗法

未溃：证属寒湿阻络者，可用阳和解凝膏（医保目录，乙）外敷患处，2日1换，证属血脉瘀阻证者，可用消肿止痛酊（医保目录，乙）适量揉擦患肢足背和小腿，或手臂和前臂，1日2～3次，每次15分钟左右。

已溃：对于干性坏疽，应消毒后包扎，预防继发感染，限期手术治疗。感染创面可做湿敷处理。溃疡面积较大，坏死组织难以脱落者，可先用生肌玉红膏（医保目录，乙）液化清除创面坏死组织；难以液化者，采取蚕食清创办法逐步清除。待坏死组织脱落，采用京万红软膏（医保目录，甲）外敷促进伤口愈合。

（三）其他疗法

1.熏洗疗法

未溃：患肢怕冷，皮肤凉或肿胀，关节活动功能障碍者，用麻黄、桂枝、细辛、威灵仙、伸筋草、鸡血藤等活血祛瘀、温经通络的中草药熏洗，每日1剂。

已溃：患肢发生溃疡或坏疽继发感染，创面脓多，坏死组织未脱，局部红肿疼痛者，可用三黄汤浸泡清洗后，再常规换药。

2.针灸疗法

适应证：主要适用于未溃，但已溃时亦可采用。

主穴：血海、三里、解溪。

配穴：申脉、照海、三阴交、昆仑、太溪。

手法：中等度刺激，留针15～20分钟。

三、预防调护

1.预防 注意并发症的发生，如心肌梗死、冠心病、高血压病、糖尿病、高脂血症等。一旦发生，在治疗上应兼用各种治疗药物。注意合理的饮食结

构，多食清淡，少食或不食高脂、高热、高胆固醇食物。注意患肢保暖，避免冻伤和各种外伤，鞋袜要宽敞，长期卧床者要防止褥疮。局部出现溃疡或坏疽，应及时医治，不可妄投药物。

2.调护 患侧肢体运动锻炼可促进患肢侧支循环形成，方法是：患者仰卧，抬高下肢 45°～ 60°，保持 20 ～ 30 分钟。然后两足下垂床沿 4 ～ 5 分钟，同时两足及足趾向下、上、内、外等方向运动 10 次，再将下肢平放 4 ～ 5 分钟，每日运动 3 次，但坏疽感染时禁用。

小 结

动脉硬化闭塞症常用中成药见表 13-3。

表 13-3　动脉硬化闭塞症常用中成药

证型	常用中成药
寒湿阻络证	蒲参胶囊
血脉瘀阻证	血塞通注射液、血栓通胶囊、血塞通片、脉管复康片／胶囊
湿热瘀滞证	血塞通注射液、血栓通胶囊、血塞通片、脉管复康片／胶囊、蒲参胶囊

第四节　血栓性浅静脉炎

血栓性浅静脉炎（superficial thrombophlebitis）是发于肢体浅静脉的血栓性、炎性病变。其临床表现以肢体浅静脉呈条索状突起、色赤，形如蚯蚓，硬而疼痛为特征。

本病多发于青壮年，以四肢为多见，其次为胸腹壁。因血液高凝、血流滞缓或血管壁损伤等导致血栓形成。下肢多发于大隐静脉、小隐静脉及其分支，发病时可见有浅静脉及其周围的组织红肿热痛。多数患者合并有静脉曲张病史。

本病属于中医学"恶脉"范畴。

一、病因病机

本病的发生主要因湿热之邪外侵，以致气血瘀滞，脉络滞塞不通，或外伤、染毒、或经脉创伤，气血凝滞；或输血、输液均可引发本病。

1. 湿热瘀阻　饮食不节，恣食膏粱厚味、辛辣刺激之品，脾胃功能受损，水湿失运，火毒内生，湿热积毒下注脉中；或由寒湿凝于脉络，蕴久生热而成。

2. 血瘀湿阻　长期站立、跌扑损伤、刀割针刺、外科手术等均可致血脉受损，恶血留内，积滞不散，致生本病。

二、中医治疗

本病中医主张综合治疗，注意调护，辨证论治为主，临床以复合证型多见。应抓住湿热、血瘀、肝郁三个基本病理环节，分清主次，权衡用药。

（一）辨证论治

1. 湿热瘀阻证

【证候】**主症**：患肢可见静脉曲张团突出，疼痛、色红、肿胀、灼热，可摸到硬结节或条索状物。**次症**：可伴有全身不适、发热症状。**舌脉**：舌红，苔黄腻或厚腻，脉滑数。

【治法】清热利湿，解毒通络。

【方药】二妙散合茵陈赤豆汤加减。

【中成药】新癀片（医保目录，甲）、二妙丸（医保目录，甲）、四妙丸（医保目录，甲）。

2. 血瘀湿阻证

【证候】**主症**：患肢疼痛、肿胀，皮色红紫，活动后则甚，小腿部挤压刺痛或胀痛。**次症**：或见条索状物，按之柔韧或似弓弦。**舌脉**：舌暗红或有瘀斑，苔薄白，脉沉细或涩。

【治法】活血化瘀，行气散结。

【方药】活血通脉汤。

【中成药】血塞通注射液（医保目录，甲）、血栓通胶囊（医保目录，乙）、血塞通片（医保目录，乙）、蒲参胶囊（医保目录，乙）。

（二）外治疗法

局部红肿疼痛，属阳证者，可用如意金黄散（医保目录，乙）外敷患处，2日1换，证属气血不足，血脉瘀阻证者，可用消肿止痛酊（医保目录，乙）适量揉擦患处，1日2～3次，每次15分钟左右。

（三）其他疗法

1. 熏洗疗法

药物组成：当归尾、白芷、羌活、独活、桃仁、红花、海桐皮、威灵仙、生艾叶、生姜。水煎后熏洗，每日一次。

三、预防调护

1. 预防　急性期患者应卧床休息，以减轻疼痛，病变早期不宜久站、久坐，饮食宜清淡，忌食辛辣、鱼腥之品，戒烟。

2. 调护　适当抬高患肢，如下床则可穿弹力袜，以减轻下肢水肿。

小　结

血栓性浅静脉炎常用中成药见表13-4。

表13-4　血栓性浅静脉炎常用中成药

证型	常用中成药
湿热瘀阻证	新癀片、二妙丸、四妙丸
血瘀湿阻证	血塞通注射液、血栓通胶囊、血塞通片、蒲参胶囊

第十四章 妇科疾病

第一节 异常子宫出血

异常子宫出血（abnormal uterine bleeding，AUB）指与育龄期非妊娠妇女正常月经的周期频率、规律性、经期长度、经期出血量任何 1 项不符的、源自子宫腔的异常出血。AUB 按病因分为 9 个类型，分别是子宫内膜息肉（P）、子宫腺肌病（A）、子宫平滑肌瘤（L）、子宫内膜恶变和不典型增生（M）；全身凝血相关疾病（C）、排卵障碍（O）、子宫内膜局部异常（E）、医源性（I）、未分类（N）。本节主要论述排卵障碍性异常子宫出血（AUB-O），包括了中医学的"崩漏"及"月经不调"。

崩漏指妇女在非行经期间阴道大量出血或持续淋漓不断，前者称"崩中"，或"经崩"，后者称"漏下"，或"经漏"。月经不调是指月经的周期、经期和经量发生异常的一组月经病的总称，包括月经先期（月经周期提前 7 天以上，甚至半月一行，连续 2 个月经周期以上）、月经后期（月经周期延后 7 天以上，甚至 3～5 个月一行）、月经先后无定期（月经周期时或提前时或延后 7 天以上，但不超过 2 周，连续 3 个月经周期以上）、月经过多（月经周期、经期正常，经量明显增多，＞80mL）、月经过少（月经周期正常，经量明显减少，或经期不足 2 天，甚或点滴即净）、经期延长（月经周期正常，经期超过 7 天以上，甚或淋漓半月方净）以及经间期出血。

AUB-O 中，无排卵性 AUB-O 相当于中医学的崩漏；排卵性 AUB-O 包括月经先期、月经过多、经期延长、经间期出血（简称"出血类月经不调"）；稀发排卵性 AUB-O 包括月经后期、月经过少、月经先后无定期（简称"稀发类月经不调"）。月经先后无定期，周期缩短频率高者，可参照月经先期治疗。

一、病因病机

1. 崩漏

主要病机是冲任不固，不能约制经血而妄行。

（1）肾虚　先天肾气不足，或少女肾气未充，或更年期肾气渐衰，或早婚多产，房事不节，肾气损伤。肾阴虚损，阴虚内热，热伏冲任，迫血妄行；或肾阳虚损，封藏失职，冲任不固，不能约制经血，致经血非时而下，遂成崩漏。

（2）脾虚　素体脾虚，或饮食劳倦，或思虑太过，损伤脾气，统摄无权，冲任不固，经血失约而为患。

（3）血热　素体阳盛，或感受热邪，或嗜食辛辣助阳之品，火热内盛，或忿怒抑郁，肝郁化火，热扰冲任，迫经妄行；素体阴虚，或久病、失血伤阴，阴虚不能制火，虚火内炽，扰动血海，经血失约为患。

（4）血瘀　经期产后余血未尽，复感寒热湿邪，邪与血结，或七情内伤，气滞血瘀，瘀阻冲任，血不循经，非时而下，发为崩漏。

2. 月经不调

（1）月经先期、月经过多、经期延长　其主要发病机理是气虚、血热或血瘀致冲任不固，经血失于约制。

（2）月经后期、月经过少　主要发病机理是肾虚、血虚致精血不足，或血寒、气滞、痰湿、血瘀致邪气阻滞。引起血海不能满盈，则月经过少；血海不能按时满溢，出现月经后期。

（3）月经先后无定期　主要为肾虚、肝郁引起冲任气血不调，血海蓄溢失常为患。

（4）经间期出血　经间期冲任阴精充实，阳气渐长，由阴盛向阳盛转化，若肾阴不足，脾气虚弱，湿热扰动或瘀血阻遏，使阴阳转化不协调而发生本病。

二、崩漏的中医治疗

崩漏的治疗，应根据病情的缓急轻重、出血的久暂，采用"急则治其标，缓则治其本"的原则，灵活运用"塞流""澄源""复旧"三法。一般出血期治疗以塞流为主，结合澄源；血止后治疗以澄源、复旧为主。塞流即止血；澄源即辨证求因以治本；复旧即调理善后。可根据患者不同证候结合中药周期疗法进行调补，使机体脏腑气血冲任等恢复正常，胞宫藏泻有时，月经复常，绝经过渡期患者应防止子宫内膜病变。

（一）辨证论治

1. 肾虚证

（1）肾阴虚证

【证候】**主症**：经乱无期，出血量少或多，淋漓不净，色鲜红，质稠。**次症**：头晕耳鸣，腰膝酸软，手足心热。**舌脉**：舌质红，苔少，脉细数。

【治法】滋补肾阴，固冲止血。

【方药】左归丸去牛膝合二至丸。

【中成药】左归丸（医保目录，乙）合二至丸（医保目录，乙；药典）。

（2）肾阳虚证

【证候】**主症**：经来无期，出血量多，或淋沥不尽，色淡质清。**次症**：腰痛如折，畏寒肢冷，面色晦暗或有暗斑，小便清长。**舌脉**：舌淡暗，苔白润，脉沉迟无力。

【治法】温肾固冲，止血调经。

【方药】右归丸去肉桂，加艾叶炭、补骨脂。

【中成药】妇科再造丸/胶囊（医保目录，乙）、右归丸（医保目录，乙；药典）。

2. 脾虚证

【证候】**主症**：经血非时暴下不止，或淋漓不断，色淡质稀。**次症**：神倦懒言，面色㿠白，不思饮食，或面浮肢肿。**舌脉**：舌淡胖，边有齿痕，苔薄白，脉缓无力。

【治法】补气摄血，固冲调经。

【方药】固本止崩汤。

【中成药】归脾丸/合剂/片/胶囊/颗粒（医保目录，甲；基药；药典）、人参归脾丸（医保目录，乙）、补中益气丸/颗粒/合剂/片/口服液（医保目录，甲；基药；药典）。

3. 血热证

（1）虚热证

【证候】**主症**：经乱无期，量少淋漓不净或量多势急，血色鲜红，质稠。**次症**：口燥咽干，心烦潮热，大便干结。**舌脉**：舌红，少苔，脉细数。

【治法】滋阴清热，止血调经。

【方药】保阴煎。

【中成药】葆宫止血颗粒（医保目录，甲；基药）、固经丸（医保目录，乙；药典）、榆栀止血颗粒（医保目录，乙）。

（2）实热证

【证候】**主症**：经血非时暴下不止，或淋漓日久不断，色深红，质稠。**次症**：面赤心烦。**舌脉**：舌红，苔黄，脉滑数。

【治法】清热凉血，止血调经。

【方药】清热固经汤。

【中成药】宫血宁胶囊（医保目录，甲；药典）、断血流片／胶囊／颗粒／口服液（医保目录，乙；药典）、妇科断红饮胶囊（医保目录，乙）、丹栀逍遥丸／片／胶囊／加味逍遥丸／片／胶囊／颗粒（医保目录，甲；基药；药典）。

4. 血瘀证

【证候】**主症**：经乱无期，量时多时少，时出时止，或淋漓不断，或经闭数月又忽然暴下继而淋漓，色紫暗有块。**次症**：小腹疼痛拒按，块下痛减。**舌脉**：舌紫暗或有瘀斑，苔薄白，脉涩。

【治法】活血化瘀，止血调经。

【方药】逐瘀止崩汤。

【中成药】致康胶囊（医保目录，乙；药典）、云南红药胶囊（医保目录，乙）、云南白药胶囊（医保目录，甲；基药；药典）、茜芷胶囊（医保目录，乙；基药）、益母草膏／片／胶囊／颗粒（药典；医保目录，甲；指南）、益母草注射液（药典；医保目录，乙；指南）。

（二）单方验方

1. 柴嵩岩（北京中医医院）验方——气滞血瘀证方

柴胡3g，益母草10g，香附10g，仙鹤草12g，茜草炭10g，阿胶珠12g。

功效：化瘀止血，固本生新。用于胞宫瘀阻，新血不安，经乱无期，离经之血时瘀时流。

2. 裘笑梅（浙江省中医院）验方——生地龙牡汤

大生地 30g，煅龙骨 15g，煅牡蛎 30g，墨旱莲 12g，冬桑叶 30g，蒲黄炭 9g。功效：养阴清热，固涩止血。用于崩漏日久伤阴。

3. 夏桂成（江苏省中医院）验方——四草汤

马鞭草 30g，鹿衔草 30g，茜草 15g，益母草 15g。功效：化瘀，清热，利湿。用于血瘀夹热型崩漏，对绝经过渡期崩漏尤为常用。

4. 单方

（1）炒荆芥穗　用法：1 次 25g，清水煎服。功用：治疗血热型血崩。

（2）艾叶　用法：艾叶醋炒 5g，鸡蛋黄 2 个，艾叶煎汤去渣，和鸡蛋黄，饭前温服。治疗阳虚型月经淋漓不断。

（3）血余炭　用法：取血余炭 120g，研极细末，1 次服药末 1.5～3g，1 日 3 次，凡月经第 2 日开始服，连服 3～5 日。用于治疗血崩。

（三）针灸疗法

1. 体针　取关元、三阴交、气海、血海、肾俞、太冲、断红穴，用平补平泻法。

2. 耳针　取内分泌、肾、脾、卵巢、内生殖器、子宫穴。

3. 艾灸　隐白、百会、神阙、关元等。

（四）预防调护

1. 预防　重视经期卫生，尽量避免或减少宫腔手术；尽早治疗月经过多、月经先期、经期延长等疾病，以防发展成崩漏。

2. 调护　暴崩下血时，应卧床休息；严重贫血患者容易晕倒，生活起居需有人陪同；长期大量出血，容易感染，应加强外阴清洁护理；加强营养，忌食辛辣生冷之品；调畅情志，避免精神刺激。注意生活起居，寒温适宜。

小　结

崩漏常用中成药见表 14-1。

证型	常用中成药
肾阴虚证	左归丸合二至丸
肾阳虚证	妇科再造丸 / 胶囊、右归丸
脾虚证	归脾丸 / 合剂 / 片胶囊 / 颗粒、人参归脾丸、补中益气丸 / 颗粒 / 合剂 / 片 / 口服液
虚热证	葆宫止血颗粒、固经丸、榆栀止血颗粒
实热证	宫血宁胶囊、断血流片 / 胶囊 / 颗粒 / 口服液、妇科断红饮胶囊、丹栀逍遥丸 / 片 / 胶囊 / 加味逍遥丸 / 片 / 胶囊 / 颗粒
血瘀证	致康胶囊、云南红药胶囊、云南白药胶囊、茜芷胶囊、益母草膏 / 片 / 胶囊 / 颗粒 / 注射液

三、出血类月经不调的中医治疗

出血类月经不调的治疗应治本调经，治本大法有补肾、扶脾、疏肝、调理气血等。月经过多、经期延长、经间期出血的出血期辨证止血，月经先期辨证祛因调周期。同时可根据月经周期各阶段阴阳气血的变化规律进行调经。

（一）辨证论治

1. 肾虚证

（1）肾气虚证

【证候】**主症**：月经提前，量或多或少，色淡暗，质清稀。**次症**：腰酸腿软，头晕耳鸣，小便频数，面色晦暗或有暗斑。**舌脉**：舌淡暗，苔薄白，脉沉细。

【治法】补肾益气，固冲调经。

【方药】固阴煎。

【中成药】五子衍宗丸（药典，指南）、妇科止血灵片（指南）。

（2）肾阴虚证

【证候】**主症**：经间期少量出血，色鲜红，质稠。**次症**：头晕耳鸣，手足心热，腰膝酸软，夜寐不宁。**舌脉**：舌红，苔少，脉细数。

【治法】滋肾养阴，固冲止血。

【方药】两地汤合二至丸。

【中成药】六味地黄丸／片／胶囊／颗粒／口服液（医保目录，甲；基药；药典）合二至丸（医保目录，乙；药典）。

2. 脾气虚证

【证候】**主症**：月经提前，量多，或经期延长，或经间期出血，色淡质稀。**次症**：神疲肢倦，气短懒言，小腹空坠，纳少便溏。**舌脉**：舌淡红，苔薄白，脉缓弱。

【治法】补脾益气，固冲调经。

【方药】补中益气汤、举元煎。

【中成药】补中益气丸／颗粒／合剂／片／口服液（医保目录，甲；基药；药典）、归脾丸／合剂／片／胶囊／颗粒（医保目录，甲；基药；药典）、人参归脾丸（医保目录，乙）、当归养血丸（药典，指南）、妇良片（药典）。

3. 血热证

（1）虚热证

【证候】**主症**：月经提前，或经期延长，或有经间期出血，量少，色鲜红，质稠。**次症**：潮热盗汗，手足心热，咽干口燥。**舌脉**：舌红，苔少，脉细数。

【治法】养阴清热，凉血调经。

【方药】两地汤。

【中成药】葆宫止血颗粒（医保目录，甲；基药）、固经丸（医保目录，乙；药典）、榆栀止血颗粒（医保目录，乙）、安坤颗粒／片／胶囊（医保目录，乙；药典）。

（2）实热证

【证候】**主症**：经期提前，量多，色紫红，质稠。**次症**：心胸烦闷，或烦躁易怒，渴喜冷饮，大便燥结，小便短赤，面色红赤。**舌脉**：舌红，苔黄，脉滑数或弦数。

【治法】清热凉血调经。

【方药】清经散、保阴煎或丹栀逍遥散。

【中成药】宫血宁胶囊（医保目录，甲；药典）、断血流片／胶囊／颗粒／口服液（医保目录，乙；药典）、妇科断红饮胶囊（医保目录，乙）、丹栀逍遥丸／片／胶囊／加味逍遥丸／片／胶囊／颗粒（医保目录，甲；基药；药典）。

（3）湿热证

【证候】**主症**：经间期出血，行经时间延长，较多，血色深红，质稠，或赤白带下，质黏腻，或有臭气。**次症**：小腹时痛，胸脘满闷，口苦纳呆。**舌脉**：舌红，苔黄腻，脉滑数。

【治法】清热除湿，凉血止血。

【方药】清肝止淋汤去阿胶、红枣，加炒地榆。

【中成药】固经丸（医保目录，乙；药典）、妇科千金片/胶囊（医保目录，甲；基药；药典；指南）。

4. 血瘀证

【证候】**主症**：经行延长，量或多或少，或经间期出血，色紫暗，质稠有血块。**次症**：少腹刺痛拒按，块下痛减。**舌脉**：舌紫暗，或有瘀点、瘀斑，脉涩有力。

【治法】活血祛瘀止血。

【方药】桃红四物汤合失笑散或逐瘀止血汤。

【中成药】致康胶囊（医保目录，乙；药典）、云南红药胶囊（医保目录，乙；基药；药典）、茜芷胶囊（医保目录，乙；基药）、宫宁颗粒（药典）。

（二）单方验方

1. 蔡小荪（上海市第一人民医院）验方——育肾固冲汤

生地黄 12g，炙龟甲 9g，煅牡蛎 30g，丹皮炭 9g，旱莲草 20g，白芍 12g，党参 12g，黑芥穗 9g，生蒲黄 15g（包）。功效：育肾滋阴，清热止崩。用于经期提前或经行量多，色鲜如注，或月经淋漓日久不止。

2. 何子淮（杭州市中医院）验方——凉血清海汤

桑叶 10g，地骨皮 10g，牡丹皮 9g，生荷叶一角，槐米 10g，玄参 10g，紫草根 15g，白芍 30g，生地黄 12g，旱莲草 10g，炒玉竹 12g，甘草 5g。功效：凉血止血。用于月经先期、月经过多，经期延长、崩漏等属血分实热证。

3. 丁光迪（浙江省中医院）验方——举经汤

炒防风 10g，荆芥炭 10g，白芷 10g，藁本 10g，柴胡 5g，炒白芍 10g，炙黑甘草 5g，炒当归 10g，白术 10g，茯苓 10g，木香 5g，鲜藕 250g（打）。功效：扶脾调肝，举经止崩。用于月经不调，或先或后，经血量多，经期延长。

4. 单方

（1）党参 10g，黑豆、红糖各 30g，水煎服，适用于气不摄血型月经先期。

（2）艾叶 30g，鸡蛋 2 个，麻油适量。鸡蛋去壳，用麻油煎熟，与艾叶水煎，1日1剂，分2次服蛋及汤，连服3至5剂。用于经期延长气虚证。

（3）百草霜15g，鸡蛋2个，百草霜水煎滤汁，煮鸡蛋，1日1剂，分2次服，连服3剂。适用于经期延长阴虚血热证。

（三）针灸疗法

1. 月经先期 ①体针：主穴：关元、三阴交、血海。气虚证加脾俞、足三里；实热证加行间或曲池、太冲；虚热证加肝俞或太溪、然谷；郁热证加行间、地机。虚证用补法，实证用泻法。气虚者可加艾灸。②耳针取穴：内生殖器、皮质下、内分泌区、肝、脾、肾。

2. 月经过多 ①体针：气虚证选脾俞、百会、足三里穴，用补法；阴虚证选脾俞、足三里，太溪穴，用补法；血热证选脾俞、足三里、血海穴，用泻法；血瘀证选脾俞、百会、足三里、子宫穴，用泻法。②耳针取穴：子宫、卵巢、内分泌。③艾灸：取百会穴，每日2次。用于气虚证。

3. 经期延长 ①体针：主穴取三阴交、关元、气海。气虚证加足三里、脾俞、肾俞；阴虚血热证加三阴交、血海、太溪；血瘀证取三阴交、血海。②耳针取穴：卵巢、内分泌、内生殖器、脑垂体。气虚证加脾、肾；阴虚血热证加交感。

（四）预防调护

1. 预防 注意经期个人卫生，避免过劳或剧烈运动；节制房事；体虚者及时调补。

2. 调护 出血期间，注意休息，避免过劳；保持外阴清洁，防止感染；注意饮食调节，经期、排卵期前后禁食辛燥肥甘之品；避免精神刺激，保持心情舒畅。

小 结

出血类月经不调常用中成药见表14-2。

表14-2 出血类月经不调常用中成药

证型	常用中成药
肾气虚证	五子衍宗丸、妇科止血灵片
肾阴虚证	六味地黄丸／片／胶囊／颗粒／口服液合二至丸

证型	常用中成药
脾气虚证	补中益气丸/颗粒/合剂/片/口服液、归脾丸/合剂/片/胶囊/颗粒、人参归脾丸、当归养血丸、妇良片
虚热证	葆宫止血颗粒、固经丸、榆栀止血颗粒、安坤颗粒/片/胶囊
实热证	宫血宁胶囊、断血流片/胶囊/颗粒/口服液、妇科断红饮胶囊、丹栀逍遥丸/片/胶囊、加味逍遥丸/片/胶囊/颗粒
湿热证	固经丸、妇科千金片/胶囊
血瘀证	致康胶囊、云南红药胶囊、茜芷胶囊、宫宁颗粒

四、稀发类月经不调的中医治疗

（一）辨证论治

稀发类月经不调的治疗应明辨虚实，治本调经。虚者补肾益精，养血调经；实者祛瘀化痰，温经通滞。使冲任气血和调，胞宫藏泻有度而经调。

1. 肾虚证

【证候】**主症**：月经周期延后，量少，甚至点滴即净，色淡暗，质清稀。**次症**：腰酸腿软，头晕耳鸣，面色晦暗或有暗斑，小便频数。**舌脉**：舌淡暗，苔薄白，脉沉细。

【治法】补肾益精，养血调经。

【方药】大补元煎。

【中成药】安坤赞育丸（医保目录，乙；药典）、左归丸（医保目录，乙）合复方川芎片/胶囊（医保目录，乙；药典）、复方滇鸡血藤膏（药典）。

2. 血虚证

【证候】**主症**：月经周期延后，量少，色淡，质稀。**次症**：面色萎黄，头晕眼花，心悸失眠，皮肤不润。**舌脉**：舌质淡，苔薄白，脉细弱。

【治法】补血养营，益气调经。

【方药】人参养荣汤。

【中成药】四物片/胶囊/颗粒（医保目录，乙；药典；指南）、乌鸡白凤丸/片/胶囊（医保目录，甲；基药；药典）、定坤丹（医保目录，乙；基药；药典；指南）、女金胶囊（医保目录，乙；药典；指南）。

3. 血寒证

（1）实寒证

【证候】**主症**：月经周期延后，量少，色暗，有块。**次症**：小腹冷痛拒按，畏寒肢冷。**舌脉**：舌质暗，苔白，脉沉紧或沉迟。

【治法】温经散寒，活血调经。

【方药】温经汤（《妇人大全良方》）。

【中成药】少腹逐瘀丸/胶囊/颗粒（医保目录，甲；基药；药典；指南）、痛经丸（药典）。

（2）虚寒证

【证候】**主症**：月经周期延后，量少，色淡，质清稀。**次症**：小腹冷痛，喜暖喜按，腰酸无力，小便清长，大便溏薄。**舌脉**：舌淡，苔白，脉沉迟无力。

【治法】温经扶阳，养血调经。

【方药】温经汤（《金匮要略》）或艾附暖宫丸。

【中成药】温经丸（药典）、艾附暖宫丸（医保目录，甲；基药；药典；指南）。

4. 气滞证

【证候】**主症**：月经周期延后，量少，色暗红，或夹有小血块。**次症**：小腹胀痛，或胸胁、乳房胀痛。**舌脉**：舌淡红，苔薄白，脉弦。

【治法】理气行滞，活血调经。

【方药】乌药汤。

【中成药】七制香附丸（医保目录，乙；基药；药典；指南）、妇科十味片（医保目录，甲；基药；药典）、妇康宁片（药典）。

5. 痰湿证

【证候】**主症**：月经周期延后，量少，色淡，质黏。**次症**：带下量多，形体肥胖，脘闷呕恶。**舌脉**：舌淡胖，苔白腻，脉滑。

【治法】燥湿化痰，活血调经。

【方药】苍附导痰丸。

【中成药】二陈丸（医保目录，乙；药典）合复方川芎片/胶囊（医保目录，乙；药典）。

（二）单方验方

1. 许玉山（山西省中医研究所）验方——祛寒通经汤

当归12g，川芎9g，吴茱萸6g，桂枝6g，红花8g，丹皮9g，赤芍10g，川牛膝10g，鸡血藤12g，泽兰叶12g，甘草5g，生姜4片。功效：祛寒温经通经。用于实寒型月经后期。症见月经周期延后、色暗红而量少，小腹胀痛，得热痛减，面色青白，肢冷畏寒，脉见沉迟而紧。

2. 王成荣（四川省中医药研究院）验方——滋活汤

女贞子20g，枸杞子20g，菟丝子20g，补骨脂20g，当归15g，川芎15g，鸡血藤30g，桃仁10g。功效：滋养活血。用于月经量减少属冲任虚瘀者。

3. 单方

（1）糖水山楂 山楂50g，红糖30g。将山楂煎水去渣，冲红糖温服，1日2次。适用于月经后期血寒瘀滞证。

（2）丹参60g，黄酒500mL 用法：水煎，共煎汁250mL，黄酒冲。1日1剂，分2次服。用于月经过少血瘀证。

（三）针灸疗法

1. 月经后期 ①体针取穴：气海、三阴交、归来。气海、三阴交用补法，归来用泻法。②耳针取穴：子宫、卵巢、内分泌等。③艾灸：血虚证选膻中、关元、子宫、内关、涌泉；肾虚证取八髎、归来、三阴交；血寒证取关元、八髎穴、三阴交、足三里；气滞证选关元、命门、肩井、太冲。

2. 月经过少 ①体针取穴：血海、足三里、三阴交、关元。②耳针取穴：子宫、卵巢、内分泌、皮质下等。

3. 月经先后无定期 ①体针：主穴取关元、三阴交、肝俞。肝俞用泻法，其余用补法。②耳针取穴：子宫、卵巢、内分泌等。

（四）预防调护

1. 预防 注意经期调适寒温，避免涉水贪凉；节制房事，以免人流、产乳过多损伤冲任，耗伤精血；加强锻炼身体，增强体质；发现疾病要及时彻底治疗，防止月经后期、月经过少发展为闭经，月经先后无定期发展为闭经或崩漏。

2. 调护 适寒温，慎起居，调饮食，忌生冷；避免精神刺激，保持心情舒畅。

小 结

稀发类月经不调常用中成药见表 14-3。

表 14-3 稀发类月经不调常用中成药

证型	常用中成药
肾虚证	安坤赞育丸、左归丸合复方川芎片 / 胶囊、复方滇鸡血藤膏
血虚证	四物片 / 胶囊 / 颗粒、乌鸡白凤丸 / 片 / 胶囊、定坤丹、女金胶囊
实寒证	少腹逐瘀丸 / 胶囊 / 颗粒、痛经丸
虚寒证	艾附暖宫丸、温经丸
气滞证	七制香附丸、妇科十味片、妇康宁片。
痰湿证	二陈丸合复方川芎片 / 胶囊

第二节　闭经

闭经（amenorrhea）分原发性闭经和继发性闭经两类。前者指年龄超过 16 岁，第二性征已发育但月经还未来潮，或年龄超过 14 岁尚无第二性征发育者。后者指既往曾建立月经周期，因某种病理性原因而月经停止 6 个月或按既往月经周期计算月经停止 3 个周期以上者。青春期前、妊娠期、哺乳期以及绝经后期出现的无月经均属生理现象。

按生殖轴病变和功能失调的部位分为下丘脑性闭经、垂体性闭经、卵巢性闭经、子宫性闭经以及下生殖道发育异常性闭经。WHO 将闭经归纳为 3 种类型，Ⅰ型：无内源性雌激素产生，卵泡刺激素（FSH）水平正常或低下，催乳素（PRL）水平正常，无下丘脑 – 垂体器质性病变的证据；Ⅱ型：有内源性雌激素产生、FSH 及 PRL 水平正常；Ⅲ型为 FSH 水平升高，提示卵巢功能衰竭。

本病属于中医学"闭经""血枯""血隔"等范畴。

一、病因病机

本病的病因病机分虚实两类，虚者多因精血匮乏，冲任不固，血海空虚，无血可下；实者多为邪气阻隔，冲任瘀滞，脉道不通，经不得下。

1.肝肾不足　素体肝肾不足，精亏血少，或早婚多产，房劳伤肾，肾精亏损，肝血耗伤，冲任不足，血海空虚，胞宫无血可下，发为本病。

2.气血虚弱　脾胃素虚，或饮食劳倦，或思虑伤脾，或大病久病，损伤气血，气血虚弱，化源不足，冲任空虚，胞宫无血可下，发为本病。

3.气滞血瘀　七情内伤，肝气郁结，气血瘀滞，冲任气机不畅，胞脉阻滞，经血不得下行，发为本病。

4.寒凝血瘀　经期、产时血室正开，寒邪客于胞宫，或素体阳虚，内伤生冷，血为寒凝，胞脉阻隔，经血不得下行，发为本病。

5.痰湿阻滞　禀赋不足，素体阳虚，脾阳不振，运化失职，水湿内停，聚而化痰，痰湿阻滞，胞脉壅塞，经水不行，发为本病。

二、中医治疗

本病应根据患者全身症状、舌脉辨其虚实。治疗应虚者补而充之，实者泻而通之。若因他病而致本病者，先治他病，他病愈则经自调。

（一）辨证论治

1.肝肾不足证

【证候】**主症：** 年满十六岁尚未行经，或初潮较晚，月经量少，周期延后，渐致闭经。**次症：** 头晕耳鸣，腰膝酸软。**舌脉：** 舌质淡红，苔少，脉沉细或细涩。

【治法】滋肾柔肝，调补冲任。

【方药】归肾丸或育阴汤。

【中成药】大补阴丸（医保目录，乙；药典）、安坤赞育丸（医保目录，乙；药典；指南）、杞菊地黄丸/片/胶囊（医保目录，甲；药典；指南）/口服液（医保目录，乙）。

2.气血虚弱证

【证候】**主症：** 月经后期，量少，色淡，质稀，渐致闭经。**次症：** 头晕眼花，心悸气短，神疲肢倦，或食欲不振，毛发不华。**舌脉：** 舌质淡红，苔薄白，脉沉缓或沉细。

【治法】补气养血调经。

【方药】人参养荣汤。

【中成药】人参养荣丸（医保目录，乙；药典；指南）、阿胶当归合剂 / 胶囊 / 颗粒 / 口服液（指南）、十全大补丸（药典）、八珍益母丸 / 片 / 胶囊（医保目录，甲；药典）。

3. 气滞血瘀证

【证候】**主症**：月经数月不行，精神抑郁，烦躁易怒。**次症**：胸胁胀满，少腹胀痛或拒按。**舌脉**：舌边紫暗，或有瘀点，脉沉弦或沉涩。

【治法】理气活血，祛瘀调经。

【方药】血府逐瘀汤或膈下逐瘀汤。

【中成药】丹莪妇康煎膏 / 颗粒（医保目录，乙；指南）、大黄䗪虫丸 / 片 / 胶囊（医保目录，乙；药典）、桂枝茯苓丸 / 片 / 胶囊（医保目录，甲；药典；指南）。

4. 寒凝血瘀证

【证候】**主症**：既往月经正常，突然经闭，数月不行。**次症**：小腹冷痛拒按，得热痛减，四肢不温，或带下量多色白。**舌脉**：舌质淡或紫暗，或边有瘀点，脉沉涩。

【治法】温经祛寒，活血化瘀。

【方药】温经汤。

【中成药】少腹逐瘀丸 / 胶囊 / 颗粒（医保目录，甲；药典；指南）。

5. 痰湿阻滞证

【证候】**主症**：月经停闭，胸胁胀满，呕恶痰多，神疲倦怠。**次症**：面浮肢肿，带下量多，色白质稠，大便溏薄。**舌脉**：舌体胖嫩，苔腻，脉沉缓或滑。

【治法】燥湿化痰，活血通经。

【方药】苍附导痰丸合佛手散。

【中成药】二陈丸（医保目录，乙；药典；指南）、复方川芎片 / 胶囊（医保目录，乙；药典）。

（二）单方验方

1. 廖慧慧（广州中医药大学第一附属医院）验方——益经通络汤

熟地黄 20g，菟丝子 20g，淫羊藿 10g，巴戟天 15g，党参 20g，白术 30g，山药 15g，丹参 15g，水蛭 5g，牡丹皮 10g，麦冬 20g，麦芽 30g，牛膝 30g，

陈皮 5g。功效：补益肝肾，健脾养血，活血通络。用于久病胞络瘀阻、冲任失养的卵巢功能减退之闭经。

2. 耿开仪（南京中医药大学沭阳附属医院）验方——归肾丸加味

酒当归 15g，白芍 10g，山药 15g，熟地黄 24g，牡丹皮 12g，茯苓 12g，酒萸肉 12g，续断 12g，菟丝子 20g，鹿角片 12g，枸杞子 15g，红花 5g。功效：滋补肝肾，活血化瘀，疏肝理气。用于精血不足，冲任不充，无血可下的卵巢功能衰竭之闭经。

3. 蔡连香（中国中医研究院西苑医院）验方——毓麟调经汤

菟丝子 30g，熟地黄 20g，醋龟甲 20g，紫河车 10g，鹿角霜 15g，盐杜仲 10g，肉桂 3g，党参 10g，白术 15g，生黄芪 20g，当归 10g，赤芍 15g，白芍 15g，焦三仙 30g，合欢皮 20g。功效：健脾补肾，填精养血。用于肝郁气滞，脾胃虚弱，摄纳不足，气血乏源，肾精亏竭，血海空虚不能满溢之闭经。

（三）其他疗法

1. 体针　虚证选穴以关元、足三里、归来为主穴。气血不足者，加气海、脾俞、胃俞。肝肾不足者，加肝俞、肾俞。阴虚血燥者，加太溪。实证选穴以中极、三阴交、归来为主穴。气滞血瘀者，加合谷、血海、太冲。痰湿阻滞者，加阴陵泉、丰隆。虚证用补法，实证用泻法。

2. 耳针　常规穴有内分泌、内生殖器、肝、肾、皮质下、神门等。

3. 皮肤针法　选腰骶部相应背俞穴及夹脊穴，下腹部任脉、肾经、胃经、脾经、带脉等。

4. 艾灸　实证选中极、地机、合谷、三阴交、太冲、丰隆等穴，艾条悬灸；虚证选肝俞、脾俞、膈俞、肾俞、关元、足三里、三阴交等穴，艾炷灸。

5. 隔药灸

三、预防调护

1. 预防　积极治疗引起闭经的原发疾病，保持心情舒畅，注意劳逸结合，重视经期、产褥期卫生。

2. 调护　正确掌握口服避孕药的方法、药量。加强营养，增强体质。

小 结

闭经常用中成药见表 14-4。

表 14-4　闭经常用中成药

证型	常用中成药
肝肾不足证	大补阴丸、安坤赞育丸、杞菊地黄丸 / 片 / 胶囊 / 口服液
气血虚弱证	人参养荣丸、阿胶当归合剂 / 胶囊 / 颗粒 / 口服液、十全大补丸、八珍益母丸 / 片 / 胶囊
气滞血瘀证	丹莪妇康煎膏 / 颗粒、大黄䗪虫丸 / 片 / 胶囊、桂枝茯苓丸 / 片 / 胶囊
寒凝血瘀证	少腹逐瘀丸 / 胶囊 / 颗粒
痰湿阻滞证	二陈丸、复方川芎片 / 胶囊

第三节　痛经

痛经（dysmenorrhea）为最常见的妇科症状之一，指行经前后或月经期出现下腹部疼痛、坠胀，伴有腰酸或其他不适。症状严重者影响生活和工作。痛经分为原发性和继发性两类，原发性痛经指生殖器无器质性病变的痛经，占痛经的 90% 以上，多发生于青春期少女初潮后 1～2 年内，也称功能性痛经；继发性痛经指由盆腔器质性疾病引起的痛经，也称器质性痛经，多见于育龄期妇女。本节仅叙述原发性痛经。

本病属中医学"痛经""月水来腹痛""经行腹痛""经期腹痛"范畴。

一、病因病机

痛经的发生与冲任胞宫的周期性气血变化密切相关。主要病机在于邪气内伏或精血素虚，更值经行前后冲任气血变化急骤，导致冲任气血运行不畅，胞宫经血运行受阻，以致"不通则痛"；或冲任胞宫失于濡养，"不荣则痛"，从而引起痛经。

1.气滞血瘀　素性抑郁，或忿怒伤肝，肝郁气滞，血行瘀阻，冲任胞脉受

阻，血行不畅。经前及经期气血下注冲任，胞脉气血更加壅滞，不通则痛。

2. **寒凝血瘀**　经期冒雨涉水，或感寒饮冷，寒客冲任胞宫，血为寒凝，经前及经期气血下注冲任，胞脉气血更加瘀滞，不通则痛。

3. **湿热瘀阻**　素有湿热内蕴，或经期产后摄生不慎，感受湿热之邪，与血搏结，稽留冲任，蕴结胞中，气血不畅，经前及经期气血下注冲任，胞脉壅滞更甚，不通则痛。

4. **气血虚弱**　素体气血不足，或脾虚气血化源不足，或大病久病耗伤气血，经后冲任气血更虚，胞脉失养，不荣则痛。

5. **肝肾亏损**　素禀肾虚，或房劳多产伤肾，或久病耗伤精血，导致肝肾不足，精血亏少，经后精血更亏，胞脉失于濡养，不荣则痛。

二、中医治疗

痛经的治疗，以调理冲任气血为原则。经期重在理血止痛以治标，于痛前3～5天开始服药，用至痛止。平时应辨证求因以治本。需连续治疗3个月经周期以上。

（一）辨证论治

1. 气滞血瘀证

【证候】**主症**：经前或经期小腹胀痛拒按。**次症**：经血量少，经行不畅，色紫暗有块，块下痛减，经前胸胁乳房胀满或胀痛。**舌脉**：舌紫暗或边有瘀点，脉弦或弦滑。

【治法】理气活血，逐瘀止痛。

【方药】膈下逐瘀汤加生蒲黄、血竭粉。

【中成药】元胡止痛片／胶囊／颗粒／滴丸（药典；医保目录，甲；指南）、血府逐瘀丸／片／胶囊（药典；医保目录，甲；指南）、田七痛经胶囊（药典；医保目录，乙；指南）、妇女痛经丸／颗粒（药典；医保目录，乙）、复方益母片／胶囊／颗粒（药典；医保目录，乙）、丹莪妇康煎膏／颗粒（药典；医保目录，乙）。

2. 寒凝血瘀证

【证候】**主症**：经前或经期小腹冷痛或绞痛拒按，得热痛减。**次症**：经量少，色暗有块，畏寒肢冷，恶心呕吐。**舌脉**：舌暗，苔白腻，脉沉紧。

【治法】温经散寒，化瘀止痛。

【方药】少腹逐瘀汤加乌药、制附子。

【中成药】少腹逐瘀丸/胶囊/颗粒（药典；医保目录，甲；指南）、痛经宝颗粒（药典；医保目录，乙；指南）、艾附暖宫丸（药典；医保目录，甲；指南）、经舒胶囊/颗粒（医保目录，乙）。

3. 湿热瘀阻证

【证候】**主症**：经前或经期小腹疼痛或胀痛，灼热感，或痛连腰骶，或平时小腹疼痛，经前加剧。**次症**：经血量多或经期延长，色暗红，质稠或夹较多黏液；带下量多，色黄质黏有臭味，或低热起伏，小便黄赤。**舌脉**：舌红，苔黄腻，脉滑数。

【治法】清热除湿，化瘀止痛。

【方药】清热调血汤加蒲公英、连翘、薏苡仁。

【中成药】妇炎消胶囊（药典；医保目录，甲）、散结镇痛胶囊（药典；医保目录，乙；指南）、康妇炎胶囊（药典；医保目录，乙）、抗妇炎胶囊（药典；医保目录，乙）。

4. 气血虚弱证

【证候】**主症**：经期或经后小腹隐痛，喜揉喜按。**次症**：月经量少，色淡，质稀，神疲乏力，面色无华。**舌脉**：舌淡，苔薄，脉细弱。

【治法】补气养血，调经止痛。

【方药】八珍汤加鸡血藤、阿胶、三七。

【中成药】八珍丸/片/胶囊/颗粒（药典；医保目录，甲；指南）、妇科十味片（药典；医保目录，甲；指南）、女金丸/片/胶囊（药典；医保目录，乙；指南）、定坤丹/丸（药典；医保目录，乙）、复方阿胶浆（药典；医保目录，乙；指南）。

5. 肝肾亏损证

【证候】**主症**：经期或经后小腹绵绵作痛。**次症**：经色淡，量少，腰膝酸软，头晕耳鸣。**舌脉**：舌质淡，脉沉细弱。

【治法】滋肾养肝，调经止痛。

【方药】调肝汤加桑寄生、肉苁蓉、菟丝子、杜仲、川续断。

【中成药】妇科再造丸/胶囊（药典；医保目录，乙）。

（二）外治疗法

1. 中药保留灌肠　应用行气活血、化瘀止痛中药（三棱、莪术、当归、延

胡索、川芎、赤芍、桃仁、红藤、牛膝）浓煎100～150mL左右，放置微温（40℃左右）后保留灌肠，每日1次。适用于气滞血瘀、寒凝血瘀及湿热瘀阻证。

2.中药外敷　应用活血化瘀中药（当归、红花、川芎、白芷、肉桂、醋乳香、醋没药、盐续断）研磨，随症加减，穴位贴敷或脐贴等。

（三）单方验方

1.丹参15g，煮红糖作茶饮。功效：丹参养血活血，红糖性温补血。用于痛经证属气滞血瘀者。

2.肉桂末2g，痛经发作时吞服。功效：温经止痛，活血通脉。用于痛经证属寒凝血瘀者。

（四）针灸疗法

1.体针　根据病情，辨证选穴。气滞血瘀证选用气海、太冲、三阴交等穴；寒凝血瘀证选用中极、水道、地机等穴；肝肾亏损证选用肝俞、肾俞、关元、足三里、照海等穴。实证采用泻法，虚证采用补法。行经前或经期治疗。

2.耳针　常规选用子宫、卵巢、内分泌、皮质下等穴，根据不同证型配合肝、脾、肾、神门等穴。经前使用至经行痛止。

3.艾灸　常规选用关元、中极、气海、三阴交等穴，使用艾条温热灸，经前使用至经行痛止，可用于各证型痛经。

三、预防调护

注意精神、情志调养。青春期女子应消除经前恐惧心理，学习女性生理卫生知识。注意饮食，起居有常。经期多增强营养，补充维生素和矿物质。注意经期卫生及保健，避免感寒受凉。

小　结

痛经常用中成药见表14-5。

表 14-5　痛经常用中成药

证型	常用中成药
气滞血瘀证	元胡止痛片 / 胶囊 / 颗粒 / 滴丸、血府逐瘀丸 / 片 / 胶囊、田七痛经胶囊、妇女痛经丸 / 颗粒、复方益母片 / 胶囊 / 颗粒、丹莪妇康煎膏 / 颗粒
寒凝血瘀证	少腹逐瘀丸 / 胶囊 / 颗粒、痛经宝颗粒、艾附暖官丸、经舒胶囊 / 颗粒
湿热瘀阻证	妇炎消胶囊、散结镇痛胶囊、康妇炎胶囊、抗妇炎胶囊
气血虚弱证	八珍丸 / 片 / 胶囊 / 颗粒、妇科十味片、女金丸 / 片 / 胶囊、定坤丹 / 丸、复方阿胶浆
肝肾亏损证	妇科再造丸 / 胶囊

第四节　绝经综合征

绝经综合征（menopausal syndromes，MPS）是指妇女在绝经前后出现性激素波动或减少所致的一系列躯体及精神心理症状参差出现，发作次数和时间无规律性，病程长短不一，短者数月，长者可迁延数年乃至十数年不等。MPS 多发生于 45～55 岁的妇女，在绝经过渡期出现症状，一般持续到绝经后 2～3 年，也可持续到绝经后 5～10 年或更长。绝经前双侧卵巢切除的妇女在术后 2 周出现症状，持续 3～5 年或更长。

绝经可分为自然绝经和人工绝经。自然绝经指卵巢功能生理性衰退所致的绝经；人工绝经指双侧卵巢经手术切除或受放、化疗等损伤所致的绝经。其中人工绝经者出现绝经综合征的症状往往更明显。

本病属于中医学"经断前后诸证""脏躁""百合病"等范畴。

一、病因病机

绝经前后，肾气渐衰，天癸将竭，冲任二脉逐渐亏虚，脏腑失于濡养，易引起机体阴阳失衡，从而导致本病的发生。

1. 肝肾阴虚　素体肾阴不足，精亏血少，乙癸同源，肾水不能涵养肝木，肝阴不足，肝肾亏损而发病。

2. 肾虚肝郁 　素体肾精不足，或早婚多产，房劳伤肾，不能涵养肝木，肝失疏泄，发为本病。

3. 心肾不交 　肾水不足，水火不济，心神被扰，发为本病。

4. 肾阴阳两虚 　本病责之于肾，肾藏阴寓阳，阴损及阳，或阳损及阴，发为本病。

二、中医治疗

本病以肾虚为本，治疗上宜滋肾益阴，佐以扶阳，调养冲任，充养天癸。清热不宜过于苦寒，祛寒不宜过于温燥，不可妄用攻伐。

（一）辨证论治

1. 肝肾阴虚证

【证候】**主症：**绝经前后，月经紊乱，经色鲜红，烘热汗出，眩晕耳鸣，目涩，五心烦热，口燥咽干，腰膝酸痛。**次症：**失眠多梦，健忘，阴部干涩，或皮肤干燥、瘙痒、感觉异常，溲黄便秘。**舌脉：**舌红，少苔，脉细数。

【治法】滋养肝肾，育阴潜阳。

【方药】杞菊地黄丸。

【中成药】女珍颗粒（医保目录，乙；药典；指南）、杞菊地黄丸/片/胶囊（医保目录，甲；药典；指南）/口服液（医保目录，乙）、更年安片（医保目录，甲；药典；指南）/丸/胶囊（医保目录，乙；药典；指南）、坤宝丸（药典，指南）、六味地黄丸（医保目录，甲；药典；指南）/片/胶囊/颗粒/口服液（医保目录，乙；药典；指南）。

2. 肾虚肝郁证

【证候】**主症：**绝经前后，月经紊乱，烘热汗出，精神抑郁，胸闷叹息。**次症：**烦躁易怒，睡眠不安，大便时干时溏。**舌脉：**舌红，苔薄白或薄黄，脉沉弦或细弦。

【治法】滋肾养阴，疏肝解郁。

【方药】一贯煎。

【中成药】六味地黄丸（医保目录，甲；药典；指南）/片/胶囊/颗粒/口服液（医保目录，乙；药典；指南）、逍遥丸/颗粒（医保目录，甲；药典；指南）、加味逍遥丸/片/胶囊/颗粒（医保目录，乙；药典；指南）/口服液（药典，指南）、经前安片（指南）。

3. 心肾不交证

【证候】**主症**：绝经前后，月经紊乱，烘热汗出，心悸怔忡，心烦不宁，失眠健忘，多梦易惊，腰膝疲软，精神涣散，思维迟缓。**次症**：会阴部，或外生殖器区，或下腹部，或耻骨上区，或腰骶及肛周坠胀不适，以上部位似痛非痛，精神抑郁。**舌脉**：舌红，少苔，脉细或细数。

【治法】滋阴降火，补肾宁心。

【方药】天王补心丹或黄连阿胶汤。

【中成药】坤泰胶囊（医保目录，甲；指南）、天王补心丸/片（医保目录，甲；药典；指南）、灵莲花颗粒（药典）。

4. 肾阴阳两虚证

【证候】**主症**：绝经前后，月经紊乱，经色暗或淡红，时而烘热，时而畏寒；自汗，盗汗，头晕耳鸣，腰背冷痛。**次症**：失眠健忘，足跟痛，浮肿便溏，小便频数。**舌脉**：舌淡，苔白，脉沉细弱。

【治法】滋肾补肾。

【方药】二仙汤合二至丸。

【中成药】金匮肾气丸/片（医保目录，甲；指南）、健脑灵片（指南）、护骨胶囊（医保目录，乙；指南）、更年乐片/胶囊（指南）。

（二）单方验方

1. 刀军成（江西中医药大学附属医院）验方——乌梅丸加减

乌梅30g，附子6g，桂枝10g，细辛3g，当归10g，黄连10g，黄柏10g，干姜15g，党参15g，川椒5g，五味子10g，天花粉10g，龟甲10g，女贞子10g，枸杞10g，肉桂10g，川楝子10g。功效：调和阴阳。用于肾气虚衰，天癸亏竭，肝肾不足，寒热错杂之绝经综合征。

2. 刘金星（山东中医药大学附属医院）验方——补肾安坤汤

盐黄柏30g，盐知母30g，女贞子15g，盐续断15g，淫羊藿12g，熟地黄12g，醋香附12g，炒枳壳12g，当归12g，巴戟天12g，仙茅9g。功效：滋肾温阳，燮理阴阳。用于阴阳两虚，阴阳失调之绝经综合征。

（三）其他疗法

针灸疗法 取穴太溪、太冲、关元、神门、三阴交、心俞、肾俞、肝俞等，毫针平补平泻。

三、预防调护

1.预防 定期进行体格检查、妇科检查、内分泌检查；调整心态，防止心理早衰；参加体育锻炼，增强体质；规律生活，避免过度疲劳。

2.调护 绝经综合征患者常面临家庭、工作与社会诸多矛盾，极易由于生理的改变，引起心理的异常，除药物治疗外，心理疏导、生活调摄等方面的辅助疗法也很重要。

小　结

绝经综合征常用中成药见表14-6。

表14-6　绝经综合征常用中成药

证型	常用中成药
肝肾阴虚证	女珍颗粒、杞菊地黄丸/片/胶囊/口服液、更年安片/丸/胶囊、坤宝丸、六味地黄丸/片/胶囊/颗粒/口服液
肾虚肝郁证	六味地黄丸/片/胶囊/颗粒/口服液、逍遥丸/颗粒、加味逍遥丸/片/胶囊/颗粒/口服液、经前安片
心肾不交证	坤泰胶囊、天王补心丸/片、灵莲花颗粒
肾阴阳两虚证	金匮肾气丸/片、健脑灵片、护骨胶囊、更年乐片/胶囊

第五节　盆腔炎性疾病

盆腔炎性疾病（pelvic inflammatory disease，PID）指女性上生殖道及其周围结缔组织、盆腔腹膜的一组感染性疾病。包括子宫内膜炎、输卵管炎、输卵管卵巢脓肿、盆腔腹膜炎等，曾被称为"急性盆腔炎"。炎症可局限于一个部位，也可同时累及几个部位，以输卵管炎和输卵管卵巢炎最常见。本病多发生于育龄期妇女。初潮前、无性生活和绝经后女性较少发生。若未能得到及时有效治疗，可由于盆腔粘连、输卵管堵塞导致不孕、输卵管妊娠、慢性盆腔痛及炎症反复发作，从而严重影响妇女的生殖健康及生活质量。

中医古籍无盆腔炎性疾病之名，根据其症状特点，可参照中医学的"热入血室""带下病""产后发热""妇人腹痛""癥瘕"等辨证论治。

一、病因病机

本病多因产后、流产后、宫腔内手术后调护不当，或经期房事不洁，邪毒乘虚侵袭，稽留于冲任及胞宫脉络，与气血相搏结，邪正交争，而发热疼痛；或因素有瘀滞，体虚劳倦，或纵欲过度，复感外邪，引动旧疾，再次发病。邪毒炽盛则腐肉酿脓，甚至泛发为急性腹膜炎、感染性休克。本病主要病机为湿、热、瘀、毒交结，邪正相争于胞宫、胞脉，气血不畅，瘀血内阻，或在胞中结块，蕴积成脓。

1. 热毒炽盛 经期、产后、流产后，胞脉空虚，气血不足，房室不节，邪毒内侵，客于胞宫，滞于冲任，化热酿毒，致高热、腹痛不宁。

2. 湿热瘀结 经行产后，余血未净，湿热内侵，与余血相搏，阻滞冲任，瘀结不畅，瘀热互结，滞于少腹，伤及任带，则腹痛、带下日久，缠绵难愈。

二、中医治疗

本病以中西医治疗为主，西医以抗生素治疗为主，中医药治疗以"急则治其标"为原则，治以清热解毒利湿，凉血行气止痛以祛邪泄实；合并癥瘕脓肿者，又当解毒消肿排脓，活血消癥散结。必要时采取手术治疗。

（一）辨证论治

1. 热毒炽盛证

【证候】**主症：**高热，恶寒或寒战，下腹疼痛拒按。带下量多，色黄或赤白夹杂，质黏稠，味臭秽。**次症：**月经量多、淋沥不尽，或口干口苦，精神不振，恶心纳少，大便秘结，小便黄赤。**舌脉：**舌质红，苔黄燥或黄厚，脉洪数或滑数。

【治法】清热解毒，化瘀排脓。

【方药】五味消毒饮合大黄牡丹皮汤。

【中成药】清开灵片／胶囊／颗粒／软胶囊（药典；医保目录，甲；指南）、妇乐片／胶囊／颗粒（药典；医保目录，乙；指南）、金刚藤丸／片／胶囊／颗粒（药典；医保目录，乙；指南）、龙胆泻肝丸／片／胶囊／颗粒（药典；医保目录，甲）。

2. 湿热瘀结证

【证候】**主症**：下腹部疼痛拒按或胀满，热势起伏，寒热往来。带下量多、色黄、质稠、味臭秽。**次症**：经量增多、淋沥不止，大便溏或燥结，小便短赤。**舌脉**：舌红有瘀点，苔黄厚，脉滑数。

【治法】清热利湿，化瘀止痛。

【方药】仙方活命饮加薏苡仁、冬瓜仁。

【中成药】妇科千金片/胶囊（药典；医保目录，甲；指南）、花红片/胶囊/颗粒（药典；医保目录，甲；指南）、宫炎平片/胶囊（医保目录，甲）、妇炎康复胶囊/片/颗粒（药典）。

（二）外治疗法

1. 直肠给药　康妇消炎栓（药典，指南），每次1粒，1次/日，纳肛内。适用于湿热瘀结证。

2. 中药保留灌肠　常用药物有金银花、连翘、紫花地丁、红藤、败酱草、乳香、没药、大黄、延胡索、牡丹皮、皂角刺等。以上药物酌情使用，浓煎100～150mL，保留灌肠，每日1次。

（三）单方验方

1. 罗元恺（广州中医药大学第一附属医院）验方——蒿蒲解毒汤

青蒿12g，牡丹皮12g，黄柏12g，蒲公英30g，白薇20g，丹参20g，连翘20g，赤芍15g，桃仁15g，青皮10g，川楝子10g。功效：清热解毒，行气化瘀。用于急性盆腔炎。症见壮热、恶寒、小腹灼热，腹痛拒按，尿黄便秘，带下增多，色黄质稠而臭秽。

2. 刘奉五（北京中医医院）验方——清热解毒汤

金银花15g，连翘15g，蒲公英15g，紫花地丁15g，黄芩9g，车前子9g，牡丹皮9g，地骨皮9g，瞿麦12g，萹蓄12g，冬瓜子30g，赤芍6g。功效：清热解毒，利湿活血，消肿止痛。用于急慢性盆腔炎属于湿毒热盛者。

（四）其他疗法

针灸疗法　取中极、关元、三阴交、足三里、肾俞等穴，直刺，平补平泻。

三、预防调护

注意性生活卫生，减少性传播疾病的发生；注意性卫生保健，避免阴道冲洗，及时治疗下生殖道感染如淋病奈瑟菌性子宫颈炎、沙眼衣原体性子宫颈炎以及细菌性阴道病；注意避孕，防止意外妊娠，严格掌握妇科手术指征，注意无菌操作，预防感染；月经期、人流术后及上、取环等妇科手术后禁止性生活，禁止游泳、盆浴；及时、正规地治疗盆腔炎性疾病，防止失治误治导致盆腔炎性疾病后遗症。盆腔炎性疾病患者性伴侣应同时进行检查治疗，并且应避免无保护的性交。

小　结

盆腔炎性疾病常用中成药见表 14-7。

表 14-7　盆腔炎性疾病常用中成药

证型	常用中成药
热毒炽盛	清开灵片 / 胶囊 / 颗粒 / 软胶囊、妇乐片 / 胶囊 / 颗粒、金刚藤丸 / 片 / 胶囊 / 颗粒、龙胆泻肝丸 / 片 / 胶囊 / 颗粒
湿热瘀结	妇科千金片 / 胶囊、花红片 / 胶囊 / 颗粒、宫炎平片 / 胶囊、妇炎康复胶囊 / 片 / 颗粒

盆腔炎性疾病后遗症

盆腔炎性疾病后遗症（sequelae of PID）是盆腔炎性疾病未得到及时正确的治疗而发生的一系列后遗症。曾被称为"慢性盆腔炎"，为临床常见病、多发病。

中医学无盆腔炎性疾病后遗症之病名，根据其临床特点可归属"妇人腹痛""月经失调""痛经""带下病""癥瘕""不孕"等范畴。

一、病因病机

经行产后，胞门未闭，风寒湿热之邪或虫毒乘虚内侵，与冲任气血相搏结，蕴结于胞宫，反复进退，耗伤气血，虚实错杂，缠绵难愈。本病病因较复杂，可概括为湿、热、瘀、寒、虚 5 个方面。湿热是主要致病因素，瘀血阻滞是根本病机。

1.湿热瘀结 经行、产后，血室正开，湿热内蕴，余邪未尽，正气未复，气血阻滞，湿热瘀血稽留于冲任胞宫，致小腹疼痛、带下量多，缠绵日久不愈。

2.气滞血瘀 七情内伤，脏气不宣，肝气郁结，或外感湿热之邪，余毒未清，滞留于冲任胞宫，气机不畅，瘀血内停，脉络不通，致小腹疼痛、带下不止。

3.寒湿瘀阻 素体阳虚，下焦失于温煦，水湿不化，寒湿内结，或寒湿之邪乘虚侵袭，与胞宫内余血浊液相结，凝结瘀滞，致小腹疼痛、带下不止。

4.气虚血瘀 素体虚弱，或正气内伤，外邪侵袭，稽留于冲任胞宫，血行不畅，瘀血停聚；或久病不愈，瘀血内结，正气亏虚，致腹痛日久、缠绵不愈。

5.肾虚血瘀 七情所伤，血行失畅，或外邪内侵，稽留于冲任胞宫，气血阻滞，瘀血内停，日久则肾中阴阳耗损，精血不足，肾气亏虚无力推动血行，从而加重冲任瘀阻，致腹痛日久、缠绵不愈。

二、中医治疗

治疗以活血化瘀，行气止痛为主，配合清热利湿、疏肝行气、散寒除湿、补肾健脾益气等治疗。在内治法的基础上，可配合中药直肠导入、中药外敷、中药离子导入等综合疗法，以提高临床疗效。

（一）辨证论治

1.湿热瘀结证

【证候】**主症**：下腹隐痛或疼痛拒按，痛连腰骶，低热起伏，经行或劳累时加重，带下量多，色黄，质黏稠。**次症**：胸闷纳呆，口干不欲饮，大便溏或秘结，小便黄赤。**舌脉**：舌红，苔黄腻，脉滑数。

【治法】清热除湿，化瘀止痛。

【方药】银甲丸。

【中成药】花红片/胶囊/颗粒（药典；医保目录，甲；指南）、妇科千金片/胶囊（药典；医保目录，甲；指南）、妇乐片/胶囊/颗粒（药典；医保目录，乙；指南）、金鸡片/胶囊/颗粒（药典；医保目录，乙；指南）、金刚藤片/胶囊/颗粒

（药典；医保目录，乙；指南）。

2. 气滞血瘀证

【证候】**主症**：少腹胀痛或刺痛，经期或劳累后加重，经血量多有块，瘀块排出则痛减，带下量多。**次症**：婚久不孕，经前情志抑郁，乳房胀痛。**舌脉**：舌紫暗，有瘀斑瘀点，苔薄，脉弦涩。

【治法】理气行滞，化瘀止痛。

【方药】膈下逐瘀汤。

【中成药】血府逐瘀丸/片/胶囊（药典；医保目录，甲；指南）、大黄䗪虫丸/片/胶囊（药典；医保目录，乙；指南）、散结镇痛胶囊（药典；医保目录，乙；指南）。

3. 气虚血瘀证

【证候】**主症**：下腹部疼痛或结块，缠绵日久，痛连腰骶，经行加重。**次症**：经血量多有块，带下量多，精神不振，疲乏无力，食少纳呆。**舌脉**：舌淡暗，有瘀点瘀斑，苔白，脉弦涩无力。

【治法】益气化瘀，散结止痛。

【方药】理冲汤。

【中成药】止痛化癥片/胶囊/颗粒（药典；医保目录，乙）、丹黄祛瘀片（胶囊）（医保目录，乙；指南）、妇科回生丸（药典）。

4. 寒湿瘀阻证

【证候】**主症**：下腹冷痛或坠胀疼痛，经行腹痛加重，得热痛缓。**次症**：经行延后，量少色暗，带下淋沥，婚久不孕。**舌脉**：舌质暗，苔白腻，脉沉迟。

【治法】散寒除湿，化瘀止痛。

【方药】少腹逐瘀汤。

【中成药】少腹逐瘀丸/胶囊/颗粒（药典；医保目录，甲）、桂枝茯苓丸/片/胶囊（药典；医保目录，甲；指南）。

5. 肾虚血瘀证

【证候】**主症**：下腹坠痛或刺痛，腰骶酸痛，经行腰腹疼痛加重。**次症**：带下量多，色白或黄，经血色暗有块，神疲乏力，面色晦暗。**舌脉**：舌质暗，或有瘀斑瘀点，脉沉涩。

【治法】理气化瘀，补肾培元。

【方药】膈下逐瘀汤加丹参、连翘、续断、桑寄生。

【中成药】女金丸／片／胶囊（药典；医保目录，乙；指南）。

（二）外治疗法

1.康妇消炎栓　直肠给药，每次1粒，1次／日，纳肛内。

2.野菊花栓　肛门给药，1次1粒，1日1～2次或遵医嘱。便后或睡前使用为佳。

均适用于湿热瘀结证。

3.中药保留灌肠

（1）化瘀散结灌肠液（医保目录，乙）：直肠给药，1次50mL，1日1次。令患者排尽残留粪便后，取侧位用肛管插入直肠12～14cm，缓慢推入。拔出肛管后卧床30分钟，10天为1个疗程，间隔3至4天后，继续第2疗程。

（2）丹参、连翘、赤芍、制乳香、制没药、土元、皂角刺、川楝子、透骨草，浓煎100～150mL，每晚睡前保留灌肠，1次／日，14天为1个疗程，经期停用。

4.中药热敷　乌头、艾叶、鸡血藤、防风、五加皮、红花、白芷、川椒、羌活、独活、皂角刺、透骨草、千年健。上药研细末，布包隔水蒸，热敷少腹，1～2次／日。治疗本病的内服或灌肠中药药渣均可布包，趁热外敷小腹或少腹部位，每次30分钟，每个疗程14天，经期停用。

（三）单方验方

1.蔡小荪（上海市第一人民医院）验方——自拟清热化湿汤

赤芍10g，云茯苓12g，牡丹皮12g，川桂枝3g，败酱草30g，鸭跖草20g，红藤20g，川楝子10g，延胡索10g，柴胡5g，怀牛膝10g。功效：清热解毒、活血化瘀、行气止痛、利湿消肿。用于急慢性盆腔炎、输卵管炎。

2.刘奉五（北京中医医院）验方——清热解毒汤

金银花15g，连翘15g，蒲公英15g，紫花地丁15g，黄芩9g，车前子9g，丹皮9g，地骨皮9g，瞿麦12g，萹蓄12g，冬瓜子30g，赤芍6g。功效：清热解毒，利湿活血，消肿止痛。用于急慢性盆腔炎证属湿毒热盛者。

（四）针灸疗法

湿热瘀阻证取子宫、水道、归来、中极、阴陵泉；寒湿瘀阻证取神阙、气海、关元、足三里、三阴交；气滞血瘀证取气海、血海、中极、内关、三阴交；气虚血瘀证取合谷、足三里、八髎、神阙。

三、预防调护

做好经期、孕期及产褥期的卫生宣传；提高妇科生殖道手术操作技术，严格遵守无菌操作规程，术后做好护理，预防感染；治疗 PID 要及时彻底治愈，防止发生盆腔炎性疾病后遗症；注意性生活卫生；加强饮食营养，增强体质。

小　结

盆腔炎性疾病后遗症常用中成药见表 14-8。

表 14-8　盆腔炎性疾病后遗症常用中成药

证型	常用中成药
湿热瘀结	花红片 / 胶囊 / 颗粒、妇科千金片 / 胶囊、妇乐片 / 胶囊 / 颗粒、金鸡片 / 胶囊 / 颗粒、金刚藤片 / 胶囊 / 颗粒
气滞血瘀	血府逐瘀口服液 / 颗粒、大黄䗪虫丸、散结镇痛胶囊
气虚血瘀	止痛化癥片 / 胶囊 / 颗粒、丹黄祛瘀片 / 胶囊、妇科回生丸
寒湿瘀阻	少腹逐瘀丸 / 胶囊 / 颗粒、桂枝茯苓丸 / 片 / 胶囊
肾虚血瘀	女金丸 / 片 / 胶囊

第六节　妊娠剧吐

妊娠早期，少数孕妇早孕反应严重，恶心、呕吐频繁，不能进食，以致出现体液失衡及新陈代谢障碍，甚至危及生命，此称为妊娠剧吐（hyperemesis gravidarum），发生率为 0.5% ～ 2%。

本病属中医学"妊娠恶阻"范畴，亦称"阻病""子病""病儿"等。

一、病因病机

本病发病机理是妊娠早期冲脉血气旺盛以养胎，如孕妇素有肝胃病变或痰湿中阻，冲气夹胃气、肝气或痰湿上逆，可导致胃失和降而反复发生恶心呕吐。若频繁呕吐，饮食难进，未能及时纠正，则可致精气耗散、气阴两伤。

1. 脾虚痰滞 脾胃素虚，运化失职，痰湿内生，孕后血聚养胎，经血不泻，冲脉气血旺盛，冲气夹胃气和痰湿上逆，循经犯胃，则可致胃失和降。

2. 肝胃不和 素性肝旺或恚怒伤肝，孕后血聚养胎，阴血不足，则肝气愈旺，肝旺侮胃，胃失和降，遂致恶心呕吐。

3. 气阴两虚 呕伤气，吐伤阴，饮食难进若不能及时纠正，可致精气耗散，正气受损，出现气阴两伤。

二、中医治疗

一般病情为轻、中度患者多以中医治疗为主。以调气和中，降逆止呕为大法。用药时需兼顾胎元，如有胎元不固，则需酌加安胎之品。凡重坠沉降之品不宜过用；升提补气之品亦应少用。重症患者应中西医结合治疗。

（一）辨证论治

1. 脾虚痰滞证

【证候】**主症**：妊娠早期，恶心呕吐，甚则食入即吐，吐出物为清水或食物。**次症**：口淡，头晕，神疲倦怠，嗜睡。**舌脉**：舌淡苔白，脉缓滑无力。

【治法】健脾化痰，降逆止呕。

【方药】香砂六君子汤。

【中成药】香砂六君丸（药典；医保目录，甲；指南）、香砂养胃丸/颗粒（药典；医保目录，甲；指南）。

2. 肝胃不和证

【证候】**主症**：妊娠早期，恶心呕吐，甚则食入即吐，呕吐酸水或苦水。**次症**：口苦咽干，头晕而胀，胸胁胀痛。**舌脉**：舌质红苔薄黄或黄，脉弦滑数。

【治法】清肝和胃，降逆止呕。

【方药】黄连温胆汤合左金丸。

【中成药】左金丸（药典，指南）、和胃平肝丸（指南）。

3. 气阴两虚证 上述两证皆可因呕吐不止、饮食难进而进展至本证。

【证候】**主症**：呕吐频繁带血样物。**次症**：精神萎靡，形体消瘦，眼眶下陷，四肢无力，发热口渴，尿少便秘，唇舌干燥。**舌脉**：舌红少津苔薄黄或光剥，脉细数无力。

【治法】益气养阴，和胃止呕。

【方药】生脉散合益胃汤。

【中成药】参麦颗粒（指南）、黄芪生脉饮（指南）。

（二）单方验方

1. 刘奉五（北京中医医院）验方——安胃饮

藿香 9g，苏梗 6g，厚朴 6g，砂仁 6g，竹茹 9g，半夏 9g，陈皮 9g，茯苓 9g，生姜汁 20 滴。功效：理气和胃，降逆止呕。用于脾虚恶阻。

2. 宋世焱（宁波市中医院）验方——调肝生津止呕汤

紫苏梗 10g，乌梅 2 枚，川连 3g，竹茹 6g，玄参 18g，麦冬 10g，炒子芩 5g。功效：调肝和胃，生津止呕。用于肝热恶阻。

（三）其他疗法

针灸疗法　选内关、足三里，毫针补法，留针 10～15 分钟，适用于脾胃虚弱证；或选内关、足三里、太冲，毫针泻法，不留针，适用于肝胃不和证。

三、预防调护

孕前须劳作有度，起居有节，饮食清淡，情志调畅，以保脏腑安和，气血旺盛。孕早期应有充分思想准备，静养节欲，精神愉快，克服恐惧心理，增强治愈信心。用药宜清淡，药味宜少，宜浓煎，少量频服。进食易消化而富于营养的食物，以流质、半流质饮食为主，勿食生冷、油腻及辛辣之品，宜少食多餐。

小　结

妊娠剧吐常用中成药见表 14-9。

表 14-9　妊娠剧吐常用中成药

证型	常用中成药
脾虚痰湿证	香砂六君丸、香砂养胃丸／颗粒
肝胃不和证	左金丸、和胃平肝丸
气阴两虚证	参麦颗粒、黄芪生脉饮

第七节　流产

妊娠不足 28 周，胎儿体重小于 1000g 而终止者，称流产（abortion）。其中妊娠 13 周末前终止者，称早期流产（early abortion）；妊娠 14 周至不足 28 周终止者，称晚期流产（late abortion）。流产分为自然流产（spontaneous abortion）和人工流产（artificial abortion）。胚胎着床后 31% 发生自然流产，其中 80% 为早期流产。在早期流产中，约 2/3 为隐性流产，即发生在月经期前的流产，也称为生化妊娠。本节主要介绍自然流产。

自然流产按发展的不同阶段分为先兆流产、难免流产、不全流产、完全流产、稽留流产、复发（习惯）性流产、流产合并感染等类型。根据自然流产的类型和发生时间的不同，中医学有"胎漏""胎动不安""胎动欲堕""堕胎""小产""暗产""滑胎"等之分。妊娠期阴道少量流血、时下时止、或淋沥不断而无腰酸、腹痛、小腹坠胀者，称为"胎漏"，或"胞漏""漏胎"等；妊娠期出现腰酸腹痛、胎动下坠、阴道少量流血者，称为"胎动不安"或"胎气不安"。胎漏、胎动不安相当于先兆流产。若腹痛加剧，阴道流血增多或有流液、腰酸下坠势难留者，称"胎动欲堕"，相当于难免流产。妊娠早期胚胎自然殒堕者，称"堕胎"，相当于早期流产；妊娠 3 个月以上，7 个月以内，胎儿已成形而自然殒堕者，称为"小产"，或"半产"，相当于晚期流产。若怀孕 1 月不知其已受孕而殒堕者，称为"暗产"，相当于隐性流产。凡堕胎或小产连续发生 3 次或 3 次以上者，称为"滑胎"，亦称"屡孕屡堕胎"，相当于复发性流产。

一、病因病机

本病主要的病机是冲任损伤，胎元不固。

1. 肾虚　先天禀赋不足，或房劳多产，或久病、惊恐、孕后不节房事，耗伤肾气，肾虚冲任不固，胎失所系，可引起胎漏、胎动不安，甚至屡孕屡堕，形成滑胎。

2. 气血虚弱　孕妇素体虚弱，或饮食劳倦，或思虑过度伤脾，气血生化乏

源，或久病耗伤气血，致气血虚弱，无力固养胎元，以致胎漏、胎动不安，甚至屡孕屡堕而成滑胎。

3. 血热　素体阳盛，或过食辛热，或肝郁化热，或阴虚生内热，或外感热邪，导致血热，热扰冲任，损伤胎元，可致胎漏、胎动不安。

4. 血瘀　孕妇宿有癥疾，瘀阻胞宫，或孕后不慎跌仆闪挫，气血紊乱，冲任失调，胎元不固，可导致胎漏、胎动不安。

二、中医治疗

流产一经确诊，应根据不同类型给予积极恰当的处理。先兆流产应保胎治疗；难免流产、不全流产、稽留流产者，当尽快去除宫腔内容物；复发性流产应本着预防为主、防治结合的原则，孕前针对病因予以治疗，结合中药预培其损，孕后积极保胎，用药至超过既往流产时间2周以上。

（一）辨证论治

1. 先兆流产

应根据阴道下血、腰酸、腹痛、下坠四大症状的性质、轻重程度及全身脉证，综合辨证。治疗应以补肾安胎为大法，根据不同的证型辅以益气养血、清热凉血或化瘀固冲等。

（1）肾虚证

【证候】**主症**：妊娠期阴道少量下血，色淡暗，腰酸，腹坠痛。**次症**：头晕耳鸣，两膝酸软，小便频数，夜尿多，或曾屡次堕胎。**舌脉**：舌淡苔白，脉沉细滑尺弱。

【治法】补肾益气，固冲安胎。

【方药】寿胎丸。

【中成药】滋肾育胎丸（医保目录，乙；指南）、保胎灵（指南）、固肾安胎丸（指南）。

（2）气血虚弱证

【证候】**主症**：妊娠期阴道少量流血，色淡红，质稀薄，或腰腹胀痛，小腹下坠。**次症**：神疲肢倦，面色㿠白，头晕眼花，心悸气短。**舌脉**：舌质淡苔薄白，脉细滑。

【治法】补气养血，固肾安胎。

【方药】胎元饮。

【中成药】孕康颗粒/口服液（药典；医保目录，乙；指南）、保胎丸（药典）、乐孕宁口服液（指南）、阿胶补血颗粒（指南）。

（3）血热证

【证候】**主症**：妊娠期阴道下血，色深红或鲜红，质稠，或腰腹坠胀作痛。**次症**：心烦少寐，口干口渴，溲赤便结。**舌脉**：舌质红苔黄，脉滑数。

【治法】清热凉血，固冲安胎。

【方药】保阴煎。

【中成药】孕妇清火丸（指南）、孕妇金花丸（指南）。

（4）血瘀证

【证候】**主症**：宿有癥疾，或孕后阴道下血，色暗红或红，甚则腰酸、腹痛下坠。**次症**：胸腹胀满，皮肤粗糙，口干不思饮。**舌脉**：舌暗或边有瘀点，脉弦滑或沉弦。

【治法】活血消癥，补肾安胎。

【方药】桂枝茯苓丸。

【中成药】桂枝茯苓丸/片/胶囊（药典；医保目录，甲；指南）、保胎无忧片（指南）。

2. 复发性流产

滑胎多为虚证，故以补虚为治疗原则。治疗时可以预防为主，防治结合。

（1）肾气亏损证

【证候】**主症**：屡孕屡堕，甚或如期而堕。**次症**：月经初潮晚，月经周期延后或时前时后，经量较少，色淡暗，头晕耳鸣，腰膝酸软，夜尿频多，眼眶暗黑，或面有暗斑。**舌脉**：舌质淡或淡暗，脉沉弱。

【治法】补肾益气，调固冲任。

【方药】补肾固冲丸。

【中成药】滋肾育胎丸（医保目录，乙；指南）、保胎灵（指南）、右归丸/胶囊（药典；医保目录，乙；指南）、河车大造丸/胶囊（药典；指南）。

（2）气血虚弱证

【证候】**主症**：屡孕屡堕。**次症**：月经量少，或月经周期延后，或闭经，面色㿠白或萎黄，头晕心悸，神疲乏力。**舌脉**：舌质淡苔薄，脉细弱。

【治法】益气养血，调固冲任。

【方药】泰山磐石散。

【中成药】孕康颗粒／口服液（药典；医保目录，乙；指南）、乐孕宁口服液（指南）、八珍颗粒（药典，指南）、复方阿胶浆（药典，指南）。

（二）单方验方

1. 刘奉五（北京中医医院）验方——清热安胎饮

黄芩10g，黄连6g，侧柏叶10g，椿根皮10g，阿胶10g（烊化），山药15g，石莲子10g。功效：清热凉血，止血安胎。用于妊娠初期胎漏下血，腰酸，腹痛，属于胎热者。

2. 赵松泉（北京妇产医院）验方——寄生培育汤

桑寄生、菟丝子、芡实各12g，川续断、炒杜仲、太子参、山萸肉、石莲肉、大熟地黄、苎麻根、椿根皮各10g，山药15g，升麻6g。功效：补肾固冲，培本安胎。用于先兆流产、习惯性流产肾虚者。

3. 徐志华（安徽中医药大学）验方——安胎饮

太子参、黄芪、当归、白芍、生地黄、白术、杜仲、川续断、桑寄生、菟丝子、苎麻根各10g。功效：补益气血，固肾安胎。用于先兆流产或习惯性流产脾肾亏虚者。

4. 祝谌予（北京协和医院）验方——安胎膏

党参、白术、茯苓、陈皮、菟丝子、女贞子、覆盆子、沙苑子、五味子、川续断、杜仲、生熟地黄、白芍、补骨脂、益智仁、芡实米、炙甘草各30g，肉苁蓉、生黄芪各60g，仙鹤草90g，大枣500g。功效：补肾养血，益气安胎。用于习惯性流产脾肾亏虚气血不足者。

三、预防调护

提倡婚前、孕前检查，及时发现流产的潜在因素。孕前应强健夫妇体质，在双方身体最佳状态下怀孕。孕后慎交合，勿过劳，避免跌仆损伤，保持心情愉快，以防扰动胎元。曾经反复流产者，应在下次受孕前做好全面检查，预培其损，一旦受孕要尽早安胎，遵守医嘱，用药时间须超过既往流产时间的两周以上。

小　结

先兆流产常用中成药见表 14-10。

表 14-10　先兆流产常用中成药

证型	常用中成药
肾虚证	滋肾育胎丸、保胎灵、固肾安胎丸
气血虚弱证	孕康颗粒／口服液、保胎丸、乐孕宁口服液、阿胶补血颗粒
血热证	孕妇清火丸、孕妇金花丸
血瘀证	桂枝茯苓丸／片／胶囊、保胎无忧片

复发性流产常用中成药见表 14-11。

表 14-11　复发性流产常用中成药

证型	常用中成药
肾气亏损证	滋肾育胎丸、保胎灵、右归丸／胶囊、河车大造丸／胶囊
气血虚弱证	孕康颗粒／口服液、乐孕宁口服液、八珍颗粒、复方阿胶浆

第八节　晚期产后出血

晚期产后出血（late puerperal hemorrhage）是指分娩 24 小时后，在产褥期内发生的子宫大量出血。以产后 1～2 周发病最常见，亦有产后两月余发病者。

本病属中医学"产后恶露不绝""产后血崩"范畴。产后恶露不绝指产后血性恶露持续 10 天以上仍淋沥不尽。

一、病因病机

本病的主要病机为冲任不固，气血运行失常。虚、热、瘀是本病的基本病理特征。

1.气虚　素体气虚，复因产时失血耗气；或产后操劳过早，损伤脾气，致气虚冲任不固，血失统摄。

2. **血热** 素体阴虚，复因产时伤血，阴液愈亏，虚热内生；或产后嗜食辛燥助阳之品；或情志不畅，肝郁化热；或感受热邪，热扰冲任，致迫血下行。

3. **血瘀** 产后胞脉空虚，寒邪乘虚客于胞中，血为寒凝，冲任瘀阻；或因七情郁结，气滞血瘀；或因劳倦，气虚无力运血，败血滞留为瘀；或因胞衣残留，阻滞冲任，瘀血内阻，新血不得归经为患。

二、中医治疗

根据病情的轻重缓急，采用"急则治其标，缓则治其本"的原则，以调理气血、固摄冲任为主要治法。当出血量多势急时，急宜益气固冲、回阳救逆，可选用独参汤或参附汤治之。待血势缓解，根据"勿拘于产后，亦勿忘于产后"的原则，虚者补之，热者清之，瘀者攻之，并随症选加相应止血药，标本同治。

（一）辨证论治

1. 气虚证

【证候】**主症**：产后恶露量多，或血性恶露过期不止，色淡红，质稀，无臭气。**次症**：面色㿠白，神疲懒言，四肢无力，小腹空坠。**舌脉**：舌淡苔薄白，脉细弱或缓弱。

【治法】补脾益气，固冲摄血。

【方药】补中益气汤。

【中成药】产复康颗粒（医保目录，乙）、补中益气丸/颗粒（药典；医保目录，甲；指南）、八珍益母丸/片/胶囊（药典；医保目录，甲）。

2. 血热证

【证候】**主症**：产后恶露过期不止，量较多，色鲜红或紫红，质黏稠，有臭气。**次症**：面色潮红，口燥咽干。**舌脉**：舌红苔燥或少苔，脉细数无力。

【治法】清热凉血，安冲止血。

【方药】保阴煎。

【中成药】葆宫止血颗粒（医保目录，甲；指南）、安宫止血颗粒（指南）。

3. 血瘀证

【证候】**主症**：产后血性恶露过期不止，量时多时少，色紫暗，有血块。**次症**：小腹疼痛拒按，块下痛减。**舌脉**：舌紫暗，或边尖有瘀点瘀斑，脉弦涩。

【治法】活血化瘀,调冲止血。

【方药】生化汤合失笑散。

【中成药】益母草膏/片/胶囊/颗粒(药典;医保目录,甲;指南)、益母草注射液(药典;医保目录,乙)、生化丸(医保目录,甲;指南)、新生化片/颗粒(医保目录,乙;指南)、加味生化颗粒(药典;医保目录,乙)。

（二）单方验方

1. 宋光济（浙江中医药大学）验方——加味生化汤

当归9g,失笑散9g（包）,桃仁6g,山楂6g（捣）,川芎3g,炮姜3g,益母草12g。功效:活血化瘀,散寒止痛。用于产后子宫复旧不全。

2. 赵荣胜（安庆市中医院）验方——产乐冲剂

桃仁5g,红花10g,当归15g,川芎10g,山楂15g,蒲黄10g,益母草15g,乌梅10g,马齿苋20g。功效:清热解毒,化瘀止血。用于产后恶露不绝。

三、预防调护

加强早期妊娠检查及孕期营养调护。剖宫产时应合理选择切口,正确缝合子宫。阴道分娩时应积极处理第三产程,仔细检查胎盘、胎膜,若有缺损,须及时清理宫腔。产后注意休息,减少精神刺激,增加营养,忌食辛辣寒凉,避免感受风寒,注意产褥卫生,保持外阴清洁,勤换内裤,禁止盆浴,禁止性生活。

小 结

晚期产后出血常用中成药见表14-12。

表14-12 晚期产后出血常用中成药

证型	常用中成药
气虚证	产复康颗粒、补中益气丸/颗粒、八珍益母丸/片/胶囊
血热证	葆宫止血颗粒、安宫止血颗粒
血瘀证	益母草膏/片/胶囊/颗粒、益母草注射液、生化丸、新生化片/颗粒、加味生化颗粒

第九节　产后缺乳

哺乳期内产妇乳腺无乳汁分泌，或泌乳量少，不能满足喂养婴儿者，称产后缺乳（postpartum hypogalactia）。据报道，产后1个月内及以后母乳喂养失败因乳量不足者约占34.39%。

本病中医学称为"产后缺乳"，或"产后乳汁不足""产后乳汁不行"等。

一、病因病机

中医学认为，乳房属阳明胃经，乳头属厥阴肝经。乳汁乃气血所化，源于中焦脾胃，赖肝气之疏泄条达，故只有脾胃健旺，气血充足，肝之疏泄有常，乳汁才能正常分泌。若气血化源不足，或乳汁运行受阻，必致缺乳或乳汁过少。

1.气血虚弱　素体脾胃虚弱，或产后忧思伤脾，或操劳过度损耗中气，气血化源不足；或孕妇年岁已高，而气血虚衰，或产后失血过多，均致乳汁乏源，继而乳汁甚少或全无。

2.肝郁气滞　素善忧郁，肝气抑郁，又产后情志不遂，肝之疏泄失职，气机不畅，则乳脉涩滞，乳汁运行受阻而缺乳。

二、中医治疗

缺乳有虚实两端。虚者补气养血，实者疏肝解郁，均宜佐以通乳之品。

（一）辨证论治

1.气血虚弱证

【证候】**主症**：产后乳少或无乳，乳汁清稀，乳房柔软，无胀感。**次症**：面色少华，神疲乏力，或心悸头晕。**舌脉**：舌淡白，脉虚细。

【治法】补气养血，佐以通乳。

【方药】通乳丹。

【中成药】补血生乳颗粒（医保目录，乙）、八珍益母丸/片/胶囊（药典；医保目录，甲；指南）、十全大补丸（药典，指南）。

2. 肝郁气滞证

【证候】**主症**：产后乳少或全无，乳汁浓稠，乳房胀硬或疼痛。**次症**：情绪抑郁。**舌脉**：舌象变化轻微，脉弦。

【治法】疏肝解郁，通络下乳。

【方药】下乳涌泉散。

【中成药】乳泉颗粒（指南）、逍遥丸/颗粒（药典；医保目录，甲；指南）。

（二）单方验方

1. 何子淮（杭州市中医院）验方——益源涌泉饮

党参30g，黄芪30g，当归25g，羊乳20g，熟地黄20g，焦白术15g，天花粉15g，通草10g，王不留行10g。功效：壮脾胃以滋化源，补益气血，佐以通乳。用于气血虚弱而乳汁稀少者。

2. 熊寥笙（重庆市中医药研究院）验方——漏芦通乳汤

漏芦9g，炒山甲12g，炒皂角刺6g，路路通9g，炒丝瓜络9g。当归12g，川芎9g，木通9g，瓜蒌15g。功效：利窍通乳，开结活络。用于产后缺乳肝郁气滞者。

3. 单方

（1）鲫鱼汤　鲫鱼1条（约100～150g），生油50g，姜末、精盐、味精等调料适量。制法：生油50g倒入砂锅内用旺火熬熟，鲫鱼一条洗净放入，煎至六七成熟，加水700mL，文火煮汤，鱼熟后加入少许姜末、食盐、味精等调料。用法：1日1料，分2次服，可连服7日。功用：健脾通乳。

（2）花生炖猪蹄　猪蹄2只，花生200g，精盐适量。制法：将猪蹄去毛、爪，切开洗净，同花生放入锅内，加水1500mL炖至猪蹄烂熟，加食盐调味。用法：吃肉喝汤，可常服。功用：补中益气通乳。

（三）其他疗法

1. 针灸疗法　

选乳根、膻中、少泽，气血虚弱者加足三里、脾俞，肝郁气滞者加期门、内关。方法：乳根用温灸或斜刺，平补平泻；膻中平刺，虚证用补法或加温灸，实证用泻法；少泽斜刺，虚证用补法，实证用泻法；足三里直刺，脾俞斜刺，均用补法。期门斜刺，内关直刺，均用泻法。

2. 按摩疗法　

先用湿毛巾温拭乳房5分钟，再用拇指及食指指肚轻轻按揉。要领：避开硬块，从其周围向乳头方向缓慢按摩，手指与乳房间勿有摩擦。每次 5 ～ 10 分钟，每日 2 ～ 3 次。适用于产后三五天，乳汁不行或行而不畅，伴乳房发胀而有硬块者。

三、预防调护

孕期注意乳头护理及卫生，常用肥皂擦洗乳头，防止乳头皲裂。若乳头凹陷，可嘱孕妇经常将乳头向外牵拉或做乳头"十"字保健操。产后给予高蛋白、高热量、易消化及富含胶原蛋白的饮食，充分补充汤汁，忌辛辣酸咸。保持心情舒畅，切忌情绪抑郁，并充分休息。鼓励母婴同室，做到早接触、早吸吮，掌握正确的哺乳姿势，使婴儿反复吸吮刺激乳头，加快乳腺排空，尽早建立泌乳反射。

小 结

产后缺乳常用中成药见表 14–13。

表 14–13 产后缺乳常用中成药

证型	常用中成药
气血虚弱证	补血生乳颗粒、八珍益母丸/片/胶囊、十全大补丸
肝郁气滞证	乳泉颗粒、逍遥丸/颗粒

第十节 子宫肌瘤

子宫肌瘤是女性生殖器最常见的良性肿瘤，由平滑肌及结缔组织组成。常见于 30 ～ 50 岁妇女。据尸检统计，30 岁以上妇女约 20% 有子宫肌瘤。因肌瘤多无症状或很少有症状，临床报道发病率远低于肌瘤真实发病率。按肌瘤所在部位分为：宫体肌瘤（占 90%）和宫颈肌瘤（占 10%）；根据肌瘤与子宫肌壁的关系分为：肌壁间肌瘤（占 60% ～ 70%）、浆膜下肌瘤（约占 20%）和黏膜下肌瘤（占 10% ～ 15%）。子宫肌瘤常为多个，各种类型的肌瘤可发生在同一子宫，称为多发性子宫肌瘤。

根据本病的临床特点，中医多记载于"石瘕""癥瘕""崩漏"等疾病中。

一、病因病机

本病多因脏腑功能失调，气血失常，痰浊、瘀血、湿热蕴结，聚结胞宫，瘀积日久而成癥。

1. 气滞血瘀 情志不遂，肝失疏泄，气机不畅，或暴怒伤肝，瘀滞冲任胞宫，日久为癥。

2. 痰湿瘀阻 饮食不节，嗜食肥甘，或肝郁乘脾，脾失健运，痰浊内生，痰湿阻滞冲任胞宫，痰血搏结，渐积成癥。

3. 气虚血瘀 素体气虚，或大病久病耗伤气血，或劳倦过度耗伤中气，气虚血运无力，血行迟滞，瘀积冲任胞宫，发为本病。

4. 肾虚血瘀 房劳多产，损伤肾气，肾虚则脏腑之气失于资助，故血行无力，停滞为瘀，瘀滞冲任胞宫，日久积而成癥。

5. 湿热瘀阻 经期、产后胞脉空虚，湿热之邪客于胞宫，与血搏结，或脾虚生湿，流注下焦，湿蕴化热，湿热之邪阻滞气机，血行瘀滞，湿热瘀血互结于冲任胞宫，日久成癥。

二、中医治疗

本病应根据患者症状，结合年龄、生育要求等全面考虑治疗方案。活血化瘀、软坚散结为本病的治疗大法。治疗时应根据患者体质强弱、病之久暂，分清主次，权衡用药，随证施治，用药根据月经周期的不同时期而有所变化，标本兼治。

（一）辨证论治

1. 气滞血瘀证

【证候】**主症**：下腹部包块，胀痛或刺痛拒按。**次症**：月经先后不定期，经血量多有块，经行难净，经色暗；精神抑郁，胸胁胀闷，或心烦易怒，面色晦暗。**舌脉**：舌紫暗，舌边有瘀点或瘀斑，脉弦涩。

【治法】行气活血，化瘀消癥。

【方药】膈下逐瘀汤。

【中成药】宫瘤清片／胶囊／颗粒（医保目录，甲）、宫瘤消胶囊（医保目录，乙）、宫瘤宁片／胶囊／颗粒（医保目录，乙）、红金消结片／胶囊（医保目录，甲）。

2. 痰湿瘀结证

【证候】**主症**：小腹有包块，按之不坚，时或作痛。**次症**：月经后期，量少不畅，或量多有块，经质黏稠，或闭经，带下量多，色白质黏，形体肥胖，胸闷痞满或欲呕，嗜睡肢倦。**舌脉**：舌淡胖，苔白腻，脉沉滑。

【治法】化痰除湿，活血消癥。

【方药】苍附导痰丸合桂枝茯苓丸。

【中成药】桂枝茯苓丸 / 片 / 胶囊（医保目录，甲）。

3. 气虚血瘀证

【证候】**主症**：小腹包块、空坠。**次症**：月经量多，经期延长，色淡质稀有块，面色无华，神疲乏力，气短懒言，纳少便溏。**舌脉**：舌淡暗，边尖有瘀点或瘀斑，脉细涩。

【治法】益气养血，消癥散结。

【方药】理冲汤加桂枝、山慈菇、煅龙骨、煅牡蛎。

【中成药】四君子丸 / 颗粒（医保目录，乙）合桂枝茯苓丸 / 片 / 胶囊（医保目录，甲）。

4. 肾虚血瘀证

【证候】**主症**：小腹包块，触痛。**次症**：月经量多或少，经行腹痛较剧，经色紫暗有块，婚久不孕或曾反复堕胎，腰酸膝软，头晕耳鸣，夜尿频多。**舌脉**：舌淡暗，舌边有瘀点或瘀斑，脉沉涩。

【治法】补肾活血，消癥散结。

【方药】金匮肾气丸合桂枝茯苓丸。

【中成药】金匮肾气丸（医保目录，甲）合桂枝茯苓丸 / 片 / 胶囊（医保目录，甲）。

5. 湿热瘀阻证

【证候】**主症**：小腹包块，疼痛拒按，痛连腰骶。**次症**：经行量多，经期延长，色红有块，质黏稠，带下量多，色黄或赤白相杂，臭秽难闻，发热口渴，烦躁易怒，便秘尿少色黄。**舌脉**：舌暗红，有瘀点或瘀斑，苔黄腻，脉滑数。

【治法】清热利湿，化瘀消癥。

【方药】大黄牡丹皮汤加红藤、败酱草、石见穿、赤芍。

【中成药】妇科千金片/胶囊（医保目录，甲）合桂枝茯苓丸/片/胶囊（医保目录，甲）。

（二）外治疗法

1.中药保留灌肠 桃仁、川芎、三棱、莪术、穿山甲、木通、路路通、陈皮、昆布、牡蛎各15g，土鳖虫12g。肥胖痰湿盛者加夏枯草、法半夏各15g。将药物浓煎至100mL，温度40℃左右保留灌肠。月经干净后3天开始用药，每日1次，嘱其至少保留1小时，经期停药，10次为1个疗程。

2.热敷法 穿山甲20g，当归尾、白芷、赤芍各10g，小茴香、生艾叶各30g，共研细末，装入干净白布袋内，隔水蒸热，下腹部热敷。月经干净后3天开始用药，每天1次，每次30分钟，经期停药，10日为1个疗程。

（三）针灸疗法

1.体针 主穴：关元、三阴交、血海、子宫。气滞血瘀证加太冲、合谷；痰湿瘀结证以丰隆、阴陵泉为主穴；气虚血瘀证加气海、足三里；肾虚血瘀证加气海、太溪；湿热瘀阻证加阴陵泉、次髎。温针灸，每日1次，每次留针30分钟，经期停用。

2.耳针 子宫、肾、耳中、内分泌、皮质下、肾上腺、轮4。每次2～4穴，两耳交替使用。

三、预防调护

生育年龄女性应注意妇科普查。养成良好、规律的生活习惯，加强锻炼，劳逸结合。注意经期卫生、性生活规律。禁止滥用性激素类药物。保持心情舒畅、积极乐观，树立战胜疾病的信心。

小　结

子宫肌瘤常用中成药见表14-14。

表 14-14　子宫肌瘤常用中成药

证型	常用中成药
气滞血瘀证	宫瘤清片／胶囊／颗粒、宫瘤消胶囊、宫瘤宁片／胶囊／颗粒、红金消结片／胶囊
痰湿瘀结证	桂枝茯苓丸／片／胶囊
气虚血瘀证	四君子丸合桂枝茯苓丸／片／胶囊
肾虚血瘀证	肾气丸合桂枝茯苓丸／片／胶囊
湿热瘀阻证	妇科千金片／胶囊合桂枝茯苓丸／片／胶囊

第十一节　不孕症

不孕症（infertility）是指妇女婚后未避孕、有正常性生活、夫妇同居1年未妊娠。分为原发性不孕和继发性不孕。婚后未避孕且从未妊娠者称为原发性不孕；曾有妊娠而后同居未避孕1年未妊娠者称为继发性不孕。我国不孕症发病率为7%～10%。

中医学将原发性不孕症称为"全不产""绝产""绝嗣""绝子"等，继发性不孕称为"断续"。

一、病因病机

主要病机为脏腑功能失常，气血失调，冲任胞宫不能摄精成孕。

1.肾虚　先天肾气不足，或房事不节、久病大病、反复流产损伤肾气，或高龄肾气渐虚；或素体阳虚，或寒湿伤肾，肾阳亏虚，命门火衰，或素体肾阴亏虚，冲任血海空虚；或阴虚生内热，热扰冲任血海，均可引起不能摄精成孕，发为不孕症。

2.肝气郁结　素性抑郁，或七情内伤，或久不受孕，性情抑郁，或盼子心切，烦躁焦虑，肝失疏泄，冲任不能相资，不能摄精成孕。

3.痰湿内阻　素体脾肾阳虚，或劳倦思虑、饮食不节伤脾，或肝木乘脾，或肾阳虚不能温脾，脾虚健运失司，水湿内停，湿聚成痰；或嗜食膏粱厚味，痰湿内生，冲任被阻，难以摄精成孕。

4.瘀滞胞宫 经期产后感邪，瘀血既是病理产物，又是致病因素。寒、热、虚、实，外伤以及经期、产后余血未净，或房事不节，寒热湿邪或精浊与血搏结，瘀滞冲任胞宫，不能摄精成孕。

二、中医治疗

治疗应辨病与辨证相结合。根据月经、带下、全身症状及舌脉等综合分析，辨其寒热虚实，治疗重点为温养肾气，调理气血。

（一）辨证论治

1.肾虚证

（1）肾气虚证

【证候】**主症**：婚久不孕，腰酸腿软，头晕耳鸣，精神疲倦，小便清长。**次症**：月经不调或闭经，经量或多或少，经色暗。**舌脉**：舌淡，苔薄，脉沉细，两尺尤甚。

【治法】补肾益气，填精益髓。

【方药】毓麟珠。

【中成药】苁蓉益肾颗粒（医保目录，乙）。

（2）肾阴虚证

【证候】**主症**：婚久不孕，腰酸腿软，头晕耳鸣，五心烦热。**次症**：月经先期，量少或多，色红无块，形体消瘦，或午后潮热，盗汗，口燥咽干。**舌脉**：舌红，苔少，脉细数。

【治法】滋肾养血，调补冲任。

【方药】养精种玉汤合清骨滋肾汤。

【中成药】六味地黄丸（医保目录，甲）、左归丸（医保目录，乙）。

（3）肾阳虚证

【证候】**主症**：婚久不孕，腰酸腿软，头晕耳鸣，腹冷肢寒，性欲淡漠。**次症**：月经后期，量少色淡，甚则闭经，平时白带量多，腰痛如折，面色晦暗，小便清长，大便不实。**舌脉**：舌淡，苔白滑，脉沉细而迟或沉迟无力。

【治法】温肾助阳，化湿固精。

【方药】温胞饮。

【中成药】金匮肾气丸（医保目录，甲）、桂附地黄丸（医保目录，乙）、右归丸（医保目录，乙）。

2.肝气郁结证

【证候】**主症**：婚久不孕，经前乳房、小腹胀痛，胸胁胀满不舒。**次症**：月经愆期，量多少不定精神抑郁，或烦躁易怒；若肝气乘脾，肝郁脾虚者，兼见不思饮食，倦怠嗜卧等。**舌脉**：舌暗红，苔薄，脉弦或弦细。

【治法】疏肝解郁，养血理脾。

【方药】开郁种玉汤。

【中成药】逍遥丸/颗粒（医保目录，甲）、舒肝丸（医保目录，乙）、定坤丸（医保目录，乙）。

3.痰湿内阻证

【证候】**主症**：婚久不孕，形体肥胖，胸闷泛恶。**次症**：经行延后，量少，甚或闭经，带下量多，色白质黏无臭，头晕心悸，面色㿠白。**舌脉**：舌淡胖，苔白腻，脉滑。

【治法】燥湿化痰，理气调经。

【方药】启宫丸。

【中成药】桂枝茯苓丸/片/胶囊（医保目录，甲）。

4.瘀滞胞宫证

【证候】**主症**：婚久不孕，月经后期，经行不畅，色紫黑，有血块，少腹疼痛拒按。**次症**：月经量少或多，甚或漏下不止，经前小腹痛剧。**舌脉**：舌紫暗，或有瘀斑瘀点，脉涩。

【治法】活血化瘀，调理冲任。

【方药】少腹逐瘀汤。

【中成药】少腹逐瘀丸/胶囊/颗粒（医保目录，甲）。

（二）外治疗法

中药保留灌肠　丹参30g，三棱、莪术、枳实、皂角刺、当归、透骨草各15g，乳香、没药、赤芍各10g。加水浓煎至100mL，以37～39℃保留灌肠。月经干净后3天开始用药，每日1次，嘱其至少保留1小时，经期停药，10次为1个疗程。用于盆腔瘀血性疾病等引起的不孕。

（三）针灸疗法

1.**体针**　主穴：关元、肾俞、太溪、三阴交。肾阳虚加命门、次髎；肝气郁结加太冲、期门；痰湿瘀结加丰隆、阴陵泉；瘀血加血海、膈俞。每日 1 次，每次留针 30 分钟，经期停用。

2. 耳针 内生殖器、内分泌、皮质下、肾、肝、脾。每次 2～4 穴，两耳交替使用。在月经周期第 12 天开始，连续 3 天，毫针中等刺激。可用埋针法或压丸法。

三、预防调护

提倡婚前检查。婚后若暂无生育计划，应采取避孕措施，避免人工流产，以防发生生殖系统炎症及宫腔粘连导致继发不孕。注意经期卫生，性生活适度。掌握排卵日期，利于受精。注意经期保暖，保持心情舒畅和积极乐观的情绪，注意生活规律。

小 结

不孕症常用中成药见表 14-15。

表 14-15 不孕症常用中成药

证型	常用中成药
肾气虚证	苁蓉益肾颗粒。
肾阴虚证	六味地黄丸、左归丸
肾阳虚证	桂附地黄丸、金匮肾气丸、右归丸
肝气郁结证	逍遥丸 / 颗粒、舒肝丸、定坤丸
痰湿瘀阻证	桂枝茯苓丸 / 片 / 胶囊
瘀滞胞宫证	少腹逐瘀丸 / 胶囊 / 颗粒

第十五章 儿科疾病

第一节 小儿发热

发热是指体温高于正常标准的病证。小儿腋下体温在 36～37℃，正常情况下可有一定波动，当异常升高时视为病态。发热可见于多种疾病，也是儿科患者最常见的就诊原因，可将其分为外感发热和内伤发热两种。外感发热治疗及时，虽壮热而易愈，但外感瘟疫发热愈高病情愈重；内伤发热，体温虽低，但病情多复杂，治疗见效较慢，其预后与患儿正气盛衰关系密切。本病一年四季皆可发生，好发于 0～5 岁儿童。

发热是许多疾病的一种症状，临床常见病因为感染性疾病、结缔组织疾病、恶性肿瘤、不明原因及其他。感染性疾病是引起发热最常见的致病因素，其中呼吸道感染是小儿发热的最主要原因。

本病属于中医学"外感热病""内伤发热"等范畴。

一、病因病机

本病多因外邪入侵机体，正邪交争，或各种内伤因素导致脏腑功能失调而成，与肺、脾、肝、肾、胃等脏腑功能失常有关。其核心病机为机体阴阳失衡。

（一）外感发热

1. 外感风寒 天气骤变，或调护失宜，感于风寒，风寒之邪客于肌表，卫阳被遏，正盛邪实，正邪交争，故发热。

2. 外感风热 春夏之季，热邪偏盛，风夹热邪侵犯人体，邪在卫表，营卫失和，正邪交争，故发热。

3. **感受暑热** 夏季炎热，酷暑盛行，小儿不避烈日，感受暑热。热邪蒸腾于外，熏灼肌肤，则高热不退。

4. **感受湿热** 长夏季节，暑湿并存，或逢阴雨，或久坐湿地，感受湿邪，积湿化热，湿热瘀阻气机，故身热不扬，或午后热重。

5. **少阳经热** 邪热郁于少阳，稽留于表里之间，阴阳相争所致。

6. **瘟疫发热** 外感时疫毒邪，先从上受，肺主皮毛，肺卫失和，卫阳闭郁、开泄失常；肺热郁蒸，则肺气不降，气机不利；热邪传于阳明胃经，胃为多气多血之腑，里热盛，津液外泄；温热之邪传于肠胃，与肠中糟粕相结，使腑气不通，燥屎内结，气机不畅；温热毒邪传于营分，营阴耗伤，热入心包；热邪由营入血，迫血妄行。

（二）内伤发热

1. **伤食发热** 小儿脾胃虚弱，且乳食不知自节，若恣食生冷难化之物，损伤脾胃，运化失职，积滞乃成，积而化热，胃肠积热，蒸发肌肤，故肚腹热盛，日晡潮热。

2. **惊恐发热** 小儿肝常有余，若突见异物，或耳闻异声，跌伤惊恐等意外刺激，使心气不和，或气郁引动肝火，而致发热。

3. **气虚发热** 脾气虚弱，气不和血，浮越于外而发热。

4. **阳虚发热** 多因吐泻日久，或过用寒凉药物，致脾胃阳气受损。虚阳浮越而见发热。

5. **血虚发热** 素体虚弱，脾失健运，运化无源，或吐、衄、便血等致阴血亏损，虚热内生而发热。

6. **阴虚发热** 小儿体属"稚阴"，复因温热病久治不愈，或因用温燥药过多，而致阴液亏损，阴不制阳，阳气偏盛而发热。

7. **瘀血发热** 血属阴，气属阳，全身气血阴阳相依相承，气滞血瘀则积热内生。瘀血滞于机体不同部位而出现不同特点的发热。

8. **营卫不和** 内伤营卫，营卫虚弱，卫失外护，营失内守，阳浮阴虚所致。

二、中医治疗

本病中医主张综合治疗，注意调护，辨证论治为主，临床以外感发热多见。应抓住外感、内伤两个方面进行辨证，分清主次，权衡用药。

（一）辨证论治

外感发热

1. 外感风寒证

【证候】**主症**：发热恶寒，无汗，头身疼痛。**次症**：鼻塞喷嚏，流清涕，咳嗽痰清，口不渴。**舌脉**：舌淡红，苔薄白，脉浮紧，指纹浮红。

【治法】辛温解表。

【方药】荆防败毒散加减。

【中成药】风寒感冒颗粒（医保目录，乙）。

2. 外感风热证

【证候】**主症**：发热重，恶风，有汗或少汗，口干渴，头痛，咽红肿痛。**次症**：鼻塞，流浊涕，喷嚏，咳嗽，痰稠色白或黄。**舌脉**：舌红，苔薄黄，脉浮数，指纹浮紫。

【治法】辛凉解表。

【方药】银翘散加减。

【中成药】小儿豉翘清热颗粒（药典；医保目录，乙）、小儿感冒颗粒（药典；医保目录，乙）、小儿感冒宁糖浆（药典）、小儿退热口服液（药典；医保目录，乙）、小儿解表颗粒（药典；医保目录，乙）。

3. 感受暑热证

【证候】**主症**：发热，无汗或汗出热不解，头晕，头痛，身重困倦，胸闷，呕恶，口渴心烦。**次症**：鼻塞，食欲不振，或有呕吐、泄泻，小便短黄。**舌脉**：舌质红，苔黄腻，脉滑数，指纹紫滞。

【治法】清暑解表。

【方药】新加香薷饮加减。

【中成药】藿香正气口服液（药典）、小儿暑感宁糖浆（《中药成方制剂》第七册）。

4. 感受湿热证

【证候】**主症**：身热不扬，日晡潮热，胸痞纳呆，口渴不欲饮，困倦思睡。**次症**：大便黏稠，小便短赤。**舌脉**：舌质红，苔厚腻，脉数，指纹沉滞。

【治法】清热祛湿，芳香化浊。

【方药】甘露消毒丹加减。

【中成药】甘露消毒丸（医保目录，乙）。

5. 少阳经热证

【证候】**主症**：寒热往来，口苦胁痛，心烦喜呕，咽干目眩。**次症**：大便不解或下利。**舌脉**：舌淡红，脉弦。

【治法】和解表里。

【方药】小柴胡汤加减。

【中成药】小柴胡颗粒（药典）。

6. 瘟疫发热

（1）邪在卫分证

【证候】**主症**：发热，微恶风寒，头痛，无汗或少汗。**次症**：口渴，或兼咳嗽。**舌脉**：舌边尖红，苔薄白，脉浮数。

【治法】辛凉发汗。

【方药】银翘散加减。

【中成药】小儿豉翘清热颗粒（药典；医保目录，乙）、羚羊感冒口服液（医保目录，乙）。

（2）邪在气分证

①邪热犯肺证

【证候】**主症**：发热汗出，咳嗽喘促。**次症**：痰稠，胸痛。**舌脉**：舌红，苔薄黄，脉数。

【治法】清热平喘。

【方药】麻杏石甘汤加减。

【中成药】连花清瘟颗粒（药典）、小儿肺热咳喘口服液（药典）。

②邪热犯胃证

【证候】**主症**：壮热汗多，口渴引饮，面赤心烦。**次症**：大便干结，小便短赤。**舌脉**：舌红，苔黄燥，脉洪大而滑数。

【治法】清胃解热。

【方药】白虎汤加减。

【中成药】三黄片（药典）、清降片（药典）。

③热结胃肠证

【证候】**主症**：发热烦躁，或日晡潮热，时有谵语，肚腹胀痛，便秘或热结旁流。**次症**：口干，小便黄。**舌脉**：舌红或有芒刺，苔黄燥或灰黑，脉沉数有力。

【治法】通腑泄热。

【方药】大承气汤加减。

【中成药】新清宁片（医保目录，甲）。

（3）邪在营分证

【证候】**主症**：发热夜甚，口干唇燥，但不欲饮，心烦不寐，或神昏谵语。**次症**：口渴或不渴，斑疹隐隐。**舌脉**：舌红绛而干，无苔，脉细数。

【治法】清营透热。

【方药】清营汤加减。

【中成药】小儿牛黄清心散（药典）。

（4）热入血分证

【证候】**主症**：高热不退，昼静夜躁，神昏谵语，斑疹透露。**次症**：或痉挛抽搐，吐血、衄血，便血。**舌脉**：舌紫绛，甚则紫暗而干。

【治法】清热凉血解毒。

【方药】犀角地黄汤加减。

【中成药】醒脑静注射液（医保目录，甲）、紫雪散（药典）。

内伤发热

1. 伤食发热证

【证候】**主症**：发热以夜暮为甚，腹壁、手心发热，夜卧不安，纳呆，嗳腐吞酸。**次症**：两颧红赤，胸腹胀满，疼痛拒按，便秘，或泻下酸臭，唇红。**舌脉**：苔白腻或黄腻，脉沉滑，指纹紫滞。

【治法】解表兼以消食导滞。

【方药】疏风解表基础上，加用保和丸加减。

【中成药】保和丸（药典）、清热化滞颗粒（指南）、午时茶颗粒（药典）。

2. 惊恐发热证

【证候】**主症**：发热不甚，昼轻夜重，伴面色青黄，心悸，睡梦虚惊，甚至骤然抽搐、啼哭。**次症**：大便色青。**舌脉**：舌质红，苔黄或黄腻，脉弦数，指纹青紫。

【治法】镇惊安神，平肝清热。

【方药】疏风解表基础上，加用镇惊丸加减。

【中成药】小儿金丹片（药典）、清开灵颗粒（药典）。

3. 气虚发热证

【证候】**主症**：发热，恶风自汗，短气神怯，乏力。**次症**：便溏，面色萎黄。**舌脉**：舌淡而胖嫩，苔薄白，脉虚无力，指纹淡红。

【治法】益气健脾。

【方药】补中益气汤加减。

【中成药】补中益气丸（药典）。

4. 阳虚发热证

【证候】**主症**：身热畏寒，四肢厥冷，面色㿠白，两颧发赤。**次症**：蜷卧神疲，口不渴或喜热饮。**舌脉**：舌淡苔白，脉沉细无力，指纹青红。

【治法】温阳散寒。

【方药】附桂理中丸加减。

【中成药】附桂理中丸（药典）。

5. 血虚发热证

【证候】**主症**：发热夜重，头昏眼花，甚则心悸，面色苍白。**次症**：口渴咽干，眼睑爪甲淡白，大便燥结。**舌脉**：苔薄白，脉虚无力，指纹淡红。

【治法】养血益气。

【方药】圣愈汤加减。

【中成药】当归补血丸（医保目录，乙）。

6. 阴虚发热证

【证候】**主症**：午后发热，五心烦热，两颧潮红，盗汗消瘦。**次症**：心悸失眠，咽干口燥。**舌脉**：舌红，苔少或无苔，脉细数。

【治法】养阴清热。

【方药】秦艽鳖甲散加减。

【中成药】六味地黄口服液（指南）、知柏地黄丸（医保目录，乙；药典）、青蒿鳖甲片（医保目录，乙）。

7. 瘀血发热证

【证候】**主症**：入暮发热或自觉发热，头或胸胁刺痛，咽燥漱水而不欲咽，皮肤甲错。**次症**：面色晦暗，或脱发。**舌脉**：舌紫暗，边有瘀点，脉涩，指纹紫滞。

【治法】活血化瘀。

【方药】血府逐瘀汤加减。

【中成药】血府逐瘀口服液（药典）。

8. 营卫不和证

【证候】**主症：**发热恶风，汗出热不解，或热势时高时低，身倦乏力。**次症：**或有反复鼻塞、流涕等表证。**舌脉：**舌淡红，苔薄白，脉浮弱，指纹淡。

【治法】调和营卫。

【方药】柴胡桂枝汤加减。

【中成药】桂枝颗粒（医保目录，乙）。

（二）外治疗法

药浴疗法

（1）羌活 30g，独活 30g，细辛 15g，防风 30g，紫苏叶 30g，白芷 30g，桂枝 20g，葱白 30g，淡豆豉 30g。煎水 3000mL，候温沐浴，每日 1 ～ 2 次。用于风寒感冒证。

（2）金银花 30g，连翘 30g，柴胡 30g，桑叶 30g，大青叶 30g，薄荷 20g，蝉蜕 30g，栀子 30g。煎水 3000mL，候温沐浴，每日 1 ～ 2 次。用于风热感冒证。

（3）香薷 30g，连翘 50g，金银花 50g，柴胡 30g，防风 30g，淡豆豉 30g，扁豆花 30g，石膏 50g，鸡苏散 50g，板蓝根 50g。煎水 3000mL，候温沐浴，每日 1 ～ 2 次。用于暑邪感冒证。

（三）单方验方

1. 王烈（长春中医药大学附属医院）验方——小儿退热方

黄芩 50g，柴胡 40g，黄连 30g，寒水石 20g，白屈菜 20g，菊花 6g，牛黄 5g，重楼 4g，射干 4g，板蓝根 4g，蝉蜕 4g，紫荆皮 4g，天竹黄 4g，珍珠 2g，冰片 2g，麝香 1g。功效：清热解毒，解表清里。用于小儿四时感冒，表里夹杂者。

2. 王静安（成都市中医院）验方——清宣导滞汤

生石膏 15 ～ 60g，白薇 30g，青蒿 15 ～ 30g，天花粉 9 ～ 15g，桑叶 10g，赤芍 6 ～ 9g，柴胡 6 ～ 9g，荆芥 9g，黄连 3 ～ 6g，山楂 9 ～ 15g，神曲

9～15g，槟榔6～9g，板蓝根15～30g。功效：清热解毒，养阴透邪。用于风热感冒者。

3. 贾六金（全国名中医）验方——银柴退热汤

金银花8g，连翘8g，柴胡8g，黄芩8g，牛蒡子8g，桔梗8g，荆芥8g，大青叶8g，板蓝根9g，紫花地丁6g，焦三仙各12g，姜半夏6g，甘草6g。功效：辛凉解表，祛风退热，和解消食。用于外感性发热，也可用于内有热毒的里证及时行疾病初期的邪郁肺卫证。

（四）其他疗法

1. 针灸疗法

（1）针法　取大椎、曲池、外关、合谷。头痛加太阳，咽痛加少商。用泻法，每日1～2次。用于风热感冒。

（2）灸法　取大椎、风门、肺俞。艾炷灸1～2壮，依次灸治，每穴5～10分钟，以表面皮肤潮热为宜，1日1～2次。用于风寒感冒。

2. 推拿疗法　开天门50次，推坎宫50次，揉太阳50次，捏印堂100次，揉外劳宫100次，推上三关200次，推下六腑50次，清肺经100次。热盛加清天河水100次，清肝经100次，掐人中5～7次；高热昏迷加冷水点劳宫50次，打马过天河100次。

三、预防调护

1. 预防　经常户外活动，呼吸新鲜空气，多晒太阳，加强锻炼；随气候变化，及时增减衣服；凡疫疠传染流行季节，不到公共场所活动，以免感染时行疫疠之邪。

2. 调护　居室保持空气流通、新鲜。高热患儿应卧床休息，保持环境安静；发热期间多饮热水，汤药应热服，覆被取汗；可用温水擦浴，以助散热。服解热发汗药后，应进热饮，如米粥，并盖衣被，以助汗出，但取微汗为宜，不可过汗。饮食易消化、清淡，如米粥、新鲜蔬菜、水果等，忌食辛辣、冷饮、油腻食物。注意观察病情变化，对有高热惊厥史者，起病初身热上升阶段及早采取预防措施。

小 结

小儿发热常用中成药见表15-1。

表 15-1 小儿发热常用中成药

证型	常用中成药
外感风寒证	风寒感冒颗粒
外感风热证	小儿豉翘清热颗粒、小儿感冒颗粒、小儿感冒宁糖浆、小儿退热口服液、小儿解表颗粒
感受暑热证	藿香正气口服液、小儿暑感宁糖浆
感受湿热证	甘露消毒丸
少阳经热证	小柴胡颗粒
邪在卫分证	小儿豉翘清热颗粒、羚羊感冒口服液
邪热犯肺证	连花清瘟颗粒、小儿肺热咳喘口服液
邪热犯胃证	三黄片、清降片
热结胃肠证	新清宁片
邪在营分证	小儿牛黄清心散
热入血分证	醒脑静注射液、紫雪散
伤食发热证	保和丸、清热化滞颗粒、午时茶颗粒
惊恐发热证	小儿金丹片、清开灵颗粒
气虚发热证	补中益气丸
阳虚发热证	附桂理中丸
血虚发热证	当归补血丸
阴虚发热证	六味地黄口服液、知柏地黄丸、青蒿鳖甲片
瘀血发热证	血府逐瘀口服液
营卫不和证	桂枝颗粒

第二节　小儿咳嗽

咳嗽是小儿常见的肺系病证，临床以咳嗽为主症。咳以声言，嗽以痰名，有声有痰谓之咳嗽。咳嗽可分为外感咳嗽与内伤咳嗽。小儿肺常不足，卫外不固，很容易感受外邪引起发病，故临床上以外感咳嗽为多见。

本病一年四季均可发生，冬春季多见。小儿年龄越小，患病率越高。大多预后良好，部分可致反复发作，日久不愈，或病情加重，发展为肺炎喘嗽。

本病相当于西医学中的气管炎、支气管炎。

一、病因病机

咳嗽的病因分外感与内伤，常见病因有外邪犯肺、痰浊内生、脏腑亏虚等，病位在肺，常涉及脾，病机为肺脏受邪，失于宣降，肺气上逆。

1. 外邪犯肺　小儿肺常不足，卫外不固，多寒暖不能自调，最易感受六淫之邪。风邪为百病之长，常夹其他邪气同时入侵。外邪从皮毛或口鼻而入，肺卫受邪，肺失宣肃，肺气上逆而发为咳嗽。风为阳邪，化热最速，且小儿为纯阳之体，故小儿风寒咳嗽，大多为时短暂，并化热入里，出现热性咳嗽。

2. 痰浊内生　小儿脾常不足，若饮食喂养不当，致脾失健运，水湿内停，酿生痰湿，上贮于肺，肺失宣肃而为咳嗽。此即"脾为生痰之源，肺为贮痰之器"。加之外邪犯肺，肺津失布，聚而为痰；若其他脏腑功能失常，也可导致咳嗽的发生，如肝火亢盛或木火刑金，则煎液为痰，蕴结于肺而发为咳嗽。

3. 脏腑亏虚　小儿脏腑娇嫩，若遇外感咳嗽，日久不愈，正气亏耗，或正虚邪恋，肺气不足，肺失宣降，气逆于上，发为气虚咳嗽，咳嗽持续，咳声无力；肺热伤津，燥热耗液，肺阴受损，致阴虚咳嗽。

咳嗽虽为肺脏所主，但与其他脏腑功能失调也有密切联系，故《素问·咳论》云："五脏六腑皆令人咳，非独肺也。"

二、中医治疗

本病辨证，根据病程的长短和表证的有无辨外感、内伤；并结合咳嗽的声音、咳痰性状辨寒热、虚实。本病以宣肃肺气为基本治则。外感咳嗽者，佐以疏风解表；内伤咳嗽者，佐以燥湿化痰，或清热化湿，或益气健脾，或养阴润肺等法随证施治。本病除内服汤药外，还可应用中成药、针灸、推拿等疗法。

（一）辨证论治

1. 外感咳嗽

（1）风寒咳嗽

【证候】**主症**：咳嗽频作，咽痒声重，痰白清稀，鼻塞流清涕。**次症**：恶寒无汗，发热头痛，全身酸痛。**舌脉**：舌质淡红，舌苔薄白，脉浮紧，指纹浮红。

【治法】疏风散寒，宣肺止咳。

【方药】杏苏散加减。

【中成药】感冒疏风丸/片/胶囊/颗粒（医保目录，乙）、麻黄止嗽丸/胶囊（医保目录，乙）、桂枝颗粒（医保目录，乙）、葛根汤片/颗粒/合剂（医保目录，乙）、荆防颗粒/合剂（医保目录，乙）、半夏止咳糖浆（医保目录，乙）、宝咳宁颗粒（医保目录，乙）、三拗片（医保目录，乙；指南；药典）。

（2）风热咳嗽

【证候】**主症**：咳嗽不爽，咳声高亢或声浊，痰黄黏稠，不易咳出。**次症**：口渴咽痛，鼻流浊涕，或伴发热恶风，头痛，微汗出。**舌脉**：舌质红，苔薄黄，脉浮数，指纹浮紫。

【治法】疏风清热，肃肺止咳。

【方药】桑菊饮加减。

【中成药】桑菊感冒丸/片/颗粒（医保目录，乙）、柴银颗粒/口服液（医保目录，乙）、双黄连片/胶囊/颗粒/合剂/口服液（医保目录，乙）、芎菊上清丸/片/颗粒（医保目录，甲）、复方芩兰口服液（医保目录，乙）、小儿肺热咳喘口服液（医保目录，乙；药典）、金莲清热泡腾片（医保目录，乙）、小儿解表止咳口服液（医保目录，乙）。

2. 内伤咳嗽

（1）痰热咳嗽

【证候】**主症**：咳嗽痰多，色黄黏稠，咳吐不爽，咳剧气促，喉间痰鸣。**次症**：发热口渴，烦躁不宁，尿少色黄，大便干结。**舌脉**：舌质红，苔黄腻，脉滑数，指纹紫滞。

【治法】清热泻肺，化痰止咳。

【方药】清金化痰汤加减。

【中成药】川贝枇杷膏/片/胶囊/颗粒/糖浆（医保目录，乙）、橘红丸/片/胶囊/颗粒（医保目录，甲）、复方鲜竹沥液（医保目录，乙）、枇杷止咳胶囊/颗粒/软胶囊（医保目录，乙）、小儿肺热清颗粒（医保目录，乙）、小儿清肺化痰颗粒/口服液（医保目录，乙；药典）、肺力咳合剂/胶囊/片（医保目录，乙；国家中成药标准汇编）、清咳平喘颗粒（医保目录，乙）、止咳橘红颗粒/口服液/合剂/胶囊（医保目录，乙；药典）。

（2）痰湿咳嗽

【证候】**主症：**咳嗽重浊，痰多壅盛，色白而稀，喉间痰声辘辘。**次症：**胸闷纳呆，神乏困倦，形体虚胖。**舌脉：**舌淡红，苔白腻，脉滑，指纹沉滞。

【治法】燥湿化痰，宣肺止咳。

【方药】二陈汤加减。

【中成药】二陈丸（医保目录，乙）、橘红痰咳颗粒/煎膏/液（医保目录，乙；药典）、橘红颗粒（医保目录，甲）、蛇胆陈皮散/片/胶囊（医保目录，甲）。

（3）气虚咳嗽

【证候】**主症：**咳嗽无力，痰白清稀，面色㿠白，气短乏力。**次症：**胃纳不振，自汗畏寒。**舌脉：**舌淡嫩，边有齿痕，脉细无力，指纹淡。

【治法】健脾补肺，益气化湿。

【方药】六君子汤加减。

【中成药】利肺片（医保目录，乙）、六君子丸（医保目录，乙）、小儿肺咳颗粒（医保目录，乙）。

（4）阴虚咳嗽

【证候】**主症：**干咳无痰，或痰少而黏，或痰中带血，不易咳出。**次症：**口渴咽干，喉痒声嘶，午后潮热或手足心热。**舌脉：**舌质红，舌苔少，脉细数，指纹紫。

【治法】养阴润肺，兼清余热。

【方药】沙参麦冬汤加减。

【中成药】养阴清肺丸/膏/颗粒/口服液/糖浆（医保目录，甲；指南）、蜜炼川贝枇杷膏（医保目录，乙）、二母宁嗽丸/片/颗粒（医保目录，甲；药典）、枇杷叶膏（医保目录，乙）、润肺膏（医保目录，乙）。

（二）单方验方

1. 林钦甫（浙江衢州市中医医院）验方——林氏验方

荆芥、炒牛蒡、桔梗、生甘草、杏仁、胆南星、连翘、山栀各3g，前胡5g，芦根10g，川贝母2g（此为2～3岁小儿剂量）。功效：疏风清热，宣肺止咳。用于小儿咳嗽，属风热咳嗽者。

2. 单方

（1）鲜芥菜250g。用法：加入盐少许，水煮，佐餐服用。用于风寒咳嗽者。

（2）甜杏仁适量。用法：将杏仁炒熟，早晚嚼食7～10粒。用于风寒咳嗽者。

（3）橘饼2块。用法：加入适量冰糖水炖，早晚分服。用于肺虚咳嗽者。

（三）其他疗法

1. 针灸疗法　针刺取穴：①天突、内关、曲池、丰隆。②肺俞、尺泽、太白、太冲。每日取1组，两组交替使用，1日1次，10～15次为1个疗程，中等刺激，或针后加灸。

2. 推拿疗法　揉小天心，补肾水，揉二马，揉板门，逆运内八卦，清肺经，推四横纹，揉小横纹，清天河水。咳喘轻者，1日2次；咳喘严重者，1日4～6次。咳喘以夜间为重者，停推四横纹，分推肩胛各50次，以平喘止咳。高热者，揉小天心后加揉一窝风。

三、预防调护

1. 预防　适当到户外活动，加强体格锻炼，增加小儿抗病能力。注意休息，保持环境安静，保持室内空气新鲜、流通，室温以20～24℃为宜，相对湿度约60%。饮食宜清淡、易消化、富含营养；忌辛辣刺激、过甜过咸饮食。

2. 调护　咳嗽时防止食物呛入气管引起窒息。经常变换体位及轻拍背部，有助于排出痰液。

小 结

小儿咳嗽常用中成药见表 15-2。

表 15-2　小儿咳嗽常用中成药

证型	常用中成药
风寒咳嗽	感冒疏风丸 / 片 / 胶囊 / 颗粒、麻黄止嗽丸 / 胶囊、桂枝颗粒、葛根汤片 / 颗粒 / 合剂、荆防颗粒 / 合剂、半夏止咳糖浆、宝咳宁颗粒、三拗片
风热咳嗽	桑菊感冒丸 / 片 / 颗粒、柴银颗粒 / 口服液、双黄连片 / 胶囊 / 颗粒 / 合剂 / 口服液、芎菊上清丸 / 片 / 颗粒、复方芩兰口服液、小儿肺热咳喘口服液、金莲清热泡腾片、小儿解表止咳口服液
痰热咳嗽	川贝枇杷膏 / 片 / 胶囊 / 颗粒 / 糖浆、橘红丸 / 片 / 胶囊 / 颗粒、复方鲜竹沥液、枇杷止咳胶囊 / 颗粒 / 软胶囊、小儿肺热清颗粒、小儿清肺化痰颗粒 / 口服液、肺力咳合剂 / 胶囊 / 片、清咳平喘颗粒、止咳橘红颗粒 / 口服液 / 合剂 / 胶囊
痰湿咳嗽	二陈丸、橘红痰咳颗粒 / 煎膏 / 液、橘红颗粒、蛇胆陈皮散 / 片 / 胶囊
气虚咳嗽	利肺片、六君子丸、小儿肺咳颗粒
阴虚咳嗽	养阴清肺丸 / 膏 / 颗粒 / 口服液 / 糖浆、蜜炼川贝枇杷膏、二母宁嗽丸 / 片 / 颗粒、枇杷叶膏、润肺膏

第三节　反复呼吸道感染

反复呼吸道感染是指一年内发生呼吸道感染过于频繁，超过一定范围的疾病。根据部位可分为反复上呼吸道感染（鼻炎、咽炎、扁桃体炎）和反复下呼吸道感染（支气管炎、毛细支气管炎及肺炎等）。发病多见于 6 个月～ 6 岁的小儿，1 ～ 3 岁的幼儿发病率最高。冬春气温变化剧烈时易反复不已，夏天有自然缓解的趋势。若反复呼吸道感染日久不愈，易发生慢性鼻炎、咳嗽及肾炎、风湿病等疾患，严重影响小儿的生长发育与身心健康。

古代医籍称本病为"自汗易感"，近年来通常称为"易感儿"或"复感儿"。

一、病因病机

本病多因禀赋不足、喂养不当、顾护失宜、素禀体热等引起，病位主要在肺，常涉及脾、肾。其病机主要是正虚易感，或正虚邪伏。

1. 肺脾气虚　肺为娇脏，位居于上，主气司呼吸，开窍于鼻，外合皮毛。小儿寒暖不知自调，家长调护不周、环境骤变，外邪从皮毛或口鼻入侵，首先犯肺，肺气失宣；小儿脾胃功能相对薄弱，其生长发育迅速，所需水谷精微较成人相对旺盛，且饮食不知自节，故易伤食导致脾胃运化失调，加之患病后或过用苦寒、消导药物，导致脾气愈虚，母病及子，故发为本病。

2. 营卫失调　反复起病致卫气不能外固，营阴不能内守，则致营卫失调，肺气更虚。

3. 脾肾两虚　脾胃为后天之本，气血生化之源；肾所藏之精，内寓真阴真阳，小儿肾常虚，肾之元气不足，加之脾胃运化功能不足，反复发作，久病及肾，先后天不能互为滋养，发为本病。

4. 肺脾阴虚　素体阴虚或反复发热，或恣食辛热食物及滥用温热补品，耗伤阴血，发为本病。

二、中医治疗

本病中医主张综合治疗，注意调护，辨证论治为主，临床以虚实兼夹多见。应抓住正虚、邪伏2个基本病理环节，分清主次，权衡用药。

（一）辨证论治

1. 肺脾气虚证

【证候】**主症**：反复外感，面黄少华，形体消瘦，肌肉松软，少气懒言，气短，多汗，动则易汗。**次症**：食少纳呆，口不渴，大便溏薄。**舌脉**：舌质淡，苔薄白，脉无力，指纹淡。

【治法】补肺固表，健脾益气。

【方药】玉屏风散合六君子汤加减。

【中成药】黄芪生脉饮（指南）、玉屏风口服液（指南）、参苓白术丸（医保目录，甲；指南）。

2. 营卫失调证

【证候】**主症**：反复外感，恶风，恶寒，四肢不温，多汗易汗，汗出不温。**次症**：面色少华，或伴低热，咽微红，乳蛾不消；或肺炎喘嗽后久不康复。**舌脉**：舌淡红，苔薄白，脉无力，指纹淡红。

【治法】调和营卫，益气固表。

【方药】黄芪桂枝五物汤加减。

【中成药】桂枝颗粒（医保目录，乙）。

3. 脾肾两虚证

【证候】**主症**：反复外感，面色萎黄或面白少华，形体消瘦，肌肉松软，鸡胸龟背，腰膝酸软，形寒肢冷，四肢不温，喘促乏力，气短，动则喘甚，少气懒言，食少纳呆，大便溏薄，或五更泄泻，夜尿多。**次症**：发育落后，多汗易汗。**舌脉**：舌质淡，苔薄白，脉沉细无力。

【治法】温补肾阳，健脾益气。

【方药】金匮肾气丸合理中丸加减。

【中成药】龙牡壮骨颗粒（医保目录，乙；药典；指南）。

4. 肺脾阴虚证

【证候】**主症**：反复外感，面白颧红少华，盗汗自汗，手足心热。**次症**：食少纳呆，口渴，大便干结。**舌脉**：舌质红，苔少或花剥，脉细数，指纹淡红。

【治法】养阴润肺，益气健脾。

【方药】生脉散合沙参麦冬汤加减。

【中成药】百合固金口服液（医保目录，乙；指南）、槐杞黄颗粒（指南）。

（二）外治疗法

敷贴疗法（指南）

1. 白芥子3份，细辛2份，甘遂1份，皂荚1份，五倍子3份，冰片0.05份，共研细末，1次1～2g，姜汁调成糊状，敷于双肺俞，外用胶布固定，于三伏天每伏1次，1次4～6小时。用于反复呼吸道感染虚证兼痰浊内郁者。

2. 五倍子粉10g，加食醋适量调成糊状，睡前敷脐，1日1次，连用5～7日。用于反复呼吸道感染各证型多汗者。

（三）单方验方

1. 虞坚尔（上海市中医院）验方

感染期：和解方

柴胡 6g，黄芩 6g，姜半夏 6g，太子参 6g，炙甘草 3g，广藿香 9g，川厚朴 6g，白茯苓 9g。功效：和解少阳，清热运脾。用于反复呼吸道感染急性感染期。

缓解期：补肾固表方

菟丝子 9g，炙黄芪 9g，焦白术 9g，关防风 9g，黄芩 6g，柴胡 6g，乌梅肉 6g，麻黄根 9g。功效：补肾益气固表，扶正祛邪。用于反复呼吸道感染缓解期。

2. 俞景茂（江苏省中医院）验方——少阳和解汤

柴胡 6g，黄芩 6g，太子参 6g，杏仁 6g，浙贝母 6g，制半夏 6g，丹参 6g，辛夷花 6g，白芍 6g，生山楂 9g，山海螺 12g，蝉衣 3g，桂枝 3g，炙甘草 3g。功效：和解表里，疏利枢机。用于反复呼吸道感染表邪未尽而正气已虚，枢机失利，病在少阳者。

（四）其他疗法

1. 推拿疗法 补脾经、补肾经、揉肾经。用于反复呼吸道感染多汗者。

2. 针灸疗法 取大椎、肺俞、足三里、肾俞、关元、脾俞。每次取 3～4 穴，轻刺加灸，隔日 1 次，在好发季节前做预防性治疗。

3. 捏脊疗法 捏脊疗法可提高患儿免疫力，增强体质，防治反复呼吸道感染。1 日 1 次，1 周 5 次，4 周为 1 个疗程。

三、预防调护

1. 预防 注意环境卫生，保持室内空气新鲜流通；感冒流行期间不去公共卫生场所；经常进行户外活动或体育锻炼，多晒太阳，增强体质；按时预防接种；避免接触过敏物质，如尘螨、花粉、油漆等；避免被动吸烟；避免雾霾天气外出运动，必要时佩戴口罩；养成良好的生活习惯，保证充足的睡眠；保证膳食营养均衡，不贪凉，不偏食辛辣油腻，不过食。

2. 调护 根据气温变化及时增减衣服，避免过冷过热；出汗较多时，用干毛巾擦干，勿吹风着凉，洗澡时尤应注意；积极防治各种慢性病，如维生素 D

缺乏性佝偻病、营养不良、贫血等。

小 结

反复呼吸道感染常用中成药见表 15-3。

表 15-3　反复呼吸道感染常用中成药

证型	常用中成药
肺脾气虚证	黄芪生脉饮、玉屏风口服液、参苓白术丸
营卫失调证	桂枝颗粒
脾肾两虚证	龙牡壮骨颗粒
肺脾阴虚证	百合固金口服液、槐杞黄颗粒

第四节　小儿肺炎

肺炎（pneumonia）是由不同病原体或其他因素（如吸入羊水、油类或过敏反应）等所引起的肺部炎症。主要临床表现为发热、咳嗽、气促、呼吸困难和肺部固定中、细湿啰音。重症患者可累及循环、神经及消化系统而出现相应的临床症状，如中毒性脑病及中毒性肠麻痹等。肺炎是小儿时期的常见病，是我国住院小儿死亡的第一位原因，严重威胁小儿健康，被国家卫生管理部门列为重点防治的"小儿四病"之一，故加强对本病的防治十分重要。

本病属于中医学"肺炎喘嗽"，是肺系的主要病证之一。肺炎喘嗽的命名首见于谢玉琼的《麻科活人全书》，俗称"马脾风"。

一、病因病机

小儿肺炎喘嗽发生的原因，主要有外因和内因两大类。外因责之于感受风邪，或由其他疾病传变而来；内因责之于小儿形气未充，肺脏娇嫩，卫外不固。外感风邪，由口鼻或皮毛而入，侵犯于肺，致肺气郁闭；肺失宣降，闭郁不宣，化热灼津，炼液成痰，阻于气道，肃降无权，从而出现咳嗽、气喘、痰鸣、鼻扇等肺气闭塞的证候，发为肺炎喘嗽。

1.**风寒闭肺** 风寒之邪外侵，寒邪束肺，肺气郁闭，失于宣降，肺气上逆，则致呛咳气急；卫阳为寒邪所遏，阳气不得敷布全身，则见恶寒发热而无汗；肺气郁闭，水液输化无权，凝而为痰，则见痰涎色白而清稀。

2.**风热闭肺** 风热之邪外侵，热邪闭肺，肺气郁阻，失于宣肃，则致发热、咳嗽；热邪闭肺，水液输化无权，凝聚为痰，加之温热之邪，灼津炼液为痰，痰阻气道，壅盛于肺，则见咳嗽剧烈，喉间痰鸣，气急鼻扇。

3.**痰热闭肺** 邪热闭阻于肺，导致肺失于宣肃，肺津因之熏灼凝聚，痰热胶结，闭阻于肺，则致咳嗽，气急鼻扇，喉间痰鸣；痰堵胸宇，胃失和降，则胸闷胀满，泛吐痰涎；肺热壅盛，充斥内外，则见发热，面赤口渴；肺气郁闭不解，气滞则血瘀，致口唇发绀。

4.**毒热闭肺** 肺热炽盛，郁滞不解，蕴生毒热，热深毒亦深，闭阻于肺，则出现高热、咳剧、烦躁、喘憋等本脏重症的表现；毒热耗灼阴津，津不上承，清窍不利，则见涕泪俱无，鼻孔干燥如煤烟。

5.**阴虚肺热** 小儿肺脏娇嫩，久热久咳，邪热耗伤肺阴，则见干咳、无痰，舌红乏津。余邪留恋不去，则致低热盗汗，舌苔黄，脉细数。

6.**肺脾气虚** 体质虚弱儿或伴有其他疾病者，感受外邪后易累及于脾，导致病情迁延不愈。若病程中肺气耗伤太过，正虚未复，余邪留恋，则发热起伏不定；肺虚气无所主，则致咳嗽无力；肺气虚弱，营卫失和，卫表失固，则动辄汗出；脾虚运化不健，痰湿内生，则致喉中痰鸣，食欲不振，大便溏；肺脾气虚，气血生化乏源，则见面色无华，神疲乏力，舌淡苔薄，脉细无力。

小儿肺脏娇嫩，或素体虚弱，感邪之后，病情进展，常由肺而涉及其他脏腑。肺主气而朝百脉，如肺为邪闭。气机不利，气为血之帅，气滞则血瘀，心血运行不畅，可致心失所养，心气不足，甚则心阳不能运行敷布全身，则致面色苍白，口唇青紫，四肢厥冷；肝为藏血之脏，右胁为肝脏之位，肝血瘀阻，故右胁下出现痞块；心主血脉，心阳虚，运血无力，则脉微弱而数，此为心阳虚衰之变证。小儿感受风温之邪，易化热化火，内陷厥阴，邪热内陷手厥阴心包经，则致壮热，烦躁，神志不清；邪热内陷足厥阴肝经，则热盛动风，致两目窜视，口噤项强。小儿肺失肃降，可引起脾胃升降失司，以致浊气停聚，大肠之气不得下行，出现腹胀、便秘等。肺炎喘嗽的病机关键为肺气郁闭，痰热是其主要病理产物，病变部位主要在肺，常累及心肝。

二、中医治疗

本病辨证，首辨轻重，次辨风寒、风热、痰热及毒热。肺炎喘嗽的治疗应分标本虚实，实证治标为主，以宣肺开闭，化痰平喘为基本法则。开肺以恢复肺气的宣发肃降功能为要务，宣肃如常则咳喘自平。若痰多壅盛者，治以降气涤痰；喘憋严重者，治以平喘降气；气滞血瘀者，配以活血化瘀；肺与大肠相表里，壮热炽盛时可加通下药以通腑泄热。出现变证者，宜中西医结合治疗，或温补心阳，或平肝息风，随证施治。疾病后期，正虚或邪恋，治疗以扶正为主，兼清解余热。

（一）辨证论治

1. 常证

（1）风寒闭肺证

【证候】**主症**：恶寒发热，无汗，呛咳气急，痰白而稀。**次症**：口不渴，咽不红。**舌脉**：舌质不红，舌苔薄白或白腻，脉浮紧，指纹浮红。

【治法】辛温宣肺，化痰降逆。

【方药】华盖散加减。

【中成药】九味羌活丸/颗粒（医保目录，甲）、正柴胡饮胶囊/合剂（医保目录，乙）、小儿咳喘颗粒（医保目录，乙）、通宣理肺丸/片/胶囊/颗粒（医保目录，甲；指南）、半夏止咳糖浆（医保目录，乙）、三拗片（医保目录，乙；指南）、宣肺止嗽合剂（医保目录，乙）、杏苏止咳颗粒（医保目录，乙；指南）。

（2）风热闭肺证

【证候】**主症**：发热恶风，微有汗出，咳嗽气急。**次症**：痰多，痰黏稠或黄，口渴咽红。**舌脉**：舌红，苔薄白或黄，脉浮数，指纹浮紫或紫滞。

【治法】辛凉宣肺，降逆化痰。

【方药】银翘散合麻杏石甘汤加减。

【中成药】银翘解毒丸/片/胶囊/颗粒（医保目录，甲）、柴银颗粒/口服液（医保目录，乙）、维C银翘片/颗粒（医保目录，乙）、麻杏止咳糖浆（医保目录，乙）、羚羊清肺散（医保目录，乙；指南）。

（3）痰热闭肺证

【证候】主症：发热，烦躁，咳嗽喘促，气急鼻扇，喉间痰鸣。**次症**：口唇青紫，面赤口渴，胸闷胀满，泛吐痰涎。**舌脉**：舌质红，舌苔黄腻，脉滑数，指纹紫滞。

【治法】清热涤痰，开肺定喘。

【方药】五虎汤合葶苈大枣泻肺汤加减。

【中成药】痰热清注射液（医保目录，乙）、小儿清热利肺口服液（医保目录，乙）、清肺消炎丸（医保目录，乙）、儿童清肺口服液（医保目录，乙；指南）、小儿咳喘灵颗粒/口服液/合剂（医保目录，乙）、止咳橘红颗粒/口服液/胶囊（医保目录，乙）。

（4）毒热闭肺证

【证候】主症：高热持续，咳嗽剧烈，气急鼻扇，喘憋。**次症**：涕泪俱无，鼻孔干燥，面赤唇红，烦躁口渴，小便短黄，大便秘结。**舌脉**：舌红而干，舌苔黄燥，脉洪数，指纹紫滞。

【治法】清热解毒，泻肺开闭，

【方药】黄连解毒汤合麻杏石甘汤加减。

【中成药】麻杏宣肺颗粒（医保目录，乙）、小儿麻甘颗粒（医保目录，乙）、小儿肺热咳喘颗粒/口服液（医保目录，乙）、喜炎平注射液（医保目录，乙；指南）、炎琥宁注射液（医保目录，乙；指南）、清开灵注射液（医保目录，甲；指南）。

（5）阴虚肺热证

【证候】主症：病程较长，干咳少痰，低热盗汗。**次症**：面色潮红，五心烦热。**舌脉**：舌质红乏津，舌苔花剥、少苔或无苔，脉细数，指纹淡红。

【治法】养阴清肺，润肺止咳。

【方药】沙参麦冬汤加减。

【中成药】养阴清肺丸/膏/颗粒/口服液/糖浆（医保目录，甲）、蜜炼川贝枇杷膏（医保目录，乙）、润肺止咳胶囊（医保目录，乙）。

（6）肺脾气虚证

【证候】主症：咳嗽无力，喉中痰鸣，低热起伏不定。**次症**：面白少华，动辄汗出，食欲不振，大便溏。**舌脉**：舌质偏淡，舌苔薄白，脉细无力，指纹淡。

【治法】补肺健脾，益气化痰。

【方药】人参五味子汤加减。

【中成药】玉屏风颗粒（医保目录，甲；指南）、玉屏风胶囊（医保目录，乙；指南）、玉屏风口服液（医保目录，乙；指南）。

2. 变证

（1）心阳虚衰证

【证候】**主症：** 突然面色苍白，口唇青紫，呼吸困难，或呼吸浅促。**次症：** 额汗不温，四肢厥冷，烦躁不安，或神萎淡漠，肝脏迅速增大。**舌脉：** 舌质略紫，苔薄白，脉细弱而数，指纹青紫，可达命关。

【治法】温补心阳，救逆固脱。

【方药】参附龙牡救逆汤加减。

【中成药】参附注射液（医保目录，甲；指南）、四逆汤（医保目录，甲）。

（2）邪陷厥阴证

【证候】**主症：** 壮热烦躁，神昏，四肢抽搐，口噤项强。**次症：** 两目窜视。**舌脉：** 舌质红绛，指纹青紫，可达命关，或透关射甲。

【治法】平肝息风，清心开窍。

【方药】羚角钩藤汤合牛黄清心丸加减。

【中成药】万氏牛黄清心丸／片（医保目录，乙）、醒脑静注射液（医保目录，乙；指南）、安宫牛黄丸（医保目录，甲；指南）。

（二）单方验方

1. 韩芳林（甘肃省中医院）验方——麻杏化瘀汤

蜜麻黄 3～6g，杏仁 10g，水蛭 5g（先煎），鱼腥草 10g，败酱草 10g，甘草 3g。发热明显者加石膏、牡丹皮、桑白皮等；痰多者加葶苈子、苏子、莱菔子等；咳嗽频作者加蜜百部、紫菀等。用于小儿肺炎喘嗽痰热闭肺者。

2. 单方

（1）石椒草汤　石椒草 1000g 加清水 3000～4000mL，煎至 1000mL，去渣，滤液置冰箱内保存。用法：每次服 30mL，日服 3 次。用于肺炎风热闭肺者。

（2）虎杖　虎杖 500g 加水 5000mL 煎至 1000mL，以后每日服 2～3 次，每次 50～100mL，肺炎症状完全消失后停药。用于小儿肺炎痰热闭肺者。

（3）鲜大青叶　鲜大青叶 30～60g 捣烂绞汁，调蜜少许，炖热温服，每日 2 次。用于小儿肺炎毒热闭肺者。

（三）其他疗法

1. 敷贴疗法

（1）肉桂、丁香、川乌、草乌、乳香、没药各 15g，红花、当归、川芎、赤芍、透骨草各 30g。高热、气喘者，可加用黄芩、黄连、大黄各 10g。研末，凡士林调制，敷贴于肺俞穴或啰音处，胶布固定，约 2 小时取下。1 日 1 次，7 日为 1 个疗程。用于肺部湿性啰音持续不消者。

（2）炙白芥子、前胡、丁香、肉桂、桃仁各 5g，细辛 1.5g。研末，凡士林调制，敷贴于肺俞、膈俞、膻中等穴，8 小时后取下。1 日 1 次，7 日 1 个疗程。用于肺脾气虚证。

2. 拔罐疗法　选取肺俞、阿是穴，取双侧肩胛下部，拔火罐每次 5 ～ 10 分钟，每日 1 次，5 日为 1 个疗程。用于 3 岁以上儿童肺炎湿啰音久不消退者。

三、预防调护

1. 预防

（1）积极锻炼身体，预防急性呼吸道感染。

（2）加强营养，防止佝偻病及营养不良是预防重症肺炎的关键。

2. 调护

（1）保持室内空气流通。室温以 18 ～ 20℃为宜，相对湿度 60%。

（2）呼吸急促时，应保持气道通畅，随时吸痰。

（3）咳嗽剧烈时可抱起小儿轻拍其背部，伴呕吐时应防止呕吐物吸入气管。

（4）重症肺炎患儿要加强巡视，监测呼吸、心率等，密切观察病情变化。

小　结

小儿肺炎常用中成药见表15-4。

表 15-4　小儿肺炎常用中成药

证型	常用中成药
风寒闭肺	九味羌活丸/颗粒、正柴胡饮胶囊/合剂、小儿咳喘颗粒、通宣理肺丸/片/胶囊/颗粒、半夏止咳糖浆、三拗片、宣肺止嗽合剂、杏苏止咳颗粒
风热闭肺	银翘解毒丸/片/胶囊/颗粒、柴银颗粒/口服液、维C银翘片/颗粒、麻杏止咳糖浆，羚羊清肺散
痰热闭肺	痰热清注射液、小儿清热利肺口服液、清肺消炎丸、儿童清肺口服液、小儿咳喘灵颗粒/口服液/合剂、止咳橘红颗粒/口服液/胶囊
毒热闭肺	麻杏宣肺颗粒、小儿麻甘颗粒、小儿肺热咳喘颗粒/口服液、喜炎平注射液、炎琥宁注射液、清开灵注射液
阴虚肺热	养阴清肺丸/膏/颗粒/口服液/糖浆、蜜炼川贝枇杷膏、润肺止咳胶囊
肺脾气虚	玉屏风颗粒、玉屏风胶囊、玉屏风口服液
心阳虚衰	参附注射液、四逆汤
邪陷厥阴	万氏牛黄清心丸/片、醒脑静注射液、安宫牛黄丸

第五节　小儿腹泻

腹泻病（diarrhea），是一组由多病原、多因素引起的，以大便次数增多和大便性状改变为特点的消化道综合征，是我国婴幼儿最常见的疾病之一。本病6个月至2岁婴幼儿发病率高，1岁以内约占半数，是造成儿童营养不良、生长发育障碍的主要原因之一。

小儿腹泻属中医"泄泻"范畴，泄泻是以大便次数增多，粪质稀薄或如水样为特征的小儿常见病。一年四季均可发病，夏秋季节发病率高，不同季节发生的泄泻，证候表现有所不同。本病轻证治疗得当预后良好；重证则预后较差，可出现气阴两伤，甚至阴竭阳脱；久泻迁延不愈，则易转为慢惊风或疳证。

一、病因病机

小儿泄泻发生的原因，以感受外邪、内伤饮食、脾胃虚弱为多见。其病变主要在脾胃。因胃主受纳腐熟水谷，脾主运化水湿和水谷精微，若脾胃受病，则饮食入胃后，水谷不化，精微不布，清浊不分，合污而下，致成泄泻。故《幼幼集成·泄泻证治》说："夫泄泻之本，无不由于脾胃。盖胃为水谷之海，而脾主运化，使脾健胃和，则水谷腐化而为气血，以行荣卫。若饮食失节，寒温不调，以致脾胃受伤，则水反为湿，谷反为滞，精华之气不能输化，乃至合污下降，而泄泻作矣。"

1. **感受外邪**　小儿脏腑柔嫩，肌肤薄弱，冷暖不知自调，易为外邪侵袭而发病。外感风、寒、暑、热诸邪常与湿邪相合而致泻，盖因脾喜燥而恶湿，湿困脾阳，运化失职，湿盛则濡泄，故前人有"无湿不成泻""湿多成五泻"之说。由于时令气候不同，长夏多湿，故外感泄泻以夏秋季节多见，其中又以湿热泻最常见，风寒致泻则四季均有。

2. **伤于饮食**　小儿脾常不足，饮食不知自节，若调护失宜，哺乳不当，饮食失节或不洁，过食生冷瓜果或难以消化之食物，皆能损伤脾胃，发生泄泻。如《素问·痹论》所说："饮食自倍，肠胃乃伤。"小儿易为食伤，发生伤食泻，在其他各种泄泻证候中亦常兼见伤食证候。

3. **脾胃虚弱**　小儿素体脾虚，或久病迁延不愈，脾胃虚弱，胃弱则腐熟无能，脾虚则运化失职，不能分清别浊，清浊相干并走大肠，而成脾虚泄泻。亦有暴泻实证，失治误治，迁延不愈，风寒、湿热外邪已解而脾胃损伤，转成脾虚泄泻者。

4. **脾肾阳虚**　脾虚致泻者，一般先耗脾气，继伤脾阳，日久则脾损及肾，造成脾肾阳虚。阳气不足，温煦失职，阴寒内盛，水谷不化，并走肠间，而致澄澈清冷、洞泄而下的脾肾阳虚泻。

小儿稚阳未充、稚阴未长，患泄泻后较成人更易于损阴伤阳发生变证。重症泄泻，因泻下过度，易于伤阴耗气，出现气阴两伤，甚至阴伤及阳，导致阴竭阳脱的危重变证。若久泻不止，脾气虚弱，土虚木亢，肝旺而生内风，可成慢惊风；脾虚失运，生化乏源，气血不足无以荣养脏腑肌肤，久则可致疳证。

二、中医治疗

本病以八纲辨证为主，次辨常证、变证。本病以运脾化湿为基本法则，实证以祛邪为主，虚证以扶正为主。泄泻变证，属正气大伤，分别治以益气养阴、酸甘化阴，回阳救逆、护阴固脱。

（一）辨证论治

1. 常证

（1）湿热泻

【证候】**主症**：大便水样，或如蛋花汤样，泻下急迫，量多次频，气味秽臭，或见少许黏液。**次症**：腹痛时作，恶心呕吐，或发热烦躁，口渴尿黄。**舌脉**：舌质红，苔黄腻，脉滑数，指纹紫。

【治法】清热利湿，化湿止泻。

【方药】葛根黄芩黄连汤加减。

【中成药】枫蓼肠胃康片/胶囊/颗粒/合剂（医保目录，乙）、葛根芩连丸/片/胶囊/颗粒/口服液（医保目录，乙）、双苓止泻口服液（医保目录，乙）、小儿肠胃康颗粒（医保目录，乙）、小儿泻速停颗粒（医保目录，甲；药典）。

（2）风寒泻

【证候】**主症**：大便清稀，夹有泡沫，臭味不甚，肠鸣腹痛。**次症**：伴恶寒发热，鼻流清涕，咳嗽。**舌脉**：舌质淡，苔薄白，脉浮紧，指纹淡红。

【治法】疏风散寒，化湿和中。

【方药】藿香正气散加减。

【中成药】藿香正气水/丸/片/胶囊/颗粒/口服液/软胶囊（医保目录，甲；指南）。

（3）伤食泻

【证候】**主症**：大便稀溏，夹有乳凝块或食物残渣，气味酸臭，或如败卵。**次症**：脘腹胀满，嗳气酸馊，或有呕吐，不思乳食，腹痛拒按，泻后痛减，夜卧不安。**舌脉**：舌苔厚腻，或微黄，脉滑实，指纹紫滞。

【治法】消食化滞，运脾和胃。

【方药】保和丸加减。

【中成药】保和丸/片/颗粒（医保目录，甲；指南）、化积颗粒/口服液（医保目录，乙）、神曲消食口服液（医保目录，乙）、小儿化食丸／口服液（医保目录，甲）。

（4）脾虚泻

【证候】**主症**：大便稀溏，色淡不臭，多见食后作泻，时轻时重。**次症**：面色萎黄，神疲倦怠，食欲不振，形体消瘦。**舌脉**：舌淡苔白，脉缓弱，指纹淡。

【治法】健脾益气，助运止泻。

【方药】七味白术散加减。

【中成药】健脾止泻宁颗粒（医保目录，甲）、小儿腹泻宁（医保目录，乙）、六君子丸（医保目录，乙）、小儿香橘丸（医保目录，乙；药典）、小儿止泻安颗粒（医保目录，乙）。

（5）脾肾阳虚泻

【证候】**主症**：久泻不止，食入即泻，澄澈清冷，或见脱肛。**次症**：形寒肢冷，面色㿠白，精神萎靡，寐时露睛。**舌脉**：舌淡苔白，脉细弱，指纹色淡。

【治法】温补脾肾，固涩止泻。

【方药】附子理中汤加减。

【中成药】附子理中丸／片（医保目录，甲；指南）、桂附理中丸（医保目录，乙）、四神丸／片（医保目录，甲；药典）。

2. 变证

（1）气阴两伤证

【证候】**主症**：泻下无度，质稀如水，精神萎弱或心烦不安，眼窝及囟门凹陷。**次症**：皮肤干燥，啼哭无泪，口渴引饮，小便短少，甚至无尿，唇红而干。**舌脉**：舌红少津，苔少或无苔，脉细数。

【治法】益气养阴，酸甘敛阴。

【方药】人参乌梅汤加减。

【中成药】乌梅丸（医保目录，乙）。

（2）阴竭阳脱证

【证候】**主症**：泻下不止，次频量多，精神萎靡，表情淡漠，面色青灰或苍白。**次症**：冷汗自出，哭声微弱，啼哭无泪，尿少或无，四肢厥冷。**舌脉**：

舌淡无津，脉沉细欲绝。

【治法】挽阴回阳，救逆固脱。

【方药】生脉散合参附龙牡救逆汤加减。

【中成药】生脉注射液（医保目录，甲；指南）、益气复脉胶囊/颗粒（医保目录，乙）。

（二）外治疗法

1. 丁香2g，吴茱萸30g，胡椒30粒，共研细末。每次1～3g，醋调成糊状，敷贴脐部，每日1次。用于风寒泻、脾虚泻。

2. 鬼针草30g，加水适量，煎沸后倒入盆内，先熏后浸泡双足，每日3～5次，连用3～5日。用于小儿各种泄泻。

（三）单方验方

1. 黎炳南（广州中医药大学第一附属医院）验方——黎氏秋泻方

藿香6g，砂仁3g（后下），乌梅3g，甘草3g，葛根10g，茯苓10g，火炭母8g，太子参12g，白术4g。用于小儿腹泻风寒泻者。

2. 黄明志（河南中医药大学第一附属医院）验方——梅连散

乌梅肉30g，川黄连15g，车前子30g，山楂炭10g，粉葛根15g，石榴皮10g。用于小儿腹泻气阴两伤者。

3. 单方

（1）川贝止泻散　适量川贝母粉碎，每日用量为0.1g/kg，分3次服用。用于小儿腹泻属消化不良者。

（2）单味紫参汤　紫参10g，文火水煎20分钟，取汁100mL，频服或早晚分服。用于小儿腹泻属湿热泻者。

（3）山药止泻粥　适量生怀山药研成粉，每次5～10g，加适量水，调和后加温熬成粥状，于喂奶前或饭前口服，每日3次，也可以山药粥代替乳食。3日为1个疗程。用于小儿腹泻属脾肾两虚者。

（四）其他疗法

1. 针法　取足三里、中脘、天枢、脾俞。发热加曲池，呕吐加内关、上脘，腹胀加下脘。实证用泻法，虚证用补法，1日1次。

2. 灸法　取足三里、中脘、神阙。隔姜灸或艾条温和灸。1日1次。用于脾虚泻、脾肾阳虚泻。

3. 贴敷疗法

（1）五倍子、干姜各 10g，吴茱萸、丁香各 5g，共研细末，白酒调和，贴敷肚脐，纱布覆盖固定，隔日换药 1 次。用于虚寒泄泻。

（2）丁香 1 份、肉桂 2 份，共研细末，每次 1 ~ 2g，姜汁调和成糊状，贴敷肚脐，外用胶布固定，每日 1 次。用于风寒泻、脾虚泻、脾肾阳虚泻。

4. 推拿疗法

（1）补脾土，清大肠，清小肠，退六腑，揉小天心。用于湿热泻。

（2）揉外劳宫，推三关，摩腹，揉脐，揉龟尾。用于风寒泻。

（3）推板门，清大肠，补脾土，摩腹，运内八卦，揉中脘。用于伤食泻。

（4）推三关，补脾土，补大肠，摩腹，推上七节骨，捏脊。用于脾虚泻。

（5）补脾土，摩腹，推上七节骨，补肾经，揉足三里。用于脾肾阳虚泻。

三、预防调护

1. 预防

（1）注意饮食卫生。食品应新鲜、清洁，不吃变质食品，不暴饮暴食。饭前、便后要洗手，注意乳品的保存，奶具、餐具、日常接触物品要定期消毒。

（2）合理喂养。提倡母乳喂养，不宜在夏季及小儿有病时断奶，遵守添加辅食的原则。

（3）加强户外活动，注意气候变化，防止感受外邪，避免腹部受凉。

（4）轮状病毒肠炎等传染性强的感染性腹泻流行时注意消毒隔离，避免交叉感染。此外注意临床规范合理应用抗生素，防止抗生素诱发性肠炎的发生。

2. 调护

（1）适当控制饮食，减轻胃肠负担。对吐泻严重患儿暂时禁食，以后随着病情好转，逐渐增加饮食量。忌食油腻、生冷及不易消化的食物。

（2）保持皮肤清洁干燥，勤换尿布。每次大便后，要用温水清洗臀部，肛周涂以消毒过的植物油，扑上爽身粉，预防上行性尿道感染和尿布皮炎。

（3）密切观察病情变化。包括呕吐及大便的次数、大便量和性质及尿量等，及早发现泄泻变证。

小 结

小儿腹泻常用中成药见表 15-5。

表 15-5　小儿腹泻常用中成药

证型	常用中成药
湿热泻	枫蓼肠胃康片 / 胶囊 / 颗粒 / 合剂、葛根芩连丸 / 片 / 胶囊 / 颗粒 / 口服液、双苓止泻口服液、小儿肠胃康颗粒、小儿泻速停颗粒
风寒泻	藿香正气水 / 丸 / 片 / 胶囊 / 颗粒 / 口服液 / 软胶囊
伤食泻	保和丸 / 片 / 颗粒、化积颗粒 / 口服液、神曲消食口服液、小儿化食丸 / 口服液
脾虚泻	健脾止泻宁颗粒、小儿腹泻宁、六君子丸、小儿香橘丸、小儿止泻安颗粒
脾肾阳虚泻	附子理中丸 / 片、桂附理中丸、四神丸 / 片
气阴两伤	乌梅丸
阴竭阳脱	生脉注射液、益气复脉胶囊 / 颗粒

第六节　厌食

厌食是以较长时期的食欲减退，厌恶进食，食量减少为临床特征的一种病证。古代中医文献中无小儿厌食的病名，其中"恶食""不思食""不嗜食""不饥不纳"等病证的主要临床表现与本病相似。

本病可发生于任何季节，但夏季暑湿当令之时，可使症状加重。各年龄儿童均可发病，以 1 ～ 6 岁为多见。城市儿童发病率较高。患儿除食欲不振外，一般无其他明显不适，预后良好，但长期不愈者，可使气血生化乏源，抗病能力下降，而易罹患他症，甚或影响生长发育。该病进一步发展可以转化为积滞或疳证。

本病相当于西医学的厌食症。

一、病因病机

厌食病因有先天因素及后天因素，病变脏腑主要在脾胃，病机关键为脾胃失健，纳化失和。小儿生机蓬勃，发育迅速，但脏腑娇嫩，脾常不足，若先天禀赋不足，或后天调护失宜，都可影响脾胃的正常纳化功能，致脾胃不和，纳化失健，而成厌食。

1. 先天因素　先天胎禀不足，脾胃薄弱之儿，往往出生后即表现不欲吮乳，若后天又失于调养，则脾胃怯弱，长期乳食难以增进。另外小儿有脾常不足的生理特点，后天因素较为容易影响小儿脾胃的纳运功能，厌食较成人更为多见。

2. 后天因素

（1）**喂养不当**　小儿乳食不知自节，若家长缺乏育婴保健知识，在其婴儿期未按期添加辅食；或片面强调高营养饮食，给予过多肥甘、煎炸炙煿之品，超越了小儿脾胃的正常纳化能力；或溺爱而纵其所好，令其恣意偏食零食、冷食；或小儿饥饱无度；或滥服滋补之品，均可损伤脾胃，产生厌食。

（2）**病传药害**　小儿稚阴稚阳之体，发病容易，传变迅速，若屡患他病，迁延伤脾；或误用攻伐，峻加消导；或过用苦寒损脾伤阳；或过用温燥耗伤胃阴；或病后未能及时调理，均可使受纳运化失常，形成厌食。

（3）**外邪直中**　湿为阴邪，脾为至阴之脏，喜燥恶湿，地处潮湿、夏伤暑湿，脾为湿困，可使受纳运化失常，而致厌恶进食。

（4）**情志失调**　小儿神气怯弱，易受惊恐。若失于调护，猝受惊吓或打骂，或所欲不遂，或思念压抑，或环境变更等，均可致情志抑郁，肝失调达，气机不畅，乘脾犯胃，形成厌食。

二、中医治疗

本病治疗以运脾开胃为基本法则。宜以芳香之剂解脾胃之困，拨清灵脏气以恢复转运之机，使脾胃调和，脾运复健，则胃纳自开。脾运失健者，当以运脾和胃为主；脾胃气虚者，治以健脾益气为先；脾胃阴虚者，施以养胃育阴之法；若属肝脾不和，则当疏肝理气助运。运脾之法，有燥湿助运、消食助运、理气助运、温运脾阳，在本病中需对证灵活应用。需要注意的是，消导不宜过峻，燥湿不宜过热，补益不宜呆滞，养阴不宜滋腻，以防损脾碍胃，影响纳化。在药物治疗的同时应注意饮食调养，纠正不良饮食习惯，方能取效。

（一）辨证论治

1.脾失健运证

【证候】**主症**：食欲不振，厌恶进食，食而乏味，食量减少。**次症**：或伴胸脘痞闷、嗳气泛恶，大便不调，偶尔多食后则脘腹饱胀，形体尚可，精神正常。**舌脉**：舌淡红，苔薄白或薄腻。

【治法】调和脾胃，运脾开胃。

【方药】不换金正气散加减

【中成药】保和丸/片/颗粒（医保目录，甲；指南）、人参健脾丸/片（医保目录，乙）、儿脾醒颗粒（医保目录，乙）、山麦健脾口服液（医保目录，乙；指南）。

2.脾胃气虚证

【证候】**主症**：不思进食，食而不化，大便偏稀，夹不消化食物。**次症**：面色少华，形体偏瘦，肢倦乏力。**舌脉**：舌质淡，苔薄白，脉缓无力。

【治法】健脾益气，佐以助运。

【方药】异功散加味。

【中成药】醒脾养儿颗粒（医保目录，乙；指南）、参苓白术丸/散/颗粒（医保目录，甲）、醒脾胶囊（医保目录，乙）。

3.脾胃阴虚证

【证候】**主症**：不思进食，食少饮多，皮肤失润。**次症**：大便偏干，小便短黄，甚或烦躁少寐，手足心热。**舌脉**：舌红少津，苔少或花剥，脉细数。

【治法】滋脾养胃，佐以助运。

【方药】养胃增液汤（验方）加减。

【中成药】养胃舒胶囊/片/颗粒/软胶囊（医保目录，乙）、小儿健胃糖浆（医保目录，乙）。

4.肝脾不和证

【证候】**主症**：厌恶进食，嗳气频繁，胸胁痞满。**次症**：性情急躁，面色少华，神疲肢倦，大便不调。**舌脉**：舌质淡，苔薄白，脉弦细。

【治法】疏肝健脾，理气助运。

【方药】逍遥散加减。

【中成药】逍遥丸／颗粒（医保目录，甲）、疏肝健胃丸（医保目录，乙）。

（二）外治疗法

1.高良姜、青皮、陈皮、荜茇、荜澄茄、苍术、薄荷、蜀椒各等量，研为细末，做成香袋，佩带于胸前。

2.猪牙皂30g，砂仁、茯苓、焦麦芽、神曲、焦山楂、肉豆蔻各2g，人参、白术各10g，川厚朴9g，广木香6g，冰片2g，麝香0.4g。粉碎，以凡士林调成膏状。敷于中脘、气海穴上，每日1换，3日为1个疗程。

（三）单方验方

1.郑启仲（河南中医药大学第一附属医院）验方——疏肝乐食方

醋柴胡6g，醋白芍10g，百合10g，醋郁金6g，焦山楂6g，佛手6g，炒谷芽6g，砂仁3g。功效：疏肝健脾，理气助运。用于厌食肝脾不和者。

2.单方

（1）炒神曲适量。用法：研细末，每日3～6g，开水冲服。用于厌食脾失健运者。

（2）鸡内金适量。用法：焙干、研粉，每次服1～3g，每日2～3次。用于厌食脾失健运者。

（3）韭菜子适量。用法：研细末，每日3～6g，开水冲服。用于厌食肝脾不和者。

（四）其他疗法

1.推拿疗法

（1）脾失健运证　补脾土，运内八卦，清胃经，掐揉掌横纹，摩腹，揉足三里。

（2）脾胃气虚证　补脾土，运内八卦，揉足三里，摩腹，捏脊。

（3）脾胃阴虚证　揉板门，补胃经，运八卦，分手阴阳，揉二马，揉中脘。

（4）肝脾不和证　清肝经，运内八卦，补脾土，揉中脘，揉脾俞，摩腹。

2.针灸疗法

（1）取脾俞、足三里、阴陵泉、三阴交，用平补平泻法。用于脾失健运证。

（2）取脾俞、胃俞、足三里、三阴交，用补法。用于脾胃气虚证。

（3）取足三里、三阴交、阴陵泉、中脘、内关，用补法。用于脾胃阴虚证。

（4）取肝俞，用泻法；脾俞、胃俞、足三里，用补法。用于肝脾不和证。以上各证均用中等刺激，不留针，1日1次，10次为1个疗程。

（5）耳针　耳穴取脾、胃、肾、神门、皮质下。用胶布粘王不留行籽贴按于穴位上，隔日1次，双耳轮换，10次为1个疗程。每日按压3～5次，每次3～5分钟，以稍感疼痛为度。用于各证。

3. 香佩疗法

中药研成细末装入香囊中，日间将香囊固定于胸前（近膻中穴），夜间不佩戴时置于枕边。主要药物：苍术、肉桂、艾叶、佩兰、菖蒲、藿香等。用于脾虚失运证。

三、预防调护

1. 预防

（1）掌握正确的喂养方法，饮食起居按时、有度，纠正恣食膏粱厚味、饮冷甜食、偏食零食、妄加滋补的不良习惯。根据不同年龄给予富含营养、易于消化、品种多样的食品。母乳喂养的婴儿4个月后应逐步添加辅食。

（2）出现食欲不振症状时，要及时查明原因，采取针对性治疗措施。对病后胃气刚刚恢复者，要逐渐增加饮食，切勿暴饮暴食而致脾胃复伤。

（3）注意精神调护，培养良好的性格，教育孩子要循循善诱，切勿训斥打骂，变换生活环境要引导逐步适应，防止惊恐恼怒损伤。

2. 调护

（1）养成良好的饮食习惯，做到"乳贵有时，食贵有节"，饮食定时适量，荤素搭配，不强迫进食，饭前勿食糖果饮料，少食肥甘厚味、生冷坚硬等不易消化食物，鼓励多食蔬菜及粗粮。

（2）遵照"胃以喜为补"的原则，先从小儿喜欢的食物着手，诱导开胃，暂时不要考虑营养价值，待其食欲增进后，再按营养的需求供给食物。

（3）注意生活起居及饮食环境，加强精神调护，保持良好情绪，饭菜多样化，讲究色香味，以促进食欲。

小 结

厌食常用中成药见表 15-6。

表 15-6　厌食常用中成药

证型	常用中成药
脾失健运证	保和丸 / 片 / 颗粒、人参健脾丸 / 片、儿脾醒颗粒、山麦健脾口服液
脾胃气虚证	醒脾养儿颗粒、参苓白术丸 / 散 / 颗粒、醒脾胶囊
脾胃阴虚证	养胃舒胶囊 / 片 / 颗粒 / 软胶囊、小儿健胃糖浆
肝脾不和证	逍遥丸 / 颗粒、疏肝健胃丸

第七节　手足口病

手足口病是由肠道病毒引起的急性发疹性传染病，以手掌、足跖、口腔及臀等部位斑丘疹、疱疹，或伴发热为特征。好发于学龄儿童，尤以 3 岁以下年龄组发病率最高。一年四季可发病，夏秋季多见。本病传染性强，易暴发流行。预后一般良好，多在一周内痊愈，少数重症可出现脑炎、脑膜炎、肺水肿、心肌炎、呼吸和循环障碍等疾病，甚至危及生命。

本病属于中医学"湿温病"范畴。

一、病因病机

本病多因感受手足口病时邪引起，病位在肺脾两经。其病机为时邪蕴郁肺脾，外透肌表。

1. 邪犯肺脾　时行邪毒由口鼻而入，伤及肺脾，肺气失宣，卫阳被遏；脾失健运，胃失和降；肺脾受损，水湿内停，与时行邪毒相搏，熏灼口腔；湿热蕴蒸肌肤，发为本病。

2. 湿热蒸盛　素体虚弱，或感邪较重，邪盛正衰，湿热蒸盛，内燔气营，外灼肌肤，发为本病。

3. 邪陷心肝　邪毒炽盛，内陷厥阴，扰动肝风，蒙蔽心包，发为本病。

4. **邪伤心肺** 邪毒炽盛，内犯胸肺，肺失宣降，升降失常，肺气壅塞。心主血，肺主气，气血互根互用，肺气受损，致心气不足，鼓动无力，发为本病。

5. **邪毒侵心** 邪毒犯心，邪毒留连不解，心之阴血亏虚，心失所养；或瘀血阻滞，心脉不畅，乃发本病。

6. **湿热伤络** 湿热毒邪郁于经络，血行受阻，络脉凝瘀，乃发本病。

二、中医治疗

本病中医主张综合治疗，注意调护，辨证论治为主，临床以轻证多见。应抓住病情轻重、病变脏腑两个方面进行判断，分清主次，权衡用药，早期识别重证、变证，及时治疗。

（一）辨证论治

常证

1. 邪犯肺脾证

【证候】**主症**：发热轻微，或无发热，口腔、手掌、足跖部疱疹，分布稀疏，疹色红润，根盘红晕不著，疱液清亮。**次症**：流涕咳嗽、纳差恶心、呕吐腹泻。**舌脉**：舌质红，苔薄黄腻，脉浮数。

【治法】宣肺解表，清热化湿。

【方药】甘露消毒丹加减。

【中成药】清热解毒口服液（医保目录，乙；药典）、双黄连口服液（医保目录，乙；药典）、小儿热速清口服液（药典）、金莲清热颗粒（医保目录，乙；指南）、小儿豉翘清热颗粒（医保目录，乙；药典，指南）、蓝芩口服液（医保目录，乙；指南）、热毒宁注射液（医保目录，乙）。

2. 湿热蒸盛证

【证候】**主症**：身热持续，烦躁口渴，手掌、足跖、口腔黏膜及四肢、臀部疱疹，痛痒剧烈，甚或拒食，疱疹色泽紫暗，分布稠密，或成簇出现，根盘红晕显著，疱液混浊。**次症**：小便黄赤，大便秘结。**舌脉**：舌质红绛，苔黄厚腻或黄燥，脉滑数。

【治法】清热凉血，解毒祛湿。

【方药】清瘟败毒饮加减。

【中成药】黄栀花口服液（医保目录，乙）、蒲地蓝消炎口服液（指南，药典）、清胃黄连丸（药典）。

变证

1. 邪陷心肝证

【证候】**主症**：壮热持久不退，疱疹稠密，疱浆浑浊紫暗，疱疹形小；或可见疱疹数少，甚则无疹，烦躁，谵语，精神萎靡，嗜睡，神昏。**次症**：项强，易惊，抽搐，肌肉惊跳，恶心呕吐。**舌脉**：舌质红绛，舌苔黄燥起刺，脉弦数有力。

【治法】解毒清热，息风开窍。

【方药】清瘟败毒饮合羚角钩藤汤加减。

【中成药】羚珠散（指南）、小儿解热丸（药典）、牛黄清心丸（医保目录，乙；药典）。

2. 邪伤心肺证

【证候】**主症**：身热不退，频咳，气急，胸闷，心悸，不能平卧，疱疹稠密，疱浆浑浊，疱疹可波及四肢、臀部、肛周；或可见疱疹数少，甚则无疹。**次症**：烦躁不安，甚则面色苍白，唇周青紫，肢厥冷汗，吐粉红色泡沫样痰。**舌脉**：舌质暗红，舌苔白腻，脉沉细无力。

【治法】泻肺逐水，解毒利湿。

【方药】己椒苈黄丸合参附汤加减。

【中成药】痰热清注射液（医保目录，乙；指南）。

3. 邪毒侵心证

【证候】**主症**：心胸痹痛，心悸怔忡，烦躁不宁，疱疹渐消。**次症**：唇甲青紫，面白无华，乏力，多汗，四肢不温。**舌脉**：舌质紫暗，脉微，或见结代。

【治法】清热化湿，宁心通络。

【方药】葛根黄芩黄连汤合血府逐瘀汤加减。

【中成药】心灵丸（医保目录，乙）、心速宁胶囊（医保目录，乙；药典）。

4. 湿热伤络证

【证候】**主症**：一个或多个肢体肌肉松弛无力或不能运动，肢体功能障碍为非对称性，肢体扪之微热，震颤，疱疹稠密，疱浆混浊，疱疹可波及四肢、臀部、肛周。**次症**：肌肉可有触痛和感觉过敏，出现吞咽困难、发热、呛咳、跛行，后期肌肉瘦削，胸脘闷痛。**舌脉**：舌质红，苔黄腻，脉濡数。

【治法】清热利湿，通络活血。

【方药】四妙丸加味。

【中成药】四妙丸（医保目录，乙；药典）、丹益片（药典）。

（二）外治疗法

1.西瓜霜、锡类散、冰硼散、珍黄散任选 1 种，涂抹口腔患处，1 日 2 次。

2.金黄散、青黛散任选 1 种，麻油调，敷于手足疱疹患处，1 日 2 次。

（三）其他疗法

1.漱口疗法　黄芩 10g，黄连 10g，黄柏 10g，五倍子 10g，薄荷 15g，淡竹叶 10g，煎水 100mL，漱口，每日 3 次。用于口腔部疱疹、溃疡。

2.灌肠疗法　羚羊角粉 0.15g，钩藤 10g，天麻 5g，石膏 15g，黄连 5g，炒栀子 5g，大黄 5g，菊花 10g，薏苡仁 10g，全蝎 5g，僵蚕 10g，牡蛎 15g。煎水 100mL。1～3 岁 20mL，3～5 岁 30～50mL，保留灌肠，每日 1 次，重症每日 2 次。适用于邪犯肺脾证、湿热蒸盛证和邪陷心肝证。

3.针灸疗法　上肢取肩髃、曲池、合谷、颈胸部夹脊穴，下肢取髀关、伏兔、足三里、阳陵泉、三阴交、腰部夹脊穴、阴陵泉、大椎、内庭。毫针针刺或电针治疗，每日 1 次。或采用点灸法治疗。主穴：大椎、肺俞、曲池、尺泽、关元、气海、足三里、三阴交。每穴点灸 2～4 次，每日 2 次。适用于湿热伤络证。

三、预防调护

1.预防　本病流行期间，勿带孩子去公共场所，发现疑似患者，应及时进行隔离，对密切接触者应隔离观察 7～10 天；注意搞好个人卫生，养成饭前便后洗手的习惯；处理好感染患儿的粪便及其他排泄物，可用 3% 漂白粉澄清液浸泡，衣物置阳光下暴晒，室内保持通风换气，对被其污染的日常用品、食具等应及时消毒处理；注意饮食起居，合理供给营养，保持充足睡眠，避免阳光暴晒，防止过度疲劳而降低机体抵抗力。

2.调护　患病期间，注意休息，保持室内空气流通，宜清淡流质或软食，多饮开水，进食前后可用生理盐水或温开水漱口，以减轻食物对口腔的刺激；注意保持皮肤清洁，对疱疹切勿抓挠，以防破溃感染；对已有破溃感染者，可用金黄散或青黛散麻油调后敷患处，以收敛燥湿，助其痊愈；密切观察患儿病情变化，注意监测其精神状态、呼吸、心率、血糖、外周血白细胞变化等，及早发现重症病例。

小　结

手足口病常用中成药见表15-7。

表15-7　手足口病常用中成药

证型	常用中成药
邪犯肺脾证	清热解毒口服液、双黄连口服液、小儿热速清口服液、金莲清热颗粒、小儿豉翘清热颗粒、蓝芩口服液
湿热蒸盛证	黄栀花口服液、蒲地蓝消炎口服液、清胃黄连丸
邪陷心肝证	羚珠散、小儿解热丸、牛黄清心丸
邪伤心肺证	痰热清注射液
邪毒侵心证	心灵丸、心速宁胶囊
湿热伤络证	四妙丸、丹益片

第八节　汗证

汗证是指小儿由于阴阳失调、腠理不固，导致安静状态下全身或局部较正常儿童汗出过多为主要表现的一种病证，多发生于5岁以内的小儿，是儿童时期常见的疾病，同时也是许多疾病的临床表现之一。小儿汗证多见于体质虚弱儿童，又名"多汗"。一般包括"自汗"与"盗汗"两大类。寐则汗出、醒则汗止者称为盗汗；不分寤寐而汗出过多者称为自汗，但往往自汗、盗汗并见。

小儿由于形气未充，腠理疏薄，加之生机旺盛，清阳发越，在日常生活中，较成人容易出汗。若因天气炎热，或衣被过厚，或喂奶过急，或剧烈运动，出汗更多，而无其他症状，不属病态。温热病引起的出汗，或危重症阴竭阳脱、亡阳大汗者，均不在本节讨论范围。

小儿汗证，多属西医学自主神经功能紊乱、甲状腺功能亢进、反复呼吸道感染等。若是维生素 D 缺乏性佝偻病、营养不良、结核病、风湿热等患儿有多汗症状者，应以原发病治疗为主。

一、病因病机

本病多因先天禀赋不足、后天调护失宜、病后失养、用药发散太过等导致肌表疏松、腠理开泄，或汗液不能自藏而外泄，或热邪迫津外泄，其发生与肺、心、脾密切相关，病位主要在卫表肌腠。有虚实之分，临床常虚实夹杂。

1. 虚汗 多由机体虚弱，失于闭藏，津液外泄所致，包括表气虚弱、营卫不和及阴虚火旺。表气虚弱，腠理不固，汗液漏泄；汗为心液，心之气阴不足，则汗失所主；气虚不能敛阴，血虚心失所养，心液失藏，汗自外泄；卫弱营强，阴不内守，阳失固密，阴必乘之，津液外泄而为自汗；若卫强营弱，阳气郁蒸于肌表，内迫营阴，津液外越而为盗汗；心阴不足，虚火内生，热迫津液外泄。

2. 实汗 多由内热煎迫所致。如乳食壅滞而化热、里热蕴蒸、脾胃湿热、心脾积热等，内热蒸腾、迫津外泄则汗出。

二、中医治疗

本病中医主张综合治疗，注意调护，辨证论治为主，注意原发病的治疗。应分清虚实，权衡用药。

（一）辨证论治

1. 肺卫不固证

【证候】**主症**：自汗为主，汗出频繁，以头颈、胸背部汗出明显，动则尤甚。**次症**：或伴盗汗，神疲乏力，面色少华，易患感冒。**舌脉**：舌质淡，苔薄白，脉弱，指纹淡。

【治法】益气固表。

【方药】玉屏风散合牡蛎散。

【中成药】玉屏风颗粒（医保目录，乙；指南；药典）、复芪止汗冲剂（药典）、龙牡壮骨颗粒（医保目录，乙；药典）。

2. 营卫失调证

【证候】**主症**：自汗为主，汗出遍身。**次症**：恶风，或伴盗汗，可伴低热，四肢不温，精神疲倦，胃纳不振。**舌脉：**舌质淡红，苔薄白，脉缓，指纹淡红。

【治法】调和营卫。

【方药】黄芪桂枝五物汤。

【中成药】桂枝颗粒（医保目录，乙）。

3.气阴两虚证

【证候】**主症：**盗汗为主。**次症：**常伴自汗，形体偏瘦，汗出较多，心烦少寐，寐后汗多，或伴低热，口干，手、足心灼热，口唇淡红。**舌脉：**舌质淡，苔少，脉细弱或细数，指纹淡。

【治法】益气养阴。

【方药】生脉散加味。

【中成药】生脉饮（医保目录，乙；指南；药典）、虚汗停颗粒（医保目录，乙；指南）。

4.阴虚火旺证

【证候】**主症：**盗汗为主，头身汗出较多，甚则淋漓不止。**次症：**形体消瘦，口渴颧红，烦躁易怒，夜寐不宁，唇燥口干，便秘尿赤。**舌脉：**舌尖红起刺，苔少、光或剥苔，脉细数，指纹紫。

【治法】滋阴降火。

【方药】当归六黄汤。

【中成药】麦味地黄口服液（医保目录，乙；指南）。

5.湿热迫蒸证

【证候】**主症：**自汗、盗汗并见，以额、心胸为甚。**次症：**汗出肤热，汗渍色黄，口臭，口渴不欲饮，小便色黄。**舌脉：**舌质红，苔黄腻，脉滑数，指纹紫。

【治法】清热泻脾。

【方药】泻黄散。

【中成药】导赤丸（医保目录，乙；药典）。

（二）外治疗法

1.五倍子方 五倍子粉、煅牡蛎、丁香各适量，温水或醋调成糊状，敷于脐部神阙穴，或足底涌泉穴，用胶布固定，晚敷晨取。用于盗汗。

2. 五倍子散敷脐方　五倍子、郁金粉各等分，研末，温开水调敷脐部。用于各种汗证。

3. 煅龙骨、煅牡蛎粉　上药各适量，每晚睡前外扑。用于自汗、盗汗，汗出不止者。

（三）单方验方

1. 董幼祺（全国名中医）验方——当归六黄汤

生地黄 15g，熟地黄 10g，黄柏 5g，黄连 1.5g，黄芩 5g，黄芪 12g，当归 6g，酸枣仁 10g，知母 6g，生大黄 5g（后下），天花粉 10g，浮小麦 10g。用药剂量随年龄酌情加减。功效：滋阴降火，固表止汗。用于学龄期儿童盗汗之阴虚火旺者。

2. 张士卿（全国名中医）验方——玉屏风散加味

黄芪 10g，炒白术 10g，防风 6g，党参 6g，麦冬 10g，五味子 6g，煅龙骨 15g，煅牡蛎 15g，浮小麦 15g，焦三仙各 10g，鸡内金 10g，炙甘草 6g。功效：扶正祛邪，扶正健脾。用于小儿各种虚证汗出。

3. 汪受传（全国名中医）验方——玉屏风散合桂枝龙骨牡蛎汤

炙黄芪 15g，白术 10g，防风 5g，桂枝 4g，白芍 10g，煅龙骨 20g（先煎），煅牡蛎 20g（先煎），炙甘草 3g。功效：补肺固表，调和营卫。用于肺卫不固，营卫失调之自汗、盗汗。

（四）其他疗法

1. 推拿疗法　补脾经 300 次，补肺经 300 次，补肾经 300 次，揉肾顶 300 次，揉中脘 300 次，推三关 300 次，摩脐 5 分钟，捏脊 3～5 次。每日 1 次。适用于自汗；补肾经 300 次，揉肾顶 300 次，揉肾俞 50 次，揉二人上马 50 次，揉小天心 50 次，分阴阳 100 次，运内劳宫 100 次，清天河水 100 次。每日 1 次。适用于盗汗。

2. 药浴疗法　黄芪 20g，防风 15g，白术 15g，麻黄根 10g，白矾 10g，用于肺卫不固证；桂枝 15g，糯稻根须 20g，麻黄根 10g，用于营卫失调证；麦冬 20g，地骨皮 30g，糯稻根须 50g，陈醋 30g，用于气阴两虚证、阴虚火旺证；苍术 30g，滑石 25g（包煎），淡竹叶 20g，冬瓜仁 30g，用于湿热迫蒸证。用法：上药入锅，加水煮 40 分钟，去渣取汁，与 42℃左右的温水同入泡足器中，泡足 30 分钟，每日 1 次。

三、预防调护

1.预防 进行适当的户外活动，保证充足的日照，加强体格锻炼，增强小儿体质；汗出过多应补充水分，进食易于消化、营养丰富的食物；做好预防接种；防治各种急、慢性疾病，注意病后护理，避免复感外邪。

2.调护 患病期间减少剧烈运动；室内温度要适宜，注意个人卫生，勤换衣被；保持皮肤清洁和干燥，汗出衣湿后，拭汗用柔软干毛巾或纱布，勿用湿冷毛巾，避免受凉；或扑以滑石粉、龙骨粉、牡蛎粉等。更换干净内衣，避免直接吹风受凉；多饮开水，合理喂养，均衡营养，饮食有节，勿食辛辣、煎炸、炙煿、肥腻之品，慎用或忌用辛散之物。

小 结

汗证常用中成药见表15-8。

表 15-8　汗证常用中成药

证型	常用中成药
肺卫不固证	玉屏风颗粒、复芪止汗冲剂、龙牡壮骨颗粒
营卫失调证	桂枝颗粒
气阴两虚证	生脉饮、虚汗停颗粒
阴虚火旺证	麦味地黄口服液
湿热迫蒸证	导赤丸

第十六章　男科疾病

第一节　前列腺炎

前列腺炎（prostatitis）是指前列腺在病原体或（和）某些非感染因素作用下，患者出现以骨盆区域疼痛或不适、排尿异常等症状为特征的一组疾病。本病是成年男性的常见疾病，据统计前列腺炎患者占泌尿外科门诊患者的8%～25%。随着研究的深入，逐渐认识到前列腺炎不是一个单一的疾病，而是具有多种独特形式的综合征，故称前列腺炎综合征（prostatitis syndromes）更确切。

临床分为急性细菌性前列腺炎（Ⅰ型）、慢性细菌性前列腺炎（Ⅱ型）、慢性前列腺炎/慢性骨盆疼痛综合征（Ⅲ型）、无症状性前列腺炎（Ⅳ型）四中类型。临床以Ⅲ型前列腺炎最为常见。

本病属于中医学"精浊""淋证""白浊"等范畴。

一、病因病机

本病多因湿热蕴结下焦精室，或久病及肾，或气血运行受阻而成，与肝、肾、膀胱等脏腑功能失常有关，病位主要在精室。其核心病机为：肾虚为本，湿热、肝郁为标，瘀滞为变。

1.湿热蕴结　外感六淫湿热火毒，或下阴不洁，湿热毒邪蕴结精室不散，瘀滞不化，水道不利；或饮酒及食辛辣炙煿之品，湿热内生，或素食肥甘厚味之品，脾失健运，水湿潴留，郁而化热，湿热循经下注，蕴结下焦。

2.气滞血瘀　房事不节，或外肾受伤，或气机不畅，久则及血，均可损伤精室脉络，以致气滞血瘀，精窍不利而为本病。或湿热、寒湿之邪久滞不清，

则致精道气血瘀滞，使本病迁延难愈。

3. 肝气郁结　情志不舒，思欲不遂，而致肝气郁结，发为本病。

4. 肾阴不足　素体阴虚，房事不节，热病伤阴，久病及肾，肾精亏虚，水火失济，阴虚则火旺，相火妄动，而生内热，发为本病。

5. 脾肾阳虚　禀赋不足，素体阳虚，劳累过度，导致肾阳不足，或肾气亏虚，精室不藏；或素体脾虚，饮食劳倦，脾失健运，以致中气不足，正气虚损乃发本病。

二、中医治疗

本病中医主张综合治疗，注意调护，辨证论治为主，临床以复合证型多见。应抓住肾虚、湿热、肝郁瘀滞3个基本病理环节，分清主次，权衡用药。

（一）辨证论治

1. 湿热蕴结证

【证候】**主症**：小便灼热涩痛，尿频尿急。**次症**：尿黄短赤、尿后滴沥，小便白浊，阴囊潮湿，心烦口干，口臭脘痞。**舌脉**：舌苔黄腻，脉滑实或弦数。

【治法】清热利湿。

【方药】八正散、程氏萆薢分清饮或龙胆泻肝汤。

【中成药】银花泌炎灵片（医保目录，甲）、三金片/胶囊（医保目录，甲）、八正片/胶囊/颗粒（医保目录，乙）、宁泌泰胶囊（医保目录，乙）、热淋清片/胶囊/颗粒（医保目录，乙）。

2. 气滞血瘀证

【证候】**主症**：会阴部，或外生殖器区，或下腹部，或耻骨上区，或腰骶及肛周疼痛，以上部位坠胀。**次症**：尿后滴沥，尿刺痛，小便淋漓不畅。**舌脉**：舌质暗或有瘀点、瘀斑，脉弦或涩。

【治法】行气活血。

【方药】前列腺汤或少腹逐瘀汤。

【中成药】癃清片（医保目录，甲）、泽桂癃爽片/胶囊（医保目录，乙）、前列倍喜胶囊（医保目录，乙）、前列舒通胶囊（医保目录，乙）、前列通片（医保目录，乙）。

3. 肝气郁结证

【证候】**主症：** 会阴部，或外生殖器区，或下腹部，或耻骨上区，或腰骶及肛周坠胀不适，以上部位似痛非痛，精神抑郁。**次症：** 小便淋漓不畅，胸闷善太息，性情急躁焦虑，疑病恐病。**舌脉：** 舌淡红，脉弦。

【治法】疏肝解郁。

【方药】柴胡疏肝散或逍遥散合金铃子散。

【中成药】逍遥丸／颗粒（医保目录，甲）、乌灵胶囊（医保目录，甲；指南）、疏肝益阳胶囊（指南）。

4. 肾阴不足证

【证候】**主症：** 腰膝软或痛，五心烦热，失眠多梦。**次症：** 小便白浊如米泔样或短赤，遗精、早泄、性欲亢进或阳强，口干咽燥。**舌脉：** 舌红少苔，脉沉细或弦细。

【治法】滋补肾阴，清泄相火。

【方药】大补阴丸、知柏地黄丸或左归丸。

【中成药】大补阴丸（医保目录，乙；药典）、知柏地黄丸（医保目录，甲；药典）。

5. 脾肾阳虚证

【证候】**主症：** 畏寒怕冷，腰膝软或痛。**次症：** 尿后滴沥，精神萎靡，阳痿或性欲低下，倦怠乏力，手足不温。**舌脉：** 舌淡苔白，脉沉迟或无力。

【治法】温补脾肾，佐行气活血。

【方药】济生肾气丸或补中益气丸。

【中成药】复方玄驹胶囊（药典，指南）、右归丸／胶囊（医保目录，乙；指南）、苁蓉益肾颗粒（医保目录，乙）、夏荔芪胶囊（医保目录，乙）。

（二）外治疗法

前列安栓（指南）　将药栓置入肛门约 3 ～ 4cm，1 次 1 粒，1 日 1 次，1 个月为 1 个疗程。

（三）单方验方

1. 徐福松（江苏省中医院）验方——草菟汤

草薢 15g，菟丝子 10g，茯苓 15g，车前子 15g，泽泻 10g，牡蛎 20g，川续断 10g，山药 20g，沙苑子 10g，丹参 20g，石菖蒲 3g，黄柏 6g，甘草 3g。

功效：补肾利湿。用于慢性前列腺炎湿浊留于下焦，兼肾虚者。

2. 单方

（1）凤仙花全草适量。用法：将上药晾干，1次25g，水煎服，1次100mL，1日2次。用于慢性前列腺炎证属湿热瘀滞者。

（2）三七粉。用法：口服，1次3g，1日2次。用于慢性前列腺炎证属气滞血瘀者。

（四）其他疗法

1. 坐浴 辨证用药：湿热蕴结证选用黄柏、益母草、苦参、大黄、冰片等；气滞血瘀证选用红花、黄柏、延胡索、川楝子、鸡血藤、野菊花等；肝气郁结证选用青皮、香附、柴胡、白芍、丹参等；肾阴不足证选用黄柏、红花、大黄、冰片、赤芍等；脾肾阳虚证选用桂枝、益母草、蛇床子等。煎汤坐浴，温度不宜超过40℃，每晚1次，每次10～15分钟。未婚或未生育的已婚患者不宜坐浴。

2. 外敷 丁香、肉桂、红花、延胡索等，研磨，用醋或温水调匀，取适量用一次性医用辅料贴敷肚脐（神阙穴），睡前贴敷1次，晨起去除。适用于气滞血瘀证导致的疼痛。

3. 保留灌肠 应用清热利湿、解毒活血、行气止痛、消肿散结中药（白花蛇舌草、败酱草、红藤、王不留行、乳香、冰片等），浓煎150mL左右，微温（40℃左右）保留灌肠，每日1次。适用于湿热蕴结或气滞血瘀证。

4. 针灸疗法 选肾俞、关元、气海、膀胱俞、足三里、秩边、三阴交等，毫针平补平泻，每次15～30分钟，取艾条2cm插在上述穴位针柄处点燃施灸疗，每穴灸2壮，每日1次，1个月为1个疗程；或选用中极、关元、气海、次髎、中髎、下髎，行针刺治疗，毫针平补平泻，每次15～30分钟，每周2～3次，1个月为1个疗程。

三、预防调护

1. 预防 忌酒，忌过食肥甘厚腻及辛辣炙煿食物。养成良好、规律的生活习惯，加强锻炼，劳逸结合，禁憋尿、久坐或骑车时间过长。性生活规律。注意前列腺部位保暖。

2. 调护 前列腺按摩，用力不宜过大，按摩时间不宜过长，也不宜过于频繁，以每周 1 次为宜。调节情志，保持乐观情绪，树立战胜疾病的信心。

小　结

前列腺炎常用中成药见表 16-1。

表 16-1　前列腺炎常用中成药

证型	常用中成药
湿热蕴结证	银花泌炎灵片、三金片 / 胶囊、八正片 / 胶囊 / 颗粒、宁泌泰胶囊、热淋清片 / 胶囊 / 颗粒
气滞血瘀证	癃清片、泽桂癃爽片 / 胶囊、前列倍喜胶囊、前列舒通胶囊、前列通片
肝气郁结证	逍遥丸 / 颗粒、乌灵胶囊、疏肝益阳胶囊
肾阴不足证	大补阴丸、知柏地黄丸
脾肾阳虚证	复方玄驹胶囊、右归丸 / 胶囊、苁蓉益肾颗粒、夏荔芪胶囊

第二节　前列腺增生症

前列腺增生症（BPH）是老年男性常见疾病之一，是前列腺的良性增生，增生的前列腺压迫前列腺部尿道或膀胱尿道口而致梗阻，出现尿频、夜尿多、排尿困难甚则尿液无法排出的一类病症。其发病一般自 50 岁左右开始，发病率为 30%～50%，60～70 岁发病率达 75%，80 岁时达 85%，90 岁时达 100%。

本病属中医学"癃闭"范畴。排尿困难、点滴而下、余沥不尽、小便不利者称为"癃"，病势较缓；小便不得出、病势较急者称为"闭"。

一、病因病机

本病的病理基础是年老肾气虚衰，气化不利，血行不畅，与肾和膀胱的功能失调有关。

1.脾肾两虚　年老脾肾气虚，推动乏力，不能运化水湿，终致痰湿凝聚，阻于尿道而生本病。

2.**气滞血瘀** 肝气郁结，疏泄失常，致气血瘀滞，阻塞尿道；或年老之人，气虚阳衰，不能运气行血，久之气血不畅，聚而为痰，痰血凝聚水道；或憋尿过久，败精瘀浊停聚不散，凝滞溺窍，致膀胱气化失司而发为本病。

3.**湿热蕴结** 若水湿内停、郁而化热，或饮食不节酿生湿热，或外感湿热，或恣饮醇酒聚湿生热等，均可致湿热下注，蕴结不散，瘀阻下焦，诱发本病。

二、中医治疗

（一）辨证论治

1. 湿热下注证

【证候】**主症**：尿频尿急，排尿灼热，小便短赤，余沥不尽。**次症**：下腹胀满，口渴不欲饮。**舌脉**：舌红苔黄腻，脉滑。

【治法】清热利湿，通利膀胱。

【方药】八正散加减。

【中成药】

（1）萆薢分清丸（药典） 组成：粉萆薢、石菖蒲、甘草、乌药、益智仁（炒）。功能主治：分清化浊，温肾利湿。用于肾不化气，清浊不分，小便频数，时下白浊，凝如膏脂，头昏无力，腰膝痿软，舌淡苔腻，脉细弱无力之白浊或膏淋。用法用量：口服，每次9g，每日2次，饭前服用。

（2）八正片（医保目录） 组成：瞿麦、车前子（炒）、萹蓄、大黄、滑石、川木通、栀子、甘草、灯心草。功能主治：清热，利尿，通淋。用于湿热下注之小便短赤、淋沥涩痛、口燥咽干。用法用量：口服，1次3～4片，1日3次。

2. 气滞血瘀证

【证候】**主症**：小便不畅，尿线变细或点滴而下。**次症**：尿道涩痛，闭塞不通，或小腹胀满隐痛，偶有血尿。**舌脉**：舌质暗或有瘀点瘀斑，苔白或薄黄，脉弦或涩。

【治法】行气活血，通窍利尿。

【方药】沉香散加减。

【中成药】

（1）泽桂癃爽胶囊（医保目录） 组成：泽兰、皂角刺、肉桂。功能主治：

行瘀散结，化气利水。用于膀胱瘀阻型前列腺增生症及慢性前列腺炎。症见夜尿频，排尿困难，小腹胀满，或小便频急，排尿不尽，少腹、会阴或腰骶疼痛或不适、睾丸坠胀不适、尿后滴白等。用法用量：口服，1次2粒，1日3次；30天为1个疗程。

（2）大黄蟅虫丸（指南）　组成：大黄、黄芩、甘草、桃仁、杏仁、芍药、干地黄、干漆、虻虫、水蛭、蛴螬、蟅虫。功能主治：活血破瘀，通经消癥。用于瘀血内停所致癥瘕、闭经，症见腹部肿块，肌肤甲错，面色暗黑，潮热羸瘦，经闭不行。用法用量：口服，水蜜丸1次3g，小蜜丸1次3～6丸，大蜜丸1次1～2丸，1日1～2次。

3.湿热瘀阻证

【证候】**主症**：腰膝酸软，尿频，尿急，尿痛，尿线细。**次症**：尿黄、尿道有灼热感；口苦口干，阴囊潮湿，小腹拘急疼痛。**舌脉**：舌紫暗，苔黄腻，脉弦数或弦滑。

【治法】益肾活血，清热通淋。

【方药】代抵当汤或春泽汤加减。

【中成药】

（1）前列通瘀胶囊（指南）　组成：赤芍、土鳖虫、桃仁、石韦、夏枯草、白芷、黄芪等。功能主治：活血化瘀，清热通淋。用于慢性前列腺炎属瘀血阻滞兼湿热内蕴者。症见尿频尿急，余沥不尽，会阴、下腹或腰骶部坠胀疼痛，或尿道灼热，阴囊潮湿等。用法用量：口服，1次5粒，1日3次，1个月为1个疗程，饭后服用。

（2）癃闭舒胶囊（药典）　组成：补骨脂、益母草、金钱草、海金沙、琥珀、山慈菇。功能主治：益肾活血，清热通淋。用于肾气不足，湿热瘀阻所致的癃闭，症见腰膝酸软，尿频，尿急，尿痛，尿线细，伴小腹拘急疼痛。用法用量：口服，1次3粒，1日2次。

（3）夏荔芪胶囊（医保目录）　组成：黄芪、女贞子、滑石、夏枯草、荔枝核、琥珀、肉桂、关黄柏。功能主治：健脾益肾、利水散结。用于轻、中度良性前列腺增生症脾气虚兼痰瘀证，症见排尿无力，淋沥不尽，夜尿频多，小腹坠胀，腰膝酸软，倦怠乏力等。用法用量：口服，1次3粒，1日3次。

4.肾阴亏虚证

【证候】**主症**：小便频数不爽，尿少热炽。**次症**：闭塞不通，头晕耳鸣，腰膝酸软，五心烦热，大便秘结。**舌脉**：舌红少津，苔少或黄，脉细数。

【治法】滋补肾阴，通窍利尿。

【方药】知柏地黄丸加减。

【中成药】

知柏地黄丸（医保目录）　组成：知母、熟地黄、黄柏、山茱萸（制）、山药、牡丹皮、茯苓、泽泻。功能主治：滋阴清热。用于阴虚火旺，潮热盗汗，口干咽痛，耳鸣遗精。用法用量：口服，1次8丸，1日3次，2～3月为1个疗程。

5.肾阳亏虚证

【证候】**主症**：排尿无力，尿后余沥，夜尿频多。**次症**：头晕耳鸣，腰酸倦怠。**舌脉**：舌淡红，苔薄白，脉细无力。

【治法】温阳补肾，化气行水。

【方药】济生肾气丸加减。

【中成药】

（1）金匮肾气丸（药典）　组成：地黄、茯苓、山药、山茱萸（酒炙）、牡丹皮、泽泻、桂枝、牛膝（去头）、车前子（盐炙）、附子（炙）。功能主治：温补肾阳，化气行水。用于肾虚水肿，腰膝酸软，小便不利，畏寒肢冷。用法用量：口服，水蜜丸1次4～5g（20～25粒），大蜜丸1次1丸，1日2次。

（2）右归丸（指南）　组成：熟地黄、炮附片、肉桂、山药、酒炙山茱萸、菟丝子、鹿角胶、枸杞子、当归、盐炒杜仲。

（二）单方验方

1.谭新华（湖南中医药大学第一附属医院）验方——尿癃康方

熟地黄15g，山萸肉10g，山药15g，益母草10g，金钱草20g，炙穿山甲（猪蹄甲代）5g，地龙10g，丹参10g，五灵脂10g，蒲黄10g，桃仁10g，牛膝10g，肉桂粉3g。水煎服或制丸服。功效：补肾祛瘀，通关利水。用于前列腺增生症。

（三）其他疗法

1.脐疗法　取独头蒜1个、生栀子3枚、盐少许，捣烂如泥敷脐部；或以

葱白适量捣烂如泥，加少许麝香和匀敷脐部，外用胶布固定；或以食盐 250g 炒热，布包熨脐腹部，冷后再炒再熨。

2.灌肠法 大黄 15g，泽兰、白芷各 10g，肉桂 6g，煎汤 150mL，每日保留灌肠 1 次。

三、预防调护

1.有前列腺增生病史患者，要注意及时排尿，避免膀胱过度充盈。

2.慎起居，避风寒，忌饮酒、喝浓茶及食辛辣刺激性食物。

3.保持大便通畅，忌憋尿，保持阴部清洁卫生。

小 结

前列腺增生常用中成药见表 16-2。

表 16-2 前列腺增生常用中成药

证型	常用中成药
湿热下注证	萆薢分清丸、八正片
气滞血瘀证	泽桂癃爽胶囊、大黄䗪虫丸
湿热瘀阻证	前列通瘀胶囊、癃闭舒胶囊、夏荔芪胶囊
肾阴亏虚证	知柏地黄丸
肾阳亏虚证	金匮肾气丸、右归丸

第三节 阳痿

阳痿是指患者 6 个月内，有正常性欲，在足够的性刺激下阴茎仍不能正常勃起达到同房需求，包括勃起不坚，坚而不久，无法正常性生活。根据阳痿发生的时间可以分为原发性和继发性。根据勃起的程度可以分为完全性阳痿和不完全性阳痿。据统计，40 岁以上的男性中，阳痿的发病率大于 50%。

本病属于中医学"阳痿""阴痿""筋痿"等范畴。

一、病因病机

阳痿的病因复杂，病位在肾，并与脾、胃、肝关系密切。

1. 命门火衰　《济生方》曰："五劳七伤，真阳衰惫……日事不举。"《景岳全书》："阳……衰者十居七八，而火盛者仅有之耳。"常因先天禀赋不足，或素体命火衰微，或房事不节，阴损及阳而致。

2. 肝气郁结　肝主筋，阴器为宗筋之汇。若情志不遂，忧思郁怒，肝失疏泄条达，不能疏通血气而畅达前阴，则宗筋所聚无能，如《杂病源流犀烛·前阴后阴病源流》说："又有失志之人，抑郁伤肝，肝木不能疏达，亦致阴痿不起。"

3. 肾精亏损　《类证治裁》所谓"伤于内则不起，故阳之痿多由色欲竭精，斫丧太过。"常因先天禀赋不足，少年误犯手淫，青壮年恣情纵欲，或久病损伤肾精，肾精亏虚，宗筋失养而成痿。

4. 心脾两虚　胃为水谷之海，气血之源。若忧愁思虑不解，饮食不调，损伤心脾，病及阳明冲脉，以致气血两虚，宗筋失养，而成阳痿。《景岳全书·阳痿》说："凡思虑焦劳忧郁太过者，多致阳痿。盖阴阳总宗筋之会，若以忧思太过，抑损心脾，则病及阳明冲脉，气血亏而阳道斯不振矣。"

5. 瘀血瘀滞　《阳痿论》有云："跌仆则血妄行，每有瘀滞精窍，真阳之气难达阴茎，势遂不举。"跌打击仆，外伤手术，或新婚强力入房损伤前阴，伤及脉络，瘀血阻滞，阳气不达玉茎，血不养茎而痿。

二、中医治疗

（一）辨证论治

1. 命门火衰证

【证候】**主症**：阴茎不举或举而不坚，性欲低下，精液清冷。**次症**：面色苍白，腰膝发冷，四肢欠温，可伴有胡须减少，便溏。**舌脉**：舌淡，苔薄白，脉沉细。

【治法】温补肾阳。

【方药】右归丸。

【中成药】复方玄驹胶囊（药典）、右归丸/胶囊（医保目录，乙）、金匮肾气丸（医保目录，甲）。

2. 肝气郁结证

【证候】**主症**：阴茎痿软不起，抑郁不舒，多愁善感。**次症**：可有失眠多梦，伴有性欲减退，甚至畏惧同房，胸闷不舒，少腹胀痛。**舌脉**：舌暗红，苔薄白，脉弦细。

【治法】疏肝解郁。

【方药】逍遥散加减。

【中成药】疏肝益阳胶囊（药典）、逍遥丸/颗粒（医保目录，甲）。

3. 肾精亏虚证

【证候】**主症**：阴茎勃起不坚，夜勃晨勃减少，精液量少偏稀。**次症**：眩晕耳鸣，腰膝酸软，性功能减退，神疲健忘。**舌脉**：舌淡，苔少，脉沉细。

【治法】补肾填精。

【方药】五子衍宗丸加减。

【中成药】龟龄集（药典）、五子衍宗丸（药典）。

4. 心脾两虚证

【证候】**主症**：阴茎不举，或坚而不久，性欲减少。**次症**：神疲乏力，心悸自汗，纳少，肢体倦怠，少气懒言，面色萎黄或淡白。**舌脉**：舌淡，苔薄白，脉细弱。

【治法】健脾养心。

【方药】归脾汤。

【中成药】归脾丸（医保目录，甲）。

5. 血脉瘀滞证

【证候】**主症**：阴茎不举，多见于糖尿病患者。**次症**：口渴不喜饮，胸闷不舒，疼痛时作。**舌脉**：舌紫暗，可伴有瘀点，脉涩或结。

【治法】活血化瘀，通络振痿。

【方药】血府逐瘀汤加减。

【中成药】血府逐瘀丸/胶囊（医保目录，甲）。

（二）单方验方

1. 徐福松（江苏省中医院）验方——二地鳖甲煎

生地黄、熟地黄各 10g，菟丝子 10g，云茯苓 10g，枸杞子 10g，五味子

6g，金樱子 10g，生鳖甲 20g（先煎），牡蛎 20g（先煎），牡丹皮 10g，丹参 10g，天花粉 10g，川续断 10g，桑寄生 10g。功效：滋阴降火，补肾活血。用于阳痿之素体阴虚或性欲亢进，房事过频者。

2. 王琦（北京中医药大学）验方——宣志汤加减

茯苓 15g，菖蒲 3g，甘草 3g，白术 10g，酸枣仁 15g，远志 3g，柴胡 3g，当归 10g，人参 3g，山药 15g，巴戟天 10g，柏子仁 10g，五味子 9g。功效：疏肝解郁，补肾宁心。用于阳痿之肝气失畅，肾精不足者。

3. 朱良春（南通市中医院）验方——蜘蜂丸

花蜘蛛 30 只，炙蜂房 60g，熟地黄 90g，紫河车、淫羊藿、肉苁蓉各 60g。功效：滋阴壮阳。用于阳痿之肾阴阳两虚者。

4. 单方

（1）肉苁蓉 20g。用法：每日代茶饮。用于阳痿之肾虚者。

（2）蚂蚁 150g，泡酒 500mL，泡 7 日，每次服 10mL，均为每日 2 次。适用阳痿之血瘀者。

（3）鹿茸粉 0.5g。用法：口服，1 次 0.5g，1 日 3 次。适用于阳痿之肾阳虚者。

（三）其他疗法

针灸疗法　选关元、中极、太溪、次髎、肾俞、命门、三阴交等，毫针补法或平补平泻法。中极穴针尖向下斜刺，力求针感向前阴传导。次髎以 65°角朝向耻骨联合深刺，力求针感向前阴传导。

三、预防调护

1. 控制性欲，切忌恣情纵欲，房事过频，手淫过度，以防精气虚损，命门火衰，导致阳痿。宜清心寡欲，摒除杂念，怡情养心。

2. 不应过食醇酒肥甘，避免湿热内生，壅塞经络，造成阳痿。

3. 及早治疗易造成阳痿的原发病，如糖尿病、动脉硬化、甲状腺功能亢进、皮质醇增多症等。

4. 情绪低落、焦虑惊恐是阳痿的重要诱因。精神抑郁是阳痿患者难以治愈的主要因素。调畅情志，愉悦心情，防止精神紧张是预防及调护阳痿的重要环节。

小　结

阳痿常用中成药见表 16–3。

表 16–3　阳痿常用中成药

证型	常用中成药
命门火衰证	复方玄驹胶囊、右归丸 / 胶囊、金匮肾气丸
肝气郁结证	疏肝益阳胶囊、逍遥丸 / 颗粒
肾精亏虚证	龟龄集、五子衍宗丸
心脾两虚证	归脾丸
血脉瘀滞证	血府逐瘀丸 / 胶囊

第四节　早泄

早泄是指射精潜伏期较短，缺乏射精控制能力，造成伴侣双方无法满意的疾病，是射精障碍中最常见的疾病，发病率占成人男性的 35%～ 50%。《沈氏尊生书》曰："未交即泄，或乍交即泄。"即指早泄。

参照最新的国际性医学会（International Society for Sexual Medicine，ISSM）的定义，早泄分为原发性早泄和继发性早泄。

中医称本病为"鸡精"，如《秘本金丹》云："男子玉茎包皮柔嫩，少一挨，痒不可当，故每次交合阳精已泄，阴精未流，名曰鸡精。"

一、病因病机

1. 肾气不固　禀赋不足，遗精日久，或频犯手淫恶习，或过早结婚，戕伐太过，以致肾气虚衰，封藏失固，而致早泄。

2. 心脾两虚　思虑劳倦，惊恐不定，损伤心脾肾，心脾气虚，摄敛无权，致使过早射精而发早泄。

3. 阴虚内热　房事不节，色欲过度，或频犯手淫。揭其明精，肾阴不足，阴亏火旺，相火妄动，精室受扰，固摄无权，则发早泄。

4.肝经湿热　平素抑郁或郁怒伤肝，日久化热，湿热蕴结，下注阴器，疏泄失常，约束无能，则易出现早泄。

本病的基本病理在于精关约束无权，精液封藏失职。

早泄一病，需辨虚实、明脏腑、审寒热、分阴阳。早期、湿热、年轻健壮者多属实证，多用泻法，以清利为主。早泄日久、久病体虚、年老体弱者多属虚证，当以补虚固精为主。根据不同病机，采取"虚则补之，实则泻之""男女双方同治""坚持两个配合"总则。

二、中医治疗

（一）辨证论治

1.肾气不固证

【证候】**主症**：未交即泄，或乍交即泄，性欲减退。**次症**：腰膝酸软或疼痛，小便清长或不利，面色不华。**舌脉**：舌淡，苔薄白，脉沉弱或细弱。

【治法】补肾固精。

【方药】金匮肾气丸加减。

【中成药】锁阳固精丸（药典）、金匮肾气丸（医保目录，甲）、五子衍宗丸（药典）。

2.心脾两虚证

【证候】**主症**：行房早泄，性欲减退。**次症**：四肢倦怠，气短乏力，多梦健忘，纳少便溏，心悸寐差。**舌脉**：舌淡，苔薄，舌边有齿印，脉细。

【治法】健脾养心，安神摄精。

【方药】归脾汤加减。

【中成药】归脾丸（医保目录，甲）、健脾生血片（药典）。

3.阴虚内热证

【证候】**主症**：阳事易举，甫交即泄，或未交即泄。**次症**：五心烦热，潮热，盗汗，腰膝酸软。**舌脉**：舌红苔少，脉细数。

【治法】滋阴降火，补肾涩精。

【方药】知柏地黄汤加减。

【中成药】知柏地黄丸（医保目录，甲）、六味地黄丸（医保目录，甲）。

4. 肝经湿热证

【证候】**主症**：交则早泄，性欲亢进。**次症**：烦闷易怒，口苦咽干，阴囊湿痒，小便黄赤。**舌脉**：舌质红苔黄腻，脉弦滑或弦数。

【治法】清肝泻火，利湿泄浊。

【方药】龙胆泻肝汤加减。

【中成药】龙胆泻肝丸（医保目录，甲）、四妙丸（医保目录，甲）。

（二）单方验方

1. 徐福松（全国名老中医）验方——保精汤

菟丝子、巴戟天、熟地黄、生地黄、首乌、怀牛膝、车前子、茯苓、泽泻、金樱子。广泛应用于遗精、早泄、前列腺增生症、乳糜尿、血精等病症。

2. 郭军（中国中医科学院西苑医院男科）验方——翘芍合剂

连翘20g，白芍15g，柴胡15g，石菖蒲15g，巴戟天15g，生黄芪10g。功效：疏肝，补气，固精。配合外洗经验方药物：五味子20g，五倍子30g，细辛10g，丁香20g。浸泡龟头及阴茎，水煎浓缩至300mL，每次用100mL，药液温度以患者自觉舒适为宜，每天浸泡2次，性交时清水洗净。

3. 沈雪康（上海市奉贤区中医院）验方——金锁固泄汤

金樱子15g，芡实12g，煅龙骨15g，煅牡蛎15g，枸杞子15g，生地黄12g，巴戟肉10g，怀山药12g，当归12g，炒枣仁12g，炙甘草5g。功效：补肾固精。主治：肾气不固型早泄。

（三）其他疗法

外治法　用丁香、细辛各20g，浸泡于95%乙醇100mL中15天，过滤取汁，性交前涂擦龟头1.5～3分钟，10次为1个疗程；用五倍子10g、石榴皮15g、细辛10g水煎，性交前温洗前阴并揉擦阴茎、龟头。

三、预防调护

1. 夫妻双方要正确地学习掌握有关性的知识，了解男女之间性反应的生理性差异，消除误会，适当掌握性生活中的必要的性技巧。

2. 避免色情放纵，情思过度，克服过度手淫的不良习惯，做到房事有节，起居有常。

3. 偶然出现早泄，女方理应安慰、谅解、关怀男方，温柔体贴地帮助男方克服恐惧、紧张、内疚心理，切忌埋怨、责怪男方。

4. 积极治疗可能引起早泄的各种器质性疾病，从根本上避免早泄的发生。

5. 处理协调好人际关系、家庭关系以及夫妻关系，保持心情舒畅。

小　结

早泄常用中成药见表16-4。

表 16-4　早泄常用中成药

证型	常用中成药
肾气不固证	锁阳固精丸、金匮肾气丸、五子衍宗丸
心脾两虚证	归脾丸、健脾生血片
阴虚内热证	知柏地黄丸、六味地黄丸
肝经湿热证	龙胆泻肝丸、四妙丸

第五节　男性不育症

夫妇有正常性生活1年以上，未采用任何避孕措施，由于男方因素造成女方无法自然受孕的，称为男性不育症。据统计有15%的夫妇在1年内不能受孕而寻求药物治疗，不能受孕的夫妇中至少50%存在男性精子异常的因素。随着人们生活方式的改变和环境污染的加重，不孕不育的发生率仍有增高趋势。男性不育症的病因复杂，通常由多种病因共同引起，仍有30%～40%的男性不育症患者找不到明确的病因。

本病属中医学"无子""艰嗣"等范畴。中医药以辨证论治为诊治疾病的基本原则，具有充分的开放性和兼容性，经过几千年的发展，在男性生殖领域，包括辅助生殖技术（ART）的干预中，均发挥着重要的作用。

一、病因病机

中医学认为不育症与肾、心、肝、脾等脏有关，其中与肾脏关系最为密切。大多为精少、精弱、死精、无精、精稠、阳痿及不射精等所引起。

1.肾气虚弱 若禀赋不足，肾气虚弱，命门火衰，可致阳痿不举，甚至阳气内虚，无力射出精液；病久伤阴，精血耗散，则精少精弱；元阴不足，阴虚火旺，相火偏亢，精液黏稠不化，均可导致不育。

2.肝郁气滞 情志不舒，郁怒伤肝，肝气郁结，疏泄无权，可致宗筋痿而不举，或气郁化火，肝火亢盛，灼伤肾水，肝木失养，宗筋拘急，精窍之道被阻，亦可影响生育。

3.湿热下注 素嗜肥甘滋腻、辛辣炙煿之品，损伤脾胃，脾失健运，痰湿内生，郁久化热，阻遏命门之火，可致阳痿、死精等而造成不育。

4.气血两虚 思虑过度、劳倦伤心而致心气不足，心血亏耗；大病久病之后，元气大伤，气血两虚，血虚不能化生精液而精少精弱，甚或无精，亦可引起不育。

二、中医治疗

（一）辨证论治

1.肾阳虚衰证

【证候】**主症**：性欲减退，阳痿早泄，精子数少、成活率低、活动力弱，或射精无力。**次症**：腰酸腿软，疲乏无力，小便清长。**舌脉**：舌质淡，苔薄白，脉沉细。

【治法】温补肾阳，益肾填精。

【方药】金匮肾气丸合五子衍宗丸或羊睾丸汤加减。

【中成药】

（1）生精胶囊（指南） 组成：鹿茸、枸杞子、人参、冬虫夏草、菟丝子、沙苑子、淫羊藿、黄精、何首乌、桑椹、补骨脂、骨碎补、仙茅、金樱子、覆盆子、杜仲、大血藤、马鞭草、银杏叶。功能主治：补肾益精，滋阴壮阳。用于肾阳不足所致腰膝酸软，头晕耳鸣，神疲乏力，男子无精、少精、弱精、精液不液化等症。用法用量：口服，1次1.6g，1日3次，3月为1个疗程。

（2）龙鹿胶囊（药监局） 组成：人参、鹿茸、淫羊藿、狗鞭、驴鞭、熟地黄、山茱萸、五味子（酒蒸）、海龙、附子（制）、补骨脂等多味中药。功能主治：温肾壮阳、益气滋肾。用于元气亏虚，精神萎靡，食欲不振；男子阳衰，精寒无子，遗精阳痿，举而不坚；女子宫寒，久不孕育，见上述证候者。用法用量：口服，1次3～5粒，1日3次，3月为1个疗程。

（3）复方玄驹胶囊（药监局）　组成：黑蚂蚁、淫羊藿、枸杞子、蛇床子。功能主治：温肾、壮阳、益精。用于肾阳虚型精弱症，症见精子活力低下，神疲乏力，精神不振，腰膝酸软，少腹阴器发凉，精冷滑泄，肢冷尿频，性欲低下，功能性勃起功能障碍等。用法用量：口服，1次3粒，1日3次，4周为1个疗程。

（4）右归丸（指南）　组成：熟地黄、炮附片、肉桂、山药、酒炙山茱萸、菟丝子、鹿角胶、枸杞子、当归、盐炒杜仲。功能主治：温补肾阳，填精止遗。适用于肾阳不足，命门火衰之腰膝酸冷，精神不振，怯寒畏冷，阳痿遗精，大便溏薄，尿频而清。用法用量：口服，小蜜丸1次9g，大蜜丸1次1丸，1日3次。

（5）龟龄集（指南）　组成：红参、鹿茸、海马、枸杞子、丁香、穿山甲、雀脑、牛膝、锁阳、熟地黄、补骨脂、菟丝子、杜仲、石燕、肉苁蓉、甘草、天冬、淫羊藿、大青盐、砂仁等。功能主治：强身补脑，固肾补气，增进食欲。用于肾亏阳弱，记忆减退，夜梦精溢，腰酸腿软，气虚咳嗽，五更溏泄，食欲不振。用法用量：口服，1次0.6g，1日2次，饭前2小时用淡盐水送服。

2. 肾阴不足证

【证候】**主症**：遗精滑泄，精液量少，精子数少，精子活动力弱或精液黏稠不化，畸形精子较多。**次症**：头晕耳鸣，手足心热。**舌脉**：舌质红，少苔，脉沉细。

【治法】滋补肾阴，益精养血。

【方药】左归丸合五子衍宗丸加减。若阴虚火旺者，宜滋阴降火，用知柏地黄汤加减。

【中成药】

（1）河车大造丸（医保目录）　组成：知母、熟地黄、黄柏、山茱萸（制）、山药、牡丹皮、茯苓、泽泻。功能主治：滋阴清热。用于阴虚火旺，潮热盗汗，口干咽痛，耳鸣遗精，小便短赤。用法用量：口服，1次8丸，1日3次，2～3月为1个疗程。

（2）左归丸（医保目录）　组成：枸杞子、龟甲胶、鹿角胶、牛膝、山药、山茱萸、熟地黄、菟丝子。功能主治：滋补肾阴。用于真阴不足所致精弱，腰膝酸软，盗汗，神疲口燥者。用法用量：口服，1次9g，2次/日，2～3月为1个疗程。

（3）大补阴丸（药典） 组成：熟地黄、盐知母、盐黄柏、醋龟甲、猪脊髓。功能主治：滋阴降火。用于阴虚火旺，潮热盗汗，咳嗽咯血，耳鸣，属于肾阴亏虚不育者。用法用量：口服，水蜜丸1次6g，1日2～3次，2～3月为1个疗程。

（4）知柏地黄丸（医保目录） 组成：知母、熟地黄、黄柏、山茱萸（制）、山药、牡丹皮、茯苓、泽泻。功能主治：滋阴清热。用于阴虚火旺，潮热盗汗，口干咽痛，耳鸣遗精。用法用量：口服，1次8丸，1日3次，2～3月为1个疗程。

3. 肝郁气滞证

【证候】主症：性欲低下，阳痿不举，或性交时不能射精，精子稀少、活力下降。次症：精神抑郁，两胁胀痛，嗳气泛酸。舌脉：舌质暗，苔薄，脉弦细。

【治法】疏肝解郁，温肾益精。

【方药】柴胡疏肝散合五子衍宗丸加减。

【中成药】疏肝益阳胶囊（药典）、逍遥丸/颗粒（医保目录，甲）。

4. 湿热下注证

【证候】阳事不兴或勃起不坚，精子数少或死精子较多。次症：小腹急满，小便短赤。舌脉：舌苔薄黄，脉弦滑。

【治法】清热利湿。

【方药】程氏萆薢分清饮加减。

【中成药】

（1）宁泌泰胶囊（指南） 组成：四季红、芙蓉叶、仙鹤草、大风藤、白茅根、连翘、三棵针。功能主治：清热解毒，利湿通淋。用于湿热蕴结所致淋证，症见小便不利，淋沥涩痛，尿血，以及下尿路感染、慢性前列腺炎见上述证候者。用法用量：口服，1次3～4粒，1日3次；7天为1个疗程。

（2）龙胆泻肝丸（医保目录） 组成：龙胆、柴胡、黄芩、炒栀子、泽泻、木通、盐炒车前子、酒炒当归、地黄、炙甘草。功能主治：清肝胆，利湿热。用于肝胆湿热，头晕目赤，耳鸣耳聋，胁痛口苦，尿赤，湿热带下。用法用量：口服，1次3～6g，1日2次。

（3）八正片（医保目录） 组成：瞿麦、车前子（炒）、萹蓄、大黄、滑石、川木通、栀子、甘草、灯心草。功能主治：清热，利尿，通淋。用于湿热下注之小便短赤、淋沥涩痛、口燥咽干。用法用量：口服，1次3～4片，1日3次。

5.气血两虚证

【证候】性欲减退，阳事不兴，或精子数少、成活率低、活动力弱。**次症：**神疲倦怠，面色无华。**舌脉：**舌质淡，苔薄白，脉沉细无力。

【治法】补益气血。

【方药】十全大补汤加减。

【中成药】

（1）归脾丸（药典） 组成：党参、炒白术、炙黄芪、炙甘草、茯苓、制远志、炒酸枣仁、龙眼肉、当归、木香、大枣。功能主治：益气健脾，养血安神。用于心脾两虚，气短心悸，失眠多梦，头昏头晕，肢倦乏力，食欲不振，崩漏便血。用法用量：用温开水或生姜汤送服，水蜜丸1次6g，小蜜丸1次9g，大蜜丸1次1丸，1日3次。

（2）卫生培元丸（医保目录） 组成：白术、当归、杜仲、枸杞子、茯苓、白芍（酒制）、山药、人参、党参、熟地黄、酸枣仁、砂仁、丹参、甘草、鹿茸、黄芪、肉桂、远志、陈皮、川芎。功能主治：大补元气。用于气血两虚，面色萎黄，食欲不振，四肢乏力、少弱精症。用法用量：口服，1次1丸，1日2次，2～3月为1个疗程。

（3）十全大补丸（医保目录） 组成：党参、白术（炒）、茯苓、炙甘草、当归、川芎、白芍（酒炒）、熟地黄、炙黄芪、肉桂。功能主治：温补气血。用于气血两虚，面色苍白，气短心悸，头晕自汗，体倦乏力，四肢不温者。用法用量：水蜜丸1次30粒（6g），大蜜丸1次1丸，1日2次，2～3月为1个疗程。

（二）单方验方

1.徐福松（江苏省中医院）验方——徐氏温胆汤

姜半夏10g，陈皮6g，茯苓10g，炒竹茹10g，炒枳壳6g，天竺黄6g，炙远志10g，石菖蒲6g，炒酸枣仁10g，矾郁金10g，生姜3g，炙甘草3g。功效：祛痰化湿、清热除烦、解郁安神。用于肝气郁结、痰气交阻所致的畸形精子症。

2. 班秀文（首届国医大师）验方——活精汤

熟地黄15g，山萸肉10g，山药15g，牡丹皮10g，茯苓10g，泽泻6g，麦冬10g，当归10g，白芍6g，女贞子10g，素馨花6g，红花2g，枸杞子10g，桑椹子15g。功效：滋肾调肝。用于肾阴亏虚型死精子症所致的不育。

3. 徐福松（全国名老中医，江苏省中医院）验方——枸橘汤

枸橘10g，青皮10g，陈皮10g，川楝子10g，延胡索10g，海藻10g，昆布10g，牡蛎10g，续断10g，秦艽10g，防风10g，防己10g，赤茯苓10g，赤芍10g，泽兰10g，泽泻10g。功效：软坚化痰，活血化瘀，清热解毒。用于长期慢性睾丸附睾炎痰瘀阻滞引起的精液质量异常、不育症。

4. 施汉章（首批全国有独特学术经验和技术专长的老中医药专家，北京中医药大学东直门医院）验方——化精汤

生薏仁30g，生地黄10g，麦冬15g，女贞子10g，滑石20～30g，茯苓10g，虎杖12g。功效：滋阴清热，健脾渗湿。用于湿热下注所致的精液不液化症。15日为1个疗程，服1～2疗程可效。

5. 徐福松（全国名老中医，江苏省中医院）验方——苍白二陈汤

苍术6g，甘草6g，制天南星6g，石菖蒲6g，白术10g，茯苓10g，陈皮10g，制半夏10g，柴胡10g，车前子10g，枳壳10g，升麻10g，山药20g，丹参20g。用于痰湿内阻所致的精液不液化症。

6. 陈文伯（国家级名老中医，鼓楼中医院原院长）验方——生精赞育汤

淫羊藿15g，肉苁蓉10g，仙茅15g，枸杞子10g。功效：健脾益肾，生精填髓。主治精气不足之无精子症。

7. 贺菊乔（湖南中医药大学第一附属医院）验方——生精育子汤

熟地黄15g，枣皮10g，菟丝子15g，枸杞子15g，女贞子15g，鹿角胶10g，黄芪15g，淫羊藿12g，仙茅10g，金樱子15g，怀山药20g，当归15g。功效：益肾填精，生精种子。用于肾精亏虚所致的少弱精症。

（三）其他疗法

根据病情可选用绒毛膜促性腺激素（HCG）、睾丸酮、克罗米芬、精氨酸、左卡尼汀、维生素类、硫酸锌糖浆等。或进行性技术指导，必要时可人工授精。精索静脉曲张所致不育，经保守治疗无效者，可考虑手术。

三、预防调护

1. 提倡进行婚前教育，宣传生殖生理方面的有关知识，科学地指导青年男女正确认识两性关系，使夫妻和睦，性生活和谐。

2. 勿过量饮酒及大量吸烟，不食棉籽油。

3. 消除有害因素的影响，对接触放射线、有毒物品或高温环境而致不育者，可适当调动工作。

4. 性生活适度。性交不要过频，也不宜相隔时间太长，否则可影响精子质量。如果能利用女方排卵的时间进行性交，往往可以提高受孕的机会。

小 结

男性不育症常用中成药见表16-5。

表16-5 男性不育症常用中成药

证型	常用中成药
肾阳虚衰证	生精胶囊、龙鹿胶囊、复方玄驹胶囊、右归丸、龟龄集
肾阴不足证	河车大造丸、左归丸、大补阴丸、知柏地黄丸
肝郁气滞证	疏肝益阳胶囊、逍遥丸/颗粒
湿热下注证	宁泌泰胶囊、龙胆泻肝丸、八正片/胶囊/颗粒
气阴两虚证	归脾丸、卫生培元丸、十全大补丸

第六节 前列腺癌

前列腺癌（prostatic cancer）是指发生在前列腺的上皮性恶性肿瘤，是全球男性人群中最常见的癌症之一。其发病有明显的地区差异，欧美地区发病率较高，据报道仅次于肺癌，占男性癌症死亡数量的第二位。随着生活方式的改变以及医疗检测水平的不断提高，我国前列腺癌发病率呈现出明显上升的迹象。2018年我国前列腺癌发病率为10.23/10万，居男性恶性肿瘤发病率的第6位。本病多发生于50岁以上的男性，发病率随年龄的增长而增长。家族史是前列腺癌的高危因素，遗传因素的作用在年轻患者中体现更为明显。此外，前列腺癌的发病与性激素、饮食习惯有关。

中医学无前列腺这一器官名称，其功能概括于肾、膀胱、三焦等脏腑之内，根据前列腺癌的临床表现，本病归属于中医学"尿血""淋证""癃闭"等范畴。

一、病因病机

中医学认为本病病位在下焦，涉及肺、脾、肾、三焦，病因不外外邪和内伤两大类。外邪多因外感六淫和饮食不节，内伤多因情志所伤、房劳过度、久病失治误治和禀赋不足几个方面。病机总属正虚邪实，正气虚弱是该病发生的根本原因，机体抵御外邪的能力低下，外邪乘虚侵入人体，是前列腺癌发病的基础。湿、痰、瘀、热、毒长期滞留体内，导致脏腑、气血津液功能失调，耗精伤血，损伤元气，进一步加重正虚。

1. 外邪侵袭　下阴不洁，湿热秽浊之邪侵犯下焦；或肺脏湿热、小肠邪热、心经火热、下肢丹毒等他脏外感之邪传及于下焦，局部气血运行不畅，郁积日久而致本病。

2. 饮食不节　嗜食肥甘厚腻、生冷辛辣之品，或喜嗜烟酒，损伤脾胃，运化失司，酿生湿热，湿热下注而致本病。

3. 情志不畅　急躁易怒或长期抑郁，情志不舒，疏泄不及，致使三焦气化失常，尿路受阻；肝郁气滞也可由气及血，气滞经脉，使血行不畅，经隧不利，脉络瘀阻，结于会阴成病。

4. 正气虚损　肾是人体生命的根源，为人体先天之本。先天肾气不足，或者房劳过度、久病体虚、年老肾虚等诸多因素，使肾气耗伤，正气不足，脏腑失于温煦，命门火衰，膀胱气化无权，或下焦积热，津液耗伤而致本病。

二、中医治疗

（一）中西医结合治疗

1. 辨证论治

（1）湿热蕴结证

【证候】**主症**：小便不畅，滴沥不通或成癃闭，偶有血尿。**次症**：口苦口黏，渴而不欲饮，时有发热起伏，腰痛不适，小腹胀满，会阴部胀痛拒按。**舌脉：**舌质红，苔黄腻，脉滑数或弦数。

【治法】清热利湿，通淋散结。

【方药】八正散或萆薢分清饮。

【中成药】复方苦参注射液（医保目录，乙）、鸦胆子油软胶囊/口服乳液/乳注射液（医保目录，乙）。

（2）气滞血瘀证

【证候】**主症：**小便点滴而下，尿如细线，或时而通畅，时有阻塞不通，少腹胀满疼痛，或少腹积块，尿色紫暗有块。**次症：**腰背、会阴疼痛，行动艰难。**舌脉：**舌质紫暗或有瘀点，苔薄，脉涩或细涩。

【治法】活血化瘀，散结止痛。

【方药】膈下逐瘀汤或桃仁红花煎。

【中成药】西黄丸（医保目录，乙）、安康欣胶囊（医保目录，乙）、复方斑蝥胶囊（医保目录，乙）、平消片/胶囊（医保目录，甲；药典）。

（3）脾肾两虚证

【证候】**主症：**小便不通或点滴不爽，排尿乏力，尿流渐细。**次症：**神疲怯弱，腰膝冷痛，下肢酸软，畏寒肢冷，喜温喜按，面色无华，心悸，动则气促，大便溏泄。**舌脉：**舌淡，苔润，脉沉细无力。

【治法】温补脾肾，渗利水湿。

【方药】参芪蓉仙汤或真武汤。

【中成药】健脾益肾颗粒（医保目录，乙）、艾迪注射液（医保目录，乙）、参芪扶正注射液（医保目录，乙）、百令胶囊（医保目录，乙；药典）、金水宝胶囊（医保目录，乙；药典）。

（4）肝肾阴虚证

【证候】**主症：**排尿困难，尿流变细，排尿疼痛，进行性加重，时有血尿，可有腰骶部及下腹部疼痛。**次症：**头晕耳鸣，口干心烦，失眠盗汗，大便干燥。**舌脉：**舌质红，苔少，脉细数。

【治法】滋补肝肾，解毒散结。

【方药】知柏地黄丸。

【中成药】康莱特注射液（医保目录，乙；药典）、贞芪扶正胶囊/片/颗粒

（医保目录，甲）、金复康口服液（医保目录，乙）。

2. 手术结合中药

手术治疗仍是目前首选治疗手段，如能与中医药治疗相结合，有助于提高切除率，减轻并发症，提高生存率和生存质量。术前给予中药调理，可改善患者的营养状况，有利于手术的进行。术后辨证给予调理脾胃、益气固表、养阴生津、理气导滞等方药，可促进机体康复，为后续治疗创造条件。

（1）脾胃虚弱证

【证候】**主症**：纳呆食少，神疲乏力，大便稀溏，食后腹胀。**次症**：面色萎黄，形体瘦弱。**舌脉**：舌质淡，苔薄白。

【治法】健脾益胃。

【方药】补中益气汤。

【中成药】香砂养胃丸/颗粒（医保目录，甲；药典）、补中益气丸/颗粒（医保目录，甲）、参苓白术丸/散/颗粒（医保目录，甲；药典）、健脾丸（医保目录，乙；药典）。

（2）气血亏虚证

【证候】**主症**：面色淡白或萎黄，唇甲淡白，神疲乏力，少气懒言。**次症**：自汗，或肢体肌肉麻木，女性月经量少。**舌脉**：舌体瘦薄，或舌面有裂纹，苔少，脉虚细而无力。

【治法】补气养血。

【方药】八珍汤、当归补血汤或十全大补汤。

【中成药】生白颗粒/口服液/合剂（医保目录，乙）、芪胶升白胶囊（医保目录，乙）、八珍丸/颗粒（医保目录，甲；药典）、生血宝颗粒/合剂（医保目录，甲；药典）。

3. 放射治疗结合中药

中药可增强肿瘤对放射线的敏感性，又可防治放疗期间的副作用及并发症和后遗症，对放射性膀胱炎、放射性直肠炎等都有较好的疗效。此外中药还可预防复发和转移，对于提高患者远期生存率有所帮助。

（1）**热毒瘀结证**

多见于放射性皮炎、膀胱炎、直肠炎。

【证候】**主症**：会阴部皮肤肿痛、破溃，尿频、尿急、尿痛、小便短赤、排尿困难，腰背酸痛，小腹胀满、疼痛。**次症**：口渴，纳差，或见大便频繁、黏液血便，甚或便血、肛门灼热、里急后重。**舌脉**：舌红或绛，苔微黄腻，脉滑数或脉弦。

【治法】清肠燥湿，活血解毒。

【方药】芍药汤合八正散。

【中成药】安多霖胶囊（医保目录，乙）、八正颗粒/片/胶囊（医保目录，乙）、葛根芩连片/丸（医保目录，乙；药典）。

（2）气阴亏虚证

多见于放射性损伤后期，或迁延不愈，损伤正气者。

【证候】**主症**：倦怠无力，口干，面色无华，排尿无力或点滴不出。**次症**：头晕眼花，饮食减退，潮热盗汗。**舌脉**：舌红，苔白或少苔，脉细或数。

【治法】益肾滋阴。

【方药】知柏地黄汤。

【中成药】贞芪扶正胶囊/片/颗粒（医保目录，甲）、养阴生血合剂（医保目录，乙；药典）、知柏地黄丸（医保目录，甲）。

4.内分泌治疗结合中药

内分泌治疗结合中医治疗是指在内分泌治疗期间联合中医治疗，发挥增强疗效（中医加载治疗）、防治内分泌治疗不良反应（中医防护治疗）的作用。

（1）肝郁气滞证

【证候】**主症**：急躁易怒，失眠易惊，头晕目眩，乳房胀痛及女性化，性格改变。**次症**：面红潮热，烘热汗出。**舌脉**：舌质淡或淡红，苔白或薄黄，脉弦。

【治法】疏肝理气，调和营卫。

【方药】柴胡桂枝汤。

【中成药】逍遥丸/颗粒（医保目录，甲；药典）、柴胡舒肝丸（医保目录，乙）、丹栀逍遥丸（医保目录，甲）。

（2）肝肾阴虚证

【证候】**主症**：性欲降低，勃起功能障碍，阵发性潮热，盗汗，骨痛。**次症**：认知能力下降。**舌脉**：舌质红，少苔，脉沉细或细数。

【治法】滋阴补肾，疏肝清热。

【方药】滋水清肝饮合六味地黄汤。

【中成药】养阴生血合剂（医保目录，乙；药典）、六味地黄丸（医保目录，甲）、大补阴丸（医保目录，乙）。

（二）外治疗法

中药外治法是指将药物配制加工成散剂（外用散剂）、膏药剂（又称硬膏）、油膏（又称软膏）、药捻、洗剂、栓剂、灌肠剂、雾剂、糊剂、滴剂等剂型，涂敷、粘贴、撒布、点滴、灌导、拭洗于体表穴位或病灶局部。药物经透皮吸收后，对经络穴位或局部产生刺激，以达到调理阴阳、祛邪拔毒的目的。前列腺位置特殊，既不在内，也不在外，周围正常组织较多，药物难以直达病所，外治法主要用于缓解尿潴留。

1. 中药贴敷疗法

大葱白矾散（《现代中医药应用与研究大系》）：大葱白9cm，白矾15g。以上2味共捣烂如膏状贴肚脐上，每日换1次，贴至尿通为度，此方能软坚通尿，适用于前列腺癌小便不通、点滴难下。

蚯蚓田螺散（《现代中医药应用与研究大系》）：白颈蚯蚓5条、小田螺5个、荜澄茄15g。以上3味共捣烂，拌米饭为丸，敷脐上。此药能温肾散寒、行气利水，对前列腺癌癃闭、尿塞不通、少腹疼痛难忍者有效。

甘遂：甘遂2g，研为细末，用醋调膏，纱布包裹，外敷脐部，以通为度。

取嚏：取皂角末0.5g，吹鼻取嚏，具有开肺气、举中气、通下焦的功效，是一种简单有效的通利小便的方法。

2. 中药灌肠疗法

消瘀散结灌肠剂

药物组成：山慈菇、夏枯草、莪术、虎杖、吴茱萸。

应用方法：消瘀散结灌肠剂100mL保留灌肠，2次/天，60天为1个疗程。

3. 经验用方

（1）刘猷枋（中国中医研究院广安门医院）验方——前列消癥汤

炙黄芪15g，黄精10g，生薏苡仁30g，莪术9g，土贝母9g，猪苓15g，白花蛇舌草20g。功效：健脾益肾，利水活血，化痰散结。用于晚期前列腺癌。

（2）贾英杰（天津中医药大学第一附属医院）验方

黄芪30g，川芎、补骨脂、蛇六谷（或白花蛇舌草）、车前草、黄柏、王不留行各 15g，生大黄 5～20g，郁金、姜黄各 10g。若尿等待、排尿不畅者加石韦、萹蓄，下焦气化不利者，在石韦、萹蓄基础上稍加柴胡为引经药，或以柴胡易黄芪。功效：扶正解毒，祛瘀利湿。用于前列腺癌。

4. 其他疗法

（1）针灸

穴位：足三里、三阴交、膀胱俞、关元俞、委中、承山、阴陵泉、中极、关元。

方法：证属肾气亏虚者，取三焦俞、肾俞、阴谷、气海、委阳，用平补平泻手法。证属湿热蕴结者，取三阴交、阴陵泉、膀胱俞、中极，用泻法。

适应证：与中药配合应用治疗前列腺癌。

疗程：每周 2 次，3 个月后改为每周 1 次。

（2）改良式隔物灸法

先用细盐粒填满神阙，后将生姜捣碎取汁，把用姜汁浸湿的棉布平铺于腹部，将艾绒放进圆锥形的艾灸器中，点燃艾绒。在腹部棉布上以任脉的神阙穴为中心进行温灸，以患者能耐受为度，待其全部燃尽，更换艾绒，连续灸 30 分钟后用纱布覆盖神阙穴并固定，以防止盐粒流出。同法灸腰部，腰部以膀胱经和督脉为重点。

适应证：前列腺癌术后尿失禁。

疗程：每日 1 次，连续 3 周。

三、预防调护

1. 积极治疗慢性前列腺炎和前列腺增生，防止其向前列腺癌转化。

2. 定期健康检查，建议 50 岁以上男性每半年应做 1 次直肠指诊和 B 超检查，每年做 1 次血清 PSA 化验检查，以期早发现、早诊断、早治疗。

3. 培养科学的生活方式，做到膳食平衡，低脂饮食，戒烟限酒；节制房事；注意个人卫生，保持会阴区清洁；适度运动；调畅情志，避免忧思郁怒。

小 结

前列腺癌常用中成药见表 16–6。

表 16-6　前列腺癌常用中成药

证型		常用中成药
单纯中药	湿热蕴结证	复方苦参注射液、鸦胆子油软胶囊 / 口服乳液 / 乳注射液
	气滞血瘀证	西黄丸、安康欣胶囊、复方斑蝥胶囊、平消片 / 胶囊
	脾肾两虚证	健脾益肾颗粒、艾迪注射液、参芪扶正注射液、百令胶囊、金水宝胶囊
	肝肾阴虚证	康莱特注射液、贞芪扶正胶囊 / 片 / 颗粒、金复康口服液
手术结合中药	脾胃虚弱证	香砂养胃丸 / 颗粒、补中益气丸 / 颗粒、参苓白术丸 / 散 / 颗粒、健脾丸
	气血亏虚证	生白颗粒 / 口服液 / 合剂、芪胶升白胶囊、八珍丸 / 颗粒、生血宝颗粒 / 合剂
放射治疗结合中药	热毒瘀结证	安多霖胶囊、八正颗粒 / 片 / 胶囊、葛根芩连片 / 丸
	气阴亏虚证	贞芪扶正胶囊 / 片 / 颗粒、养阴生血合剂、知柏地黄丸
内分泌结合中药	肝郁气滞证	逍遥丸 / 颗粒、柴胡舒肝丸、丹栀逍遥丸
	肝肾阴虚证	养阴生血合剂、六味地黄丸、大补阴丸

第十七章　骨科疾病

第一节　桡骨远端骨折

桡骨远端骨折是临床最常见的骨折之一，通常指桡骨远端关节面以上2～3cm部位骨折，约占全身骨折的10%。该部位是坚质骨向松质骨移行部位，是骨结构在力学上的薄弱区域，桡骨远端与腕骨（舟状骨与月骨）形成关节，其背侧边缘长于掌侧，故关节面向掌侧倾斜10°～15°，称为掌倾角。桡骨下端内侧缘切迹与尺骨头形成下尺桡关节，桡骨下端外侧的茎突，较其内侧长1～1.5cm，故其关节面还向尺侧倾斜20°～25°，称为尺偏角。骨折后解剖关系遭到破坏，应尽可能恢复正常解剖。

此类骨折主要发生于中老年人，女性多于男性。

一、病因病机

直接暴力、间接暴力均可造成桡骨远端骨折，临床上以间接暴力多见。根据暴力的作用方式及骨折后的移位情况，可分为伸直型骨折、屈曲型骨折、掌侧缘骨折、背侧缘骨折、粉碎型骨折。以伸直型骨折最为多见。

1. 伸直型

伸直型桡骨下端骨折又称 Colles's（科雷斯氏）骨折。患者跌倒时，腕关节呈背伸位，手掌着地，躯干向下的重力与地面向上的反作用力交集于桡骨下端可造成伸直型骨折。伸直型骨折远段向背侧和桡侧移位，骨折向掌侧成角，即桡骨远段掌倾角变小、完全消失，甚则关节面改向背侧倾斜，另外向尺侧倾斜可减少或完全消失。

2. 屈曲型

屈曲型桡骨下端骨折又称 Smith's（史密斯氏）、反科雷斯氏骨折。患者跌倒时，前臂旋前，腕关节呈掌屈位，手背着地，躯干向下的重力与地面向上的反作用力交集于桡骨下端可造成屈曲型骨折。骨折远段向掌侧和桡侧移位，骨折向背侧成角，即桡骨远段掌倾角增大，另外向尺侧倾斜可减少或完全消失。

3. 粉碎型

暴力直接打击桡骨远端，可造成桡骨远端粉碎性骨折，多为骨膜下骨折，不发生移位。

总之，摔倒后暴力传导至腕关节，引起骨折导致移位，"气伤痛，形伤肿"，"先痛后肿者气伤形也，先肿后痛者形伤气也"，气滞血瘀，筋骨皆伤，出现肿胀、疼痛、腕关节功能受限。

二、中医治疗

无移位的骨折不需要整复，仅用掌、背两侧夹板固定 2～3 周即可，有移位的骨折则必须整复固定。尽可能恢复桡骨远端的掌倾角、尺偏角，尽可能恢复桡骨远端的短缩畸形。骨折粉碎严重、难以整复的，可行手术治疗，多采用切开复位、解剖钢板固定和外固定架固定。骨折早、中、后三期配合药物内治与功能锻炼等。

（一）辨证论治

1. 骨折初期

【证候】**主症**：骨折早期复位后 1～2 周内，腕部疼痛、肿胀，腕及前臂活动障碍，腕部环形压痛、畸形、纵轴叩击痛和骨擦音。**次症**：伸直型骨折呈"餐叉样"或"枪刺状"畸形，屈曲型骨折呈"锅铲"畸形。患者气滞血瘀不伴有里热等。**舌脉**：舌质淡红，苔薄白，脉紧数。

【治法】消肿止痛，活血化瘀。

【方药】桃红四物汤或复元通气散。

【中成药】三七伤药片胶囊／颗粒（医保目录，甲；药典）、骨折挫伤胶囊（医保目录，乙；药典）、云南白药、云南白药片／胶囊（医保目录，甲；药典）。

2. 骨折中期

【证候】**主症**：骨折后 3～6 周内，肿胀消退，疼痛减轻，但瘀肿未尽，骨虽连而未坚。**次症**：腕关节活动受限。**舌脉**：舌质淡红，苔薄白，脉浮紧。

【治法】和营生新，接骨续损。

【方药】和营止痛汤、接骨紫金丹。

【中成药】接骨七厘散丸／片／胶囊（医保目录，甲；药典）、恒古骨伤愈合剂（医保目录，乙；药典）、伤科接骨片（医保目录，甲；药典）。

3. 骨折后期

【证候】**主症**：骨折后 6 ～ 8 周以后，局部肿痛已消。**次症**：肌肉瘦削，气短乏力，筋骨不坚。**舌脉**：舌淡苔薄白，脉沉细或弱。

【治法】益气养血，补益肝肾，补筋壮骨。

【方药】补中益气汤、补肾壮筋汤或通经活络汤。

【中成药】补中益气丸／颗粒（医保目录，甲；药典）、正骨紫金丸（医保目录，乙；药典）。

（二）外治疗法

早期用双柏散、消炎散外敷，中后期用温通散、伤科膏外敷。

（三）单方验方

1. 双柏膏　黄柏 30g，侧柏叶 60g，泽兰、薄荷各 30g，共研粉末，装瓶备用。用法：使用时用蛋清或蜜、陈醋调成糊状，敷贴于伤处，隔日一次。功效：活血、消肿、止痛。对闭合性骨折、挫伤、跌打损伤、撞伤早期局部红肿热痛有消肿止痛、活血化瘀之功。

2. 上肢损伤洗方　伸筋草 15g，透骨草 15g，荆芥 9g，防风 9g，红花 9g，千年健 12g，刘寄奴 9g，桂枝 12g，苏木 9g，川芎 9g，威灵仙 9g。功效：活血舒筋，用于上肢骨折、脱位、扭挫伤后筋络挛缩酸痛。（《中医伤科学讲义》）

（四）其他疗法

1. 手法复位伸直型骨折　助手握住前臂骨折近端，术者两拇指并列置于远端背侧，其他四指置于其腕部，扣紧大小鱼际肌，作拔伸牵引，待重叠移位完全纠正后，骤然猛抖，同时迅速尺偏掌屈，使之复位。若未完全整复，则由两助手维持牵引，术者用两拇指迫使骨折远端尺偏掌屈，即可达到解剖对位。屈曲型骨折与伸直型手法相反，由两助手拔伸牵引，术者可用两手拇指由掌侧将远段骨折片向背侧推挤，同时用食、中、环三指将近端由背侧向掌侧压挤，然后术者捏住骨折部，牵引手指的助手徐徐将腕关节背伸，使屈肌腱紧张，防止

复位的骨折片移位。

2. 小夹板固定方法

手法复位后，伸直型骨折先在骨折远端背侧和近端掌侧分别放置一平垫，然后放上夹板，夹板上端达前臂中、上 1/3，桡、背侧夹板下端应超过腕关节，限制手腕的桡偏和背伸活动；屈曲型骨折则在远端的掌侧和近端的背侧各放一平垫，桡、掌侧夹板下端应超过腕关节，限制桡偏和掌屈活动，扎上三条布带，最后将前臂悬挂胸前，保持固定 4 ~ 5 周。

3. 针刺疗法

针刺对于早期止痛以及后期促进骨痂生长均有帮助。止痛可选用同侧手三里，或对侧外关、阳池，对侧踝关节附近解溪、昆仑等。后期促进骨折愈合可选用足三里、手三里、肾俞、大杼、阳陵泉等。

三、预防调护

1. 关节外骨折得到良好复位，则愈合较快。但涉及关节面骨折，易出现创伤性关节炎。

2. 固定期间，应避免前臂的旋转运动，加强手指屈伸功能锻炼，以利消肿。

3. 避免长期固定引起的肩关节僵硬，防止反射性交感神经营养不良。

4. 老年人注意加强锻炼，多晒太阳，补充钙剂，防止摔倒。

小　结

桡骨远端骨折常用中成药见表 17-1。

表 17-1　桡骨远端骨折常用中成药

证型	常用中成药
骨折初期	三七伤药片 / 胶囊 / 颗粒、骨折挫伤胶囊、云南白药、云南白药片 / 胶囊
骨折中期	接骨七厘散 / 丸 / 片 / 胶囊、正骨紫金丸、伤科接骨片
骨折后期	补中益气丸 / 颗粒、恒古骨伤愈合剂

第二节　颈椎病

颈椎病是指颈椎骨质增生、颈项韧带钙化、颈椎间盘萎缩退化等改变，刺激或压迫颈部神经、脊髓、血管而产生的一系列症状和体征的综合征。好发于40～60岁之间的成人，男多于女，全国约有7～10%的人患有颈椎病，近年来发病有年轻化的趋势。

中医古籍中没有颈椎病的提法，但其相关症状散见于"痹证""痿证""项强""眩晕"等方面的论述。

一、病因病机

颈椎病常见的基本类型有颈型、神经根型、脊髓型、椎动脉型、交感神经型以及混合型。

1. 先天不足　骨骼发育不良，椎管发育狭窄，成为颈椎病的发病基础。

2. 慢性劳损　长期从事伏案工作，引起颈椎关节囊韧带松弛，加速颈椎退变。

3. 颈椎退变　椎间盘退变，髓核含水量下降，纤维环软骨板变性，周围肌肉、韧带退变失衡，进而诱发小关节应力变化等，导致骨质增生、椎间隙狭窄，尤其以下位颈椎5、6为好发部位。

4. 急性外伤　急性颈椎损伤造成颈椎或椎间盘的损害，进一步诱发颈椎病。

5. 风寒湿邪　人过中年，肾精渐虚，筋骨失于濡养，风寒湿邪侵袭，痹阻经络，气滞血瘀引发酸痛不仁等症状。

6. 痰湿阻络　脾虚湿盛，化痰化浊，阻滞经络，见头晕眼胀，耳鸣恶心，多汗少汗，心慌心悸，颈椎体位改变加重，久则肢体萎废，步履蹒跚，容易跌倒。

颈型颈椎病具有颈痛症状以及颈部压痛点。神经根型颈椎病具有神经根性分布的麻木疼痛症状，臂丛神经牵拉阳性。椎动脉型具有颈性眩晕，伴有猝倒史，伴有交感神经症状。脊髓型伴有脊髓损伤症状。

二、中医治疗

（一）辨证论治

1. 风寒痹阻证

【证候】**主症**：颈肩上肢部窜痛麻木，以痛为主。**次症**：头有沉重感，颈部僵硬，活动不利，恶寒畏风。**舌脉**：舌淡红苔薄白，脉弦紧。

【治法】祛风散寒，祛湿通络。

【方药】葛根汤或羌活胜湿汤加减。

【中成药】葛根汤片/颗粒/合剂（医保目录，乙；药典）、颈舒颗粒（医保目录，甲；药典）、颈痛颗粒（医保目录，乙；药典）。

2. 血瘀气滞证

【证候】**主症**：颈部单侧局限性痛，颈根部呈电击样向肩、上臂、前臂乃至手指放射，且有麻木感，或以刺痛为主，伴有肢体麻木。**次症**：部分患者可有头晕、耳鸣、耳痛、握力减弱及肌肉萎缩，此类患者的颈部常无疼痛感觉。**舌脉**：舌质暗，脉弦。

【治法】行气活血，通络止痛。

【方药】以痛为主，用桃红四物汤；以麻木为主，用黄芪桂枝五物汤。

【中成药】颈复康颗粒（医保目录，甲；药典）、归芪活血胶囊（医保目录，乙；药典）、根痛平冲剂（药典）。

3. 痰湿阻络证

【证候】**主症**：头晕目眩，头重如裹，单侧颈枕部或枕顶部发作性头痛、眩晕，可见猝倒发作。常因头部活动到某一位置时诱发或加重。**次症**：四肢麻木，纳呆等。**舌脉**：舌暗红苔厚腻，脉沉细。

【治法】祛湿化痰，通络止痛。

【方药】半夏白术天麻汤。

【中成药】半夏天麻丸（医保目录，乙；药典）、小活络丸（片）（医保目录，甲；药典）。

4. 肝肾不足证

【证候】**主症**：眩晕头痛，耳鸣耳聋，肌张力增高，胸腹有束带感，缓慢进行性双下肢麻木、发冷、疼痛，走路欠灵、无力，打软腿、易绊倒，不能跨越障碍物。**次症**：下肢无力、肌肉萎缩，休息时症状缓解，紧张、劳累时加重，时缓时剧，逐步加重。晚期下肢或四肢瘫痪，二便失禁或尿潴留。**舌脉**：舌红少苔，脉弦。

【治法】补益肝肾，通络止痛。

【方药】肾气丸或健步虎潜丸。

【中成药】万通筋骨片（医保目录，乙；药典）、活血壮筋丸（药典）、健步丸（药典）。

5. 气血亏虚证

【证候】**主症**：头晕目眩，面色苍白，心悸气短，四肢麻木。**次症**：倦怠乏力。**舌脉**：舌淡苔少，脉细弱。

【治法】益气养血，化痰通络。

【方药】黄芪桂枝五物汤。

【中成药】归脾丸（合剂）（医保目录，甲；药典）、舒筋通络颗粒（医保目录，乙；药典）。

（二）外治疗法

1. 牵引治疗　通常用枕颌带牵引法。患者可取坐位或仰卧位牵引，牵引姿势以头部略向前倾为宜，牵引重量可逐渐增大到 6～8kg，隔日或每日 1 次，每次 30 分钟。

2. 理筋手法　先在颈项部用点压、拿捏、弹拨、擦法、按摩等舒筋活血、和络止痛的手法，放松紧张痉挛的肌肉；然后用颈项旋扳法，患者取稍低坐位，术者站于患者的侧后方，以同侧肘弯托住患者下颌，另一手托其后枕部，嘱患者颈部放松，术者将患者头部向头顶方向牵引，尔后向本侧旋转，当接近限度时，再以适当的力量使其继续旋转 5～10 度，可闻及轻微的关节弹响声，之后再行另一侧的旋扳。

（三）单方验方

外敷疗法　急性子 50g，制草乌 10g，制川乌 10g，白芷 25g，三七 20g，制马钱子 15g，川椒 15g，冰片 20g。上药与 80% 乙醇溶液 1000mL，放入干净容器内混合制成药液。使用时直接涂擦患处，保鲜膜覆盖，每日涂擦 1～2 次，连续用 2～3 天，休息 1 天，21 天为 1 个疗程。用药后局部有明显烧灼感，这是药力通过毛孔逐渐渗透的物理反应，对皮肤无损坏。

（四）其他疗法

1. 练功疗法 作颈项前屈后伸、左右侧屈、左右旋转及前伸后缩等活动锻炼。此外，还可以进行体操、太极拳、健美操等运动锻炼。

2. 针刺疗法 选用后溪、束骨、外关、阳陵泉等。"十年百项推广计划"推荐平衡针灸治疗，交叉取穴，无名指、小指掌指关节背侧结合部 3 寸毫针平刺 2 寸，以酸麻胀为度，每日 1 次，10 次为 1 个疗程。

三、预防调护

1. 合理用枕，选择合适的高度与硬度，保持良好睡眠体位。

2. 长期伏案工作者，应注意经常做颈项部的功能活动，以避免颈项部长时间处于某一低头姿势而发生慢性劳损。急性发作期应注意休息，以静为主，以动为辅，也可用颈围或颈托固定 1～2 周。慢性期以活动锻炼为主。

3. 防寒保暖，避风，加强项背肌锻炼。颈椎病病程较长，症状易反复，患者往往有悲观心理和急躁情绪。因此要注意心理调护，以科学的态度向患者宣传和解释，帮助患者树立信心，配合治疗，早日康复。

小 结

颈椎病常用中成药见表 17-2。

表 17-2 颈椎病常用中成药

证型	常用中成药
风寒痹阻证	葛根汤片（颗粒、合剂）、颈舒颗粒、颈痛颗粒
血瘀气滞证	颈复康颗粒、归芪活血胶囊、根痛平冲剂
痰湿阻络证	半夏天麻丸、小活络丸（片）
肝肾不足证	万通筋骨片、活血壮筋丸、健步丸
气血亏虚证	归脾丸（合剂）、舒筋通络颗粒

第三节　腰椎间盘突出症

腰椎间盘突出症系因腰椎间盘发生退行性变，并在外力的作用下，纤维环破裂、髓核突出，刺激或压迫神经根而引起以腰痛及下肢坐骨神经放射痛等症状为特征的腰腿痛疾患，亦是临床最常见的腰腿痛原因之一。本病好发于20～40岁青壮年，男性多于女性。

腰椎间盘突出症属于中医"腰腿痛""痹症"范畴。

一、病因病机

多数患者因腰扭伤或劳累而发病，少数可无明显外伤史。

1. 先天不足　肾主骨生髓，肾中精气不足，无以充养骨髓，两个椎体之间是由椎间盘相连接，构成脊椎骨的负重关节，为脊柱活动的枢纽。每个椎间盘由纤维环、髓核、软骨板三个部分组成。随着年龄增长，其含水量逐渐减少，失去弹性，继之使椎间隙变窄，周围韧带松弛，或产生裂隙，腰前屈时椎间盘前方承重，髓核后移形成腰椎间盘突出的内因。其中以腰4、5椎间盘发病率最高，腰5骶1次之。

2. 外力诱发　弯腰搬抬重物或久坐劳损、姿势不当，使椎间盘不断遭受脊柱纵轴的挤压力、牵拉力和扭转力等外力作用，发生纤维环破裂、髓核向后侧或后外侧突出。若未压迫神经根时，只有后纵韧带受刺激，而以腰痛为主。若突破后纵韧带而压迫神经根时，则以腿痛为主，出现腰痛伴一侧或双侧下肢放射性疼痛。急性损伤局部血瘀气滞，疼痛剧烈，固定不移。

3. 肝肾亏虚　风寒湿邪乘虚而入，腰部着凉后，引起腰肌痉挛，促使已有退行性变的椎间盘突出。坐骨神经根受压则下肢坐骨神经痛，久则下肢肌肉失养，麻木无力。压迫马尾神经者，出现马鞍区麻痹症状。

二、中医治疗

腰椎间盘突出症发生率较高，但真正需要住院治疗者甚少，只有非手术治疗无效而且反复发作者可采取手术治疗。非手术疗法可选用卧床休息配合牵引、手法、药物治疗以及功能锻炼即可。

（一）辨证论治

1. 寒湿证

【证候】**主症**：腰腿冷痛重着，转侧不利，静卧痛不减，直腿抬高疼痛加重。**次症**：受寒或阴雨天加重，肢体发凉，小便清长。**舌脉**：舌质淡，苔白或腻，脉沉紧。

【治法】散寒除湿，温经通络。

【方药】独活寄生汤或乌头汤。

【中成药】独活寄生丸/颗粒/合剂（医保目录，乙；药典）、腰痹通胶囊（医保目录，甲；药典）、腰痛宁胶囊（医保目录，乙；药典）、寒湿痹片/胶囊/颗粒（医保目录，乙；药典）、黑骨藤追风活络胶囊（医保目录，乙）、祖师麻片（医保目录，乙；药典）。

2. 湿热证

【证候】**主症**：腰部疼痛，腿软无力，活动受限，姿势异常。**次症**：偏痛处伴有热感，活动后痛减，恶热口渴，小便短赤。**舌脉**：舌红，苔黄腻，脉弦数或濡数。

【治法】散寒除湿，温经通络。

【方药】四妙丸加减。

【中成药】四妙丸（医保目录，甲；药典）、湿热痹颗粒（药典）。

3. 血瘀证

【证候】**主症**：发作急性期腰腿痛如针刺，腰部板硬，俯仰旋转受限，痛处拒按，日轻夜重。**次症**：小腿肌肤甲错，下肢放射痛，痛有定处，烦躁口干。**舌脉**：舌质暗紫或有瘀斑，苔白，脉沉涩。

【治法】活血化瘀，行气止痛。

【方药】身痛逐瘀汤加减。

【中成药】正清风痛宁缓释片（医保目录，甲；药典）、正清风痛宁片/胶囊（医保目录，甲；药典）、血府逐瘀颗粒/口服液（医保目录，乙；药典）。

4. 肝肾亏虚证

【证候】**主症**：慢性恢复期，腰酸痛，腿膝无力，劳累更甚，喜揉喜按，卧则痛减。**次症**：偏阳虚者面色黄白，少气懒言，手足不温，腰腿发凉，伴早泄阳痿，或女子宫寒、带下清稀。阴虚者咽干口燥，面色潮红，心烦失眠，多梦遗精或女子带下色黄味臭。**舌脉**：舌质淡，脉沉细，或舌红少苔，脉弦细数。

【治法】补益肝肾，强筋壮骨。

【方药】补肾壮筋汤，偏阳虚者加肉桂、附子、巴戟天；偏阴虚者加枸杞子、墨旱莲。

【中成药】左归丸（医保目录，乙；药典）、右归丸（医保目录，乙；药典）、丹鹿通督片（医保目录，乙；药典）、壮腰健肾丸（片）（医保目录，乙；药典）。

（二）外治疗法

1. 针刺疗法　体针常选用肾俞、志室、大肠俞、环跳、殷门、阳陵泉、足三里、昆仑等穴，用泻法，隔日一次，有疏通经络、缓解疼痛、解除局部肌肉痉挛的作用。平衡针灸选用前额正中腰痛穴，3寸毫针向下平刺1寸左右，行提插手法，局部酸麻胀为度，每日1次，10次为1个疗程。

2. 理筋手法　先用按摩法，患者俯卧，术者用两手拇指或掌部自上而下按摩脊柱两侧膀胱经，至患肢承扶处改用揉捏，下抵殷门、委中、承山；推压法，术者两手交叉，右手在上，左手在下，手掌向下用力推压脊柱，从胸椎至骶椎；㨰法，从背、腰至臀腿部，着重于腰部。缓解、调理腰臀部的肌肉痉挛。然后用俯卧推髋扳肩法，术者一手掌于对侧推髋固定，另一手自对侧肩外上方缓缓扳起，使腰部后伸旋转到最大限度时，再适当推扳1～3次，对侧相同；俯卧推腰扳腿法，术者一手掌按住对侧患椎以上腰部，另一手自膝上方外侧将腿缓缓扳起，直到最大限度时，再适当推扳1～3次，对侧相同；侧卧推髋扳肩法，在上的下肢屈曲，贴床的下肢伸直，术者一手扶患者肩部，另一手同时推髂部向前，两手同时向相反方向用力斜扳，使腰部扭转，可闻及或感觉到"咔嗒"响声，换体位作另一侧；侧卧推腰扳腿法，术者一手掌按住患处，另一手自外侧握住膝部（或握踝上，使之屈膝），进行推腰牵腿，做腰髋过伸动作1～3次，换体位作另一侧。推扳法可调理关节间隙，松解神经根粘连，或使突出的椎间盘回纳。推扳手法要有步骤、有节奏地缓缓进行，绝对避免使用暴力。中央型椎间盘突出症不适宜用推扳法。

最后用牵抖法，患者俯卧，两手抓住床头。术者双手握住患者两踝，用力牵抖并上下抖动下肢，带动腰部，再行按摩下腰部；滚摇法，患者仰卧，双髋膝屈曲，术者一手扶两踝，另一手扶双膝，将腰部旋转滚动 1 ～ 2 分钟。

（三）单方验方

1. 白术 60g，枸杞子 30g。治疗腰酸腰痛不能弯曲。

2. 乌梢蛇 12g，蜈蚣 10g，全蝎 5g，细辛 6g。研细末，分成 8 包，首日上下午各 1 包，继之每日 1 包，1 周为 1 个疗程。具有搜风通络、除痹止痛之功效，适用于血瘀型腰椎间盘突出症，症见腰腿部疼痛，痛有定处，活动不利。

3. 鸡血藤 250g，川牛膝、桑寄生各 100g，老母鸡 1 只（重 1000 ～ 1500g）。药物布包，母鸡去毛及内脏，同煮至母鸡肉脱骨为度。食肉喝汤，连食 3 ～ 7 只鸡。此方具有补肾强腰、活血止痛之功效，适用于肾虚型腰椎间盘突出症，症见腰腿部酸软为主，遇劳更甚，喜温喜按。

（四）其他疗法

1. *牵引治疗* 主要采用骨盆牵引法，适用于初次发作或反复发作的急性期患者，患者仰卧床上，在腰胯部缚好骨盆牵引带后，每侧各用 10 ～ 15kg 重量作牵引，并抬高床尾增加对抗牵引的力量，每天牵引 1 次、每次约 30 分钟，10 次为 1 个疗程。目前已有各种机械牵引床、电脑控制牵引床替代传统的牵引方式。

2. *练功活动* 腰腿痛症状减轻后，应积极进行腰背肌的功能锻炼，可采用飞燕点水、五点支撑练功，经常做后伸、旋转腰部、直腿抬高或压腿等动作，以增强腰腿部肌力，有利于腰椎的平衡稳定。

三、预防调护

1. 急性期应严格卧硬板床 3 周，手法治疗后亦应卧床休息，使损伤组织修复。

2. 可佩戴腰围保护腰部，避免腰部过度屈曲或劳累或受风寒。弯腰搬物姿势要正确，避免腰部扭伤。

3. 疼痛减轻后，应注意加强锻炼腰背肌，以巩固疗效。

小 结

腰椎间盘突出症常用中成药见表 17-3。

表 17-3　腰椎间盘突出症常用中成药

证型	常用中成药
寒湿证	独活寄生丸（颗粒、合剂）、祖师麻片、腰痹通胶囊、腰痛宁胶囊、黑骨藤追风活络胶囊
湿热证	四妙丸、正清风痛宁缓释片、正清风痛宁片、湿热痹颗粒
瘀血证	血府逐瘀颗粒（口服液）、正清风痛宁片、正清风痛宁缓释片（胶囊）
肝肾亏虚证	左归丸、右归丸、丹鹿通督片、壮腰健肾丸（片）

第四节　骨性关节炎

骨性关节炎（osteoarthritis，OA）是一种慢性退行性关节疾病，又称增生性关节炎、肥大性关节炎、老年性关节炎、骨关节病、软骨软化性关节病等。它的主要病变是关节软骨的退行性变和继发性骨质增生。骨性关节炎可继发于创伤性关节炎、畸形性关节炎。

本病多在中年以后发生。70岁以上老年人有90%存在骨关节退行性改变，好发于负重大，活动多的关节，如脊柱、膝、髋等处，膝关节最为常见。本病属中医学"膝痹病"范畴。

一、病因病机

1. 肝肾亏损　肝藏血，血养筋，故肝之合筋也。肾主骨生髓，骨髓生于精气，故肾之合骨也。诸筋者皆属于节，膝为筋之府，筋能约束关节。中年以后肝肾亏虚，肝虚则血不养筋，筋不能维持骨节之弛张，肾虚髓减，关节滑液不足，失于濡养。所以原发性骨性关节炎的发生，关节软骨变得脆弱，软骨因承受不均压力而出现破坏。

2. 慢性劳损　久行伤筋，筋骨受损，营卫失调，经脉阻滞，筋骨失养，软骨磨损，软骨下骨显露，呈象牙样骨，在关节缘形成厚的软骨圈，通过软骨内化骨，形成骨赘。伴筋惕肉瞤，肌肉萎缩，关节变形。

3. 阳虚寒凝　脾主四肢，四肢受气于脾阳，肾主水，膝关节为水之壑，脾肾阳虚，寒凝筋脉，关节失养，痰瘀互结，关节变形，关节囊产生纤维变性和增厚，限制关节活动，关节周围的肌肉因疼痛而产生保护性痉挛，使关节活动进一步受到限制，加速了退行性变进程，关节发生纤维性强直。

二、中医治疗

（一）辨证论治

1. 肾虚髓亏

【证候】**主症**：膝关节隐隐疼痛，晨僵，休息痛，久坐或清晨起床加重，活动后减轻。**次症**：头晕耳鸣，耳聋目眩，小便短赤。**舌脉**：舌淡红脉细。

【治法】补益肝肾，强筋壮骨。

【方药】加味肾气汤。

【中成药】苁蓉益肾颗粒（医保目录，乙；药典）、七味通痹口服液（医保目录，乙；药典）、杜仲补腰合剂（药典）。

2. 阳虚寒凝证

【证候】**主症**：膝关节疼痛重着，屈伸不利，昼轻夜重，遇天气变化加重。**次症**：遇寒痛剧，得热稍减。**舌脉**：舌淡苔薄白，脉沉细缓。

【治法】温阳散寒，祛瘀散结。

【方药】阳和汤。

【中成药】附桂骨痛片/胶囊/颗粒（医保目录，乙；药典）、风寒双离拐片（药典）、复方杜仲健骨颗粒（药典）。

3. 瘀滞筋骨证

【证候】**主症**：膝关节刺痛，固定不移，关节畸形，活动不利。**次症**：遇寒加重，肌肤甲错。**舌脉**：舌紫暗苔白，脉沉涩。

【治法】活血通络，化瘀通痹。

【方药】身痛逐瘀汤。

【中成药】威灵骨刺膏（医保目录，乙；药典）、舒筋通络颗粒（药典）、益肾蠲痹丸（药典）。

4. 痰瘀互结证

【证候】**主症**：膝关节骨节疼痛，活动不利，关节周围肌肉瘦削。**次症**：骨突形成，局部麻木，轻度肿胀。**舌脉**：舌紫暗苔白，脉沉涩。

【治法】化痰通络，活血止痛。

【方药】小活络丹。

【中成药】小活络丸/片（医保目录，甲；药典）、复方小活络丸（医保目录，乙；药典）、肿痛安胶囊（医保目录，乙；药典）。

（二）外治疗法

1. **手法治疗** 患者仰卧，术者立于患侧，用拿、捏、揉、按等手法在膝关节周围操作10分钟，然后用手掌揉按研磨髌骨，上下左右推动髌骨，再一手扶膝关节，一手握踝关节，使小腿正反方向旋转各5次，然后一手放膝关节后方，一手握踝。尽力屈曲膝关节，用手指弹拨周围的韧带、肌腱，并点按膝眼、血海、阳陵泉、阴陵泉、委中、承山等，最后轻揉、擦搓结束，隔日1次，10次为1个疗程。

2. 海桐皮、牛膝、宽筋藤、鸡血藤、刘寄奴、威灵仙、千年健、伸筋草、生艾叶、苏木、透骨草、延胡索、椒目各30g，打粗末分装布袋，煮20分钟，候温热敷膝关节前后，1副药用2天，3副为1个疗程。

（三）单方验方

1.《普济方》牛膝丸 治脚痹，腰膝以下冷，不得屈伸，及腰腿疼痛挛麻。牛膝三两（去苗，酒浸切焙），石斛（去根）、狗脊（酥炙去毛）、桂（去粗皮）各半两，以温酒下。

2. **朱良春经验** 治痹需妙用虫药，痹病日久，邪气久羁，深入筋骨，久则血凝滞不行，变生湿痰瘀浊，经络闭塞不通，非草木之品所能宣达，必借虫蚁之类搜剔窜透，方能浊去凝开，气通血和，经行络畅，深伏之邪除，困滞之正复。寒湿甚者，用乌梢蛇、蚕砂，配以川乌、苍术；化热者，用地龙配以寒水石、蒲公英；夹痰者，用僵蚕配以南星或白芥子；夹瘀者，用土鳖虫配以桃仁、红花，痛甚者，用全蝎或蜈蚣研末吞服，并配以延胡索或乌头；关节僵硬变形者，合用蜂房、僵蚕、蜣螂虫。

（四）其他疗法

针刺疗法 取穴梁丘、血海、内膝眼、外膝眼、阳陵泉、阴陵泉、鹤顶、阿是穴，仰卧位，膝关节腘窝处垫毛巾使膝关节轻度屈曲，梁丘、血海直刺1.0～1.5寸，鹤顶直刺0.8～1.0寸，阳陵泉透刺阴陵泉使针感向下放射，每日1次，10次为1个疗程。

三、预防调护

1.提高对骨性关节炎的认识，控制体重，延缓衰老，防止过度劳累，避免超强度劳动和运动造成损伤。

2.加强股四头肌锻炼，改善关节的稳定性，减少对膝关节的磨损，过度爬山上下楼梯，防止再度损伤，防止畸形。

3.防寒保暖，热敷与手法按摩有利于促进气血运行缓解症状，保护关节功能。

小　结

骨性关节炎常用中成药见表17-4。

表17-4　骨性关节炎常用中成药

证型	常用中成药
肾虚髓亏	苁蓉益肾颗粒、七味通痹口服液、杜仲补腰合剂
阳虚寒凝	附桂骨痛片（胶囊、颗粒）、风寒双离拐片、复方杜仲健骨颗粒
瘀滞筋骨	威灵骨刺膏、舒筋通络颗粒、益肾蠲痹丸
痰瘀互结	小活络丸（片）、复方小活络丸、肿痛安胶囊

第五节　骨肉瘤

骨肉瘤是常见的原发性骨肿瘤，据有关资料，在美国占所有骨骼系统原发性恶性肿瘤的20%～30%，在我国其发病率高于英美国家，约占原发性恶性骨肿瘤的35%。骨肉瘤可发生于任何年龄，以儿童和青少年常见，发病年龄的高峰在11～20岁，其次是21～30岁，小于6岁或大于60岁者少见，85%的病例在35岁以下、15岁以上发病。本病的男女比例为3∶2，但15岁以下无明显性别差异。其病死率高，易在早期出血远处肺转移，预后差。最常见的临床表现是疼痛和发现可触及的包块，在年龄较小的儿童，跛行也许是唯一的症状。

中医无骨肉瘤之病名，就其临床症状和发病特点，结合古典医籍的描述，大体属"骨瘤""骨痹""骨疽""石疽"等病范畴。

一、病因病机

骨肉瘤发病，其病因有内外因之分、先后天影响之别。在外主要为感受邪毒客于肌腠筋骨，阻遏营卫之气运行，结而成块，或由表入里，影响脏腑功能，气、血、水液代谢失调，留于局部发为结块；在内则有七情怫郁，饮食不调，宿有旧疾或久病伤正，脏腑失其常，蕴生各种病理产物，酿毒留结，久而成为瘤疾。

1. **感受外邪** 外感六淫邪气，客于肌腠，入侵筋骨之间，蕴久化热成毒，以致气血郁滞，络脉壅塞，经气不利，复因正虚不能抗争，邪毒搏结成块，发为肿瘤。

2. **饮食不调** 饮食失节、饮食不洁，或者偏食辛辣、膏粱肥甘厚味或嗜酒成癖，均可直接伤及脾胃之气。脾胃伤则气机不运，湿邪、痰浊因之而生，进而影响脏腑功能，三焦气化不利，痰湿流注于筋骨络脉之间，胶结不解，积久而作块，发为肿瘤。辛辣之品及膏粱厚味还可滋生痰热，痰热内阻亦可成为骨肉瘤发病的病理机制。

3. **情志所伤** 情志失调，七情太过或不及，久不得舒，扰乱气机，伤及气血，内应脏腑，久之则机体脏腑功能紊乱、阴阳失调，成为骨肉瘤发病的内在原因。肝主筋、主藏血，故凡筋骨肿痛，亦可内应于肝，导致肝主疏泄的功能障碍，而进一步加重局部气血的瘀滞。

4. **禀赋不足** 年幼体亏，脏腑功能虚弱，肾精不充，正气无力抗邪，邪气内犯，可成为骨肉瘤发病的内因。若素禀阳气不足，寒生于内，痰浊因之生而留滞，结聚于体表之皮腠、筋骨，久可蕴结而成积块。

5. **跌仆损伤** 跌仆损伤，经络郁滞，日久络脉受损，气血闭阻于局部，亦可成为骨肉瘤的宿因。

由上可见，肿瘤的病因是多方面的。肿瘤发病，并非某单一因素的作用，而常常是内、外因相互影响、共同参与的结果。外因与感受外邪有关，内因与七情内伤、饮食失调有关。内有正气先虚，脏腑功能失调，外有邪毒侵犯，气血运行逆乱，致痰、湿、气、瘀等相搏结，积久不散，留于筋骨之间，从而形成骨肉瘤。

二、中医治疗

对于本病总的治疗原则，初期多宜攻毒祛邪，中期多宜托毒消散，后期多宜补养固本。在病情复杂之时，应根据证候表现数法合参，防止机械。

（一）辨证论治

1. 阴寒凝滞证

【证候】**主症**：肿瘤初起，酸楚轻痛，局部肿块。**次症**：或无疼痛，畏寒。**舌脉**：舌淡苔白，脉沉迟。

【治法】温阳逐寒，开结化滞。

【方药】阳和汤。

【中成药】复方红豆杉胶囊（医保目录，乙）、复方蟾酥膏（医保目录，乙）。

2. 毒热蕴结证

【证候】**主症**：病变局部疼痛、肿胀结块，肿块迅速增大，局部温度较高，皮色发红或变青紫，肢体活动障碍。**次症**：口渴，便干结，尿短赤，或兼发热面红。**舌脉**：舌苔黄或黄厚而腻，脉弦数或滑数。

【治法】解毒清热，消肿散结。

【方药】四妙勇安汤。

【中成药】安康欣胶囊（医保目录，乙）、西黄丸（医保目录，乙）、片仔癀（医保目录，乙；药典）。

3. 痰湿流注证

【证候】**主症**：病变局部肿胀疼痛，质硬或破溃。**次症**：身体困倦，四肢乏力，大便或溏。**舌脉**：舌体胖大，舌质淡，苔白滑腻，脉滑。

【治法】化痰祛湿，解毒散结。

【方药】海藻玉壶汤。

【中成药】鸦胆子油软胶囊/口服乳液/乳注射液（医保目录，乙）、复方苦参注射液（医保目录，乙）、消癌平胶囊（医保目录，乙）。

4. 瘀血内结证

【证候】**主症**：病灶处持续疼痛，肿块固定不移、坚硬，痛如针刺，表面肤色发暗。**次症**：面色晦暗无华，口唇青紫。**舌脉**：舌质紫暗或有瘀斑、瘀点，脉涩或弦、细。

【治法】活血逐瘀，软坚散结。

【方药】身痛逐瘀汤。

【中成药】西黄丸（医保目录，乙）、复方斑蝥胶囊（医保目录，乙）、平消片/胶囊（医保目录，甲；药典）、片仔癀（医保目录，乙；药典）。

5.肝肾阴虚证

【证候】**主症**：局部肿块肿胀疼痛、皮色暗红，疼痛难忍，朝轻暮重。**次症**：身热口干，或有咳嗽，憋闷，形体消瘦，全身衰弱。**舌脉**：苔少或干黑，脉涩或细数。

【治法】滋肾填髓，降火解毒。

【方药】知柏地黄丸。

【中成药】康莱特注射液（医保目录，乙；药典）、贞芪扶正胶囊/片/颗粒（医保目录，甲）、金复康口服液（医保目录，乙）。

6.气血亏虚证

【证候】**主症**：局部肿块漫肿、疼痛不休。**次症**：面色苍黄，神疲倦怠，消瘦乏力，心慌气短，气少不足以息，动则汗出。**舌脉**：舌质淡红，脉沉细或虚弱。

【治法】益气养血，调补阴阳。

【方药】八珍汤。

【中成药】参一胶囊（医保目录，乙）、艾愈胶囊（医保目录，乙）、八珍丸/颗粒（医保目录，甲；药典）、生血宝颗粒/合剂（医保目录，甲；药典）。

（二）外治疗法

1.紫金锭　由山慈菇、朱砂、雄黄、千金子、五倍子、红芽大戟、冰片、丁香罗勒油、三七、穿心莲组成，功能解毒消肿、散结止痛。外用，以适量锭剂醋研敷患处。

2.梅花点舌丸或梅花点舌丹　功效：解毒消肿止痛。外用，以醋化开，敷于患处。

3.局部复发患者，予局部外敷麝香、川乌、草乌、山慈菇、麻黄、土元、壁虎、蚤休等中药。外敷，1次/日。功效：解毒散结、消肿止痛。

（三）单方验方

1. 验方

（1）古建立（河南省洛阳正骨医院正骨研究所）验方——化岩胶囊

组成：黄芪、白术、补骨脂、淫羊藿、当归、白芍、大黄、南星、莪术、郁金。经现代中药提取制成胶囊，1g 相当于 12g 生药，每粒 0.5g，每次 5 粒，每日二次。功效：补肾健脾，软坚散结，活痰破瘀。用于治疗脾肾气虚、寒痰瘀骨型骨肉瘤。

（2）王雷鸣（河南省郑州市骨科医院）验方——参鹿瘰疽丸

组成：党参、白术、熟地黄、黄芪、鹿角胶、龟甲等药物。功效：生精补髓，补肾壮阳，和胃健脾。主治骨结核、慢性骨髓炎及一切虚寒性阴疽诸病。

（3）张安桢（福建中医药大学）验方——芪癀胶囊

组成：黄芪、麦冬、补骨脂、甘草、田七、牛黄、蛇胆、麝香等药物。功效：扶正祛邪，清热解毒，活血祛瘀。用于治疗骨肉瘤。

2. 单方

黄金昶（中日友好医院）单方　成熟斑蝥去头、足、翅膀后经特殊加工炮制后口服（不服斑蝥虫体），用量 2～4 个/次，每日 1 次。连续服用 12 个月。毒副反应主要为小便灼痛，尿频，恶心呕吐，少量心悸、腹痛等，可依情况减量或暂停服用，待症状改善继续服用。

三、预防调护

避免接触某些可能与骨肉瘤发病相关的致病因素，科学健身，养成良好的生活习惯，保持乐观的精神态度，积极做好肿瘤的一、二级预防，可减少肿瘤的发病机会。

小　结

骨肉瘤常用中成药见表 17-5。

表 17-5　骨肉瘤常用中成药

证型		常用中成药
单纯中药	阴寒凝滞证	复方红豆杉胶囊、复方蟾酥膏
	毒热蕴结证	安康欣胶囊、西黄丸、片仔癀
	痰湿流注证	鸦胆子油软胶囊/口服乳液/乳注射液、复方苦参注射液、消癌平胶囊
	瘀血内结证	西黄丸、复方斑蝥胶囊、平消片/胶囊、片仔癀
	肝肾阴虚证	康莱特注射液、贞芪扶正胶囊/片/颗粒、金复康口服液
	气血亏虚证	参一胶囊、艾愈胶囊、八珍丸/颗粒、生血宝颗粒/合剂

第十八章　眼科疾病

第一节　睑缘炎

睑缘炎是指以睑缘干痒、刺痛和异物感为特征的睑缘皮肤、睫毛毛囊及其腺体的亚急性、慢性炎症。临床上可以分为鳞屑性、溃疡性、眦部睑缘炎三种类型。

本病为眼科常见疾病，老年人更为多见，男女发病无差异，多双眼发病，病程长，病情顽固，时轻时重，缠绵难愈。鳞屑性睑缘炎以睑缘潮红，睫毛根部可见鳞屑，睫毛易脱落但可再生为特点。溃疡性睑缘炎以睑缘红肿糜烂，结痂，除去痂皮可见睫毛根部出脓、出血，睫毛胶黏成束，乱生或脱落，且不能再生，久则睫毛稀疏或秃睫为特点。眦部睑缘炎以外眦睑缘皮肤充血、肿胀，并有糜烂浸渍。重则内眦部也受累为特点。慢性睑缘炎以睑缘红赤反复发作，皮肤燥裂或有脱屑为特点。

本病属于中医"睑弦赤烂""风弦赤烂""眦帷赤烂"等范畴。

一、病因病机

本病常为风、湿、热等病邪上犯于目所致。发病初期以实证为主，风盛者，以睑缘部位赤痒、睫毛根部鳞屑为主；湿盛者以睑缘皮肤糜烂、溃疡灶为主；热盛者，以睑缘红赤为主；心火旺盛者，以两眦为发病部位多见。治疗得当，则病邪去而诸症消，若失治误治，则缠绵难愈，最终导致虚实错杂证，出现睑缘肥厚、倒睫、秃睫、溢泪等。

二、中医治疗

以祛风止痒、清热除湿为主，内治、外治相结合。

（一）辨证论治

1. 风热外袭证

【证候】**主症**：睑弦赤痒，灼热疼痛，睫毛根部有糠皮样鳞屑。**舌脉**：舌红苔薄，脉浮数。

【治法】祛风止痒，凉血清热。

【方药】银翘散加减。

【中成药】明目蒺藜丸（医保目录，乙）、明目上清丸（医保目录，甲）、银翘解毒丸/颗粒/胶囊/软胶囊/片/合剂/口服液（医保目录，甲）、双黄连合剂/口服液/颗粒/胶囊/片（指南）、上清丸（医保目录，乙）。

2. 湿热壅盛证

【证候】**主症**：患眼痛痒并作，睑弦红赤溃烂，脓血结痂，眵泪胶黏，睫毛稀疏；倒睫，秃睫。**舌脉**：舌质红，苔黄腻，脉滑数。

【治法】清热除湿，祛风止痒。

【方药】除湿汤加减。

【中成药】龙胆泻肝丸/颗粒/胶囊/片（医保目录，甲）、熊胆丸（指南）、马应龙八宝眼膏（医保目录，乙）、白敬宇眼药（指南）、三仁合剂（医保目录，乙）。

3. 心火上炎证

【证候】**主症**：眦部睑弦红赤，灼热刺痒，甚或睑弦赤烂，出脓出血。**舌脉**：舌尖红，苔黄，脉数。

【治法】清心泻火，佐以祛风。

【方药】导赤散合黄连解毒汤加减。

【中成药】开光复明丸（指南）、黄连上清丸/颗粒/胶囊/片（医保目录，甲）。

4. 血虚风燥证

【证候】**主症**：睑缘红赤反复发作，皮肤燥裂或有脱屑，痒涩不适。**舌脉**：舌质淡，苔薄黄，脉细。

【治法】养血祛风润燥。

【方药】四物汤加减。

【中成药】四物颗粒（指南）。

（二）单方

单方　柳枝洗方：用带叶鲜柳枝洗净放入盆内，加凉开水1000～2000mL，置阳光下晒5～6小时，取水早、中、晚洗眼，次日更换，7天为1个疗程。

（三）其他疗法

中药熏洗　根据证型选用中药煎水熏洗，风盛者选用金银花、野菊花、蝉蜕、蛇蜕、五倍子；湿盛者选用金银花、秦皮、白鲜皮、地肤子、五倍子；热盛者选用金银花、蒲公英、黄柏（酒制）、黄连（酒制）、黄芩（酒制）、大黄（酒制）、五倍子。用法：煎水，纱布过滤，熏洗，每日2～3次，7天为1个疗程，治疗1～3个疗程，熏洗前先清洗患处，拭去鳞屑脓痂、已经松脱的睫毛，清除毛囊中的脓液，充分暴露患处，才能使药达病所。

三、预防调护

1.避免风沙烟尘刺激，避免过食辛辣炙煿之品。

2.热敷，认真清洁睑缘，去除鳞屑、脓痂及松脱睫毛。

小　结

睑缘炎常用中成药见表18-1。

表18-1　睑缘炎常用中成药

证型	常用中成药
风热外袭证	明目蒺藜丸、明目上清丸、银翘解毒丸/颗粒/胶囊/软胶囊/片/合剂/口服液/、双黄连合剂/口服液/颗粒/胶囊/片、上清丸
湿热壅盛证	龙胆泻肝丸/颗粒/胶囊/片、熊胆丸、马应龙八宝眼膏、白敬宇眼药、三仁合剂
心火上炎证	开光复明丸、黄连上清丸/颗粒/胶囊/片
血虚风燥证	四物颗粒

第二节　流行性角结膜炎

流行性角结膜炎（epidemic keratoconjunctivitis）是以结膜高度充血、水肿，结膜出现大量滤泡，尚可有假膜形成和结膜下点状出血，并出现角膜上皮点状浸润为特征的疾病。是一种强传染性的接触性传染病，由腺病毒8、19、29和37型腺病毒引起。潜伏期为5～7天。

流行性角结膜炎多为双眼患病，常为一眼先发病，并且感染更为严重。通过眼内分泌物污染的手、洗脸用具或游泳池的水而传播。夏秋季节多流行。本病属于中医学"天行赤眼暴翳""暴赤生翳"范畴。

一、病因病机

流行性角结膜炎多为外感疫疠之气，内兼肺肝火旺，内外合邪，上攻于目而发病。

二、中医治疗

治疗基本原则：肺肝合治，根据本病的不同中医证型进行辨证用药，内外合治。

（一）辨证论治

1.肺热壅盛证

【证候】**主症：**白睛混赤水肿。**次症：**口渴便干，耳前多伴有瘰核，按之疼痛。**舌脉：**舌质干，苔燥，脉数有力。

【治法】清热泻肺，明目退翳。

【方药】菊花决明散加减。

【中成药】银翘解毒丸（医保目录，甲；指南）、双黄连合剂（医保目录，甲；指南）。

2.肝火偏盛证：

【证候】**主症：**黑睛星翳簇生，畏光流泪，视物模糊，抱轮红赤。**次症：**口苦咽干，便秘溲赤。**舌脉：**舌质红，苔黄，脉弦数。

【治法】清肝泻火，明目退翳。

【方药】龙胆泻肝汤加减。

【中成药】龙胆泻肝丸（医保目录，甲；指南）、黄连上清丸（医保目录，甲；指南）。

3.余邪未消证

【证候】**主症**：病变后期，白睛赤渐退，但黑睛星翳未尽，仍怕光流泪，视物不清。**舌脉**：舌红少津，脉细数。

【治法】滋阴祛邪，退翳明目。

【方药】消翳汤加减。

【中成药】养阴清肺丸（医保目录，甲；指南）。

（二）外用药

板蓝根滴眼液（医保目录，乙；指南）：用于肝火上炎、热毒伤络所致的白睛红赤、眵多、羞明流泪，或急性细菌性结膜炎、流行性角结膜炎见上述证候者。用法：滴眼。1次1～2滴，1日4～5次，或遵医嘱。

复方熊胆滴眼液（医保目录，甲；指南）：清热解毒，祛翳明目。用法：滴眼。1次1～2滴，1日6次；或遵医嘱。

双黄连滴眼液（医保目录，乙；指南）：祛风清热，解毒退翳，用法：1次1～2滴，1日4次。

鱼腥草滴眼液（医保目录，乙；指南）：清热，解毒，利湿，用于风热疫毒上攻所致的天行赤眼暴翳，用法：1次1滴，1日6次。

八宝眼膏（医保目录，乙；指南）：消肿止痛，退翳明目。用法：每次适量点入眼睑内，1日2～3次。

（三）单方验方

拨云锭眼液（楚雄老拨云锭堂生产）

成分：炉甘石（煅）、冰片、龙胆浸膏、没药（制）、人工麝香、硼砂（煅）、芒硝、玄明粉、乳香（制）、明矾（煅）。

用法：临用时，取本品2锭，加入滴眼用溶剂中，振药使之溶解，摇匀后即可滴入眼睑内，1日2～4次。用于暴发火眼、目赤肿痛、目痒流泪等症。结膜或角膜损伤者禁用，孕妇禁用。

三、预防调护

1. 患者尽量避免进入游泳池等公共场所，以免传播疾病。

2. 患者用过的洗脸用具以及医疗器械应严格消毒，防止传染。

3. 医护人员接触患者后，应注意洗手消毒，防止交叉感染。

4. 禁忌包扎患眼，以免邪毒郁遏。

小　结

流行性角结膜炎常用中成药见表18-2。

表18-2　流行性角结膜炎常用中成药

证型	常用中成药
肺热壅盛证	银翘解毒丸、双黄连合剂
肝火偏盛证	龙胆泻肝丸、黄连上清丸
余邪未消证	养阴清肺丸

第三节　单纯疱疹病毒性角膜炎

单纯疱疹病毒性角膜炎（herpes simplex keratitis，HSK）是由单纯疱疹病毒引起的角膜感染，角膜可表现为树枝状、地图状、盘状损害，能侵犯角膜上皮、基质及内皮。

单纯疱疹病毒性角膜炎在角膜病中致盲率占第一位。其发病特点为病程迁延，复发率高，严重者可累及虹膜，引起虹膜炎，甚则瞳孔粘连。病位较深，愈后黑睛遗留瘢痕，可影响视力，甚至失明。

本病属于中医学"聚星障""花翳白陷"范畴。

一、病因病机

1. 风热或风寒之邪外侵，上犯于目。

2. 外邪入里化热，或因肝经伏火，复受风邪，风火相搏，上攻黑睛。

3. 过食煎炒五辛，致脾胃蕴积湿热，熏蒸黑睛。

4. 肝肾阴虚，或热病后阴津亏耗，虚火上炎。

二、中医治疗

治疗本病以清热祛风、明目退翳为原则。新病多为实证，治疗以祛风清热为主，久病及反复发作者常虚实夹杂，当扶正祛邪。伴有虹膜炎者，应充分散瞳。

（一）辨证论治

1. 肝经风热证

【证候】**主症**：眼痛，羞明流泪，抱轮红赤，黑睛浅层点状浸润或深层混浊。**次症**：头痛鼻塞。**舌脉**：舌质红，苔薄黄，脉浮数。

【治法】祛风清热。

【方药】银翘散加减。

【中成药】双黄连滴眼液（医保目录，乙）、银翘解毒丸/颗粒/胶囊/软胶囊/片/合剂/口服液（医保目录，甲）、马应龙八宝眼膏（医保目录，乙）、明目蒺藜丸（医保目录，乙）、板蓝根颗粒/片（医保目录，甲）。

2. 肝胆火炽证

【证候】**主症**：患眼涩痛，灼热畏光，热泪频流，白睛混赤，黑睛生翳，扩大加深，呈树枝状或地图状。**次症**：兼见胁痛，口苦咽干，尿黄。**舌脉**：舌质红，苔黄，脉弦数。

【治法】清肝泻火。

【方药】龙胆泻肝汤。

【中成药】复方熊胆滴眼液（医保目录，乙）、双黄连合剂（指南）、黄连上清丸（医保目录，甲）、清宁丸（医保目录，乙）、新清宁片（医保目录，甲）。

3. 湿热蕴蒸证

【证候】**主症**：患眼热泪胶黏，抱轮红赤，黑睛生翳，如地图状，或黑睛深层生翳，呈圆盘状混浊、肿胀。**次症**：病情缠绵，反复发作；伴头重胸闷，口黏纳呆，便溏。**舌脉**：舌质红，苔黄腻，脉濡数。

【治法】清热化湿。

【方药】三仁汤加减。

【中成药】龙胆泻肝丸/颗粒/胶囊/片（医保目录，甲）、清瘟解毒丸/片（医保目录，乙）、牛黄清胃丸（医保目录，乙）。

4.阴虚邪留证

【证候】**主症**：眼内干涩不适，抱轮微红，黑睛生翳日久，迁延不愈或时愈时发。**次症**：常伴口干咽燥。**舌脉**：舌质红少津，脉细或细数。

【治法】滋阴散邪。

【方药】加减地黄丸。

【中成药】拨云退翳丸（医保目录，乙）、加味地黄丸（指南）、养阴清肺丸/膏/颗粒/口服液（医保目录，甲）、百合固金丸（医保目录，乙）。

（二）其他疗法

1.熏洗 秦皮、金银花、黄芩、板蓝根、大青叶、紫草、竹叶、防风等，水煎，先熏后洗，亦可煎水做湿热敷。

2.针刺治疗 可选用睛明、四白、丝竹空、攒竹、合谷、足三里、光明、肝俞等穴，每次取局部1～2穴，远端1～2穴，每日1次，交替轮取，视病情酌用补泻手法。

3.手术治疗 已穿孔的病例可行穿透性角膜移植。

三、预防调护

1.增强体质，避免感冒及过度疲劳，是预防本病的重要措施。

2.在黑睛呈现细小星翳及树枝状阶段，积极采取有效措施治疗，以防病情进一步发展。

3.患病期间宜以清淡而富有营养的饮食为主，忌食辛辣刺激性食物。

小 结

单纯疱疹病毒性角膜炎常用中成药见表18-3。

表18-3 单纯疱疹病毒性角膜炎常用中成药

证型	常用中成药
肝经风热证	银翘解毒丸/颗粒/胶囊/软胶囊/片/合剂/口服液、马应龙八宝眼膏、明目蒺藜丸、双黄连滴眼液、板蓝根颗粒/片
肝胆火炽证	复方熊胆滴眼液、双黄连合剂、黄连上清丸、清宁丸、新清宁片

证型	常用中成药
湿热蕴蒸证	龙胆泻肝丸/颗粒/胶囊/片、清瘟解毒丸/片、牛黄清胃丸
阴虚邪留证	拨云退翳丸、加味地黄丸、养阴清肺丸/膏/颗粒/口服液、百合固金丸
阴虚邪留证	拨云退翳丸、加味地黄丸、养阴清肺丸、百合固金丸

第四节 葡萄膜炎

葡萄膜炎是一类由多种原因引起的，发生于葡萄膜（虹膜、睫状体、脉络膜）、视网膜、视网膜血管以及玻璃体的炎症。葡萄膜炎病因复杂，致病机理尚未完全明确，治疗较为棘手，若诊治不当或反复发作，眼组织产生不可逆的损伤及严重并发症，可使视力下降，甚至眼球萎缩失明。是一类常见而又重要的致盲性眼病。

葡萄膜炎多发生于青壮年，易合并全身性自身免疫性疾病，按解剖部位分为前葡萄膜炎、中间葡萄膜炎、后葡萄膜炎及全葡萄膜炎。根据病程分类，小于3个月为急性，大于3个月为慢性。本病临床表现复杂多样，葡萄膜炎的急性虹膜睫状体炎多出现瞳孔缩小体征，中医称之为"瞳神紧小"；虹膜睫状体炎反复发作可致虹膜后粘连而瞳孔不圆，称为"瞳神干缺"；中间葡萄膜炎或后葡萄膜炎可见眼前黑影飘动及视瞻昏矇，称之为"云雾移睛"和"视瞻昏渺"；白塞病（Behcet disease，BD）可见眼赤及口腔、生殖器溃疡，称之为狐惑病。

一、病因病机

葡萄膜炎的疾病演变规律：外因者，多为毒邪壅遏，伤及黄仁；内因者，多为肝胆火热或湿热内蕴，灼伤、熏蒸黄仁，或热毒、久病伤阴，虚火上炎；久病及肾，肝肾阴虚，乃至脾肾阳虚；或久病耗气伤血，湿热滞留，正虚邪实，以致经络阻隔，气血凝滞，或遏郁化热，痰热互结，发而为病。

其病位主要涉及肝、肾、脾三脏。病性可见虚证、实证或本虚标实证。中医辨证早期多为实证，常见肝经风热或肝经湿热；后期多虚证或虚实夹杂，虚证多为肝肾阴虚、阴虚火旺或脾肾阳虚，虚实夹杂多为痰湿或瘀血阻络。

二、中医治疗

治疗原则：补虚泻实。本病初起邪气盛，正气未虚，治疗应清热祛风等为主，病至中后期，邪势渐减，正气亦虚，应以恢复正气为主，若出现夹湿、血瘀症状为虚中夹实，应标本兼治。对于前葡萄膜炎，要进行散瞳治疗。

（一）辨证论治

1. 肝胆风热证

【证候】**主症**：瞳神紧小，抱轮红赤，黑睛后壁有灰色点状沉着物，神水不清，畏光，流泪，目珠坠痛。**次症**：头额痛。**舌脉**：舌红，苔薄白或微黄，脉浮数或弦数。

【治法】祛风清热。

【方药】新制柴连汤。

【中成药】龙胆泻肝丸/颗粒/胶囊/片（医保目录，甲；指南）、熊胆丸（指南）、黄连羊肝丸（医保目录，甲；指南）。

2. 风湿化火证

【证候】**主症**：发病或急或缓，瞳神紧小，抱轮红赤持久不退或反复发作，黑睛后壁有灰色沉者物，神水浑浊，瞳神有白膜黏着。**次症**：骨节酸楚，或小便不利，或短涩灼痛。**舌脉**：苔黄腻，脉滑数。

【治法】祛风清热除湿。

【方药】防风通圣散。

【中成药】防风通圣丸/颗粒（医保目录，甲；指南）。

3. 阴虚火旺证

【证候】**主症**：病势较缓或日久不愈，眼前黑化飞舞，瞳神紧小或干缺，玻璃体混浊，眼底色素紊乱和色素脱落。**次症**：赤痛时轻时重，干涩昏花，口干咽燥，口舌生疮，心烦失眠。**舌脉**：舌红苔少脉细数。

【治法】滋阴降火。

【方药】知柏地黄丸。

【中成药】石斛明目丸（医保目录，乙）、石斛夜光颗粒（医保目录，乙）/丸

（医保目录，甲）、知柏地黄丸（医保目录，甲）。

4.痰瘀互结证

【证候】**主症**：病情反复，迁延不愈，虹膜新生血管，晶体混浊，玻璃体混浊，视网膜渗出多而难吸收，眼底可见机化膜形成。**次症**：视力下降，眼胀疼痛，头痛不移。**舌脉**：舌质紫暗，苔厚腻，脉沉涩。

【治法】活血祛瘀，化痰散结。

【方药】通窍活血汤合二陈汤加减。

【中成药】丹红化瘀口服液（医保目录，乙）、血府逐瘀丸（医保目录，甲）、二陈丸（医保目录，乙）。

（二）对症成药

补肾明目口服液（成都中医药大学附属医院院内制剂）　组成：决明子、赤芍、三七、青葙子、大菟丝子、枸杞子。功用：清肝、补肾、明目。用于葡萄膜炎、视神经炎、角膜炎及内眼手术后炎症反应者。口服，1次10mL，1日3次。

（三）其他疗法

穴位埋线　选取命门、膏肓、肾俞、曲池、足三里（均有调整免疫功能的作用）为主穴，并根据患者体质情况辨证选取配穴埋线。每2周埋线1次，3次为1个疗程，连续3个疗程。

三、预防调护

1.饮食有节，勿过食肥甘厚味及辛辣炙煿食物。

2.起居有常，避免过度用眼、过度疲劳及熬夜。

3.增强体质，加强锻炼，避免外感六淫邪气。

小　结

葡萄膜炎常用中成药见表18-4。

表 18-4　葡萄膜炎常用中成药

证型	中成药
肝胆风热证	龙胆泻肝丸 / 颗粒 / 胶囊 / 片，熊胆丸、黄连羊肝丸
风湿化火证	防风通圣丸 / 颗粒
阴虚火旺证	知柏地黄丸、石斛明目丸、石斛夜光颗粒 / 丸
痰瘀互结证	丹红化瘀口服液、血府逐瘀丸、二陈丸

第五节　视网膜静脉阻塞

视网膜静脉阻塞（retinal vein occlusion，RVO）是指血栓阻塞于视网膜静脉系统，患者可出现不同程度的视力下降、视物变形或部分视野缺损。轻者仅有少许黑影，可能不被患者察觉；重者视力严重下降，甚至失明。按阻塞部位可分为视网膜中央静脉阻塞、视网膜分支静脉阻塞及半侧视网膜静脉阻塞。其病变特点是眼底静脉充盈迂曲，视网膜出血、水肿、渗出等，继而引发黄斑水肿，视网膜缺血、新生血管等并发症。

本病是仅次于糖尿病性视网膜病变的、第二常见的视网膜血管性疾病。多发生在 50 岁以上中老年人，男女发病无明显差异，患病率为 0.6% ～ 1.6%，年发病率为 0.04% ～ 0.16%，发病率随年龄增大而增高。

根据静脉阻塞的程度及缺血情况分类，包括缺血型和非缺血型。其中缺血型者视力下降严重，预后较差。非缺血型病变发展到一定程度可转化为缺血型。

根据临床不同表现，本病属于中医学"暴盲"或"云雾移睛"等范畴，结合眼底体征则可归属于"血证"范畴。

一、病因病机

1. 情志郁结，肝失条达，气滞血瘀，血溢络外，蒙蔽神光。

2. 因嗜食烟酒，辛辣厚味，痰热内生，上扰目窍，迫血妄行，血溢络外而成。

3.年老体弱，阴气渐衰，阴虚化火，血不循经，溢于目内。

4.劳视竭思，房劳过度，暗耗精血，心血不足，无以化气，脾气虚弱，血失统摄，血溢脉外。

二、中医治疗

治疗本病需分期论治，祛瘀通络为治疗通则。在出血早期重点凉血止血，中期活血化瘀，晚期软坚散结，顾护正气。注意止血不留瘀，活血防出血。

（一）辨证论治

1.血热妄行证

【证候】**主症**：视力突然下降，视网膜静脉迂曲，可见火焰状出血，血色鲜红。**次症**：心烦，口渴，身热。**舌脉**：舌质红，苔薄黄，脉弦数。

【治法】凉血止血。

【方药】生蒲黄汤加减。

【中成药】和血明目片（医保目录，乙；指南）、止血祛瘀明目片（医保目录，乙；指南）、云南白药胶囊／片（医保目录，甲；药典）。

2.肝郁化火证

【证候】**主症**：视力下降，视盘边界模糊，静脉扩张迂曲，眼底有大片暗红色出血。**次症**：胸胁满痛，烦躁易怒，面红耳赤，头昏，口苦咽干。**舌脉**：舌质红，苔黄，脉弦数。

【治法】清肝泻火。

【方药】龙胆泻肝汤加减。

【中成药】龙胆泻肝丸／颗粒（医保目录，甲；指南）、丹栀逍遥丸（医保目录，甲；指南）。

3.痰瘀互结证

【证候】**主症**：视物模糊，视物变形，眼底视盘边界模糊，动脉变细，静脉扩张迂曲，眼底出血，血色暗红，黄斑水肿，可见黄白色渗出。**次症**：头重眩晕，胸闷。**舌脉**：舌有瘀点，苔白腻，脉弦或滑。

【治法】化痰祛瘀，利水散结。

【方药】桃红四物汤合黄连温胆汤加减。

【中成药】五苓散／胶囊／片（医保目录，甲；指南）、血府逐瘀颗粒／口服液

（医保目录，乙；指南）、丹红化瘀口服液（医保目录，乙；指南）。

4. 阴虚火旺证

【证候】**主症**：视力下降，眼底同上。**次症**：眩晕，急躁，腰膝酸软，遗精乏力。**舌脉**：舌质绛，少苔，脉细数。

【治法】滋阴降火。

【方药】知柏地黄丸加减。

【中成药】知柏地黄丸（医保目录，甲；指南）、明目地黄丸（医保目录，甲；指南）。

5. 气虚血瘀证

【证候】**主症**：视力下降，迁延日久，视网膜出血部分吸收，血色暗。静脉闭塞成白线状。**次症**：身倦懒言，气短乏力，头晕耳鸣。**舌脉**：舌质暗淡有瘀斑，边有齿痕，脉沉细。

【治法】益气活血。

【方药】补阳还五汤加减。

【中成药】复方血栓通胶囊（医保目录，甲；指南）/颗粒/片（医保目录，乙；指南）、四君子丸/颗粒（医保目录，乙；指南）。

（二）单方验方

1. 蒲黄止血口服液（成都中医药大学附属医院院内制剂） 成分：蒲黄、仙鹤草、白茅根、牡丹皮、三七。功效：凉血，活血，止血。用于治疗血热所致的眼底出血性疾病或眼底出血的早期。

2. 灵杞黄斑颗粒（上海市医院制剂） 主要由下列原料制得：当归10份，川芎10份，菟丝子10份，灵芝10份，苍术10份，丹参10份，党参10份，海藻10份，肉苁蓉10份，枸杞子10份。口服治疗，日服1剂。治疗视网膜静脉阻塞合并黄斑水肿者。

（三）其他疗法

1. **直流电离子导入** 选用丹参或葛根素注射液做眼局部电离子导入。

2. **激光治疗** 发现视网膜有大片无灌注区时，即应行激光光凝治疗。

3. **玻璃体腔注药术** 对于视网膜静脉阻塞所致的黄斑水肿或者新生血管，可玻璃体腔注射抗VEGF药物（雷珠单抗或康柏西普等）。

4. **针刺治疗** 眼周穴位取睛明、四白、瞳子髎、承泣、攒竹、太阳等；远端穴位取风池、合谷、内关、三阴交、足三里、太冲、翳风、足光明。每天选眼周穴位2个，远端穴位2个，轮流使用，留针15分钟，每天1次，10次为1个疗程。耳针：取肝、胆、脾、肾、心、耳尖、眼、脑干、神门等穴，针刺与压丸相结合，2天1次。头针：取视区，每日或隔日1次，10次为1个疗程。

三、预防调护

1.饮食有节，避免过食肥甘厚味。

2.调畅情志，勿愤怒暴悖。

3.起居有常，避免熬夜及过劳伤阴。

4.控制高血压、高血脂及糖尿病等基础疾病。

小 结

视网膜静脉阻塞常用中成药见表18-5。

表18-5 视网膜静脉阻塞常用中成药

证型	常用中成药
血热妄行证	和血明目片、止血祛瘀明目片、云南白药胶囊/片
肝郁化火证	龙胆泻肝丸/颗粒、丹栀逍遥丸
痰瘀互结证	五苓散/胶囊/片、血府逐瘀颗粒/口服液、丹红化瘀口服液
阴虚火旺证	知柏地黄丸、明目地黄丸
气虚血瘀证	复方血栓通胶囊/颗粒/片、四君子丸/颗粒

第六节 白内障

白内障（cataract）是指晶状体透明度降低或者颜色改变所导致的光学质量下降的退行性改变。临床最主要的症状为视力下降，可伴有视野缺损、色觉改变、屈光改变、眩光等表现。它是一种常见的眼病，也是全球和我国主要的致盲原因之一。据世界卫生组织统计，全球盲人（4.0千万～4.5千万）中，因白内障致盲者占46%，每年新增的白内障盲人约500多万。流行病学研究表明，紫外线、糖尿病、高血压、心血管疾病、机体外伤、过量饮酒及吸烟等均与白内障形成相关。

白内障按病因可分为年龄相关性、外伤性、并发性、代谢性、中毒性、辐射性、发育性和后发性等多种类型，临床以年龄相关性白内障最为常见。

本病属于中医学"圆翳内障"范畴。

一、病因病机

古代医籍认为本病多与"肝肾俱虚""肝风上冲""肝气上冲"及"脾虚湿热"等因素有关。综合临床归纳如下：

1.年老体弱，肝肾不足，精血亏损，不能滋养晶体而混浊；或阴血不足，虚热内生，上灼晶体，致晶体混浊。

2.年老脾气虚弱，运化失健，精微输布乏力，不能濡养晶体而混浊；或水湿内生，上泛晶体而混浊。

3.肝热上扰目窍，致晶体逐渐混浊。

4.脾虚运化失常，湿阻中焦，蕴而化热，湿热上攻于目，目失濡养，故晶体混浊。

二、中医治疗

本病发展缓慢，病程冗长，中药内治宜于早期，可望减轻、终止或延缓晶状体混浊的发展。若晶状体混浊严重，已明显引起视力障碍，影响生活或工作时，药物难以奏效，宜手术治疗。

（一）辨证论治

1.肝肾不足证

【证候】**主症：**视物昏花，视力缓降，晶体混浊。**次症：**头晕耳鸣，少寐健忘，腰酸腿软，口干。**舌脉：**舌红苔少，脉细。或见耳鸣耳聋，潮热盗汗，虚烦不寐，口咽干痛，小便短黄，大便秘结。**舌脉：**舌红少津，苔薄黄，脉细弦数。

【治法】补益肝肾，清热明目。

【方药】杞菊地黄丸加减。

【中成药】杞菊地黄丸（药典）、知柏地黄丸（药典）、明目地黄丸（医保目录，甲；药典）、复明片 / 胶囊 / 颗粒（医保目录，乙；药典）、石斛夜光丸（医保目录，甲；药典）、麝珠明目滴眼液（医保目录，乙）、障眼明片 / 胶囊（医保目录，乙；药典）、金花明目丸（医保目录，乙；药典）。

2.脾气虚弱证

【证候】**主症：**视物模糊，视力缓降，或视近尚明，视远模糊，晶体混浊。**次症：**面色萎黄，少气懒言，肢体倦怠。**舌脉：**舌淡苔白，脉缓弱。

【治法】益气健脾，利水渗湿。

【方药】四君子汤加减。

【中成药】补中益气丸（《脾胃论》）。

3.肝热上扰证

【证候】**主症：**视物不清，视力缓降，晶体混浊。**次症：**有眵泪，目涩胀；时有头昏痛，口苦咽干，便结。**舌脉：**舌红苔薄黄，脉弦或弦数。

【治法】清热平肝，明目退障。

【方药】石决明散加减。

4.脾虚湿热证

【证候】**主症：**晶体混浊，干涩昏花。**次症：**口干不欲饮。**舌脉：**舌红，苔黄腻，脉弦数。

【治法】健脾除热，宽中利湿。

【方药】三仁汤加减。

（二）外治疗法

局部点药　麝珠明目滴眼液，每次 1 滴，每天 3～4 次；或用珍珠明目液点眼，每日 3～4 次；或用八宝散，点大眦角或下睑缘内，每日 3 次。

（三）单方验方

1.牛阳（宁夏医科大学中医学院）验方——补青汤

熟地黄 20g，枸杞子 15g，菟丝子 15g，车前子 12g，菊花 12g，地骨皮 12g，茯苓 20g。功效：补肝益肾，健脾明目。用于未成熟期年龄相关性白内障，特别是视力在 0.5 以上的皮质性白内障患者。

2.王昌平（巴中市中医医院）验方——养血滋阴明目丸

熟地黄、枸杞子、怀山药、茯苓各 30g，黄精、菟丝子、山茱萸各 15g，三七、丹参、当归、鸡血藤各 20g，石菖蒲、羌活各 10g，制成粉剂。用法用量：用水冲服，3 次 / 日，每次 10g，功效：活血养血、滋阴补肝。用于早期老年性白内障。

3. 詹敏（广州中医药大学附属清远市中医院）验方——内障丸

菟丝子、党参、枸杞子、黄精、丹参、菊花等。功效：补益肝肾、健脾调中。用于早期老年性白内障。

4. 金文亮（陕西中医学院）验方——内障清丸

熟地黄，枸杞子，菟丝子，磁石，菊花，白芥子，浙贝母，鳖甲，香附。水泛丸，烘干品。每小袋 10g，每包 60 袋，每次服 1 袋，每日 2 次，早晚空腹温开水送下。功效：补益肝肾，利气化痰。用于老年性白内障初、中期。

（四）其他疗法

1. 针灸治疗　本病初、中期可行针刺治疗。主穴：太阳、攒竹、百会、四白、完骨、风池、足三里。配穴：肝热上扰证选蠡沟、太冲；肝肾不足证选肝俞；脾气虚弱证选脾俞、三阴交。根据虚实施以补泻。每日 1 次，留针 30 分钟，30 日为 1 个疗程。虚象明显者可在肢体躯干穴加施灸法。

2. 穴位注射　取合谷、曲池、养老、肝俞、肾俞、三阴交、足三里、翳明，每次 3 ~ 4 穴，每穴注射 0.5mL 维生素 C，每日或隔日 1 次，交替轮取，10 次为 1 个疗程。

3. 耳穴疗法　耳穴肝、肾、脾、眼、肾上腺、内分泌等穴，每日 1 次，10 次为 1 个疗程。

三、预防调护

1. 老年性白内障患者白内障未成熟时，在用药物治疗的同时，除应经常观察视力变化外，特别要注意眼压的变化，因为膨胀期的晶状体可导致青光眼的发作。

2. 随着晶状体混浊的改变，眼的屈光状态也会发生改变，因此患者应及时调整佩戴眼镜的度数。

3. 为防止白内障的发生发展，在阳光强烈的地区工作时，应戴防护眼镜以保护眼睛。

4. 发现本病应积极治疗，以控制或减缓晶体混浊的发展。

5. 患有糖尿病、高血压等全身疾病者，积极治疗全身疾病对控制或减缓晶体混浊有一定意义，同时也有利于后期手术治疗。

6.注意饮食调养，忌食辛燥煎炸食品。

小　结

白内障常用中成药见表 18-6。

表 18-6　白内障常用中成药

证型	常用中成药
肝肾不足证	杞菊地黄丸、知柏地黄丸、明目地黄丸、复明片/胶囊/颗粒、石斛夜光丸、麝珠明目滴眼液、障眼明片/胶囊、金花明目丸
脾气虚弱证	补中益气丸

第七节　青光眼

青光眼（glaucoma）是一组以视神经萎缩、视野缺损及视力下降为共同特征的疾病，病理性眼压增高、视神经对压力损害的耐受性、视神经供血不足是其发病的主要危险因素。在房水循环途径中任何一环发生阻碍，均可导致眼压升高而引起病理改变，但也有部分患者呈现正常眼压青光眼。青光眼是主要致盲眼病之一，具有一定的遗传倾向，总人群发病率为 1%，随着年龄的增长，45 岁以后发病率为 2%。

临床上根据房角形态、病因机制、发病年龄等情况将青光眼分为原发性、继发性和先天性三大类。具体分型如下：

1.原发性青光眼　急性闭角型青光眼、慢性闭角型青光眼、开角型青光眼。

2.先天性青光眼　婴幼儿型青光眼、青少年型青光眼。

3.继发性青光眼

本病属于中医学"五风内障"范畴，为"绿风内障""青风内障""黄风内障""黑风内障""乌风内障"之合称。临床以急性闭角型青光眼较为多见，本节主要介绍"绿风内障"相关内容。

一、病因病机

本病可因风、火、痰、郁导致目窍不利，患者气机失常，气血失和，经脉不利，玄府闭塞，神水积留，终致绿风内障，与肝、肾、脾脏腑功能失常有关，病位主要在目。

1. **风火攻目**　肝胆火热，热极生风，风火上攻于目，目中玄府闭塞，神水排出受阻，积留眼内所致。

2. **气火上逆**　情绪过激，气郁化火，气火上逆，目中玄府闭塞，神水排出不畅，蓄积眼内所致。

3. **痰火郁结**　肝郁化火，火灼津液，煎熬为痰，或脾失健运，痰湿内生，痰郁久热，痰火郁结，上攻于目。

4. **阴虚阳亢**　年老病患，阴虚血少，或竭思劳虑，精血耗伤，阴不济阳，肝阳上亢，热极生风，风阳上扰于目。

二、中医治疗

本病急性发作时主要表现为实证，以肝风、肝火、痰饮为主，慢性者以阴虚阳亢居多，为虚中夹实之证。不论发病缓急，均与玄府闭塞，神水淤滞有关，故治疗应消除病因，开玄府，宣壅塞，缩瞳神。本病对视力损害极大，甚则导致失明，故治疗以挽救视力优先，尤以缩瞳孔为要。临床多采用中西医结合治疗，除中药治疗外，也可应用局部药物治疗及针刺疗法，病情严重者，待眼压控制后可采取手术治疗。

（一）辨证论治

1. **风火攻目证**

【证候】**主症**：发病急骤，视力锐减，目珠胀硬，头痛如劈，白睛混赤肿胀，黑睛雾状混浊，前房极浅，瞳神散大，展缩不灵，房角粘连甚或关闭。**次症**：恶心呕吐，口苦咽干。**舌脉**：舌红苔黄，脉弦数。

【治法】清热泻火，平肝息风。

【方药】绿风羚羊饮或羚羊钩藤汤。

【中成药】逍遥丸（《太平惠民和剂局方》）。

2. 气火上逆证

【证候】**主症**：发病急剧，眼胀头痛，眼珠变硬，视物不清，白睛混赤肿胀，黑睛雾状混浊，前房极浅，瞳神散大，展缩不灵，房角粘连甚或关闭。**次症**：情绪失常，暴躁易怒，胸胁胀满，口苦咽干。**舌脉**：舌红苔黄，脉弦数。

【治法】疏肝解郁，泻火降逆。

【方药】丹栀逍遥散合左金丸加减。

【中成药】丹栀逍遥丸（《内科摘要》）。

3. 痰火郁结证

【证候】**主症**：发病急剧，眼胀头痛，目珠坚硬，视物模糊，白睛混赤肿胀，黑睛雾状混浊，前房极浅，瞳神散大，展缩不灵，房角粘连甚或关闭。**次症**：面赤身热，动则头晕，呕吐痰涎，胸闷不爽，溲赤便秘。**舌脉**：舌红苔黄腻，脉弦滑数。

【治法】降火逐痰，平肝息风。

【方药】将军定痛丸加减。

4. 阴虚阳亢证

【证候】**主症**：头目胀痛，视物昏矇，瞳神散大，眼珠变硬，时发时愈。**次症**：失眠健忘，腰膝酸软，眩晕耳鸣，口燥咽干。**舌脉**：舌红少苔，脉沉细或弦细。

【治法】滋阴养血，平肝息风。

【方药】阿胶鸡子黄汤、知柏地黄丸或左归丸。

【中成药】复明片颗粒（医保目录，乙；药典）、石斛夜光丸（医保目录，甲；药典）、知柏地黄丸（医保目录，甲；药典）。

（二）急救治疗

1. 滴眼液 缩瞳剂：常用1%～4%毛果芸香碱滴眼剂，急性发作时每3～5分钟滴1次，共3次，然后每30分钟滴1次，共4次，后改为每1小时滴1次，待眼压降至正常后改为每天3～4次。β-肾上腺素受体阻滞剂：0.25%～0.5%马来酸噻吗洛尔或0.25%～0.5%盐酸左旋布诺洛尔，每日1～2次，可抑制房水的生成，但患有房室传导阻滞、窦房结病变、支气管哮喘者忌用。碳酸酐酶抑制剂：1%布林佐胺滴眼剂，每日2次，全身副作用较小；前列腺素衍生物：0.005%拉坦前列素，每日1次。

2. 全身用药 高渗脱水剂：50% 甘油口服，2 ～ 3mL/kg 体重或 20% 甘露醇静脉快速滴注，1 ～ 2mL/kg 体重；碳酸酐酶抑制剂：可选用乙酰唑胺等药物口服治疗。若用药后眼压下降不显，可行前房穿刺术以降低眼压。

3. 手术治疗 根据眼压恢复情况及房角粘连的范围来选择手术方式。若眼压控制在正常范围，房角开放或粘连不超过 1/3 者，可行周边虹膜切除术或激光虹膜切开术；若眼压不能控制在正常范围，房角广泛粘连者，可行小梁切除术或滤过性手术。

（三）单方验方

1. 彭清华（湖南中医药大学第一附属医院）验方——青光安颗粒

黄芪、生地黄、茯苓、车前子、地龙、红花等。功效：益气养阴，活血利水。用于抗青光眼手术后。

2. 寇宁（陕西中医学院附属医院）验方——丹芪煎服液

丹参 30g，黄芪 30g，人参 15g。功效：活血化瘀。用于眼压已控制的晚期青光眼。

3. 蒋幼芹（中南大学湘雅二医院）验方——青光康片

黄芪、赤芍。功效：活血化瘀。用于眼压已控制的原发性晚期青光眼。

4. 单方

（1）中药复方丹参注射液 30mL、脉络宁注射液 30mL 或川芎嗪注射液 160mg。静脉滴注，每日 1 次，连续应用 20 天。用于青光眼早期、中期、晚期或眼压已控制。

（2）磷酸川芎嗪缓释胶囊。用法：每次 3 粒，每日 2 次，30 天为 1 个疗程，连续 3 个疗程。用于眼压已控制的原发性开角型青光眼视功能损害。

（四）其他疗法

1. 针灸疗法 主穴：睛明、上睛明、风池、太阳、四白、合谷、神门、百会。配穴：根据辨证论治配穴，风火攻目证配以曲池、外关；气火上逆证配以行间、太冲；痰火郁结证配以丰隆、足三里；阴虚阳亢证配以肾俞、秩边、三阴交等，实证采用提插捻转之泻法，虚实夹杂证采用毫针平补平泻，行手法至有针感后出针，每次留针 15 分钟，每日 1 次，1 个月为 1 个疗程。

2. 耳穴压豆 将王不留行籽贴于耳穴：肝、胆、脾、胃、内耳、神门、交感、皮质下等穴位。每穴 1 粒，贴敷 1 次持续 3 ～ 5 天，3 次为 1 个疗程。嘱

患者每日压 2～3 次，给予适度的按压，产生酸、麻、胀、痛等刺激感应。

三、预防调护

1.预防　早期发现早期治疗，对疑似患者应长期追踪观察；不宜在暗室久留或工作；避免情绪激动或抑郁，减少诱发因素；若一眼已发生绿风内障，另一眼无症状出现，应进行预防性治疗，以免耽误病情；忌烟酒，忌过食辛辣炙煿食物。

2.调护　调节情绪，保持心情舒畅，增强战胜疾病的信心；保持良好规律的生活习惯，饮食有节，避免暴饮暴食，多食蔬菜水果，保证充足的睡眠休息时间，加强锻炼，劳逸结合；滴滴眼液前核对药物，切勿将散瞳剂滴入眼内，以免引起严重后果。

小　结

绿风内障常用中成药见表 18-7。

表 18-7　绿风内障常用中成药

证　型	常用中成药
风火攻目证	逍遥丸
气火上逆证	丹栀逍遥丸
阴虚阳亢证	复明片颗粒、石斛夜光丸、知柏地黄丸
术后用药	复方血栓通胶囊、益脉康分散片、川芎嗪注射剂

第八节　干眼

干眼（dry eye）是以泪膜稳态失衡为主要特征，并伴有眼部不适症状的多因素眼表疾病。泪膜不稳定、泪液渗透压升高、眼表炎性反应和损伤以及神经异常是其主要病理生理机制。

我国现有的流行病学研究显示，干眼的发生率为 21%～30%，发病与年龄、性别、荧光屏接触时间、工作环境、吸烟、糖尿病以及手术等因素关系密切。

本病属中医学"白涩症"(《审视瑶函》)范畴,又名"干涩昏花症"(《证治准绳》)及"神水将枯症"(《审视瑶函》)"神气枯瘁"(《目经大成》)。

一、病因病机

傅仁宇在《审视瑶函》指出干眼不红不肿,自觉眼内干涩不爽,频频瞬目,甚至视物模糊,并总结过劳、过虑、多思、耽酒恣燥、不忌房事之人易得此病。结合临床归纳如下:

1.**肺阴不足** 风沙尘埃侵袭日久或久留于干燥环境等,化燥伤津,加之素有肺阴不足,内外合邪,燥热犯目所致。

2.**肝经郁热** 平素情志不舒,郁火内生,津伤血壅,目失濡养。

3.**气阴两虚** 久病或年老体衰,或过用目力,劳瞻竭视,导致气虚津亏,精血不足,目失滋养。

4.**邪热留恋** 风热赤眼或天行赤眼治疗不彻底,余热未清,隐伏肺脾之络所致。

二、中医治疗

在西医病因治疗或疗效不佳的治疗中,发挥中医药的优势,除全身辨证施治用药外,还可行针灸治疗、耳针疗法、穴位刺血、三棱针点刺、足底按摩等中医特色治疗。

(一)辨证论治

1.**肺阴不足证**

【证候】**主症**:眼干涩不爽,不耐久视,白睛如常或稍有赤脉,黑睛可有细点星翳,反复难愈。**次症**:可伴口干鼻燥,咽干,便秘。**舌脉**:苔薄少津,脉细无力。

【治法】滋阴润肺。

【方药】养阴清肺汤加减。

2.**肝经郁热证**

【证候】**主症**:目珠干涩,灼热刺痛,或白睛微红,或黑睛星翳,或不耐久视。**次症**:口苦咽干,烦躁易怒,或失眠多梦,大便干或小便黄。**舌脉**:舌红，苔薄黄或黄厚，脉弦滑数。

【治法】清肝解郁，养血明目。

【方药】丹栀逍遥散加减。

【中成药】黄连羊肝丸（医保目录，甲；药典）、复方熊胆眼药水（医保目录，甲；药典）、明目蒺藜丸（医保目录，乙）、鱼腥草滴眼液（医保目录，乙；药典）。

3. 气阴两虚证

【证候】**主症**：目内干涩不爽，目燥乏泽，双目频眨，羞明畏光，白睛隐隐淡红，不耐久视，久视后则诸症加重，甚者视物昏矇，黑睛可有细点星翳，甚者呈丝状，迁延难愈。**次症**：口干少津，神疲乏力，头晕耳鸣，腰膝酸软。**舌脉**：舌淡红，苔薄，脉细或沉细。

【治法】益气养阴，滋补肝肾。

【方药】生脉散合杞菊地黄丸加减。

【中成药】明目地黄丸（医保目录，甲；药典）、复明片／胶囊／颗粒（医保目录，乙；药典）、石斛明目丸（医保目录，乙）。

4. 邪热留恋证

【证候】**主症**：患风热赤眼或天行赤眼之后期，微感畏光流泪，有少许眼眵，干涩不爽。**次症**：白睛少许赤丝细脉，迟迟不退，睑内亦轻度红赤。**舌脉**：舌质红，苔薄黄，脉数。

【治法】清热利肺。

【方药】桑白皮汤加减。

5. 脾胃湿热证

【证候】**主症**：目珠干燥，涩痛不适，视物模糊，眼眵呈丝状。**次症**：口黏或口臭，便秘不爽，溲赤而短。**舌脉**：舌红，苔黄腻，脉濡数。

【治法】清利湿热，宣畅气机。

【方药】三仁汤加减。

6. 肝肾阴虚证

【证候】**主症**：目珠干燥乏泽，羞明畏光，视物模糊，视疲劳。**次症**：口干唇燥，头晕耳鸣，失眠多梦。**舌脉**：舌红，少苔或无苔，脉沉细。

【治法】补益肝肾，滋阴养血。

【方药】杞菊地黄丸加减。

（二）外治疗法

可滴用人工泪液，如 0.1% 玻璃酸钠滴眼液等。

（三）单方验方

1. 李点（湖南中医药大学第一附属医院）验方——养阴润目丸

生地黄、当归、枸杞子、沙参、白芍、菊花、甘草。功效：滋阴润燥明目。用于肝肾阴虚型干眼。

2. 姚靖（黑龙江中医药大学第一附属医院）验方——清眩润目饮

金银花、连翘、菊花、玄参、麦冬、天花粉、生地黄和淡竹叶等，以开水冲泡，利用药物蒸腾之气熏蒸眼部。功效：滋阴养阴生津。用于干眼症。

3. 谢立科（中国中医科学院眼科医院）验方——逍生散颗粒

党参颗粒 10g，当归颗粒 10g，生地颗粒 20g，白芍颗粒 20g，麦冬颗粒 10g，五味子颗粒 10g，柴胡颗粒 8g，薄荷颗粒 8g，水冲服，每日 1 剂，早晚分 2 次温水送服。功效：疏肝理气，养阴生津。用于干眼病。

4. 陈国孝（浙江中医药大学第一附属医院）验方　补益肝肾、养阴生津中药。

生、熟地黄各 15g，丹皮 10g，山药 15g，玄参 10g，北沙参 12g，枸杞子 15g，制黄精 15g，知母 10g，炒黄柏 9g，杭白菊 9g，麦冬 12g，当归 10g，川芎 9g，炙甘草 6g。功效：补益肝肾、养阴生津。用于肝肾阴虚型干眼。

（四）其他治法

1. 针灸疗法　选睛明、上睛明、攒竹、四白、承泣、太阳、丝竹空、阳白等眼穴，每次选 3～4 穴，平补平泻手法，每日 1 次，每次留针 30 分钟，10 日为 1 个疗程。

2. 耳针疗法　常用穴位：肺、脾、胃、心肝、肾、眼、内分泌。每次取 3～4 穴，中等刺激，每日 1 次，两耳交替进行。在以上穴位可用埋针或压穴的方法治疗，每次选一侧耳部，隔日改换另一侧，每天按压 10 次，每次 3 分钟。

3. 穴位刺血　太阳、上星、四白、承泣、合谷穴，每次去穴位 2 个，轮流针刺使其出血。

4. 三棱针点刺　隐白、至阴、以三棱针点刺，出血数滴，每日 1 次。

5. 足底按摩　温水泡双足 10 分钟，重点选区为肺、大肠、肝、肾，配区为胆、膀胱、心，每个反射区按压 10～20 次，注意以患者能够忍受为度，每日 1 次，每次治疗时间为 30 分钟。

三、预防调护

1. 避免熬夜、过用目力、风沙烟尘刺激，勿滥用滴眼液。

2. 宜少食辛辣炙煿之品，以免化热伤阴。

3. 老年人经常按摩眼球，促进泪液分泌。

小　结

干眼常用中成药见表 18-8。

表 18-8　干眼常用中成药

证型	常用中成药
肝经郁热证	黄连羊肝丸、复方熊胆眼药水、明目蒺藜丸、鱼腥草滴眼液
气阴两虚证	明目地黄丸、复明片/胶囊/颗粒、石斛明目丸

第十九章　耳鼻咽喉科疾病

第一节　鼻炎

鼻炎（rhinitis）是指由多种因素导致的、发生于鼻腔黏膜的炎性病变，临床上以鼻塞、流涕等症状为主要特征。根据病程长短，可分为急性鼻炎和慢性鼻炎。

急性鼻炎是由病毒感染引起的、鼻腔黏膜的急性炎症性疾病。以鼻塞、流涕、喷嚏为主要临床表现。四季均可发病，但以冬春季节气候骤变、寒暖交替之时多见。中医病名为"伤风鼻塞"。

慢性鼻炎是鼻黏膜及黏膜下组织的慢性炎症性疾病。以长期鼻塞、流涕为主要临床表现。冬季和北方较多。本病属于中医学"鼻窒"范畴。

一、病因病机

急性鼻炎多因气候变化，寒热不调，或生活起居不慎，过度疲劳，风邪侵袭鼻窍而为病。因风为百病之长，常夹寒、夹热侵袭人体，故急性鼻炎有风寒、风热之分。慢性鼻炎多因伤风鼻塞反复发作，余邪未清而致。不洁空气、过用血管收缩剂滴鼻等亦可致慢性鼻炎。慢性鼻炎的病机与肺、脾二脏功能失调及气滞血瘀有关。

1. **风寒外侵**　肺开窍于鼻，外合皮毛，若卫气不固，腠理疏松，风寒之邪乘机外袭，肺失宣肃，鼻窍壅塞而发病。

2. **风热外袭**　风热之邪，从口鼻而入，首先犯肺，或因风寒之邪束表，郁而化热犯肺，致肺气不宣，鼻失宣畅而发病。

3. **肺经蕴热**　伤风鼻塞反复发作，邪热伏肺，久蕴不去，致邪热壅结鼻窍，鼻失宣通，气息出入受阻而发病。

4. 肺脾气虚　久病体弱，耗伤肺卫之气，致使肺气虚弱，邪毒留滞鼻窍而为病，或饮食不节，劳倦过度，病后失养，损伤脾胃，致脾胃虚弱，运化失健，湿浊滞留鼻窍而发病。

5. 气滞血瘀　伤风鼻塞失治，或外邪屡犯鼻窍，邪毒久留不去，壅阻鼻窍脉络，气血运行不畅而发病。

二、中医治疗

（一）辨证论治

1. 风寒外侵证

【证候】**主症**：鼻塞，喷嚏频作，流涕清稀，鼻黏膜红肿。**次症**：恶寒发热，头痛。**舌脉**：舌淡红，苔薄白，脉浮紧。

【治法】解表散寒。

【方药】通窍汤、荆防败毒散、葱豉汤或苍耳子散。

【中成药】散风通窍滴丸（医保目录，乙）、葛根汤片（医保目录，乙；药典）、荆防颗粒（医保目录，乙）。

2. 风热外袭证

【证候】**主症**：鼻塞较重，鼻流黏稠黄涕，鼻黏膜红肿。**次症**：发热，微恶风，头痛，口渴，咽痛，咳嗽痰黄。**舌脉**：舌质红，苔薄黄，脉浮数。

【治法】疏风清热。

【方药】银翘散、桑菊饮。

【中成药】鼻炎康片（医保目录，甲；药典）、鼻炎片（医保目录，乙；药典）、散风通窍滴丸（医保目录，乙）、苍耳子鼻炎滴丸（医保目录，乙）。

3. 肺经蕴热证

【证候】**主症**：鼻塞日久，时轻时重，或交替性鼻塞，鼻涕色黄量少，鼻气灼热。**次症**：鼻黏膜红肿，表面光滑、柔软有弹性；或有口干，咳嗽痰黄。**舌脉**：舌红，苔薄黄，脉数。

【治法】清热肃肺。

【方药】黄芩汤。

【中成药】辛夷鼻炎丸（医保目录，乙；药典；指南）、鼻渊舒胶囊/口服液

（医保目录，乙；药典）、通窍鼻炎片／胶囊／颗粒（医保目录，乙；药典）、香菊片／胶囊（医保目录，甲）、小儿鼻炎片（医保目录，乙）。

4.肺脾气虚证

【证候】**主症**：鼻塞日久，时轻时重，或交替性鼻塞，涕白而黏，遇寒冷时症状加重。**次症**：鼻黏膜淡红肿胀；倦怠乏力，少气懒言，咳嗽痰稀，易患感冒，纳差便溏。**舌脉**：舌淡，苔白，脉细弱。

【治法】补益肺脾。

【方药】温肺止流丹。

【中成药】补中益气丸／颗粒（医保目录，甲；药典）、玉屏风颗粒／胶囊（医保目录，甲／乙；药典）、补中益气片／合剂／口服液（医保目录，乙；药典）。5.气滞血瘀证

【证候】**主症**：鼻塞日久，持续不减，鼻涕不易擤出，嗅觉减退。**次症**：鼻黏膜暗红肥厚，下鼻甲肿大，表面呈桑椹状，触之硬实，缺少弹性，对减充血剂收缩反应不敏感。**舌脉**：舌质暗红或有瘀点，脉弦涩。

【治法】行气活血。

【方药】通窍活血汤。

【中成药】千柏鼻炎片（医保目录，乙；药典）、血府逐瘀丸／片／胶囊（医保目录，甲；药典）。

（二）外治疗法

1.滴鼻　芳香通窍中药如辛夷、薄荷、白芷等制成的滴鼻剂滴鼻。

2.蒸汽吸入　带挥发成分的中药薄荷、辛夷等煎煮，蒸气经鼻吸入。

3.吹鼻　鹅不食草（95%），樟脑（3%），冰片（2%）研细末和匀，装瓶密封。每次少许吹鼻中，每日3次。亦可用辛夷花适量，研末，每次少许吹鼻中。

（三）单方验方

1.蔡福养（河南中医药大学）验方——鼻炎灵滴鼻液

苍耳子（砸裂纹）、白芷、辛夷各60g，冰片粉6g，薄荷霜6g，芝麻油500mL，液状石蜡1000mL，制成滴鼻液。用法：仰头滴鼻，每次滴1～2滴，每日滴1～2次。用于各型鼻炎。

2.蔡福养（河南中医药大学）验方——黄芩清肺饮

黄芩12g，桑白皮15g，连翘12g，天花粉、葛根、生地黄、赤芍各15g，

薄荷 10g，辛夷 6g，鹅不食草 12g，通草、生甘草各 6g。水煎服。用于慢性鼻炎。清肃肺热，宣肺通窍。用于鼻炎证属肺经蕴热者。

3. 单方　葱白根。用法：葱白根适量，水煎服，1 次 100mL，1 日 2 次。用于急性鼻炎证属风寒外侵者。

（四）其他疗法

1. 体针　主穴：迎香、鼻通、印堂、上星。配穴：百会、风池、太阳、合谷、足三里。每次取主穴 1～2 个，配穴 2～3 个，针刺，实证用泻法，虚证用补法。

2. 艾灸　取印堂、百会、肺俞、脾俞、足三里等穴，温灸。适用于肺脾气虚证。

3. 耳针、耳穴贴压　耳针取鼻、内鼻、肺、脾、内分泌、皮质下等穴；或行耳穴贴压。

三、预防调护

1. 预防　养成良好的饮食起居习惯，避免受凉、过度疲劳及粉尘长期刺激，戒除烟酒，增强体质。

2. 调护　积极防治伤风鼻塞。鼻塞时勿强力擤鼻，以防病邪入耳，引发耳病。

小　结

鼻炎常用中成药见表 19-1。

表 19-1　鼻炎常用中成药

证型	常用中成药
风寒外侵证	散风通窍滴丸、葛根汤片、荆防颗粒
风热外袭证	鼻炎康片、鼻炎片、散风通窍滴丸、苍耳子鼻炎滴丸
肺经郁热证	辛夷鼻炎丸、鼻渊舒胶囊／口服液、通窍鼻炎片／胶囊／颗粒、香菊片／胶囊、小儿鼻炎片
肺脾气虚证	补中益气丸／颗粒、玉屏风颗粒／胶囊、补中益气片／合剂／口服液
气滞血瘀证	千柏鼻炎片、血府逐瘀丸／片／胶囊

第二节　变应性鼻炎

变应性鼻炎（allergic rhinitis）是机体暴露于变应原后，主要由 IgE 介导的鼻黏膜非感染性慢性炎性疾病，以鼻痒、喷嚏、流涕和鼻塞为主要临床表现。变应性鼻炎是耳鼻喉头颈外科临床常见疾病之一，已成为主要的呼吸道慢性炎性疾病。据统计，变应性鼻炎在我国大陆地区人口中的患病率为 4%～38%，不同地区差异较大。

变应性鼻炎按症状发作时间可分为间歇性与持续性，按疾病严重程度分可分为轻度与中重度，按发作季节可分为常年性与季节性。

本病属于中医学"鼻鼽""鼽嚏""鼽窒"等范畴。

一、病因病机

本病多因肺、脾、肾虚损，正气不足，腠理疏松，卫表不固，使得机体对外界环境的适应性降低所致。

1.肺气虚寒　肺气虚寒，卫表不固，则腠理疏松，风寒乘虚而入，肺失宣降，水湿停聚鼻窍，遂致喷嚏、流清涕、鼻塞等，发为鼻鼽。

2.脾气虚弱　脾为后天之本，脾气虚弱，则气血化生不足，清阳不升，水湿不化，鼻窍失养，易致外邪、异气侵袭而发为鼻鼽。

3.肾阳不足　肾阳不足，则摄纳无权，气不归原，温煦失职，腠理、鼻窍失于温煦，则外邪、异气易侵，而发为鼻鼽。

4.肺经伏热　肺经素有郁热，肃降失职，外邪上犯鼻窍，亦可发为鼻鼽。

二、中医治疗

（一）辨证论治

1.肺气虚寒证

【证候】**主症**：鼻痒，喷嚏，清水涕，鼻塞，嗅觉减退，鼻黏膜淡白或灰白，下鼻甲肿大光滑。**次症**：畏风怕冷，自汗，气短懒言，语声低怯，面色苍白，咳嗽痰稀。**舌脉**：舌质淡，舌苔薄白，脉虚弱。

【治法】温肺散寒，益气固表。

【方药】温肺止流丹或玉屏风散合桂枝汤。

【中成药】辛芩片（医保目录，乙；药典）、辛芩颗粒（医保目录，甲；药典）、通窍鼻炎片/胶囊/颗粒（医保目录，乙；药典）、玉屏风颗粒（医保目录，甲；指南；药典）、玉屏风胶囊（医保目录，乙；药典）。

2. 脾气虚弱证

【证候】**主症：**鼻痒、喷嚏突发、清水涕多、鼻塞，鼻黏膜淡白，下鼻甲肿大。**次症：**面色萎黄无华，食少纳呆，腹胀便溏，倦怠乏力，少气懒言。**舌脉：**舌质淡胖，边有齿痕，舌苔薄白，脉弱。

【治法】益气健脾，升阳通窍。

【方药】补中益气汤。

【中成药】补中益气丸/颗粒（医保目录，甲；药典）、补中益气片/合剂/口服液（医保目录，乙；药典）、参苓白术丸/散（医保目录，甲；药典）。

3. 肾阳不足证

【证候】**主症：**鼻痒、喷嚏频发、清涕长流、鼻塞，鼻黏膜苍白肿胀。**次症：**形寒肢冷，腰膝酸软，面色苍白、小便清长，遗精早泄。**舌脉：**舌质淡，苔白，脉沉细。

【治法】温肾补阳，化气行水。

【方药】真武汤或右归丸合麻黄附子细辛汤。

【中成药】右归丸（医保目录，乙；药典）、金匮肾气丸（医保目录，甲）或桂附地黄丸（医保目录，乙）。

4. 肺经伏热证

【证候】**主症：**鼻痒、喷嚏、清水涕、鼻塞，鼻黏膜色红或暗红，下鼻甲肿胀。**次症：**咳嗽、咽痒、口干烦热。**舌脉：**舌质红，苔白或黄，脉数。

【治法】清宣肺气，通利鼻窍。

【方药】辛夷清肺饮。

【中成药】鼻炎康片（医保目录，甲；药典）、鼻炎片（医保目录，乙；药典）、辛夷鼻炎丸（医保目录，乙；药典）、苍耳子鼻炎滴丸（医保目录，乙）。

（二）外治疗法

1. 滴鼻法　紫草、苍耳子（打碎）各30g，麻油或花生油浸过药面5小时，文火煎至苍耳子焦黄，去渣，以油滴鼻，1天3次。

2.熏鼻法　白芷15g，薄荷3g，辛夷12g，苍耳子6g。煎水或煎内服汤药时，趁热气上腾熏鼻，1天1次。

（三）单方验方

1.干祖望（江苏省中医院）验方——截敏汤

茜草10g，紫草9g，墨旱莲6g，豨莶草9g，防风9g，柴胡10g，徐长卿6g，地龙6g，乌梅9g，稆豆衣6g。功效：祛风脱敏。用于鼻鼽发作期。

2.祝谌予（北京协和医院）验方——过敏煎

防风10g，银柴胡10g，五味子10g，甘草10g。功效：益气固表，散风祛湿。用于过敏性鼻炎、过敏性哮喘、荨麻疹、过敏性紫癜等过敏性疾病。

3.单方　苍耳子30～40个，轻轻捶破，放入小铝锅内，加入麻油50g，文火煎炸苍耳子，待苍耳子炸枯时，滤取药油装入清洁瓶内备用。用时以消毒小棉球蘸药油少许涂于鼻腔内，每日2～3次。

（四）其他疗法

1.针刺疗法　针刺印堂、百会、迎香、风府、风池、合谷、上星、足三里、肾俞、脾俞、肺俞、三阴交，行补法，留针15～20分钟。现代医学研究发现针刺蝶腭神经节、内迎香可减少变应性鼻炎的发作次数，减轻其临床症状。

2.灸法　选取印堂、上星、百会、禾髎、身柱、膏肓、命门、肺俞、肾俞、足三里、三阴交，艾条悬灸15～20分钟，至局部皮肤发热微红为度，每日1次，7～10次为1个疗程。

3.穴位贴敷　选用冬病夏治方（白芥子30g，甘遂10g，延胡索10g，细辛10g，丁香10g，白芷10g，用生姜汁调拌），选大椎、肺俞、肾俞、膏肓、膻中等。夏季三伏第一天贴，每次贴30～60分钟后除去。连续应用3个夏季。

三、预防调护

养成良好的起居习惯，增强体质，提高机体免疫力。注意饮食有节，避免过食生冷寒凉食物。避免或减少接触粉尘、花粉、动物皮毛等刺激。

小 结

变应性鼻炎常用中成药见表 19-2。

表 19-2 变应性鼻炎常用中成药

证型	常用中成药
肺气虚寒证	辛芩片、辛芩颗粒、通窍鼻炎片/胶囊/颗粒、玉屏风颗粒/胶囊
脾气虚弱证	补中益气丸/颗粒、补中益气片/合剂/口服液、参苓白术丸/散
肾阳不足证	右归丸、金匮肾气丸、桂附地黄丸
肺经伏热证	鼻炎康片、鼻炎片、辛夷鼻炎丸、苍耳子鼻炎滴丸

第三节 鼻－鼻窦炎

鼻－鼻窦炎（rhinosinusitis）是发生在鼻和鼻窦黏膜的一种炎症性疾病。临床症状主要为鼻塞，流涕，前额和/或面部疼痛或胀痛，以及嗅觉功能减退或丧失等，是耳鼻喉科的常见病多发病。据统计，患病率为 2%～16%。

病程少于 12 周为急性鼻－鼻窦炎，症状持续超过 12 周为慢性鼻－鼻窦炎。

本病属于中医学"鼻渊"范畴。

一、病因病机

急性鼻－鼻窦炎多属实热证，多因外感风寒湿邪，内传肺、脾胃、肝胆；或脾胃素有积热，因外邪引动，邪毒循经上犯，壅滞于鼻。急性鼻－鼻窦炎病机分虚实。实者为郁热，病在肺、胆；虚者为气虚夹寒湿，病在肺、脾、肾。

1. 肺经风热 风热之邪，侵袭肌表，内犯于肺，肺失宣降，邪热循经上犯窦窍而为病。

2. 胆腑郁热 复感风热邪毒，邪热郁滞，胆失疏泄，郁而化火，熏蒸鼻窍肌膜，浊涕长流不止。

3. 脾胃湿热 肺卫表邪不解，内传脾胃，日久积热生火，循经上犯，熏灼

窦窍而使病情加剧。

4.气虚邪恋 鼻-鼻窦炎日久,耗伤肺脾之气,致肺脾气虚,清阳不升,湿浊上犯,久滞窦窍,流浊涕不止。

二、中医治疗

（一）辨证论治

1.肺经风热证

【证候】**主症:** 鼻流浊涕,鼻塞,头痛,嗅觉减退。**次症:** 发热恶寒,汗出,咳嗽,有痰。**舌脉:** 舌苔薄黄,脉浮数。

【治法】疏风清热,宣肺通窍。

【方药】银翘散加减。

【中成药】苍耳子鼻炎滴丸（医保目录,乙）、鼻渊通窍颗粒（医保目录,乙;药典）、香菊胶囊/片（医保目录,甲）、通窍鼻炎片/胶囊/颗粒（医保目录,乙;药典）。

2.胆腑郁热证

【证候】**主症:** 鼻流浊涕,色黄或黄绿,或有腥臭味,鼻塞,头痛剧烈,嗅觉减退。**次症:** 口苦,咽干,目眩,耳鸣耳聋,急躁易怒。**舌脉:** 舌质红,舌苔黄腻,脉弦数。

【治法】清利肝胆,化浊开窍。

【方药】龙胆泻肝汤加减。

【中成药】藿胆丸/片（医保目录,甲;药典）、藿胆滴丸（医保目录,甲）、鼻渊舒胶囊/口服液（医保目录,乙;药典）、龙胆泻肝丸（医保目录,甲;药典）、龙胆泻肝/片/胶囊/颗粒（医保目录,甲）。

3.脾胃湿热证

【证候】**主症:** 鼻流浊涕,色黄,鼻塞,头昏或头胀,嗅觉减退。**次症:** 倦怠乏力,纳呆食少,胸脘痞闷,小便黄赤。**舌脉:** 舌质红,苔黄腻,脉滑数。

【治法】清热利湿,通利鼻窍。

【方药】甘露消毒丹加减。

【中成药】千柏鼻炎片（医保目录,乙;药典）、鼻窦炎口服液（医保目录,乙;

药典；指南）、甘露消毒丸（医保目录，乙；药典）。

4.气虚邪恋证

【证候】**主症：**鼻流浊涕，鼻塞，头昏沉或重胀，稍遇风冷则加重，嗅觉减退。**次症：**气短乏力，语声低微，面白，自汗，畏寒，易感冒，咳嗽痰多，食少腹胀，便溏。**舌脉：**舌质淡或胖而有齿印，苔白或腻，脉濡弱。

【治法】健脾补肺，渗湿化浊。

【方药】参苓白术散合温肺止流丹。

【中成药】辛芩颗粒（医保目录，甲；药典）、辛芩片（医保目录，乙；药典）、参苓白术丸（医保目录，甲；药典）、参苓白术颗粒（医保目录，甲）、参苓白术片/胶囊（医保目录，乙）。

（二）外治疗法

1.滴鼻法

苍耳子、辛夷各15g，薄荷、细辛各3g，黄芩10g，生甘草3g，冰片2g，麻油500mL。除冰片外，用麻油炸至焦黄，去渣加入冰片，装瓶滴鼻，每日3～4次，每次2～3滴。

2.熏鼻及热敷法

以芳香通窍、行气活血的药物，如苍耳子散、川芎茶调散等，放砂锅中，加水2000mL，煎至1000mL，趁热气上腾熏鼻；待药液温度降至不烫手时，用纱布浸药液热敷印堂、阳白等穴位。每日早晚各1次，7日为1个疗程。

（三）单方验方

1.熊雨田（四川名老中医）验方——吉雷开窍汤

辛夷花6g，苍耳子6g，栀子6g，黄芩9g，黄芪12g，川芎9g，柴胡12g，细辛3g，薄荷6g(后下5分钟)，川木通6g，茯苓12g，白芷6g(后下5分钟)，桔梗9g。功效：清热解毒，通窍止痛排脓，兼补益脾肺。用于急慢性鼻－鼻窦炎之风热犯肺、湿热内蕴所致的鼻塞不通、流黄稠涕等。

2.单方 辛夷花7g，绿茶适量。用法：放入保温杯中，用沸水冲泡，盖闷10分钟，频频代茶饮用。用于鼻塞，鼻流浊涕，头晕、头痛等。

（四）其他疗法

1.针刺疗法 每次选主穴和配穴各1～2穴，每日针刺1次，7～10日为1个疗程，手法以捻转补法为主，留针20分钟。主穴：迎香、攒竹、上星、禾

髎、印堂、阳白等。配穴：合谷、列缺、足三里、丰隆、三阴交等。用耳针或王不留行籽埋于肺、肝、胆、脾、内鼻等。

2.艾灸疗法 每次选取主穴及配穴各1～2穴，悬灸至局部有温热感、皮肤潮红为度。7～10日为1个疗程，虚证多用灸法。主穴：百会、前顶、迎香、四白、上星等。配穴：足三里、三阴交、肺俞、脾俞、肾俞、命门等。

3.穴位按摩 选取迎香、合谷按摩，每次5～10分钟，每日1～2次，或用两手大鱼际，沿两侧迎香穴上下按摩至发热，每日数次。

三、预防调护

1.预防 饮食有节，忌烟酒，少食辛辣刺激性食物。适当锻炼身体，增强体质，尽量避免冷空气的刺激。

2.调护 及时治疗感冒及邻近组织器官的疾病。注意正确的擤鼻方法，保持鼻腔清洁通畅。鼻腔通气欠佳时，可用两手鱼际揉搓两侧迎香穴，或以拇指按压双侧攒竹、太阳、睛明穴。

小 结

鼻－鼻窦炎常用中成药见表19-3。

表19-3 鼻－鼻窦炎常用中成药

证型	常用中成药
肺经风热证	苍耳子鼻炎滴丸、鼻渊通窍颗粒、香菊胶囊/片、通窍鼻炎片/胶囊/颗粒
胆腑郁热证	藿胆丸/片/滴/丸、鼻渊舒胶囊/口服液、龙胆泻肝丸/片/胶囊/颗粒
脾胃湿热证	千柏鼻炎片、鼻窦炎口服液、甘露消毒丸
气虚邪恋证	辛芩颗粒/片、参苓白术丸/颗粒/片/胶囊

第四节 咽炎

咽炎（pharyngitis）是咽部黏膜、黏膜下组织的炎症，常为上呼吸道感染的一部分。本病为临床常见病、多发病，可发生于各年龄，病程可长可短，亦可反复发作。

依据病程的长短和病理改变性质的不同，常分为急性咽炎（acute pharyngitis）、慢性咽炎（chronic pharyngitis）两大类。急性咽炎多由急性鼻炎向下蔓延所致，也有开始即发生于咽部者。病变常波及整个咽腔，也可局限一处。慢性咽炎多见于成年人，病程长，症状顽固、不易治愈。慢性咽炎根据不同的病理变化又分为慢性单纯性咽炎（chronic simple pharyngitis）、慢性肥厚性咽炎（chronic hypertrophic pharyngitis）和慢性萎缩性咽炎（chronic atrophic pharyngitis）。

咽炎属于中医学"喉痹"的范畴。

一、病因病机

喉痹的发生，常因气候急剧变化，起居不慎，风邪侵袭，肺卫失固；或外邪不解，壅盛传里，肺胃郁热；或温热病后，或久病劳伤，脏腑虚损，咽喉失养，或虚火上灼咽部所致。

1. *外邪侵袭* 气候骤变，寒暖不调，风邪乘虚侵袭。风热之邪壅遏肺系，肺失宣降，邪热上壅咽喉，发为喉痹；风寒之邪阻遏卫阳，不得宣泄，壅结咽喉，亦可发为喉痹。

2. *肺胃热盛* 外邪不解，壅盛传里；过食辛热、醇酒厚味之类，肺胃蕴热，复感外邪，内外邪热搏结，蒸灼咽喉而为喉痹。

3. *肺肾阴虚* 温热病后，或劳伤过度，耗伤肺肾阴液，咽喉失于滋养；加之阴虚水不制火，虚火上灼咽喉，发为喉痹。

4. *脾气虚弱* 饮食不节，思虑过度，劳伤脾胃；或久病伤脾、过用寒凉，致脾胃虚弱，中焦升降失调，气血津液化生不足，咽喉失养，发为喉痹。

5. *脾肾阳虚* 禀赋不足，或疲劳、房劳过度，或久病误治，以至脾肾阳虚，咽失温煦，寒湿凝闭为病；或肾阳虚，虚阳浮越于咽喉而为病。

6. *痰凝血瘀* 情志不遂，气机不畅，气滞痰凝；或脾虚生痰，久病生瘀；或喉痹反复，余邪留滞，经脉瘀阻，使痰凝血瘀，结聚咽喉而为病。

二、中医治疗

起病急者，多属肺胃之热证，如《丹溪心法·卷四》指出"喉痹大概多见痰热",因此治疗上,应适当配合清热化痰利咽的药物。若久病不愈,反复发作,则因体质不同,可有阴虚、气虚、阳虚、痰瘀等不同证型。本病以"清、泻、补、消"为治疗之大法,即疏风清热,泻火解毒,利咽消肿,补益脾肾,祛痰化瘀。

（一）辨证论治

1. 外邪侵袭证

【证候】**主症**：咽部疼痛,吞咽不利。偏于风热者,咽痛较重,吞咽时痛增,咽部黏膜鲜红、肿胀,或颌下有臖核;偏于风寒者,咽痛较轻,咽部黏膜淡红。**次症**：偏于风热者,伴发热、恶寒、头痛、咳痰黄稠。偏于风寒者,伴恶寒发热,身痛,咳嗽痰稀;舌质淡红,苔薄白,脉浮紧。**舌脉**：偏于风热者,舌红,苔薄黄,脉浮数;偏于风寒者,舌质淡红,苔薄白,脉浮紧。

【治法】疏风散邪,宣肺利咽。

【方药】风热外袭者,可选用疏风清热汤或银翘散加减;风寒外袭者,可选用六味汤加味。

【中成药】风热外袭者,可选用清咽滴丸（医保目录,甲;药典）、金喉健喷雾剂（医保目录,乙）、咽立爽口含滴丸（医保目录,乙）、甘桔清咽颗粒（医保目录,乙）、利咽解毒颗粒（药典）。风寒外袭者,可选用九味羌活丸/颗粒（医保目录,甲;药典）、荆防颗粒（医保目录,乙）。

2. 肺胃热盛证

【证候】**主症**：咽部疼痛较剧,吞咽困难,喉底颗粒红肿或有脓点,颌下有臖核。**次症**：发热,口渴喜饮,口气臭秽,大便燥结,小便短赤。**舌脉**：舌质红,舌苔黄,脉洪数。

【治法】清热解毒,消肿利咽。

【方药】清咽利膈汤加减。

【中成药】六神丸（医保目录,甲;药典）、北豆根胶囊（医保目录,乙;药典）、喉咽清颗粒/口服液（医保目录,乙;药典）、梅花点舌丸/片/胶囊（医保目录,乙;药典）、清咽润喉丸（医保目录,乙;药典）、蓝芩颗粒/口服液（医保目录,乙）。

3. 肺肾阴虚证

【证候】**主症**：咽部干燥,灼热疼痛不适,午后较重,或咽部哽哽不利,黏膜暗红而干燥。**次症**：干咳痰少而稠,或痰中带血,手足心热,午后唇红颧赤，腰膝酸软，失眠多梦，耳鸣眼花。**舌脉：**舌红少津，脉细数。

【治法】滋养阴液，降火利咽。

【方药】偏肺阴虚为主者，可选用养阴清肺汤加减；肾阴虚为主者，可选用六味地黄丸加减。

【中成药】玄麦甘桔胶囊 / 颗粒（医保目录，甲；药典）、清喉咽颗粒（医保目录，乙；药典）、利咽灵片（药典）、鼻咽灵片（药典）、养阴清肺丸 / 颗粒 / 口服液（医保目录，甲）、六味地黄丸（医保目录，甲；药典）。

4. 脾气虚弱证

【证候】**主症：**咽喉哽哽不利或痰黏着感，咽燥微痛，咽黏膜淡红或微肿，喉底颗粒较多，或有分泌物附着。**次症：**口干而不欲饮或喜热饮，易恶心，时有呃逆反酸，若受凉、疲倦、多言则症状加重。平素倦怠乏力，少气懒言，胃纳欠佳，或腹胀，大便溏薄。**舌脉：**舌质淡红，边有齿印，苔白，脉细弱。

【治法】益气健脾，升清降浊。

【方药】补中益气汤加减。

【中成药】补中益气丸 / 颗粒（医保目录，甲；药典）、补中益气片 / 合剂 / 口服液（医保目录，乙；药典）、参苓白术丸 / 散 / 颗粒（医保目录，甲；药典）、六君子丸（医保目录，乙；药典）。

5. 脾肾阳虚证

【证候】**主症：**咽部异物感，微干微痛，哽哽不利，咽部黏膜淡红。**次症：**痰涎稀白，面色苍白，形寒肢冷，腰膝冷痛，夜尿频而清长，腹胀纳呆，下利清谷。**舌脉：**舌质淡嫩，舌体胖，苔白，脉沉细弱。

【治法】补益脾肾，温阳利咽。

【方药】附子理中丸加减。

【中成药】附子理中丸 / 片（医保目录，甲；药典）、右归丸 / 胶囊（医保目录，乙）。

6. 痰凝血瘀证

【证候】**主症：**咽部异物感，痰黏着感，焮热感，或咽微痛，咽干不欲饮，咽黏膜暗红，喉底颗粒增多或融合成片，咽侧索肥厚。**次症：**恶心呕吐，胸闷不适。**舌脉：**舌质暗红，或有瘀斑瘀点，苔白或微黄，脉弦滑。

【治法】祛痰化瘀，散结利咽。

【方药】贝母瓜蒌散加减。

【中成药】金嗓散结丸/胶囊/片/颗粒（医保目录，乙；药典）。

（二）外治疗法

1.含服　将中药制成丸剂或片剂进行含服，使药物直接作用于咽部以清热利咽，如六神丸、银黄含片、西瓜霜含片、草珊瑚含片等，每日3～4次，每次1～2片。

2.含漱法　中药煎水含漱，如：①金银花、连翘、薄荷、甘草煎汤。②桔梗、甘草、菊花煎汤。

3.蒸汽或雾化吸入　可用内服之中药煎水装入保温杯中，趁热吸入药物蒸汽，熏蒸咽喉；亦可用中药液置入超声雾化器中进行雾化吸入，如连翘、板蓝根、野菊花、蒲公英、丹参、玄参等煎水过滤。

4.茶饮　将内服中药通过冲泡、煎煮和使用滤包等方式作茶饮，取其治疗喉痹的功效。常用药物包括胖大海、桑叶、菊花、杏仁、金银花、黄芩、麦冬、石斛、桔梗、天花粉等。

（三）单方验方

1.李斯炽（成都中医药大学）验方

玄参、花粉、麦冬、枳壳、川贝母、知母、射干、钩藤各2g，瓜蒌壳12g，薄荷6g，甘草3g。功效：滋阴利咽。用于慢性咽炎属肺阴不足者。

2.干祖望（江苏省中医院）验方

桑叶、荆芥、桔梗各6g，金银花、连翘、菊花、大青叶、山豆根各10g，马勃、蝉衣各3g。功效：疏风清热，轻宣散邪。用于急性咽炎属风热外袭者。

（四）其他疗法

1.针刺疗法　实热证，选合谷、内庭、曲池，配天突、少泽、鱼际，每次2～4穴，泻法，每日1～2次。虚证，选太溪、鱼际、三阴交、足三里，平补平泻，留针20～30分钟，每日1次。

2.灸法　主要用于体质虚寒者，可选合谷、足三里、肺俞等穴，悬灸或隔姜灸，每次2～3穴，每穴20分钟，10次为1个疗程。

3.刺血法　咽喉痛较重、发热者，可配合耳尖、少商、商阳穴点刺放血以助泄热。

4.按摩　于喉结旁开1～2寸，亦可沿颈部第1～7颈椎棘突旁开1～3

寸，用食指、中指、无名指沿纵向平行线上下反复轻轻揉按，每次 10 ～ 20 分钟，10 次为 1 个疗程。

三、预防调护

1. 预防　加强体育锻炼，戒除烟酒。注意防寒保暖，改善环境，减少空气污染。积极治疗邻近器官的疾病以防诱发本病，如伤风鼻塞、鼻窒、鼻渊、龋齿等。

2. 调护　饮食有节，起居有常，忌过食辛辣醇酒及肥甘厚味。

小　结

咽炎常用中成药见表 19–4。

19–4　咽炎常用中成药

证型	常用中成药
外邪侵袭证	风热外袭者，可选用清咽滴丸、金喉健喷雾剂、金咽立爽口含滴丸、甘桔清咽颗粒、利咽解毒颗粒。风寒外袭可选用九味羌活丸 / 颗粒、荆防颗粒
肺胃热盛证	六神丸、北豆根胶囊、喉咽清颗粒 / 口服液、梅花点舌丸 / 片 / 胶囊、清咽润喉丸、蓝芩颗粒 / 口服液
肺肾阴虚证	玄麦甘桔胶囊 / 颗粒、清喉咽颗粒、利咽灵片、鼻咽灵片、养阴清肺丸 / 颗粒 / 口服液、六味地黄丸
脾气虚弱证	补中益气丸 / 颗粒、补中益气片 / 合剂 / 口服液、参苓白术丸 / 散 / 颗粒、六君子丸
脾肾阳虚证	附子理中丸 / 片、右归丸 / 胶囊
痰凝血瘀证	金嗓散结丸 / 胶囊 / 片 / 颗粒

第五节　扁桃体炎

扁桃体炎（tonsilitis）是一种常见的咽部感染性疾病。多为细菌感染引起，也可由病毒引起，受凉、潮湿、过度劳累、烟酒过度等可使机体抵抗力降低，诱发本病。如急性炎症迁延不愈或反复发作又未得适当治疗，则可转为慢性。

扁桃体炎分为急性期、慢性期两个时期，急性扁桃体炎是腭扁桃体的一种非特异性急性炎症，常伴有一定程度的咽黏膜及咽淋巴组织的急性炎症，常发生于儿童及青少年，50岁以上少见，在春秋两季气温变化时最易发病。慢性扁桃体炎是指腭扁桃体的慢性炎症，在儿童多表现为腭扁桃体肥大，在成人多表现为炎性改变，即反复发作急性扁桃体炎。

扁桃体炎属中医"乳蛾"的范畴。

一、病因病机

起病急骤者，多为风热之邪乘虚外袭，火热邪毒搏结喉核所致。若病久体弱，脏腑失调，邪毒久滞喉核，易致病程迁延，反复发作。

1. 风热外袭 风热外袭，肺气不宣，肺经风热循经上犯，结聚于喉核，发为乳蛾。

2. 肺胃热盛 邪热传里，肺胃受之，肺胃热盛，上灼喉核而为病。或因饮食不节，脾胃蕴热，热毒上攻，蒸灼喉核而为病。

3. 肺肾阴虚 素体阴虚，或病后伤阴，肺肾阴虚，津液不足，喉核失养，加之虚火上炎，上灼喉核而发病。

4. 脾胃虚弱 素体脾胃虚弱，不能运化水谷精微，气血生化不足，喉核失养，加之脾失运化，湿浊内生，结聚于喉核而为病。

5. 痰瘀互结 饮食不节，脾胃损伤，痰湿内生；情志不遂，气滞血瘀，痰瘀互结喉核，脉络闭阻而为病。

二、中医治疗

本病发病急骤者，多为实证、热证，如风热外袭或肺胃热盛；病程迁延或反复发作者，多为虚证或虚实夹杂证，如肺肾阴虚、脾胃虚弱、痰瘀互结等。

（一）辨证论治

1. 风热外袭证

【证候】**主症**：咽部灼热、疼痛，吞咽时痛甚，喉核红肿，表面有少量黄白色腐物。**次症**：发热，微恶寒，头痛，咳嗽。**舌脉**：舌质红，苔薄黄，脉浮数。

【治法】疏风清热，利咽消肿。

【方药】疏风清热汤加减。

【中成药】利咽解毒颗粒（药典）、桂林西瓜霜/胶囊/含片（医保目录，乙；药典）、复方双花口服液/片/颗粒（医保目录，乙；药典）、银黄片/胶囊/颗粒（医保目录，甲；药典）、小儿金翘颗粒（医保目录，乙）。

2. 肺胃热盛证

【证候】**主症**：咽部疼痛剧烈，连及耳根，吞咽困难，痰涎较多，喉核红肿，有黄白色脓点，甚者喉核表面腐脓成片，颌下有瘰核。**次症**：高热，口渴引饮，咳嗽痰黄稠，口臭，腹胀，便秘，小便黄。**舌脉**：舌质红，苔黄厚，脉洪大而数。

【治法】泄热解毒，利咽消肿。

【方药】清咽利膈汤加减。

【中成药】北豆根胶囊（医保目录，乙；药典）、六神丸（医保目录，甲；药典）、蓝芩颗粒/口服液（医保目录，乙）、百蕊颗粒（医保目录，乙）、小儿咽扁颗粒（医保目录，乙）等。

3. 肺肾阴虚证

【证候】**主症**：咽部干燥，微痒微痛，哽哽不利，午后症状加重，喉核肿大或干瘪，表面不平，色潮红，或有细白星点，喉核被挤压时，有黄白色腐物溢出。**次症**：午后颧红，手足心热，失眠多梦，或干咳痰少而黏，腰膝酸软，大便干。**舌脉**：舌红少苔，脉细数。

【治法】滋养肺肾，清利咽喉。

【方药】百合固金汤加减。

【中成药】玄麦甘桔胶囊/颗粒（医保目录，甲；药典）、百合固金丸/片/口服液（医保目录，乙；药典）。

4. 脾胃虚弱证

【证候】**主症**：咽干痒不适，异物梗阻感，喉核淡红或淡暗肥大，溢脓白黏。**次症**：恶心呕吐，口淡不渴，纳呆便溏，神疲乏力。**舌脉**：舌质淡，苔白，脉缓弱。

【治法】健脾和胃，祛湿利咽。

【方药】六君子汤加减。

【中成药】补中益气丸/颗粒（医保目录，甲；药典）、补中益气片/合剂/口服液（医保目录，乙；药典）、六君子丸（医保目录，乙；药典）、参苓白术丸/散/颗粒（医保目录，甲；药典）。

5.痰瘀互结证

【证候】**主症**：咽干涩不利，或刺痛胀痛，痰黏难咳，迁延不愈，喉关暗红，喉核肥大质韧，表面凹凸不平。**次症**：咳嗽痰白，胸脘痞闷。**舌脉**：舌质暗有瘀点，苔白腻，脉细涩。

【治法】活血化瘀，祛痰利咽。

【方药】会厌逐瘀汤合二陈汤加减。

【中成药】金嗓散结丸/胶囊/片/颗粒（医保目录，乙；药典）。

（二）外治疗法

（1）吹药法　可选用清热解毒、利咽消肿的中药粉剂吹入喉核患处，每日数次。

（2）含漱法　用金银花、甘草、桔梗适量，或荆芥、菊花适量煎水含漱，每日数次。

（3）含噙法　可用清热解毒利咽的中药含片或丸剂含服。

（4）蒸汽吸入　用清热解毒利咽的中草药煎水，蒸汽吸入，每日1～2次。

（三）单方验方

张赞臣（上海中医药大学）验方

挂金灯9g，山豆根9g，白桔梗4.5g，生甘草3g，嫩射干4.5g，牛蒡子9g。恶寒发热，脉浮数，表邪甚者，加荆芥、薄荷、蝉衣等；但热不寒，舌淡或舌尖红，苔薄黄，脉数，里热甚者，加赤芍、丹皮、知母、金银花等；痰涎多，苔浊腻者，加僵蚕、瓜蒌皮、地枯萝等；头目晕眩，两目红丝，肝火较旺者，加桑叶、夏枯草、白芍等；大便干涩不爽者，加蒌皮仁；大便闭结者，加元明粉；体质阴虚火旺，舌红少津，口燥咽干者，加元参、麦冬、生地黄等。

功效：疏风化痰，清热解毒，消肿利咽。用于咽喉红肿、乳蛾、喉痈、喉风、咽痛等病证。

（四）其他疗法

1.针刺疗法　实热证，选合谷、内庭、曲池，配天突、少泽、鱼际，每次2～4穴，针刺，用泻法。虚证，选太溪、鱼际、三阴交、足三里，平补平泻，留针20～30分钟。

2.耳针 实热证，取扁桃体、咽喉、肺、胃、肾上腺，强刺激，留针10～20分钟，每日1次；或取扁桃体穴埋针，每日按压数次以加强刺激。虚证，取咽喉、肾上腺、皮质下、脾、肾等穴，用王不留行籽贴压，每日以中强度按压2～3次，以加强刺激。

三、预防调护

1.预防 注意起居有常，增强体质，避免感冒。注意口腔卫生，减少接触粉尘、刺激性气体。急发者应彻底治愈，以免迁延日久，缠绵难愈。

2.调护 注意饮食有节，患病期间饮食宜清淡，避免肥甘厚腻的食物，实热证者忌辛燥食物。戒烟酒。保持口腔清洁。

小　结

扁桃体炎常用中成药见表19-5。

表19-5　扁桃体炎常用中成药

证型	常用中成药
风热外袭证	复方双花口服液 / 片 / 颗粒、银黄片 / 胶囊 / 颗粒、桂林西瓜霜 / 胶囊 / 含片、利咽解毒颗粒、小儿金翘颗粒
肺胃热盛证	北豆根胶囊、六神丸、蓝芩颗粒 / 口服液、百蕊颗粒、小儿咽扁颗粒
肺肾阴虚证	百合固金丸 / 片 / 口服液、玄麦甘桔胶囊 / 颗粒
脾胃虚弱证	补中益气丸 / 颗粒、补中益气片 / 合剂 / 口服液、六君子丸、参苓白术丸 / 散 / 颗粒
痰瘀互结证	金嗓散结丸 / 胶囊 / 片 / 颗粒

第六节　喉炎

喉炎（laryngitis）是指喉部黏膜病菌感染所引起的炎症。可分为急性喉炎和慢性喉炎。急性喉炎是指以声门区为主的喉黏膜的急性弥漫性卡他性炎症，可单独发生，也可继发于急性鼻炎和急性咽炎，治疗不及时可转为慢性。发生于小儿病情较严重，易并发呼吸困难。慢性喉炎是指喉部黏膜的慢性非特异性炎症，临床上以声音嘶哑、干咳、喉痛、喉不适感为主要表现，常由急性喉炎反复发作或迁延不愈而致。因病变程度不同，可分为慢性单纯性喉炎、肥厚性喉炎和萎缩性喉炎3种。

喉炎属中医学"喉瘖"等范畴。

一、病因病机

喉瘖有虚实之分。实证多由外邪犯肺，或肺热壅盛，或血瘀痰凝，致声门开阖不利而致，即所谓"金实不鸣"；虚证多因脏腑虚损，咽喉失养，声门开阖不利而致，即所谓"金破不鸣"。

1.风寒袭肺 风寒外袭，肺气失宣，气机不利，风寒之邪凝聚于喉，致声门开阖不利，发为喉瘖。

2.风热犯肺 风热外袭，肺失清肃，气机不利，邪热上犯于喉，致声门开阖不利，发为喉瘖。

3.肺热壅盛 肺胃积热，灼津为痰，痰热壅肺，肺失宣降，致声门开阖不利，发为喉瘖。

4.肺肾阴虚 素体阴虚，或久病失养，肺肾阴亏，虚火上炎，蒸灼于喉，致声门失健，开阖不利，发为喉瘖。

5.肺脾气虚 素体气虚，或劳倦太过，久病失调，或过度用嗓，气耗太甚，致肺脾气虚，无力鼓动声门，发为喉瘖。

6.血瘀痰凝 用嗓太过，耗气伤阴，喉部脉络受阻，经气郁滞不畅，气滞则血瘀痰凝，致声带肿胀或形成小结及息肉，妨碍声门开阖，发为喉瘖。

二、中医治疗

本病初期多为实证，辨证多属风寒、风热或肺热壅盛；病久则多为虚证或虚实夹杂证，辨证多属肺肾阴虚、肺脾气虚或血瘀痰凝。治疗方面，在辨证用药的基础上应注意配合开音法的运用，并配合相应的外治及针灸、按摩疗法。

（一）辨证论治

1.风寒袭肺证

【证候】**主症**：猝然声音不扬，甚则嘶哑，喉黏膜淡红肿胀，声门闭合不全。**次症**：鼻塞，流清涕，咳嗽，口不渴，或恶寒发热，头身痛。**舌脉**：舌淡红，苔薄白，脉浮紧。

【治法】疏风散寒，宣肺开音。

【方药】三拗汤加减。

【中成药】九味羌活丸／颗粒（医保目录，甲；药典）、通宣理肺丸／片／胶囊／颗粒（医保目录，甲）。

2. 风热犯肺证

【证候】**主症**：声音不扬，甚则嘶哑，喉黏膜及声带红肿，声门闭合不全。**次症**：咽喉疼痛，干痒而咳，或发热微恶寒，头痛。**舌脉**：舌质红，苔薄黄，脉浮数。

【治法】疏风清热，利喉开音。

【方药】疏风清热汤加减。

【中成药】黄氏响声丸（医保目录，甲；药典）、清咽润喉丸（医保目录，乙；药典）、金嗓开音丸／片／胶囊／颗粒（医保目录，乙；药典）、甘桔冰梅片（医保目录，乙）。

3. 肺热壅盛证

【证候】**主症**：声音嘶哑，甚则失声，喉黏膜及室带、声带深红肿胀，声带上有黄白色分泌物附着，闭合不全。**次症**：咽喉疼痛，咳嗽痰黄，口渴，大便秘结。**舌脉**：舌质红，苔黄厚，脉滑数。

【治法】清热泻肺，利喉开音。

【方药】泻白散加减。

【中成药】喉症丸（药典）、青果丸（药典）。

4. 肺肾阴虚证

【证候】**主症**：声音嘶哑日久，喉黏膜及室带、声带微红肿，声带边缘肥厚，或喉黏膜及声带干燥、变薄，声门闭合不全。**次症**：咽喉干涩微痛，干咳，痰少而黏，时时清嗓，或兼颧红唇赤、头晕、虚烦少寐、腰膝酸软、手足心热等症状。**舌脉**：舌红少津，脉细数。

【治法】滋阴降火，润喉开音。

【方药】百合固金汤加减。

【中成药】清音丸（医保目录，乙）、金鸣片（药典）、金嗓清音丸（药典）、余甘子喉片（药典）。

5.肺脾气虚证

【证候】**主症**：声嘶日久，语音低沉，高音费力，不能持久，劳则加重，喉黏膜色淡，声门闭合不全。**次症**：少气懒言，倦怠乏力，纳呆便溏，面色萎黄。**舌脉**：舌淡胖，边有齿痕，苔白，脉细弱。

【治法】补益肺脾，益气开音。

【方药】补中益气汤加减。

【中成药】补中益气丸／颗粒（医保目录，甲；药典）、补中益气片／合剂／口服液（医保目录，乙；药典）、六君子丸（医保目录，乙；药典）。

6.血瘀痰凝证

【证候】**主症**：声嘶日久，说话费力，喉黏膜及室带、声带暗红肥厚，或声带边缘有小结、息肉。**次症**：喉内异物感或有痰黏着感，常需清嗓，胸闷不舒。**舌脉**：舌质暗红或有瘀点，苔腻，脉细涩。

【治法】行气活血，化痰开音。

【方药】会厌逐瘀汤加减。

【中成药】金嗓散结丸／胶囊／片／颗粒（医保目录，乙；药典）、金嗓利咽丸／胶囊（药典）。

（二）外治疗法

1.含噙法　选用具有清利咽喉功效的中药制剂含服，有助于消肿止痛开音。

2.蒸汽吸入　根据不同证型选用不同的中药水煎，取过滤药液进行蒸汽吸入。如风寒袭肺者，可用紫苏叶、香薷、蝉蜕等；风热犯肺或肺热壅盛者，可用柴胡、葛根、黄芩、生甘草、桔梗、薄荷等；肺肾阴虚者，可用乌梅、绿茶、甘草、薄荷等。

3.离子导入法　用红花、橘络、乌梅、绿茶、甘草、薄荷水煎取汁，进行喉局部直流电离子导入治疗，有利喉消肿开音的作用。

（三）单方验方

1.耿鉴庭验方

前胡5g，桔梗6g，苦杏仁9g，苏叶6g，蝉衣6g，橘皮6g，甘草4g。若袭受风寒，以寒为重，可去苏叶加麻黄；若咳嗽较频，可加紫菀、款冬花；若痰多欲呕，可加半夏；若内有痰滞，可加枳壳、郁金；若小便不利，可加赤茯苓。

功效：疏风散寒，宣肺开音。风寒突然袭受，喉痛声嘶，咳嗽气较粗，即所谓金实不鸣者。亦治以风寒为主之感冒。

2.袁家玑验方

生地黄 6g，熟地黄 6g，生诃子 5g，煨诃子 5g，生甘草 2g，炙甘草 2g，生桔梗 5g，炒桔梗 5g，北沙参 12g，马勃粉 10g，木蝴蝶 10g，当归 6g，赤芍 10g，蝉衣 6g。

功效：滋养气阴，通络开音。主治慢性喉瘖气阴两虚型，属"金破不鸣"之失音症。

（四）其他疗法

1.针灸疗法 可采用局部与远端取穴相结合的方法。局部取穴：人迎、水突、廉泉、天鼎、扶突，每次取 2～3 穴。远端取穴：病初起者，可取合谷、少商、商阳、尺泽，每次取 1～2 穴，用泻法；病久者，若肺脾气虚可取足三里，若肺肾阴虚可取三阴交，用平补平泻法或补法。此外用三棱针刺两手少商、商阳、三商（奇穴，别名大指甲根）、耳轮 1～6 等穴，每穴放血 1～2 滴，每日 1 次，有泄热开窍、利喉开音的作用，适用于喉瘖实热证。

2.刺血法 用三棱针刺两手少商、商阳、三商（奇穴，别名大指甲根）、耳轮 1～6 等穴，每穴放血 1～2 滴，每日 1 次，有泻热开窍，利喉开音的作用，适用于喉瘖实热证。

3.耳针 取咽喉、声带、肺、大肠、神门、内分泌、皮质下、平喘等穴，脾虚者加取脾、胃，肾虚者加取肾，每次 3～4 穴，针刺 20 分钟；病初起，每日 1 次，久病隔日 1 次。也可用王不留行籽或磁珠贴压，每次选 3～4 穴，贴压 3～5 日。

4.穴位注射 取喉周穴如人迎、水突、廉泉，每次选 2～3 穴作穴位注射，药物可选用复方丹参注射液、当归注射液等，每次注射 0.5～1mL 药液，隔日 1 次。

三、预防调护

1.预防 注意起居有常，增强体质，预防感冒。避免粉尘及有害化学气体的刺激。注意饮食有节，节制肥甘厚腻及生冷寒凉之品，戒烟酒。

2.调护 患病期间宜少说话，注意声带休息。职业用声者应注意发声方法，避免用声过度。

小　结

喉炎常用中成药见表 19-6。

表 19-6　喉炎常用中成药

证型	常用中成药
风寒袭肺证	九味羌活丸 / 颗粒、通宣理肺丸 / 片 / 胶囊 / 颗粒
风热犯肺证	黄氏响声丸、清咽润喉丸、金嗓开音丸 / 片 / 胶囊 / 颗粒、甘桔冰梅片
肺热壅盛证	喉症丸、青果丸
肺肾阴虚证	清音丸、金鸣片、金嗓清音丸、余甘子喉片
肺脾气虚证	补中益气丸 / 颗粒、补中益气片 / 合剂 / 口服液、六君子丸
血瘀痰凝证	金嗓散结丸 / 胶囊 / 片 / 颗粒、金嗓利咽丸 / 胶囊

第七节　分泌性中耳炎

分泌性中耳炎（secretory otitis media），又称浆液性中耳炎、非化脓性中耳炎、渗出性中耳炎，是以耳内胀闷堵塞感，鼓室积液及传导性听力下降为主要特征的中耳非化脓性炎性疾病。本病四季均可发生，以冬春季多见，好发于儿童，是引起儿童听力下降的重要原因之一。

按其病程长短分为急性和慢性两种临床类型，一般认为，发病 8 周以内为急性分泌性中耳炎，超过 8 周则为慢性分泌性中耳炎。

本病属于中医学"耳胀耳闭"范畴。新病者称为耳胀，久病者称为耳闭。

一、病因病机

耳胀多为病之初起，多由风邪侵袭、经气痞塞所致；耳闭多为耳胀反复发作，或迁延日久，由邪毒滞留而致，与脏腑失调有关，多为虚实夹杂之证。

1.风邪外袭，痞塞耳窍 生活起居失慎，寒暖不调，或过度疲劳之后，风

邪乘虚而袭，风邪外袭，首先犯肺，上犯耳窍，耳窍经气痞塞而为病。风邪外袭多夹寒或者热。

2.肝胆湿热，上蒸耳窍　外感邪热，内传肝胆；或七情所伤，肝气郁结，气机不调，内生湿热，上蒸耳窍而为病。

3.脾虚失运，湿浊困耳　饮食不节，损伤脾胃；或久病伤脾，脾失健运，湿浊不化，内困耳窍而为病。

4.邪毒滞留，气血瘀阻　耳胀反复发作，或病情迁延日久不愈，邪毒滞留于耳窍，阻于脉络，气血瘀阻，以致闭塞失用而为病。

二、中医治疗

（一）辨证论治

1. 风邪外袭证

【证候】**主症**：耳胀不适，或微痛，耳鸣，自听增强，听力下降。**次症**：鼻塞、流涕、头痛、发热恶寒。**舌脉**：舌质淡红，苔薄白或薄黄，脉浮。

【治法】疏风散邪，宣肺通窍。

【方药】风寒偏重者，宜疏风散寒，宣肺通窍，方用荆防败毒散合通气散加减；风热外袭者，宜疏风清热，散邪通窍，方用银翘散合通气散加减。

【中成药】荆防颗粒/合剂（医保目录，乙；药典）、银翘解毒丸/片/胶囊/颗粒（医保目录，甲；药典）/液/合剂/软胶囊（医保目录，乙；药典）、防风通圣丸/颗粒（医保目录，甲；指南；药典）、鼻渊舒胶囊/口服液（医保目录，乙；药典）。

2. 肝胆湿热证

【证候】**主症**：耳内胀闷堵塞感，或微痛，耳鸣，自听增强，听力下降。**次症**：烦躁易怒，口干口苦，胸胁苦闷。**舌脉**：舌红，苔黄腻，脉弦数。

【治法】清泻肝胆，利湿通窍。

【方药】龙胆泻肝汤合通气散加减。

【中成药】龙胆泻肝丸/片/胶囊/颗粒（医保目录，甲；指南；药典）、当归龙荟丸/片/胶囊（医保目录，乙；药典）、通窍耳聋丸（医保目录，甲；药典）。

3. 脾虚湿困证

【证候】**主症**：耳内胀闷堵塞感，日久不愈，听力渐降，耳鸣。**次症**：胸闷纳呆，腹胀便溏，肢倦乏力，面色不华。**舌脉**：舌质淡红，或舌体胖，边有齿印，脉细滑或细缓。

【治法】健脾利湿，化浊通窍。

【方药】参苓白术散合通气散加减。

【中成药】参苓白术丸／散／颗粒（医保目录，甲；指南；药典）／片／胶囊（医保目录，乙；指南；药典）、补中益气丸／颗粒（医保目录，甲；药典）／片／合剂／口服液（医保目录，乙；药典）。

4. 气血瘀阻证

【证候】**主症**：耳内胀闷阻塞感，日久不愈，甚则如物阻隔，听力明显下降，逐渐加重，耳鸣。**次症**：可见鼓膜内陷明显，甚则粘连，或鼓膜增厚，可见灰白色沉积斑。**舌脉**：舌质淡暗或边有瘀点，脉细涩。

【治法】行气活血，通窍开闭。

【方药】通窍活血汤合通气散加减。

【中成药】丹七片／胶囊／软胶囊（医保目录，乙；指南；药典）、血府逐瘀丸／片／胶囊（医保目录，甲；药典）。

（二）外治疗法

滴鼻，参见鼻炎。

（三）单方验方

1. 干祖望（江苏省中医院）验方——耳聋治肺汤

麻黄3g，杏仁10g，葶苈子10g，防己10g，菖蒲10g，甘草3g。功效：宣泻肺气，开泄通窍。主治风邪外袭证分泌性中耳炎。

2. 干祖望（江苏省中医院）验方——调压流气饮

木香3g，苏梗（或苏叶）6g，青皮6g，枳壳10g，大腹皮10g，乌药6g，菖蒲10g，柴胡3g，蔓荆子15g。功效：行气开痞，通经启窍。主治各型分泌性中耳炎。

3. 蔡福养（河南中医药大学）验方——复聪汤

陈皮10g，茯苓10g，半夏10g，木通10g，黄柏10g，炒山楂10g，炒麦芽10g，石斛10g，丝瓜络10g，当归10g，赤芍6g，大黄6g，丝瓜络6g，枳实6g，桔梗6g，甘草3g。功效：渗湿健脾，理气化痰。主治痰火上扰之分泌性中耳炎。

（四）其他疗法

1.鼓膜按摩　适用于鼓膜内陷，耳闷胀者。其方法是用手指插入外耳道口，轻轻按压，一按一放，或手指尖在外耳道轻轻摇动十余次，待外耳道的空气排出后即迅速拔出，重复多次。

2.咽鼓管自行吹张　调整好呼吸，闭唇合齿，用拇、食二指捏紧双前鼻孔，然后用力鼓气，使气体经咽鼓管咽口进入中耳内，此时鼓膜突然向外膨出，可感觉到有哄然之声。若耳痛较甚，鼓膜充血，或鼻塞涕多者，不宜进行咽鼓管自行吹张。

3.针灸疗法　采用局部取穴与远端取穴相结合的方法。耳周取听宫、听会、耳门、翳风；远端可取合谷、内关。用泻法，留针10～20分钟，每日1次。耳闭而脾虚明显者，加灸足三里、脾俞、伏兔等穴，用补法或加灸。

3.耳针　取内耳、神门、肺、肝、胆、肾等穴位埋针，每次选2～3个穴位；也可用王不留行籽贴压3～5日，经常用手轻按贴穴，以维持刺激。

4.穴位注射　取耳周穴耳门、听宫、听会、翳风等做穴位注射，药物可选用丹参注射液等。每次选用2穴，每穴注射0.5～1mL注射液，可隔日1次，5～7次为1个疗程。

5.穴位磁疗　对有耳鸣的患者，可在翳风、听宫等穴贴上磁片，或加用电流，以疏通经络调和气血，减轻耳鸣，每日1次，每次20分钟。

三、预防调护

1.预防　加强生活调养，注意体质，积极防治感冒及鼻腔、鼻咽部慢性疾病。出现严重鼻塞时，应避免乘坐飞机或潜水，以防分泌性中耳炎的发生。儿童患本病常不易察觉，应重视宣传教育，提高家长对本病的认识以便早期发现、早期治疗。

2.调护　适当应用滴鼻药物，使鼻腔通气，保持咽鼓管通畅。掌握正确的擤鼻方法，不宜用力过度，以免使鼻涕逆行进入咽鼓管。

小　结

分泌性中耳炎常用中成药见表19-7。

表 19-7 分泌性中耳炎常用中成药

证型	常用中成药
风邪外袭证	荆防颗粒/合剂、银翘解毒丸/片/胶囊/颗粒/液/合剂/软胶囊、防风通圣丸/颗粒、鼻渊舒胶囊/口服液
肝胆湿热证	龙胆泻肝丸/片/胶囊/颗粒、当归龙荟丸/片/胶囊、通窍耳聋丸
脾虚失运证	参苓白术丸/散/颗粒/片/胶囊、补中益气丸/颗粒/片/合剂/口服液
气血瘀阻证	丹七片/胶囊/软胶囊、血府逐瘀丸/片/胶囊

第八节　耳鸣

耳鸣（tinnitus）是指在周围环境中无相应声源和电（磁）刺激源情况下，患者自觉耳内或颅内有声音的一种主观感受。耳鸣可发生于单侧、双侧或头颅中间，在头颅鸣响者也称"颅鸣"或"脑鸣"。它是多种耳科疾病和全身疾病引起的一种常见症状，亦是一种独立的疾病。据统计成人耳鸣发生率约为10%～15%。

耳鸣按病程分类可分为急性、亚急性与慢性，按病因分类可分为原发性与继发性。能被他人听到的耳鸣为客观性耳鸣，只能自己听到，不能被他人听到的耳鸣为主观性耳鸣。本节讨论的是主观性耳鸣。

本病属于中医学"耳鸣""蝉鸣""苦鸣""耳数鸣"等范畴。

一、病因病机

本病病因多为饮食不节、睡眠不足、情绪因素等导致脏腑功能失调。病机有虚实之分，实者多因风邪侵袭、痰湿困结或肝气郁结，虚者多因脾胃虚弱、心血不足或肾元亏损。

1. 风邪侵袭　寒暖失调，风邪乘虚而入，侵袭肌表，使肺失宣降，风邪循经上犯清窍，与气相击，导致耳鸣。

2. 痰湿困结　嗜食肥甘厚腻，痰湿内生，困结中焦，致枢纽升降失调，湿浊之气上蒙清窍，引起耳鸣。

3. **肝气郁结**　肝喜条达而恶抑郁，情志不遂，致肝气郁结，气机阻滞，升降失调，导致耳鸣；肝郁日久可化火，肝火循经上扰清窍，亦可导致耳鸣。

4. **脾胃虚弱**　饮食不节，损伤脾胃，或劳倦过度，或思虑伤脾，致脾胃虚弱，清阳不升，浊阴不降，引起耳鸣。

5. **心血不足**　劳心过度，思虑伤心，心血暗耗，或大病、久病之后，心血耗伤，或气虚心血化源不足，导致心血不足，不能濡养清窍，引起耳鸣。

6. **肾元亏损**　恣情纵欲，损伤肾中元气，或年老肾亏，元气不足，精不化气，致肾气不足，无力鼓动阳气上腾，温煦清窍，导致耳鸣。

二、中医治疗

（一）辨证论治

1. 风邪侵袭证

【证候】**主症**：突起耳鸣，如吹风样，病程较短，可伴耳内堵塞感或听力下降。**次症**：恶寒发热、鼻塞、流涕、头痛、咳嗽。**舌脉**：舌质淡红，苔薄白或薄黄，脉浮。

【治法】疏风散邪，宣肺通窍。

【方药】芎芷散。

【中成药】正柴胡饮颗粒（医保目录，甲；药典）、九味羌活丸/颗粒（医保目录，甲；药典）、银翘解毒丸/片/胶囊/颗粒（医保目录，甲；药典）。

2. 痰湿困结证

【证候】**主症**：耳鸣，耳中胀闷，常在饮酒或过食肥甘厚味后加重。**次症**：头重如裹，胸脘满闷，咳嗽痰多，口淡无味，大便不爽。**舌脉**：舌质淡红，苔腻，脉弦滑。

【治法】祛湿化痰，升清降浊。

【方药】涤痰汤或二陈汤。

【中成药】二陈丸（医保目录，乙；药典）、清气化痰丸（医保目录，乙；药典）。

3. 肝气郁结证

【证候】**主症**：耳鸣如闻潮声或风雷声，时轻时重，耳鸣的起病或加重与情志抑郁或恼怒有关。**次症**：胸胁胀痛，夜寐不宁，头痛或眩晕，口苦咽干。**舌脉**：舌红，苔白或黄，脉弦。

【治法】疏肝解郁，行气通窍。

【方药】逍遥散。

【中成药】逍遥丸/颗粒（医保目录，甲；药典）、丹栀逍遥丸（医保目录，甲）、丹栀逍遥片/胶囊（医保目录，乙）、乌灵胶囊（医保目录，甲；指南）、通窍耳聋丸（医保目录，甲）。

4. 脾胃虚弱证

【证候】**主症：**耳鸣时轻时重，遇劳则甚，或在下蹲站起时加重，耳内偶有空虚或发凉感。**次症：**倦怠乏力，少气懒言，面色无华，纳呆，腹胀，便溏。**舌脉：**舌质淡红，苔薄白，脉弱。

【治法】健脾益气，升阳通窍。

【方药】益气聪明汤。

【中成药】益气聪明丸（指南）、补中益气丸/颗粒（医保目录，甲；药典）、参苓白术丸/散/颗粒（医保目录，甲；指南；药典）、四君子丸/颗粒（医保目录，乙；药典）。

5. 心血不足证

【证候】**主症：**耳鸣如蝉，时轻时重，多在劳累或惊吓后加重。**次症：**惊悸不安，怔忡失眠，注意力不能集中，面色无华。**舌脉：**舌质淡，苔薄白，脉细弱。

【治法】益气养血，宁心通窍。

【方药】归脾汤。

【中成药】归脾丸/合剂（医保目录，甲；药典）、归脾颗粒（医保目录，乙；药典）、八珍丸/片/胶囊/颗粒（医保目录，甲；药典）。

6. 肾元亏损证

【证候】**主症：**耳鸣如蝉，由轻趋重，夜间较重，病程日久。**次症：**腰膝酸软，头晕眼花，夜尿频多，畏寒肢冷，男子阳痿遗精，女子经少。**舌脉：**舌质淡胖，苔白，脉沉细弱。

【治法】补肾填精，温阳化气。

【方药】肾阴虚者用耳聋左慈丸；肾阳虚者用右归丸。

【中成药】耳聋左慈丸（医保目录，甲；指南；药典）、六味地黄丸（医保目录，甲；指南；药典）、济生肾气丸（医保目录，甲；药典）、金匮肾气丸/片（医保目录，甲）、补肾益脑丸/片/胶囊（医保目录，乙；药典）。

（二）单方验方

1. 干祖望（南京中医药大学）验方——还听丸

胆南星、全蝎、丹参、葛根、石菖蒲。功效：消痰化瘀，升清通窍复聪。用于耳鸣耳聋痰浊瘀滞证。

2. 谭敬书（湖南中医药大学）验方——复聪汤

熟地黄 10g，骨碎补 10g，丹参 10g，川芎 10g，水蛭 3g，磁石 25g，石菖蒲 5g，当归 10g，淫羊藿 10g。功效：益气养血，活血通络，补肾填精，开窍聪耳。用于耳鸣耳聋肾精亏虚、气滞血瘀者。

（三）其他疗法

1. **体针**　局部取穴与远端辨证取穴相结合，局部可取耳门、听宫、听会、翳风为主，每次选取 2 穴。风邪侵袭者，可加外关、合谷、风池、大椎；痰湿困结者，可加丰隆、足三里；肝气郁结者，可加太冲、丘墟、中渚；脾胃虚弱者，可加足三里、气海、脾俞；心血不足者，可加通里、神门；肾元亏损者，可加肾俞、关元。实证用泻法，虚证用补法，或不论虚实，一律用平补平泻法，每日针刺 1 次。

2. **耳穴贴压**　取内耳、脾、肾、肝、神门、皮质下、肾上腺、内分泌等耳穴，用王不留行籽贴压，不时按压以保持穴位刺激。

3. **穴位注射**　选用听宫、翳风、完骨、耳门等穴，药物可选用当归注射液、丹参注射液、维生素 B_{12} 注射液等，针刺得气后注入药液，每次每穴注入 0.5～1mL。

4. **穴位敷贴**　用吴茱萸、乌头尖、大黄 3 味为末，温水调和，敷贴于涌泉穴，或单用吴茱萸末，用醋调和，敷贴于涌泉穴。

5. **导引**　鸣天鼓法：调整好呼吸，用两手掌心紧贴两外耳道口，两手食指、中指、无名指、小指对称地横按在后枕部，再将两食指翘起放在中指上，然后将食指从中指上用力滑下，重重地叩击脑后枕部，此时可闻洪亮清晰之声，响如击鼓。先左手 24 次，再右手 24 次，最后双手同时叩击 48 次。

三、预防调护

1. **预防**　怡情养性，保持心情舒畅，消除来自工作或生活上的各种压力。

起居有常，顺应天时，保持良好的睡眠。饮食有节，养成健康的饮食习惯。

2.调护　解除对耳鸣不必要的紧张和误解，可防止耳鸣的发生及加重。避免处于过分安静的环境下，适度的环境声有助于减轻耳鸣的困扰。

小　结

耳鸣常用中成药见表19-8。

表 19-8　耳鸣常用中成药

证型	常用中成药
风邪侵袭证	正柴胡饮颗粒、九味羌活丸/颗粒、银翘解毒丸/片/胶囊/颗粒
痰湿困结证	二陈丸、清气化痰丸
肝气郁结证	逍遥丸/颗粒、丹栀逍遥丸/片/胶囊、乌灵胶囊、通窍耳聋丸
脾胃虚弱证	益气聪明丸、补中益气丸/颗粒、参苓白术丸/散/颗粒、四君子丸/颗粒
心血不足证	归脾丸/合剂/颗粒、八珍丸/片/胶囊/颗粒
肾元亏损证	耳聋左慈丸、六味地黄丸、济生肾气丸、金匮肾气丸/片、补肾益脑丸/片/胶囊

第九节　感音神经性耳聋

感音神经性耳聋（sensorineural hearing loss）是指内耳毛细胞、血管纹、螺旋神经节、听神经或听觉中枢的器质性病变阻碍声音的感受与分析或影响声音信息的传递而导致的听力减退或丧失的疾病，为耳鼻喉科常见病。根据WHO 2000～2016年疾病负担和死亡率估计，本病带残生存率排名第2位。听力损失可以限制有意义的交流和社会联系，给人们的生活、工作、学习等带来诸多不便，严重影响生存质量。

本病属于中医学"耳聋"范畴。根据发病时间长短以及病因等不同，又有暴聋、久聋、渐聋、劳聋等不同的名称。

一、病因病机

本病有虚实之分。实者多因肝火、痰饮、瘀血等实邪蒙蔽清窍；虚证多为脾、肾等脏腑虚损、清窍失养所致。

1. **肝火上扰**　外邪由表而里，侵犯少阳，或情志抑郁，或暴怒伤肝，致肝失条达，气郁化火，导致肝胆火热循经上扰耳窍，引起耳聋。

2. **痰火郁结**　饮食不节，过食肥甘厚腻，使脾胃受伤，或思虑过度，伤及脾胃，致水湿不运，聚而生痰，久则痰郁化火，壅闭耳窍，发为本病。

3. **气滞血瘀**　情志抑郁不遂，致肝气郁结，气机不畅，气滞则血瘀，或因跌扑爆震、陡闻巨响等伤及气血，致瘀血内停；或久病入血，均可造成耳窍经脉壅阻，发为本病。

4. **肾精亏损**　先天肾精不足或后天病后失养，恣情纵欲，伤及肾精，或年老肾精渐亏等均可导致肾精亏损，肾阴不足，虚火内生；或肾阳不足，耳窍失于温煦；二者均可引起耳聋。

5. **气血亏虚**　饮食不节，饥饱失调；或劳倦、思虑过度，致脾胃虚弱，清阳不升，气血生化之源不足，而致气血亏虚；或大病之后，耗伤心血，心血亏虚，耳窍失养，发为本病。

二、中医治疗

（一）辨证论治

耳聋可分为实证和虚证两大类，一般来说，起病急、病程短者以实证为多见，常见于肝火上扰、痰火郁结、气滞血瘀等证型；起病缓慢、病程较长者以虚证为多见，如肾精亏损或气血亏虚等。

1. 肝火上扰证

【证候】**主症**：耳聋时轻时重，或伴耳鸣，多在情志抑郁或恼怒之后加重。**次症**：胸胁胀痛，口苦，咽干，面红或目赤，尿黄，便秘，夜寐不宁，头痛或眩晕。**舌脉**：舌红苔黄，脉弦数有力。

【治法】清肝泄热，开郁通窍。

【方药】龙胆泻肝汤或当归龙荟丸。

【中成药】通窍耳聋丸（医保目录，甲）、耳聋丸（医保目录，乙；药典）、龙胆泻肝丸（医保目录，甲；药典）、龙胆泻肝片／胶囊／颗粒（医保目录，甲）、当归龙荟丸（医保目录，乙；药典）、当归龙荟片／胶囊（医保目录，乙）。

2. 痰火郁结证

【证候】**主症**：听力减退，耳中胀闷，或伴耳鸣。**次症**：头重头昏，头晕目眩，胸脘满闷，咳嗽痰多，口苦或淡而无味，二便不畅。**舌脉**：舌红苔黄腻，脉滑数。

【治法】化痰清热，散结通窍。

【方药】清气化痰丸。

【中成药】清气化痰丸（医保目录，乙；药典）。

3. 气滞血瘀证

【证候】**主症**：听力减退，病程长短不一，新病耳聋者，多突发，久病耳聋者，听力无明显波动。**次症**：全身可无明显其他症状，或有爆震史。**舌脉**：舌暗红或有瘀点，脉细涩。

【治法】活血化瘀，行气通窍。

【方药】通窍活血汤。

【中成药】愈风宁心丸／颗粒／滴丸（医保目录，乙）、愈风宁心片／胶囊（医保目录，乙；药典）、复方丹参片（医保目录，甲；药典；指南）、血府逐瘀丸／片／胶囊（医保目录，甲；药典）。

4. 肾精亏损证

【证候】**主症**：听力逐渐下降。**次症**：头昏眼花，腰膝酸软，虚烦失眠，夜尿频多，发脱齿摇。**舌脉**：舌红少苔，脉细弱或细数。

【治法】补肾填精，滋阴潜阳。

【方药】耳聋左慈丸。偏肾阳虚者可使用右归丸或肾气丸。

【中成药】耳聋左慈丸（医保目录，甲；药典）、六味地黄丸（医保目录，甲；药典）／口服液／片（医保目录，乙）／胶囊／颗粒（医保目录，乙；药典）、知柏地黄丸（医保目录，甲；药典）／片／胶囊／颗粒（医保目录，乙）、右归丸（医保目录，乙；药典）、右归胶囊（医保目录，乙）、金匮肾气丸／片（医保目录，甲）。

5. 气血亏虚证

【证候】**主症**：听力减退，每遇疲劳之后加重。**次症**：倦怠乏力，声低气怯，面色无华，食欲不振，脘腹胀满，大便溏薄，心悸失眠。**舌脉**：舌淡红苔薄白，脉细弱。

【治法】健脾益气，养血通窍。

【方药】归脾汤或八珍汤。

【中成药】补肾益脑丸/片（医保目录，乙；药典）/胶囊（医保目录，乙）、活力苏口服液（医保目录，乙；药典）、八珍丸/颗粒（医保目录，甲；药典）/胶囊/片（医保目录，甲）、归脾丸（医保目录，甲；药典；指南）、归脾合剂（医保目录，甲；药典）、归脾颗粒（医保目录，乙；药典）、归脾片/胶囊（医保目录，乙）。

（二）单方验方

1.干祖望（南京中医药大学）验方——启聪散

丹参、红花、赤芍、桃仁、泽兰、木香、乌药、胆南星、菖蒲。功效：调和气血，通窍聪耳。用于突发性耳聋气滞血瘀者。

2.严道南（南京中医药大学）验方——活血聪耳汤

丹皮、赤芍、红花、当归、川芎、鸡血藤、黄芪、柴胡、香附、甘草。功效：行气活血、通窍开闭。用于气滞血瘀型耳病。

（三）其他疗法

参见耳鸣。

三、预防调护

1.预防　避免使用耳毒性药物，如氨基糖苷类抗生素、袢利尿剂（如速尿、利尿酸）等，若因病情需要必须使用，应严密监测听力变化，或者了解是否携带相关敏感基因。避免噪声刺激。注意饮食有节，起居有常。怡情养性，保持心情舒畅。

2.调护　如伴有耳鸣者，晚上睡前用热水洗脚，有引火归元的作用，有助于减轻耳鸣症状。

小　结

感音神经性耳聋常用中成药见表19-9。

表 19-9　感音神经性耳聋常用中成药

证型	常用中成药
肝火上扰证	通窍耳聋丸、耳聋丸、龙胆泻肝丸/片/胶囊/颗粒、当归龙荟丸/片/胶囊
痰火郁结证	清气化痰丸
气滞血瘀证	愈风宁心丸/颗粒/滴丸/片/胶囊、复方丹参片、血府逐瘀丸/片/胶囊
肾精亏损证	耳聋左慈丸、六味地黄丸/口服液/片/胶囊/颗粒、知柏地黄丸/片/胶囊/颗粒、右归丸/胶囊、金匮肾气丸/片
气血亏虚证	补肾益脑丸/片/胶囊、活力苏口服液、八珍丸/颗粒/胶囊/片、归脾丸/合剂/颗粒/片/胶囊

第二十章 口腔科疾病

第一节 牙髓炎

牙髓炎是指发生于牙髓组织的炎性病变。牙髓是主要包含神经血管的疏松结缔组织，位于牙齿内部的牙髓腔内。深龋、楔状缺损等牙体硬组织疾病如不能得到及时有效的控制和治疗，均可引发牙髓炎，本病已成为口腔中最为多发和常见的疾病之一。牙髓炎分为急性牙髓炎和慢性牙髓炎两种。急性牙髓炎（包括慢性牙髓炎急性发作）的主要症状是剧烈疼痛，具有典型的临床特点。慢性牙髓炎多由龋病的逐渐损害发展而来，也可由急性牙髓炎或其他类型的牙髓损伤转变而来，一般无剧烈自发痛，有时出现间歇性钝痛，但有较长期的温度刺激痛史。

牙髓炎属中医学"牙痛"的范畴。

一、病因病机

本病病因，外因多为风寒、风热之邪侵犯及外力造成牙齿损伤，内因多为脾胃及肾的功能失调，循经所犯经脉主要是手足阳明经和少阴肾经。

1. 风热外侵 口齿不洁，牙体损伤，风热乘机侵袭，邪聚不散，致气血滞留，瘀阻经脉。

2. 风寒外袭 齿龈不健，暴饮冰凉，或风寒外袭，寒凝血滞，经脉痹阻。

3. 胃火上攻 足阳明胃经循经入齿，若胃火素盛，或饮食失节，脏腑失调，致胃火内炽，上燔龈齿，气血壅滞，经脉痹阻。

4. 虚火上炎 久病伤肾，或劳倦内伤，或年老体弱，或先天禀赋不足，或过服温燥劫阴之品等，致肾阴亏损，水不济火，虚火上炎，灼烁齿根及龈肉则

齿痛。

二、中医治疗

（一）辨证论治

1. 风热外侵证

【证候】**主症**：牙齿疼痛，遇风发作，牙龈红肿，患处得冷则痛减，受热则痛增。**次症**：口渴喜冷饮，大便干，小便黄。**舌脉**：舌质红，苔薄黄，脉浮数。

【治法】疏风清热，解毒消肿。

【方药】银翘散加减。

【中成药】齿痛消炎灵颗粒（药典）、丁细牙痛胶囊（医保目录，乙）、黄连上清片／丸／胶囊／颗粒（医保目录，甲；药典）。

2. 风寒外袭证

【证候】**主症**：牙齿疼痛，遇寒发作，牙龈淡红不肿，患处得热则痛减，受冷则痛增。**次症**：口不渴，恶风寒。**舌脉**：舌质淡红，舌苔薄白，脉浮紧。

【治法】祛风散寒止痛。

【方药】荆防败毒散加减。

【中成药】九味羌活丸／颗粒（医保目录，甲；药典）、荆防颗粒（医保目录，乙）。

3. 胃火上攻证

【证候】**主症**：牙齿疼痛难忍，夜不能寐，牙龈红肿较甚。**次症**：头痛，口渴喜饮，口臭，大便秘结。**舌脉**：舌质红，苔黄厚，脉洪数。

【治法】清胃泻火、消肿止痛。

【方药】清胃散加减。

【中成药】牙痛一粒丸（药典）、齿痛冰硼散（药典）、口腔炎气雾剂／喷雾剂（医保目录，乙）。

4. 虚火上炎证

【证候】**主症**：牙齿隐隐作痛或微痛。**次症**：口干不欲饮，午后疼痛加重，颧红咽干，五心烦热。**舌脉**：舌质红或红嫩，少苔，脉细数。

【治法】滋阴益肾，降火止痛。

【方药】知柏地黄丸加减。

【中成药】口炎清颗粒（医保目录，甲；药典）、口炎清片/胶囊（医保目录，乙）、知柏地黄丸（医保目录，甲；药典）。

（二）外治疗法

1. 含漱法　牙齿红肿疼痛者，宜清热解毒，消肿止痛，可选用金银花、野菊花、土茯苓、两面针、甘草等适量煎水含漱。

2. 噙化法　因风热、胃火所致，用冰硼散、六神丸、喉症丸之类置患处，以清热解毒，消肿止痛。风热犯齿证亦可用竹叶膏擦牙痛处。风寒犯齿证，酌用细辛散擦患处，以洁齿除秽，温经止痛。

3. 敷药法　颌面肿痛者，用如意金黄散醋调外敷，以清热解毒，活血消肿。虚火灼齿证，可用龙眼白盐方贴牙龈患处。

（三）其他疗法

1. 针灸疗法　取合谷、颊车、内庭、下关，强刺激用泻法。随症配穴：遇风遇热加重者配外关、风池；前三齿上牙痛配迎香、人中，下牙痛配承浆；后五齿上牙痛配下关、颧突凹下处，下牙痛配翳风、人迎。

2. 指压法　前三齿上牙痛取迎香、人中，下牙痛取承浆；后五齿上牙痛取下关、颧突凹下处，下牙痛取耳垂与下颌角连线中点、颊车、大迎。以指相切，用力由轻渐重，施压 15～20 分钟。

三、预防调护

1. 预防　加强口腔卫生，保持牙齿洁净，积极防治龋齿和牙周病。定期口腔检查，做到牙病早发现、早治疗。

2. 调护　注意饮食有节，宜清淡富于营养易消化、流质或半流质。忌食辛辣煎炒及过酸过甜之物，饮食物不宜过温或过冷。

小　结

牙髓炎常用中成药见表20-1。

表 20-1　牙髓炎常用中成药

证型	常用中成药
风热外侵证	齿痛消炎灵颗粒、丁细牙痛胶囊、黄连上清片 / 丸 / 胶囊 / 颗粒
风寒外袭证	九味羌活丸 / 颗粒、荆防颗粒
胃火上攻证	牙痛一粒丸、齿痛冰硼散、口腔炎气雾剂 / 喷雾剂
虚火上炎证	口炎清颗粒、口炎清片 / 胶囊、知柏地黄丸

第二节　牙周炎

牙周炎一般由牙龈炎进一步发展而来。通常表现为牙龈、牙周膜、牙槽骨及牙骨质部位的慢性破坏性病损。本病主要特征为牙周袋形成和袋壁的炎症，牙槽骨吸收与牙齿逐渐松动，是导致成年人牙齿丧失的主要原因。

牙周炎属于中医学"牙宣"的范畴。

一、病因病机

齿为骨之余，髓之所养，肾为之主。然齿植于龈，气血所养，阳明所主。故牙宣病机多为脏腑失调或气血亏虚。脏腑失调以胃火燔龈和肾虚牙龈失养多见。

1. 胃火上炎　饮食不节，胃肠积热内蕴，火热循经上攻，熏蒸齿龈，龈肉化腐成脓而为病。

2. 肾阴亏虚　先天禀赋不足，或久病耗伤、劳倦过度或房事不节等耗损，致肾虚精亏髓少，精髓不能上濡，牙齿骨骼失养，故骨质渐疏。又阴虚日久化火，虚火上炎，灼腐龈肉，久则齿龈疏豁松动而为病。

3. 气血不足　素体虚弱，或劳倦过度，脾胃虚弱，气血不足，齿龈失养而为病。

二、中医治疗

（一）辨证论治

1. 胃火上炎证

【证候】主症：牙龈红肿疼痛，或齿龈间形成脓肿。次症：口臭，喜冷饮，尿黄，便秘。舌脉：舌红，苔黄厚，脉洪大或滑数。

【治法】清胃泻火，消肿止痛。

【方药】清胃散加减。

【中成药】齿痛消炎灵颗粒（药典）、牙痛一粒丸（药典）、齿痛冰硼散（药典）、口腔炎气雾剂/喷雾剂（医保目录，乙）、牛黄解毒胶囊/丸/片（医保目录，甲；药典）。

2. 肾阴亏虚证

【证候】主症：牙龈萎缩，龈缘微红肿，牙根宣露，牙齿松动，或有牙周出血溢脓。次症：头晕，咽干，腰酸，手足心热，夜寐不安。舌脉：舌红苔少，脉细数。

【治法】滋阴补肾，益精固齿。

【方药】六味地黄汤加减。

【中成药】补肾固齿丸（药典）、六味地黄丸（医保目录，甲；药典）。

3. 气血不足证

【证候】主症：牙龈萎缩，色淡白，齿缝龈袋或有微量稀脓渗出，牙根宣露，牙齿松动，咬嚼酸软乏力，刷牙吮吸时牙龈易出血，牙龈遇冷酸痛。次症：面色萎黄，倦怠头晕。舌脉：舌淡，苔薄白，脉细缓。

【治法】健脾益气，补血养龈。

【方药】八珍汤加减。

【中成药】八珍丸/片/胶囊/颗粒（医保目录，甲；药典）。

（二）外治疗法

1. 含漱法 以药液反复漱涤口腔，必要时含于口中几分钟后吐出，可起到解毒祛秽、消肿止痛、清洁口齿、清新口气的作用。

2. 填塞法 适用于有牙周袋形成者。将六神丸、喉症丸等塞入龈缝，待其自行溶化。根据牙周病变的数量及龈袋的深浅，每次取六神丸 1～6 粒塞入，每日 1 ～ 2 次。

3. 涂搽法 将冰硼散等涂搽于患处牙龈，每日 3 ～ 4 次；或仙人掌洗净去刺捣烂涂搽牙龈，或将黄连、铅丹、雄黄、地骨皮、白矾等以麻油调糊直接涂敷于患处。

（三）其他疗法

针灸疗法 选取足阳明经穴为主，局部取穴与循经取穴相结合。常用合谷、内庭、颊车、下关等穴。胃热证配二间、曲池、足三里，用泻法或平补平泻法；虚证配太溪、阴谷、行间，用补法，或加灸法。每次 2 ～ 3 穴，每日 1 次。

三、预防调护

1. 预防 保持口腔清洁，经常用淡盐水漱口，定期洁齿。每日早晚用手按摩牙龈 3 ～ 5 分钟、上下牙对合叩齿 30 ～ 50 下，以促进龈齿气血和畅，有利固齿

2. 调护 注意饮食有节，起居有常。

小　结

牙周炎常用中成药见表 20-2。

表 20-2　牙周炎常用中成药

证型	常用中成药
胃火上炎证	齿痛消炎灵颗粒、牙痛一粒丸、齿痛冰硼散、口腔炎气雾剂 / 喷雾剂、牛黄解毒胶囊 / 丸 / 片
肾阴亏虚证	补肾固齿丸、六味地黄丸
气血不足证	八珍丸 / 片 / 胶囊 / 颗粒

第三节　复发性口腔溃疡

复发性口腔溃疡（recurrent ahthous ulcer，RAU）因具有明显的灼痛感，故冠之以希腊文"阿弗他"——灼痛，又称复发性阿弗他溃疡、复发性阿弗他

口炎、复发性口疮，是口腔黏膜疾病中发病率最高的一种溃疡类疾病。本病患病率高达 20% 左右，居口腔黏膜病的首位。发病年龄一般在 10 ～ 30 岁之间，女性较多，一年四季均能发生。复发性口腔溃疡具有周期性、复发性及自限性等特点。本病能在 10 天左右自愈，为孤立的、圆形或椭圆型的浅表性溃疡。

复发性口腔溃疡属于中医学"口疮"的范畴。

一、病因病机

口疮病机以心、脾、肾失调为主。明代薛己《口齿类要·口疮》说："口疮，上焦实热，中焦虚寒，下焦阴火，各经传变所致，当分别而治之。"上焦实热多为心脾积热，下焦阴火乃肾亏阴虚火旺，中焦虚寒多为脾肾阳虚。

1. 心脾积热　口为脾之窍，舌为心之苗。若饮食不节，或情志不畅，脏腑蕴热内生，心脾积热，上炎口腔，发为口疮。

2. 阴虚火旺　素体阴虚，或病后失养，或劳累过度，熬夜多思，阴液暗耗，阴虚火旺，虚火上炎，发为口疮。

3. 脾肾阳虚　素体阳虚，或久病阴损及阳，或贪凉饮冷，或伤寒误治，损伤脾肾之阳，清阳不升，浊阴上干，寒湿困口发为口疮。

二、中医治疗

口疮有实火、虚火、阳虚无火之别。实火责在心脾，疮多红肿痛重，口渴口臭，实脉而数；虚火责在肾亏，疮少边红且痛，苔少心烦，虚脉细数；阳虚无火责在脾肾，疮少色淡微痛，舌淡齿痕，脉沉迟弱。辨证论治为主，辅以外治。

（一）辨证论治

1. 心脾积热证

【证候】**主症**：口腔肌膜溃疡，周边红肿，灼痛明显，饮食或说话时尤甚。**次症**：口渴，心烦失眠，大便秘结，小便短黄。**舌脉**：舌红，苔黄或腻，脉数。

【治法】清心泻脾，消肿止痛。

【方药】凉膈散加减。

【中成药】复方珍珠口疮颗粒（药典）、连芩珍珠滴丸（医保目录，乙）、冰硼散（医保目录，甲；药典）、口腔溃疡含片/散（药典）。

2.阴虚火旺证

【证候】**主症**：口腔溃疡数量少，周边红肿不甚，疼痛较轻，但此愈彼起，绵延不止。**次症**：手足心热，失眠多梦，口舌干燥不欲饮。**舌脉**：舌红少苔，脉细数。

【治法】滋阴补肾，降火敛疮。

【方药】知柏地黄汤加减。

【中成药】口炎清颗粒（医保目录，甲；药典）、口炎清片/胶囊（医保目录，乙）、知柏地黄丸（医保目录，甲；药典）、二至丸（医保目录，乙；药典）。

3.脾肾阳虚证

【证候】**主症**：口疮疼痛较轻，色白或暗，周边淡红或不红，久难愈合。**次症**：倦怠乏力，面色苍白，腰膝或少腹以下冷痛，小便清长，纳呆便溏。**舌脉**：舌淡苔白，脉沉迟。

【治法】温肾健脾，化湿敛疮。

【方药】附子理中汤加减。

【中成药】附子理中丸/片（医保目录，甲；药典）、右归丸/胶囊（医保目录，乙；药典）。

（二）外治疗法

1.含漱法　用清热解毒的药剂含漱，以消肿止痛；或以蜂蜜一汤匙，徐徐含咽，可止痛敛疮。

2.吹药法　实证用人中白散、锡类散、冰硼散、西瓜霜等吹布患处；虚证用柳花散或青吹口散吹布患处。

（三）其他疗法

1.针灸疗法　取颊车、地仓、承浆、合谷、通里、神门、少冲等穴，每次选择2～3穴，实证用泻法，虚证用平补平泻法。口疮久不愈者，以毫针点刺口疮处，使之少许渗血，每2～3天1次。脾肾阳虚者取合谷、足三里、太溪、照海、然谷等穴位，艾灸，每次选取1～2穴，悬灸至局部有掀热感、皮肤潮红为度，2日1次。

2.耳针　主穴取神门、舌、内分泌、皮质下、口；配穴取肺、胃、脾。每次3～4穴，交替使用。手法宜强，留针1～2小时。

3.穴位注射 取牵正、曲池、颊车、手三里，每次 2 穴，交替使用，每穴注入当归注射液 0.5mL，每日 1 次。

4.穴位敷贴 可用附子、细辛、吴茱萸、肉桂等研为细末，用姜或葱白捣汁调敷涌泉穴。

三、预防调护

1.预防 实火口疮者，忌辛辣刺激及肥甘厚味；虚火口疮者，忌食生冷寒凉，不宜过劳。

2.调护 注意口腔卫生，早晚刷牙，饭后漱口；戴有义齿者，应避免义齿机械刺激损伤肌膜；进食硬物应避免损伤口腔肌膜。颐养心性，忌恼怒、忧思。生活起居要有规律，劳逸结合，保证充足睡眠，避免过劳或熬夜而损伤正气。

小 结

复发性口腔溃疡常用中成药见表 20-3。

表 20-3 复发性口腔溃疡常用中成药

证型	常用中成药
心脾积热证	复方珍珠口疮颗粒、连芩珍珠滴丸、冰硼散、口腔溃疡含片 / 散
阴虚火旺证	口炎清颗粒 / 片 / 胶囊、知柏地黄丸、二至丸
脾肾阳虚证	附子理中丸 / 片、右归丸 / 胶囊

附录　中成药名录

二画

药名	组成	功能主治	用法用量	备注
二至丸	酒女贞子、墨旱莲	补益肝肾，滋阴止血。用于肝肾阴虚，眩晕耳鸣，咽干鼻燥，腰膝酸痛，月经量多	口服。1次9g，1日2次	
二陈丸	陈皮、半夏（制）、茯苓、甘草、生姜	燥湿化痰，理气和胃。用于痰湿停滞导致的咳嗽痰多，胸脘胀闷，恶心呕吐；为糖尿病痰湿停滞证基础方	口服，1次9～15g，1日2次	
二妙丸	苍术（炒）、黄柏（炒）	燥湿清热。用于湿热下注，足膝红肿热痛，下肢丹毒，白带，阴囊湿痒	口服，1次6～9g，1日2次	
丁细牙痛胶囊	丁香叶、细辛	清热解毒，疏风止痛。用于风火牙疼，症见牙痛阵作，遇风即发，受热加重；齿龈肿痛，得凉痛轻；口渴喜饮，便干溲黄，急性牙髓炎、急性根尖周炎见上述症状者	口服，1日3次，1次4粒，饭后白开水送服，疗程7天	
十灰散	大黄、栀子、茜草、大蓟、侧柏叶、荷叶、小蓟、牡丹皮、白茅根、棕榈	凉血止血。用于吐血，衄血，血崩及一切血出不止诸症	温开水冲服，1次3～9g，1日1～2次	
十全大补丸	党参、炒白术、茯苓、炙甘草、当归、川芎、酒白芍、熟地黄、炙黄芪、肉桂	温补气血。用于气血两虚，面色苍白，气短心悸，头晕自汗，体倦乏力，四肢不温，月经量多	口服。水蜜丸1次6g，小蜜丸1次9g，大蜜丸1次1丸，1日2～3次	1.忌不易消化食物 2.感冒、发烧患者不宜服用

药名	组成	功能主治	用法用量	备注
七味通痹口服液	蚂蚁、青风藤、鸡血藤、鹿衔草、石楠藤、千年健、威灵仙	补肾壮骨，祛风蠲痹。主治类风湿性关节炎证属肝肾不足，风湿阻络证。症见关节疼痛、肿胀、屈伸不利，腰膝酸软，硬结，晨僵，步履艰难，遇寒痛增，舌质淡或暗、苔薄白等	口服，宜饭后服。1次1支，1日3次	
七制香附丸	醋香附、地黄、茯苓、当归、熟地黄、川芎、炒白术、白芍、益母草、艾叶（炭）、黄芩、酒萸肉、天冬、阿胶、炒酸枣仁、砂仁、醋延胡索、艾叶、粳米、盐小茴香、人参、甘草	疏肝理气，养血调经。本品用于气滞血虚所致的痛经、月经量少，症见胸胁胀痛、经行量少、行经小腹胀痛、经前双乳胀痛，经水数月不行	口服，1次1袋，1日2次	
人参归脾丸	人参、白术（麸炒）、茯苓、炙黄芪、当归、龙眼肉、酸枣仁（炒）、远志（甘草炙）、木香、炙甘草	益气补血，健脾养心。用于心脾两虚，气血不足所致的心悸、怔忡，失眠健忘，食少体倦，面色萎黄以及脾不统血所致的便血、崩漏、带下诸症	口服，水蜜丸1次6g，小蜜丸1次9g，大蜜丸1次1丸，1日2次	
人参保肺丸	人参、罂粟壳、五味子（醋炙）、川贝母、陈皮、砂仁、枳实、麻黄、苦杏仁（去皮炒）、石膏、甘草、玄参	益气补肺，止嗽定喘。用于肺气虚弱，津液亏损引起的虚劳久嗽，气短喘促等症	口服，1次2丸，1日2～3次	
人参养荣丸	人参、土白术、茯苓、炙甘草、当归、熟地黄、白芍、炙黄芪、陈皮、制远志、肉桂、五味子	温补气血。用于心脾不足，气血两亏，形瘦神疲，食少便溏，病后虚弱	口服。水蜜丸1次6g，大蜜丸1次1丸，1日1～2次	
人参健脾丸/片	人参、白术（麸炒）、茯苓、山药、陈皮、木香、砂仁、炙黄芪、当归、酸枣仁（炒）、远志（制）	健脾益气，和胃止泻。用于脾胃虚弱所，饮食不化、脘闷嘈杂、恶心呕吐、面色萎黄，腹痛便溏、体弱倦怠者	丸：口服，1次2丸，1日2次；片：口服，1次4片，1日2次	

药名	组成	功能主治	用法用量	备注
八正片/胶囊/颗粒	瞿麦、车前子、萹蓄、大黄、滑石、川木通、栀子、甘草、灯心草	清热，利尿，通淋。用于湿热下注，小便短赤，淋沥涩痛，口燥咽干	片：口服，1次4片，1日3次；胶囊：1次4粒，1日3次；1次1袋，1日3次，温开水冲服	
八宝眼膏	炉甘石（三黄汤飞）、地栗粉、熊胆、硼砂（炒）、冰片、珍珠、朱砂、海螵蛸（去壳）、麝香	消肿止痛，退翳明目。因风热时疫之气所感而发，发病急骤，传染性强，双眼白睛红赤，水肿隆起，有点片状出血，灼热涩痛，畏光流泪。适用于急性出血性结膜炎、流行性角膜结膜炎早期见上述证候者	每次适量点入眼睑内，1日2～3次	1.本品孕妇慎用 2.点药后，轻轻闭眼5分钟以上 3.本药需摇匀后再用，用药后将药瓶口封紧
八珍丸/片/胶囊/颗粒	党参、茯苓、白术（炒）、熟地黄、白芍、当归、川芎、甘草	补气益血。用于气血两虚，面色萎黄，食欲不振，四肢乏力，月经过多	丸：口服，1次8丸，1日3次；片：口服，1次2～3片，1日2～3次；胶囊：口服，1次3粒，1日2次；颗粒：开水冲服，1次1袋，1日2次	
八珍益母丸/片/胶囊	益母草、党参、炒白术、茯苓、甘草、当归、酒白芍、川芎、熟地黄	益气养血，活血调经。用于气血两虚兼有血瘀所致的月经不调，症见月经周期错后、行经量少、精神不振、肢体乏力	丸：口服，1次6g，1日2次；片：口服，1次1片，1日3次；胶囊：口服，1次1粒，1日3次	1.忌生冷辛辣食物 2.感冒、发烧患者不宜服用
九华膏	滑石粉、硼砂、川贝母、龙骨、冰片、银朱	消肿，止痛，生肌，收口。适用于发炎肿痛的外痔、内痔嵌顿、直肠炎、肛窦炎及内痔术后（压缩法、结扎法、枯痔法等）	每日早晚或大便后敷用，或注入肛门内	
九味羌活丸/颗粒	羌活、防风、苍术、细辛、川芎、白芷	解表，散寒，除湿。用于外感风寒夹湿导致的恶寒发热无汗，头痛且重，肢体酸痛	丸：口服，1次3～4.5g，1日2次；用姜葱汤或温开水送服；颗粒：姜汤或开水冲服。1次15g，1日2～3次	

药名	组成	功能主治	用法用量	备注
儿脾醒颗粒	山楂、麦芽、鸡内金、山药、薏苡仁、白扁豆、陈皮、茯苓	健脾和胃，消食化积。用于脾虚食滞引起的小儿厌食，大便稀溏，消瘦体弱	温开水冲服。1～5岁1次1袋，1日3次；5岁以上1次2袋，1日3次；10天为1个疗程	
儿童清肺口服液	麻黄、苦杏仁（去皮炒）、石膏、甘草、桑白皮（蜜炙）、瓜蒌皮、黄芩、板蓝根、法半夏、浙贝母、橘红、紫苏子（炒）、葶苈子、紫苏叶、细辛、薄荷、枇杷叶（蜜炙）、白前、前胡、石菖蒲、天花粉、青礞石（煅）	清肺，化痰，止咳。用于面赤身热，咳嗽，痰多，咽痛	口服。1次2支，10岁以下1次1支，1日3次	

三画

药名	组成	功能主治	用法用量	备注
三七伤药片/胶囊/颗粒	三七、草乌（蒸）、雪上一枝蒿、骨碎补、红花、接骨木、赤芍、冰片	舒筋活血，散瘀止痛。用于跌打损伤，风湿瘀阻，关节痹痛；急慢性扭挫伤，神经痛见上述证候者	片：口服，1次3片，1日3次；胶囊：口服，1次3粒，1日3次；颗粒：口服，1次1袋，1日3次，	
三七血伤宁胶囊	同三七血伤宁散	同三七血伤宁散	用温开水送服。1次1粒（重症者2粒），1日3次，每隔4小时服1次；小儿2～5岁，1次1/10粒，5岁以上1/5粒。跌打损伤较重者，可先用酒送服1丸保险子。瘀血肿痛者，用酒调和药粉，外擦患处；如外伤皮肤破损或外伤出血，只需内服	

药名	组成	功能主治	用法用量	备注
三七血伤宁散/胶囊	三七、重楼、制草乌、大叶紫珠、山药、黑紫藜芦、冰片	止血镇痛，祛瘀生新。用于瘀血阻滞、血不归经之各种血证及瘀血肿痛，如胃、十二指肠溃疡出血，支气管扩张出血，肺结核咯血，功能性子宫出血，外伤及痔疮出血，妇女月经不调、经痛、经闭及月经血量过多、产后瘀血，胃痛，肋间神经痛等	用温开水送服，1次0.3～0.5g（胶囊：1粒），重症者0.8g（胶囊：2粒），1日3次，每隔4小时服1次；小儿2～5岁，1次0.03～0.05g（胶囊：1/10粒），5岁以上，1次0.05～0.08g（胶囊：1/5粒）。跌打损伤较重者，可先用酒送服1粒保险子。瘀血肿痛者，用酒调和药粉，外擦患处	
三七胶囊	三七细粉	活血化瘀，行气止痛。用于瘀血疼痛，跌打损伤，血出不止者	口服，1次6～8粒，1日2次	
三九胃泰颗粒	三桠苦、黄芩、九里香、两面针、木香、茯苓、白芍、地黄	清热燥湿，行气活血，柔肝止痛。用于湿热内蕴、气滞血瘀所致的胃痛，症见脘腹隐痛、饱胀泛酸、恶心呕吐、嘈杂纳减；浅表性胃炎、糜烂性胃炎、萎缩性胃炎见上述证候者	开水冲服。1次1袋，1日2次	
三仁合剂	苦杏仁、豆蔻、薏苡仁、滑石、淡竹叶、姜半夏、通草、厚朴	宣化畅中，清热利湿。用于湿温初起，邪留气分，尚未化燥，暑温夹湿，头痛身重，胸闷不饥，午后身热，舌白不渴	口服，1日20～30mL，1日3次	忌食肥甘食物
三金片/胶囊	金樱根、菝葜、羊开口、金沙藤、积雪草	用于下焦湿热所致的热淋、小便短赤、淋沥涩痛、尿急频数；急慢性肾盂肾炎、膀胱炎、尿路感染见上述证候者；慢性非细菌性前列腺炎肾虚湿热下注证	口服。片：慢性非细菌性前列腺炎：1次3片，1日3次，1个疗程为4周；胶囊：1次2粒，1日3～4次	
三黄片/胶囊	大黄、盐酸小檗碱、黄芩浸膏	清热解毒，泻火通便。用于三焦热盛所致的目赤肿痛、口鼻生疮、咽喉肿痛、牙龈肿痛、心烦口渴、尿黄便秘	片：口服，1次4片，1日2次。小儿酌减；胶囊：口服，1次3粒，1日3次	

药名	组成	功能主治	用法用量	备注
大川芎口服液/片	川芎、天麻	活血化瘀，平肝息风。用于瘀血阻络，肝阳化风所致的头痛、头胀、眩晕、颈项紧张不舒、上下肢或偏身麻木、舌部瘀斑	口服液：口服，1次10mL，1日3次；片：1次4片，1日3次；15天为1个疗程	外感头痛、孕妇、出血性脑血管病急性期患者忌用；重症患者请遵医嘱服用
大补阴丸	熟地黄、盐知母、盐黄柏、醋龟甲、猪脊髓	滋阴降火。用于阴虚火旺，潮热盗汗，咳嗽咯血，耳鸣遗精	口服，水蜜丸1次6g，1日2～3次；大蜜丸1次1丸，1日2次	1.忌不易消化食物 2.感冒、发烧患者不宜服用
大活络丸/胶囊	蕲蛇、乌梢蛇、威灵仙、两头尖、大黄、木香、乳香（制）、僵蚕（炒）、天南星（制）、豹骨（油酥）、当归、血竭、地龙、水牛角浓缩粉、人工麝香、松香、体外培育牛黄、冰片、红参、制草乌、天麻、全蝎等共48味	祛风止痛，除湿豁痰，舒筋活络。用于缺血性中风引起的偏瘫、风湿痹证（风湿性关节炎）引起的疼痛、筋脉拘急、腰腿疼痛及跌打损伤引起的行走不便和胸痹心痛证	丸：温黄酒或温开水送服。1次1丸，1日1～2次；胶囊：1次4粒，1日3次	肾脏病患者、孕妇、新生儿禁用。本品含有马兜铃科植物细辛，在医生指导下使用，定期复查肾功能
大柴胡颗粒	柴胡、大黄、枳实（炒）、黄芩、半夏（姜）、芍药、大枣、生姜	和解少阳，内泻热结。用于少阳不和、肝胆湿热所致的右上腹隐痛或胀满不适、口苦、恶心呕吐、大便秘结、舌红苔黄腻、脉弦数或弦滑，或用于胆囊炎见上述证候者	开水冲服，1次1袋，1日3次	

药名	组成	功能主治	用法用量	备注
大黄䗪虫丸/片/胶囊	熟大黄、土鳖虫（炒）、水蛭（制）、虻虫（去翅、足、炒）、蛴螬（炒）、干漆（煅）、桃仁、炒苦杏仁、黄芩、地黄、白芍、甘草	活血破瘀，通经消癥。用于瘀血内停所致的癥瘕、闭经，症见腹部肿块、肌肤甲错、面色暗黑、潮热羸瘦、经闭不行	口服。丸：水蜜丸1次3g，小蜜丸1次3～6丸，大蜜丸1次1～2丸，1日1～2次；片：1次4片，1日2次；胶囊：1次4粒，1日2次	
万氏牛黄清心丸/片	牛黄、朱砂、黄连、黄芩、栀子、郁金	清热解毒，镇惊安神。用于热入心包、热盛动风证，症见高热烦躁、神昏谵语及小儿高热惊厥	口服，丸：1次2丸，1日2～3次；片：1次4～5片，1日2～3次	
万通筋骨片	川乌（制）、草乌（制）、马钱子（制）、麻黄、桂枝、红参、乌梢蛇、牛膝、鹿茸、续断、细辛、刺五加等	祛风散寒，通络止痛。用于痹症，肩周炎，颈椎病，腰腿痛，肌肉关节疼痛，屈伸不利，以及风湿性关节炎、类风湿性关节炎见以上证候者	口服，1次2片，1日2～3次；或遵医嘱	
上清丸	菊花、酒黄芩、薄荷、连翘、黄柏（酒炒）、栀子、酒大黄、荆芥、防风、白芷、川芎、桔梗	清热散风，解毒排便	口服。大蜜丸1次1丸，1日2次；水丸，1次6g，1日1～2次	不宜长期服用
小儿牛黄清心散	天麻、胆南星、黄连、赤芍、大黄、全蝎、水牛角浓缩粉、僵蚕（麸炒）、牛黄、琥珀、雄黄、冰片、朱砂、金礞石（煅）	清热化痰，镇惊止痉。用于小儿内热，急惊痰喘，四肢抽搐，神志昏迷	口服，周岁以内1次1/2袋；1～3岁1次1袋；3岁以上酌增，1日1～2次	
小儿化食丸/口服液	六神曲（炒焦）、焦山楂、焦麦芽、焦槟榔、醋莪术、三棱（制）、牵牛子（炒焦）、大黄	消食化滞，泻火通便。用于食滞化热所致的积滞。症见厌食、烦躁、恶心呕吐，口渴，脘腹胀满，大便干燥	口服。丸：1岁以内1次1丸，1岁以上1次2丸，1日2次；口服液：3岁以上1次10mL，1日2次	

药名	组成	功能主治	用法用量	备注
小儿肠胃康颗粒	鸡眼草、地胆草、谷精草、夜明砂、蚕砂、蝉蜕、谷芽、盐酸小檗碱、木香、党参、麦冬、玉竹、赤芍、甘草	清热平肝，调理脾胃。用于小儿营养紊乱所引起的食欲不振，面色无华，精神烦忧，夜寝哭啼，腹泻腹胀	开水冲服，1次5～10g，1日3次	
小儿金丹片	朱砂、橘红、川贝母、胆南星、前胡、玄参、清半夏、大青叶、木通、桔梗、荆芥穗、羌活、西河柳、地黄、枳壳（炒）、赤芍、钩藤、葛根、牛蒡子、天麻、甘草、防风、冰片、水牛角浓缩粉、羚羊角粉、薄荷脑	祛风化痰，清热解毒。适用于感冒夹惊证。症见发热，头痛，咳嗽，气喘，咽喉肿痛，呕吐及高热惊风	口服，大于1岁1次0.6g，小于1岁酌减，1日3次	
小儿金翘颗粒	金银花、连翘、葛根、大青叶、山豆根、柴胡、甘草	疏风清热，解毒利咽，消肿止痛。用于风热袭肺所致的乳蛾，症见恶寒发热，咽部红肿疼痛，吞咽时加剧，咽干灼热，喉核红肿；或用于小儿急性扁桃体炎见上述证候者	开水冲服，5岁至7岁1次7.5g，1日3次；8岁至10岁1次7.5g，1日4次；11岁至14岁1次10g，1日3次。5岁以下小儿遵医嘱	
小儿肺热咳喘颗粒/口服液	麻黄、苦杏仁、石膏、甘草、金银花、连翘、知母、黄芩、板蓝根、麦冬、鱼腥草	清热解毒，宣肺止咳，化痰平喘。用于感冒、支气管炎、喘息性支气管炎、支气管肺炎属痰热壅肺证者	颗粒：开水冲服，3岁以下1次3g，1日3次，3岁以上1次3g，1日4次，7岁以上1次6g，1日3次；口服液：1岁至3岁每次1支，1日3次；4岁至7岁1次1支，1日4次；8岁至12岁每次2支，1日3次	

药名	组成	功能主治	用法用量	备注
小儿肺热清颗粒	麻黄（蜜炙）、石膏、苦杏仁（炒）、桑白皮（蜜炙）、葶苈子（炒）、当归、丹参、地龙、僵蚕（炒）、甘草	清肺化痰，止咳平喘。用于小儿急性支气管炎引起的肺热咳嗽，咳痰、痰多色黄，小便黄，大便干，舌红，苔黄或腻，脉滑数等症状	冲服。取本品1瓶（40g），将温开水倒入瓶中至刻度100mL，将瓶盖旋紧，振摇使其溶化后，再加少量温开水至100mL，摇匀，即可服用。1岁至3岁1次服10mL，3岁至7岁1次服15mL，7岁至12岁1次服20mL，12岁至14岁1次服30mL，1日3次。疗程为5天	
小儿咽扁颗粒/口服液/合剂	金银花、射干、金果榄、桔梗、玄参、麦冬、人工牛黄、冰片	清热利咽，解毒止痛。用于肺实热引起的咽喉肿痛、咳嗽痰盛、咽炎	颗粒：开水冲服，1岁至2岁1次4g，1日2次；3岁至5岁1次4g，1日3次；6岁至14岁1次8g，1日2～3次；口服液/合剂：2岁以内1次5mL；3～4岁1次7.5mL，5～7岁1次10mL，1日3～4次	
小儿咳喘灵颗粒	麻黄、金银花、苦杏仁、板蓝根、石膏、甘草、瓜蒌	宣肺、清热，止咳、祛痰。用于上呼吸道感染引起的咳嗽	开水冲服。2岁以内1次1g，3至4岁1次1.5g，5至7岁1次2g，1日3～4次	
小儿咳喘颗粒	鱼腥草、麻黄、石膏、苦杏仁（炒）、黄芩、僵蚕（炒）、川贝母、天竺黄、紫苏子（炒）、桔梗、细辛、甘草、山楂、莱菔子、茶叶	清热宣肺，化痰止咳，降逆平喘用于小儿痰热壅肺所致的咳嗽、发热、痰多、气喘	温开水冲服，周岁以内1次2～3g；1岁至5岁，1次3～6g；6岁以上，1次9～12g；1日3次	
小儿退热口服液	大青叶、金银花、栀子、黄芩、地龙、柴胡、板蓝根、连翘、牡丹皮、淡竹叶、重楼、白薇	疏风解表，解毒利咽。用于小儿外感风热所致的感冒，症见发热恶风，头痛目赤，咽喉肿痛	口服，5岁以下1次10mL，5～10岁1次20～30mL，1日3次	

药名	组成	功能主治	用法用量	备注
小儿热速清口服液	柴胡、黄芩、板蓝根、葛根、金银花、水牛角、连翘、大黄	清热解毒，泻火利咽。适用于发热，头痛，咽喉肿痛，鼻塞流涕，咳嗽，大便秘结	口服，1岁以内1次2.5～5mL；1～3岁1次5～10mL；3～7岁1次10～15mL；7～12岁1次5～20mL，1日3～4次	
小儿豉翘清热颗粒	连翘、淡豆豉、薄荷、荆芥、炒栀子、大黄、青蒿、赤芍、槟榔、厚朴、黄芩、半夏、柴胡、甘草	疏风解表，清热导滞。用于小儿风热感冒证、风热感冒夹滞证，症见发热咳嗽，鼻塞流涕，咽红肿痛，纳呆口渴，脘腹胀满，便秘或大便酸臭，溲黄等	开水冲服，6个月～1岁1次1～2g；1～3岁1次2～3g；4～6岁1次3～4g；7～9岁1次4～5g；10岁以上1次6g，1日3次	
小儿麻甘颗粒	石膏、麻黄、黄芩、桑白皮、紫苏子、苦杏仁、地骨皮、甘草	平喘止咳，利咽祛痰。用于小儿肺炎喘咳，咽喉炎症	口服，小儿1岁以下，1次0.8g，1至3岁，1次1.6g，4岁以上，1次2.5g；1日4次	
小儿清热利肺口服液	金银花、连翘、石膏、麻黄、苦杏仁、牛蒡子、射干、瓜蒌皮、浮海石、葶苈子、车前子	清热宣肺，止咳平喘。用于小儿咳嗽证属风热犯肺者，症见发热，咳嗽或咳痰，流涕或鼻塞，咽痛，口渴	口服，1～2岁：1次3～5mL；3～5岁：1次5～10mL；6～14岁：1次10～15mL，1日3次	
小儿暑感宁糖浆	香薷、佩兰、扁豆花、黄连、黄芩、厚朴、荆芥穗、苦杏仁、青蒿、薄荷	清暑解表，退热。用于暑邪感冒证，症见发热，头痛少汗，咽喉肿痛，食欲不振，二便不畅	口服，小于1岁1次5mL；2～3岁1次5～10mL；4～6岁1次10～15mL；7～12岁1次15～20mL，1日3～4次	
小儿感冒宁糖浆	薄荷、荆芥穗、苦杏仁、牛蒡子、黄芩、桔梗、前胡、白芷、炒栀子、焦山楂、六神曲（焦）、焦麦芽、芦根、金银花、连翘	疏散风热，清热止咳。用于小儿风热感冒证，症见发热，汗出不爽、鼻塞流涕、咳嗽咽痛	口服，初生儿～1岁1次5mL；2～3岁1次5～10mL；4～6岁1次10～15mL；7～12岁1次15～20mL，1日3～4次	

药名	组成	功能主治	用法用量	备注
小儿感冒颗粒	广藿香、菊花、连翘、大青叶、板蓝根、地黄、地骨皮、白薇、薄荷、石膏	疏风解表，清热解毒。用于小儿风热感冒证，症见发热重、头胀痛、咳嗽痰黏、咽喉肿痛	开水冲服，小于1岁1次6g；1～3岁1次6～12g；4～7岁1次12～18g；8～12岁1次24g，1日2次	
小儿腹泻宁	党参、白术、茯苓、葛根、甘草、广藿香、木香。辅料为蔗糖、防腐剂（山梨酸）	健脾和胃，生津止渴。用于脾胃气虚所致的泄泻，症见大便泄泻、腹胀腹痛、纳减、呕吐、口干、倦怠乏力、舌淡苔白	口服，10岁以上儿童1次10mL，1日2次，10岁以下儿童酌减	
小儿解表颗粒	金银花、连翘、炒牛蒡子、蒲公英、黄芩、防风、紫苏叶、荆芥穗、葛根、人工牛黄	宣肺解表，清热解毒。用于小儿外感风热所致的感冒，症见发热恶风、头痛咳嗽、鼻塞流涕、咽喉痛痒	开水冲服，1～2岁1次4g，1日2次；3～5岁1次4g，1日3次；6～14岁1次8g，1日2～3次	
小儿解热丸	全蝎、胆南星、防风、羌活、天麻、麻黄、钩藤、薄荷、猪牙皂、煅青礞石、天竺黄、陈皮、茯苓、甘草、琥珀、炒僵蚕、蜈蚣、珍珠、朱砂、人工牛黄、人工麝香、冰片	清热化痰，镇惊息风。适用于发热，痰涎壅盛，高热惊风，项背强直，手足抽搐，神昏不醒，呕吐咳嗽	口服，1次1丸，1日2次，1周岁以内酌减	
小儿鼻炎片	藁本、防风、白芷、苍耳子（去刺炒）、寥大青叶、蒲公英、升麻	散风，清热。用于小儿慢性鼻炎	口服。3岁至5岁每次服3片，5岁至10岁每次服5片，1日2～3次	
小青龙颗粒/胶囊/合剂	麻黄、桂枝、干姜、细辛、法半夏、五味子、白芍、炙甘草	解表化饮，止咳平喘。用于风寒水饮，恶寒发热，无汗，喘咳痰稀	颗粒：口服，1次13g，1日3次，开水冲服；胶囊：1次3～6粒，1日3次；合剂：1次10～20mL，1日3次，用时摇匀	

药名	组成	功能主治	用法用量	备注
小金丹胶囊	煅牡蛎、浙贝母、制没药、猫爪草、僵蚕、玄参、海藻、夏枯草、制乳香、昆布、黄药子、郁金等	解毒消肿，活血软坚，化痰散结。主治气结痰凝血瘀所致的淋巴结肿大	口服。成人每次0.6g；病重者每服1.2g，每日2次，捣碎，温开水送下。7岁以上小儿每服0.3g，7岁以下小儿每服0.15～0.2g	
小金胶囊/片/丸	人工麝香、制草乌、醋乳香、五灵脂（醋炙）、地龙、木鳖子（去壳去油）、枫香脂、醋没药、酒当归、香墨	散结消肿，化瘀止痛。用于阴疽初起皮色不变、肿硬作痛，多发性脓肿，瘰疬，痰核，乳岩，乳癖	口服，胶囊：1次3粒，1日2次；片：1次2～3片，1日2次；丸：打碎后，1次1.2g～3g，1日2次	
小活络丸/片	胆南星、制川乌、制草乌、地龙、乳香、没药	祛风散寒，化痰除湿，活血止痛。用于风寒湿邪闭阻、痰瘀阻络所致的痹病，症见肢体关节疼痛，或冷痛，或刺痛，或疼痛夜甚，关节屈伸不利、麻木拘挛	丸：黄酒或温开水送服，1次1丸，1日2次；片：1次4片，1日2次	孕妇禁用
小柴胡颗粒	柴胡、黄芩、姜半夏、党参、生姜、甘草、大枣	解表散热，疏肝和胃。用于外感病，邪犯少阳证，症见寒热往来、胸胁苦满、食欲不振、心烦喜呕、口苦咽干	开水冲服，1岁以下1次1/3包；1岁以上1次半包～1包，1日3次	
口炎清颗粒/胶囊/片	天冬、麦冬、玄参、金银花、甘草	滋阴清热，解毒消肿。用于阴虚火旺所致的口腔炎症	颗粒：口服，1次2袋（20g），1天1～2次。胶囊：1次4粒，1日1～2次；片：1次6片，1日1～2次	
口腔炎气雾剂/喷雾剂	蜂房、蒲公英、皂角刺、忍冬藤	清热解毒，消炎止痛。用于治疗口腔炎，口腔溃疡，咽喉炎等；对小儿口腔炎症有特效	口腔喷雾用。每次向口腔挤喷药液适量，1日3～4次，小儿酌减	
口腔溃疡含片/散	青黛、白矾、冰片	消溃止痛。用于复发性口腔溃疡，疱疹性口腔溃疡	含片：含服，1次1片，每2小时1次，1日4～8次；散：用清毒棉球蘸药擦患处，1日2～3次	

药名	组成	功能主治	用法用量	备注
山蜡梅叶颗粒	山蜡梅叶	辛凉解表，清热解毒。用于风热感冒，发热，恶寒，咽痛	开水冲服，1次10g，1日3次	
千柏鼻炎片	千里光、卷柏、羌活、决明子、麻黄、川芎、白芷	清热解毒，活血祛风，宣肺通窍。用于风热犯肺、内郁化火、凝滞气血所致的鼻塞、鼻痒气热、流涕黄稠，或持续鼻塞、嗅觉迟钝；急慢性鼻炎、急慢性鼻窦炎见上述证候者	口服。1次3～4片，1日3次	
川贝枇杷膏/糖浆/颗粒/片、胶囊	南沙参，法半夏、枇杷叶，甘草、桔梗、川贝母、款冬花、化橘红、薄荷脑、生姜、苦杏仁、瓜蒌子、茯苓、五味子、远志	润肺化痰，止咳平喘，护喉利咽，生津补气，调心降火。本品适用于伤风咳嗽、痰稠、痰多气喘、咽喉干痒及声音嘶哑。少儿不宜食用	膏/糖浆：口服，成人1日3次，1次10mL；小儿减半；片/胶囊：口服，1次3片，1日3次；颗粒：开水冲服，1次1袋，1日3次	
川芎茶调丸/散/片/颗粒	川芎、白芷、羌活、细辛、防风、荆芥、薄荷、甘草	疏风止痛。用于外感风邪所致的头痛，或有恶寒、发热、鼻塞	丸/散：饭后清茶送服，1次3～6g，1日2次；片：饭后清茶送服，1次4～6片，1日3次；饭后用温开水或浓茶冲服，1次1袋，1日2次；儿童酌减	孕妇慎用
川芎嗪注射剂	川芎提取物	活血化瘀	静脉滴注：每次盐酸川芎嗪40～80mg，用5%葡萄糖液250～500mL稀释后滴注，每日1次，10～15日为1个疗程	
卫生培元丸	白术、当归、杜仲、枸杞子、茯苓、白芍（酒制）、山药、人参、党参、熟地黄、酸枣仁、砂仁、丹参、甘草、鹿茸、黄芪、肉桂、远志、陈皮、川芎	用于气血两虚、面色萎黄、食欲不振、四肢乏力以及少弱精症	口服，1次1丸，1日2次，2～3月为1个疗程	

药名	组成	功能主治	用法用量	备注
女金丸 /片 /胶囊	当归、白芍、川芎、熟地黄、党参、白术（炒）、茯苓、甘草、肉桂、益母草、牡丹皮、没药（制）、延胡索（醋制）、藁本、白芷、黄芩、白薇、香附（醋制）、砂仁、陈皮、赤石脂（煅）、鹿角霜、阿胶	益气养血，理气活血，止痛。用于气血两虚、气滞血瘀所致的月经不调，症见月经提前、月经错后、月经量多、神疲乏力、行经腹痛	丸：水蜜丸1次5g，小蜜丸1次9g（45丸），大蜜丸1次1丸，1日2次；片：1次4片，1日2次；胶囊：1次3粒，1日2次，1个月为1个疗程	
女珍颗粒	女贞子、墨旱莲、地黄、紫草、炒酸枣仁、柏子仁、钩藤、珍珠粉、茯苓、莲子心	滋肾宁心。用于更年期综合征属肝肾阴虚、心肝火旺证者。可改善烘热汗出，五心烦热，心悸，失眠	口服，1次1袋，1日3次	
马应龙八宝眼膏	牛黄、麝香、炉甘石、珍珠、琥珀、硼砂、硇砂、冰片	清热退赤，止痒去翳。用于风火上扰所致的眼睛红肿痛痒、流泪、眼睑红烂；或用于沙眼见上述证候者	点入眼睑内，1日2～3次	睑内涂用，适量即可。内含麝香，孕妇慎用。用于睑弦赤烂症时，应清洁创面后涂敷
马应龙麝香痔疮膏	人工麝香、人工牛黄、珍珠、煅炉甘石粉、硼砂、冰片、琥珀。辅料为黄凡士林、羊毛脂、二甲基亚砜	清热燥湿，活血消肿，去腐生肌。用于湿热瘀阻所致的痔疮、肛裂，症见大便出血，或疼痛、有下坠感；亦用于肛周湿疹	外用，涂搽患处	

四画

药名	组成	功能主治	用法用量	备注
开光复明丸	栀子（姜炙）、黄连、黄芩、黄柏、大黄、龙胆、地黄、菊花、防风、蒺藜（去刺盐炒）、羚羊角粉、石决明、当归、赤芍、泽泻、玄参、红花、冰片	清热散风，退翳明目。用于肝胆热盛引起的暴发火眼，红肿痛痒，眼睑赤烂，云翳气蒙，羞明多眵	口服，1次1～2丸，1日2次	脾胃虚寒者慎用；孕妇慎用；服药期间忌辛辣肥甘滋腻之物

药名	组成	功能主治	用法用量	备注
开胸顺气丸	槟榔、牵牛子、陈皮、木香、厚朴、醋三棱、醋莪术、猪牙皂	消积化滞，行气止痛。用于饮食内停，气郁不舒所致的胸胁胀满，胃脘疼痛	口服。1次3g(半袋)～9g(1袋半)，1日1～2次	
天王补心丸/浓缩丸/片/丹	丹参、当归、石菖蒲、党参、茯苓、五味子、麦冬、天冬、地黄、玄参、制远志、炒酸枣仁、柏子仁、桔梗、甘草、朱砂	滋阴养血，补心安神。用于心阴不足，心悸健忘，失眠多梦，大便干燥	丸：口服，水蜜丸1次6g，小蜜丸1次9g，大蜜丸1次1丸，1日2次；浓缩丸：1次8丸，1日3次；片：1次4～6片，1日2次；丹：1次1丸，1日3次	肝肾功能不全、造血系统疾病、孕妇及哺乳期妇女、儿童禁用
天麻头痛片	天麻、白芷、川芎、荆芥、当归、乳香(醋制)	养血祛风，散寒止痛。用于外感风寒、瘀血阻滞或血虚失养所致的偏正头痛、恶寒、鼻塞	口服，1次2～3片(0.62g/片)，1次4～6片(0.31g/片、0.3g/片)，1日3次	
天麻钩藤颗粒	天麻、钩藤、石决明、栀子、黄芩、牛膝、盐杜仲、益母草、桑寄生、首乌藤、茯苓	平肝息风，清热安神。用于肝阳上亢所引起的头痛、眩晕、耳鸣、眼花、震颤、失眠；或用于高血压见上述证候者	开水冲服，1次1袋，1日3次；或遵医嘱	
天麻首乌片	天麻、白芷、何首乌、熟地黄、丹参、川芎、当归、炒蒺藜、桑叶、墨旱莲、女贞子、白芍、黄精、甘草	滋阴补肾，养血息风。用于肝肾阴虚所致的头晕目眩、头痛耳鸣、口苦咽干、腰膝酸软、脱发、白发；脑动脉硬化、早期高血压、血管神经性头痛、脂溢性脱发见上述证候者	口服，1次6片，1日3次	
天麻醒脑胶囊	天麻、地龙、石菖蒲、远志、熟地黄、肉苁蓉	滋补肝肾，平肝息风，通络止痛。用于肝肾不足，肝风上扰所致的头痛、头晕、记忆力减退、失眠、反应迟钝，耳鸣，腰酸	口服，1次2粒，1日3次	

药名	组成	功能主治	用法用量	备注
天智颗粒	天麻、钩藤、石决明、杜仲、桑寄生、茯神、首乌藤、槐花、栀子、黄芩、川牛膝、益母草	平肝潜阳，补益肝肾，益智安神。用于肝阳上亢的中风引起的头晕目眩，头痛失眠、烦躁易怒、口苦咽干、腰膝酸软、智能减退、思维迟缓、定向性差；轻中度血管性痴呆见上述证候者	口服，1次1袋，1日3次	低血压患者忌服；个别患者可出现腹泻、腹痛、恶心、心慌等症状；孕妇忌服
天舒片/胶囊	川芎、天麻	活血平肝，通络止痛。用于瘀血阻络或肝阳上亢所致的头痛日久、痛有定处，或头晕胁痛、失眠烦躁、舌质暗或有瘀斑；血管神经性头痛，紧张性头痛，高血压头痛见上述证候者	饭后口服，1次4片，1日3次；或遵医嘱	
元胡止痛片/胶囊/口服液/软胶囊/颗粒/滴丸	醋延胡索、白芷	理气，活血，止痛。用于气滞血瘀的胃痛，胁痛，头痛及痛经	片/胶囊：口服，1次4～6片（粒），1日3次；口服液：1次10mL，1日3次；软胶囊：1次2粒，1日3次；颗粒：开水冲服，1次1袋，1日3次；滴丸：1次20～30丸，1日3次	
无比山药丸	熟地黄、山茱萸（蒸）、山药、菟丝子、肉苁蓉、杜仲（姜汁炒）、巴戟天、五味子（蒸）、牛膝、茯苓、泽泻、赤石脂（煅）	健脾补肾。用于脾肾两虚，食少肌瘦，腰膝酸软，目眩耳鸣	口服，1次9g，1日2次	
云芝糖肽胶囊	云芝多糖肽聚合物	补益精气，健脾养心。用于慢性乙型肝炎、肝癌及老年免疫功能低下者的辅助治疗	口服，1次3粒，1日3次	

药名	组成	功能主治	用法用量	备注
云南白药散 / 片 / 胶囊	蒲黄、白及等	化瘀止血，活血止痛，解毒消肿。用于跌打损伤，瘀血肿痛，吐血，咳血，便血，痔血，崩漏下血，支气管及肺结核咯血，溃疡病出血，疮疡肿毒及软组织挫伤，闭合性骨折，以及皮肤感染性疾病	散：每次 0.25～0.5g，1 日 4 次；片：口服 1 次 1～2 片，1 日 4 次；胶囊：1 次 1～2 粒，1 日 4 次。（2～5 岁按成人量 1/4 服用，5～12 岁按成人量 1/2 服用）	
云南红药胶囊	三七、重楼、制黄草乌、紫金龙、玉葡萄根、滑叶跌打、大麻药、金铁锁、西南黄芩、石菖蒲	止血镇痛，活血散瘀，祛风除湿。用于胃溃疡出血，支气管扩张咯血，功能性子宫出血，月经过多，眼底出血，眼结膜出血，鼻衄，痔疮出血，软组织挫伤，风湿性关节炎，风湿性腰腿痛等	口服。1 次 2～3 粒，1 日 3 次	
木香槟榔丸	木香、槟榔、枳壳（炒）、陈皮、青皮（醋炒）、香附（醋制）、三棱（醋炙）、莪术（醋炙）、黄连、黄柏（酒炒）、大黄、牵牛子（炒）、芒硝	行气导滞，泻热通便。用于湿热内停，赤白痢疾，里急后重，胃肠积滞，脘腹胀痛，大便不通	口服。1 次半袋（3g）～1 袋（6g），1 日 2～3 次	
五子衍宗丸	枸杞子、菟丝子（炒）、覆盆子、五味子（蒸）、车前子（盐炒）	补肾益精。本品用于肾虚精亏所致的阳痿不育、遗精早泄、腰痛、尿后余沥	口服。水蜜丸 1 次 6g，小蜜丸 1 次 9g，大蜜丸 1 次 1 丸，1 日 2 次	
五苓片 / 胶囊 / 散	泽泻、茯苓、猪苓、肉桂、白术（炒）	温阳化气，利湿行水。本品用于阳不化气、水湿内停所致的水肿，症见小便不利、水肿腹胀、呕逆泄泻、渴不思饮	片：口服，1 次 4～5 片，1 日 3 次；胶囊：口服。1 次 3 粒，1 日 2 次；散：口服，1 次 6～9g，1 日 2 次	
五味子颗粒 / 糖浆	五味子	益气生津，补肾宁心。用于心肾不足所致的失眠、多梦、头晕；神经衰弱见上述证候者	颗粒：开水冲服，1 次 1 袋，1 日 3 次；糖浆：口服，1 次 5～10mL，1 日 3 次	

药名	组成	功能主治	用法用量	备注
五海瘿瘤丸	海带、海藻、海螵蛸、蛤壳、昆布、夏枯草、白芷、川芎、木香、海螺（煅）	软坚消肿。用于痰核，瘿瘤，瘰疬，乳核	口服，1次4g，1日2次	
牙痛一粒丸	蟾酥、朱砂、雄黄、甘草	镇痛消肿，用于风火牙痛，牙龈肿痛，龋齿引起的肿痛	每次取1～2丸，填入龋齿洞内或肿痛的齿缝处，外塞一块消毒棉花，防止药丸滑脱	
比拜克胶囊	熊胆粉、酒大黄、儿茶、冰片、胡黄连、香墨、玄明粉	清热，解毒，通便。用于外感病气分热盛，发热烦躁，头痛目赤，牙龈肿痛、大便秘结	口服，1次2～3粒小儿1次1～2粒，三岁以内酌减，1日3次	孕妇禁服
止血复脉合剂	阿胶、附片（黑顺片）、川芎、大黄	止血祛瘀，滋阴复脉。用于上消化道出血量多，症见烦躁或神志淡漠、肢冷、汗出、脉弱无力。可作为失血性休克的辅助治疗药物	口服。1次20～40mL，1日3～4次，或遵医嘱。治疗失血性休克，开始2小时内服180mL，第3～12小时和12～24小时分别服90～180mL，第2至第7天可根据病情恢复情况，每天给药90～180mL，分数次口服或遵医嘱	
止血祛瘀明目片	丹参、三七、赤芍、地黄、墨旱莲、茺蔚子、牡丹皮、女贞子、夏枯草、毛冬青、大黄、黄芩（酒炙）	化瘀止血，滋阴清肝，明目。用于阴虚肝旺，热伤络脉所致的眼底出血	口服。1次5片，1日3次；或遵医嘱	脾胃虚弱者不宜服用
止痛化癥片	党参、黄芪（蜜炙）、白术（炒）、丹参、当归、鸡血藤、三棱、莪术、芡实、山药、延胡索、川楝子、鱼腥草、败酱草、蜈蚣、全蝎、土鳖虫、炮姜、肉桂	活血调经，化癥止痛，软坚散结。用于气虚血瘀所致的月经不调、痛经、癥瘕，症见行经后错、经量少、有血块、经行小腹疼痛、腹有癥块；慢性盆腔炎见上述证候者	口服。1次4～6片，1日2～3次	

药名	组成	功能主治	用法用量	备注
少腹逐瘀丸	当归、蒲黄、五灵脂（醋炒）、赤芍、小茴香（盐炒）、延胡索（醋制）、没药（炒）、川芎、肉桂、炮姜	温经活血，散寒止痛。本品用于寒凝血瘀所致的月经后期、痛经，症见行经后错，行经小腹冷痛，经血紫暗、有血块	温黄酒或温开水送服。1次1丸，1日2～3次	
少腹逐瘀丸/胶囊/颗粒	当归、蒲黄、五灵脂（醋炒）、赤芍、小茴香（盐炒）、延胡索（醋制）、没药（炒）、川芎、肉桂、炮姜	温经活血，散寒止痛。用于寒凝血瘀所致的月经后期、痛经，症见行经后错，行经小腹冷痛，经血紫暗、有血块	丸：口服，1次9g，1日3次；胶囊：温开水送服，1次3粒，1日3次；颗粒：1次1袋，1日3次	1.孕妇忌服 2.忌生冷食物，不宜洗凉水澡 3.服药期间不宜同时服用人参或其制剂 4.感冒、发热患者不宜服用
内消瘰疬丸	夏枯草、玄参、大青盐、海藻、浙贝母、薄荷、天花粉、蛤壳（煅）、白蔹、连翘、大黄（熟）、甘草、地黄、桔梗、枳壳、当归、玄明粉	软坚散结。用于瘰疬痰核或肿或痛	口服，1次8丸，1日3次	
午时茶颗粒	苍术、柴胡、羌活、防风、白芷、川芎、广藿香、前胡、连翘、陈皮、山楂、枳实、炒麦芽、甘草、桔梗、紫苏叶、厚朴、红茶、六神曲（炒）	祛风解表，化湿和中。适用于风寒感冒夹滞证。症见恶寒发热，头痛身楚，胸脘满闷，恶心呕吐，腹痛腹泻	开水冲服，小于3岁1次3g，1日1～2次；大于3岁1次3g；1日2次	

药名	组成	功能主治	用法用量	备注
牛黄上清丸	人工牛黄、薄荷、菊花、荆芥穗、白芷、川芎、栀子、黄连、黄柏、黄芩、大黄、连翘、赤芍、当归、地黄、桔梗、甘草、石膏、冰片	清热泻火，散风止痛。用于热毒内盛、风火上攻所致的头痛眩晕，目赤耳鸣，咽喉肿痛，口舌生疮，牙龈肿痛，大便燥结	口服，1次1丸，1日2次	
牛黄降压片/胶囊	人工牛黄、羚羊角、黄芩苷、珍珠、决明子、川芎、冰片、白芍、郁金、甘松、水牛角浓缩粉、黄芪、党参、薄荷	清心化痰，平肝潜阳。用于心肝火旺、风痰上扰所致的头晕目眩，烦躁不安；高血压见上述症候者	口服。1次2～4片，1日1次	
牛黄清心丸	黄连、黄芩、山栀仁、郁金、辰砂、牛黄	清营凉血，开窍安神。适用于发热，痰涎壅盛，谵语神昏，抽搐，皮肤发斑	口服，1次2丸，1日2～3次，小儿酌减	
牛黄清胃丸	牛黄、黄芩、黄柏、栀子、石膏、麦冬、玄参、菊花、连翘、薄荷、大黄、枳实（沙烫）、番泻叶、炒牵牛子、冰片、桔梗、甘草	清胃泻火，润燥通便。可用于眼科湿热蕴蒸证，症见抱轮红赤，黑睛深层生翳，呈圆盘状混浊、肿胀等。可用于病毒性结膜炎，辨证为热毒炽盛者，症见患眼灼热痛，睑红肿，白睛红赤壅肿，黑睛星翳等	口服。1次2丸，1日2次（服用前应去蜡皮、塑料球壳，本品可嚼服、也可分份吞服）	1.单纯阴虚火旺者慎用 2.孕妇、老人、儿童及素体脾胃虚寒者慎用 3.宜清淡饮食，忌辛辣、油腻
牛黄解毒胶囊/丸/片	人工牛黄、大黄、石膏、黄芩、甘草、桔梗、雄黄、冰片	清热解毒。用于火热内盛，咽喉肿痛，牙龈肿痛，口舌生疮，目赤肿痛	口服，胶囊：1次2粒，1日2～3次；丸：水蜜丸1次2g，大蜜丸1次1丸，1日2～3次；片：小片1次3片，大片1次2片，1日2～3次	

药名	组成	功能主治	用法用量	备注
气滞胃痛片/颗粒	柴胡、醋延胡索、枳壳、醋香附、白芍、炙甘草	疏肝理气，和胃止痛。用于肝郁气滞，胸痞胀满，胃脘疼痛	片：口服，1次3片（薄膜衣片），或1次6片（糖衣片），1日3次；颗粒：开水冲服。1次2袋，1日3次	
升血小板胶囊	青黛、连翘、仙鹤草、牡丹皮、甘草	清热解毒，凉血止血，散瘀消斑。用于原发性血小板减少性紫癜	口服，1次4粒，1日3次	服药后应监测血象
片仔癀	麝香、牛黄、蛇胆、三七等	清热解毒，凉血化瘀，消肿止痛。祛除湿热、热毒、湿毒、瘀血等多种邪气。可用于肝癌、大肠癌、癌性疼痛等的治疗及辅助治疗，提高癌症患者的生活质量，改善肝脏功能	口服，1次2粒，1日3次	
化风丹	药母、紫苏叶、僵蚕、全蝎、天南星（制）、苍术、雄黄、硼砂、巴豆霜、人工麝香、冰片、天麻、荆芥、檀香、朱砂	息风镇痉，豁痰开窍。用于风痰闭阻、中风偏瘫、癫痫、面神经麻痹、口眼歪斜	口服，成人1次8～10丸，1日2～3次，18天为1个疗程；或遵医嘱	
化积颗粒/口服液	焦山楂、炒麦芽、六神曲（麸炒）、炒槟榔、炒鸡内金、炒牵牛子	健脾导滞，化积除疳。用于脾胃虚弱所致的疳积，症见面黄肌瘦、腹胀腹痛、厌食或食欲不振、大便失调	口服，1岁以内，1次1g（5mL），1日2次；2岁至5岁，1次2g（10mL），1日2次；5岁以上儿童，1次2g（10mL），1日3次	
化瘀散结灌肠液	当归、川芎、赤芍、地黄、桃仁、红花、川牛膝、三棱、莪术、丹参、鳖甲、龟甲、木通、连翘、金银花	活血化瘀，软坚散结，清热解毒。用于慢性盆腔炎	直肠给药，1次50mL，1日1次。令患者排尽残留粪便后，取侧位用肛管插入直肠12～14cm，缓慢推入。拔出肛管后卧床30分钟，10天为1个疗程，间隔3至4天后，继续第2疗程	

药名	组成	功能主治	用法用量	备注
风湿马钱片	马钱子粉、炒僵蚕、全蝎、麻黄、没药（炒）、乳香（炒）、苍术、牛膝、甘草	祛风除湿，活血祛瘀，通络止痛。用于风湿痹阻、瘀血阻络所致的痹病，症见关节疼痛、刺痛或疼痛较甚；风湿性关节炎、类风湿关节炎、坐骨神经痛见上述证候者	口服，常用量：1次3～4片，极量：1次5片；1日1次。睡前温水送服。连服7日为1个疗程，2个疗程间需停药2～3日	
风湿骨痛片/胶囊/颗粒	制川乌、制草乌、红花、木瓜、乌梅、麻黄、甘草	温经散寒，通络止痛。用于寒湿痹所致的手足四肢腰脊疼痛、风湿性关节炎见以上证候者	片：1日2次，1次2～4片；胶囊：1次2～4粒，1日2次；颗粒：1次1～2袋，1日2次	
风寒双离拐片	地枫皮、川乌（制）、草乌（制）马钱子（制）、千年健、防风、红花、乳香（炒）、没药（炒）、木耳	祛风，除湿，散寒，止痛。用于风寒湿引起的腰背肢体疼痛、四肢麻木、筋骨拘挛等症	黄酒或温开水送服，1次3～4片，1日2次，或遵医嘱	
风寒咳嗽丸/颗粒	麻黄、紫苏叶、苦杏仁、法半夏、陈皮、桑白皮、青皮、五味子、甘草（蜜炙、生姜）	温肺散寒，祛痰止咳。用于外感风寒、肺气不宣所致的咳喘，症见头痛鼻塞、痰多咳嗽、胸闷气喘	丸：口服，1次6～9g，1日2次；颗粒：开水冲服，1次5g，1日2次	
风寒感冒颗粒	麻黄、葛根、紫苏叶、防风、桂枝、白芷、陈皮、苦杏仁、桔梗、甘草、干姜	解表发汗，疏散风寒。用于风寒感冒证，症见发热，头痛，恶寒，无汗，咳嗽，鼻塞，流清涕	口服，1～3岁1次3～4g；4～6岁1次5g；7岁以上1次8g，1日3次	
丹七片/软胶囊/胶囊	丹参、三七	活血化瘀，通脉止痛。用于瘀血闭阻所致的胸痹心痛，眩晕头痛，经期腹痛	口服。片：1次3～5片，1日3次；软胶囊：1次4～6粒，1日3次；胶囊：1次2～3粒（大胶囊）或1次3～5粒（小胶囊），1日3次	

药名	组成	功能主治	用法用量	备注
丹皮酚软膏	丹皮酚、丁香油	消炎止痒。用于各种湿疹，皮炎，皮肤瘙痒、蚊虫、臭虫叮咬红肿等各种皮肤疾患，对过敏性鼻炎和防治感冒也有一定效果	外用，涂敷患处，1日2～3次；防治感冒可涂鼻下上唇处，鼻炎涂鼻腔内	
丹红化瘀口服液	丹参、当归、川芎、桃仁、红花、柴胡、枳壳	活血化瘀，行气通络。用于气滞血瘀引起的视物不清、突然不见症，或视网膜中央静脉阻塞、视神经萎缩的气滞血瘀证等	口服。1次1～2支，1日3次，服时摇匀	1.气虚体弱或阴虚体质者不宜单独使用 2.治疗过程中，不宜服辛辣肥甘，忌烟酒
丹参注射液	丹参	活血化瘀，通脉养心。用于冠心病胸闷，心绞痛	肌内注射，1次2～4mL，1日1～2次；静脉注射，1次4mL（用50%葡萄糖注射液20mL稀释后使用），1日1～2次；静脉滴注，1次10～20mL（用5%葡萄糖注射液100～500mL稀释后使用），1日1次。或遵医嘱	
丹参酮胶囊	丹参乙醇提取物	抗菌消炎。用于痤疮、扁桃腺炎、外耳道炎、疖、痈、外伤感染、烧伤感染、乳腺炎、蜂窝组织炎，骨髓炎等	口服，1次4粒，1日3～4次。小儿酌减	
丹珍头痛胶囊	高原丹参、夏枯草、川芎、当归、白芍、熟地黄、珍珠母、鸡血藤、菊花、蒺藜、钩藤、细辛	平肝息风，散瘀通络，解痉止痛。用于肝阳上亢，瘀血阻络所致的头痛，背痛颈酸，烦躁易怒	口服，每次3～4粒，1日3次；或遵医嘱	

药名	组成	功能主治	用法用量	备注
丹栀逍遥丸/片/胶囊/颗粒	牡丹皮、栀子（炒焦）、柴胡（酒制）、白芍（酒炒）、当归、白术（土炒）、茯苓、薄荷、炙甘草	疏肝解郁，清热调经。用于肝郁化火，胸胁胀痛，烦闷急躁，颊赤口干，食欲不振或有潮热，以及妇女月经先期，经行不畅，乳房与少腹胀痛	丸：口服，1次6～9g，1日2次；片：1次6～8片，1日2次；胶囊：1次3～4粒，1日2次；颗粒：开水冲服，1次1袋，1日2次	
丹莪妇康煎膏/颗粒	紫丹参、莪术、竹叶柴胡、三七、赤芍、当归、三棱、香附、延胡索、甘草	活血化瘀，疏肝理气，调经止痛，软坚化积。用于妇女瘀血阻滞所致的月经不调、痛经、经期不适、癥瘕积聚，以及盆腔子宫内膜异位症见上述症状者	膏：口服。1次10～15g（2～3勺），1日2次；自月经前第10～15天开始，连服10～15天为1个疗程，经期可不停药。单纯痛经、月经不调者，用量和服药时间可酌减；颗粒：开水冲服。1次10g（1袋），1日2次；自月经前10天开始，连服10天为1个疗程	
丹益片	丹参、益母草、马鞭草、牛膝、黄柏、白头翁、王不留行	活血化瘀，清热利湿。适用于尿痛，尿频，尿急，尿道灼痛，尿后滴沥	口服，1次4片，1日3次	
丹黄祛瘀片/胶囊	丹参、黄芪、土茯苓、当归、鸡血藤、三棱、莪术、延胡索、土鳖虫、苦参、川楝子、败酱草	活血止痛，软坚散结。用于气虚血瘀，痰湿凝滞所致的疾病	口服。每次2～4片（粒），1日2～3次	
丹鹿胶囊	鹿角、制何首乌、蛇床子、牡丹皮、赤芍、郁金、牡蛎、昆布	调摄冲任，散结止痛。用于乳腺增生病中医辨证属冲任失调、郁滞痰凝者，症见乳房疼痛、乳房肿块、腰膝酸软、神疲乏力、胸胁胀痛、月经不调等，舌质淡，苔薄白或白腻，脉弦细	口服，1次4粒，1日3次	
丹鹿通督片	丹参、鹿角胶、黄芪、延胡索、杜仲	活血通督，益肾通络。用于瘀阻督脉型间歇性跛行，腰腿疼痛，活动受限，下肢酸胀疼痛，舌质暗或有瘀斑	口服，1次4片，1日3次。1个月为1个疗程，或遵医嘱	

药名	组成	功能主治	用法用量	备注
丹蒌片	瓜蒌皮、薤白、葛根、川芎、丹参、赤芍、泽泻、黄芪、骨碎补、郁金	宽胸通阳，化痰散结，活血化瘀。用于痰瘀互结所致的胸痹心痛，症见胸闷胸痛、憋气、舌质紫暗、苔白腻；或用于冠心病心绞痛见上述证候者	口服。1次5片，1日3次，饭后服用	产妇及便溏泄泻者慎用
乌贝散	海螵蛸（去壳）850g，浙贝母150g，陈皮油1.5g	制酸止痛，收敛止血。用于肝胃不和所致的胃脘疼痛，泛吐酸水，嘈杂似饥；或用于胃及十二指肠溃疡见上述证候者	饭前口服，1次3g，1日3次。十二指肠溃疡者可加倍服用	
乌灵胶囊	乌灵菌粉	补肾健脑，养心安神。用于心肾不交所致的失眠、健忘、心悸心烦、神疲乏力、腰膝酸软、头晕耳鸣、少气懒言、脉细或沉无力；或用于神经衰弱见上述证候者	口服，1次3粒，1日3次	
乌鸡白凤丸／片／胶囊	乌鸡（去毛爪肠）、鹿角胶、鳖甲（制）、牡蛎（煅）、桑螵蛸、人参、黄芪、当归、白芍、香附（醋制）、天冬、甘草、生地黄、熟地黄、川芎、银柴胡、丹参、山药、芡实（炒）、鹿角霜	补气养血，调经止带。本品用于气血两虚，身体瘦弱，腰膝酸软，月经不调，带下	丸：（1）水蜜丸口服，1次6g。（2）小蜜丸口服，1次9g（1袋），1日2次。（3）大蜜丸口服，1次1丸，1日2次；片：1次2片，1日2次；胶囊：1次2～3粒，1日3次	
乌梅丸	乌梅，黄连，细辛，干姜，当归，黄柏，桂枝，人参，附子，蜀椒	缓肝调中，清上温下。用于蛔厥，久痢，厥阴头痛，症见腹痛下痢、巅顶头痛、时发时止、躁烦呕吐、手足厥冷	口服。1日2丸，1日2～3次	
乌蛇止痒丸	乌梢蛇、防风、蛇床子、苦参、黄柏、苍术、人参须、牡丹皮、蛇胆汁、人工牛黄、当归	养血祛风，燥湿止痒。用于风湿热邪蕴于肌肤所致的瘾疹、风瘙痒	口服，1次2.5g（约20丸），1日3次	

药名	组成	功能主治	用法用量	备注
六君子丸	党参、白术（麸炒）茯苓、半夏（制）、陈皮、炙甘草	补脾益气，燥湿化痰。用于脾胃虚弱之扁桃体炎，症见咽炎、咽干痒不适，异物梗阻感，咳嗽痰白，胸脘痞闷，易恶心呕吐，口淡不渴，大便不实，舌质淡，苔白腻，脉缓弱	口服。1次9g，1日2次	
六味地黄丸/口服液/浓缩丸/软胶囊/胶囊/颗粒	熟地黄、山茱萸（制）、牡丹皮、山药、茯苓、泽泻。辅料为蜂蜜	滋阴补肾。用于肾阴亏损，头晕耳鸣，腰膝酸软，骨蒸潮热，盗汗，遗精，消渴	丸：口服。1次6g（约30粒），1日2次；口服液：1次10mL，1日2次；浓缩丸：1次8丸，1日3次；片：1次4片，1日2次；软胶囊：1次3粒，1日2次；胶囊：1次1粒（每粒装0.3g），或1次2粒（每粒装0.5g），1日2次；颗粒：开水冲服。1次5g，1日2次	
六神丸	珍珠粉、人工牛黄、麝香、雄黄、蟾酥、冰片	清凉解毒，消炎止痛。用于烂喉丹痧，咽喉肿痛，喉风喉痈，单双乳蛾，小儿热疖，痈疡疔疮，乳痈发背，无名肿毒	口服，1日3次，温开水吞服；一岁每服1粒，二岁每服2粒，三岁每服3～4粒，四岁至八岁每服5～6粒，九岁至十岁每服8～9粒，成年人每服10粒	
心元胶囊	制何首乌、丹参、地黄等	滋肾养心，活血化瘀。用于胸痹心肾阴虚、心血瘀阻证，症见胸闷不适、胸部刺痛或绞痛，或胸痛彻背、固定不移、入夜更甚，心悸盗汗，心烦不寐，腰酸膝软，耳鸣，头晕；或用于冠心病稳定型劳累性心绞痛、高脂血症见上述证候者	口服。1次3～4粒，1日3次	

药名	组成	功能主治	用法用量	备注
心可舒片	山楂、丹参、葛根、三七、木香	活血化瘀，行气止痛。用于气滞血瘀引起的胸闷、心悸、头晕、头痛、颈项疼痛；或用于冠心病心绞痛、高血脂、高血压、心律失常见上述证候者	口服，1次4片，1日3次	
心灵丸	麝香、牛黄、熊胆、蟾酥、珍珠、冰片、三七、人参、水牛角干浸膏	活血化瘀，益气通脉。适用于胸痹心痛，心悸气短，头痛眩晕	舌下含服或咀嚼后咽服，1次2丸，1日1～3次	
心宝丸	洋金花、人参、鹿茸、肉桂、附子、三七、冰片、麝香、蟾酥	温补心肾，益气助阳，活血通脉。用于治疗心肾阳虚，心脉瘀阻引起的慢性心功能不全；或用于窦房结功能不全引起的心动过缓、病窦综合征以及缺血性心脏病引起的心绞痛及心电图缺血性改变	口服，慢性心功能不全者按心功能1、2、3级一次分别服用2、4、6粒，1日3次，1个疗程为2个月；在心功能正常后改为日维持量1～2粒。病窦综合征病情严重者1次5～10粒，1日3次，1个疗程为3～6个月。其他心律失常（期外收缩）及房颤，心肌缺血或心绞痛1次2～4粒，1日3次，1个疗程为1～2个月	
心脉通片/胶囊	当归、决明子、钩藤、牛膝、丹参、葛根、槐花、毛冬青、夏枯草、三七	活血化瘀，通脉养心，降压降脂。心脉通片用于高血压、高脂血症等	口服，片：1次2片，1日3次；胶囊：1次4粒，1日3次	
心脉隆注射液	心脉隆浸膏	益气活血，通阳利水。为慢性肺原性心脏病引起的慢性充血性心力衰竭的辅助用药。可用于改善气阳两虚，瘀血内阻的慢性充血性心力衰竭引起的心悸、浮肿、气短、面色晦暗、口唇发绀等症状	每次5mg/kg体重，静脉滴注（加5%葡萄糖溶液或生理盐水200mL，滴速20～40滴/分）。1日2次，上午8点和下午4点各静点1次。5天为1个疗程	

药名	组成	功能主治	用法用量	备注
心速宁胶囊	黄连、茯苓、常山、苦参、人参、甘草、半夏、枳实、莲子心、青蒿、麦冬	清热化痰，宁心定悸。适用于心悸，胸闷，心烦，易惊，口干口苦，失眠多梦，眩晕	口服，1次4粒，1日3次	
心脑健片/胶囊	茶叶提取物	清利头目，醒神健脑，化浊降脂。用于头晕目眩，胸闷气短，倦怠乏力，精神不振，记忆力减退。亦可用于心血管病伴高纤维蛋白原症及动脉粥样硬化，肿瘤放疗、化疗所致的白细胞减少症	口服，1次2片，1日3次	
双苓止泻口服液	泽泻、茯苓、猪苓、白术、桂枝	清热化湿，健脾止泻。用于湿热内蕴，脾虚失健所致的小儿腹泻，可伴有发热、腹痛、口渴、尿少	口服。1岁以下，1次3～5mL；1～3岁，1次5～7mL；3岁以上，1次10mL，1日3次。3天为1个疗程	
双黄连片/口服液/合剂/颗粒/胶囊	金银花、黄芩、连翘	疏风解表，清热解毒。用于外感风热，症见咳嗽，咽痛	片：口服，1次4片，1日3次；口服液/合剂：1次10mL，1日3次，用时摇匀；颗粒：开水冲服，1次2袋，1日3次；胶囊：1次4粒，1日3次	
双黄连滴眼液	连翘、金银花、黄芩、氯化钠	祛风清热，解毒退翳。用于治疗单纯疱疹病毒性角膜炎，亦可用于流行性角结膜炎	滴入眼睑内（临用前将1支药粉与1支溶剂配制成溶液，使充分溶解后使用）。1次1～2滴，1日4次	

五画

药名	组成	功能主治	用法用量	备注
玉泉胶囊	天花粉、葛根、麦冬、人参、茯苓、乌梅、黄芪、甘草、地黄、五味子。辅料为糊精	养阴益气，生津止渴，清热除烦。主治气阴不足，口渴多饮，消食善饥；或用于糖尿病属上述证候者	口服。1次5粒，1日4次。每粒装0.5g	

药名	组成	功能主治	用法用量	备注
玉屏风颗粒/口服液/胶囊/袋泡茶	黄芪、白术、防风	益气，固表，止汗。用于表虚不固，自汗恶风，面色㿠白，或用于体虚易感风邪者	颗粒：口服，1次6～9g，1日2～3次；口服液：1次10mL，1日3次；胶囊：1次2粒，1日3次；袋泡茶：开水浸泡15分钟后饮服，1次2袋，1日2～3次	
正骨紫金丸	丁香、莲子、熟大黄、儿茶、白芍、血竭、牡丹皮、当归、木香、茯苓等	用于跌打损伤，经络不通，瘀血肿痛	口服，1次1丸，1日2次	
正柴胡饮颗粒/合剂	柴胡、陈皮、防风、甘草、赤芍、生姜	发散风寒，解热止痛。用于外感风寒所致的发热恶寒、无汗、头痛、鼻塞、喷嚏、咽痒咳嗽、四肢酸痛，或用于流感初起、轻度上呼吸道感染见上述症候者	颗粒：开水冲服。1次10g或3g（无蔗糖），1日3次；合剂：1次10mL，1日3次	
正清风痛宁片/胶囊/缓释片	盐酸青藤碱	祛风除湿，活血通络，消肿止痛。用于风寒湿痹者，症见肌肉酸痛，关节肿胀疼痛，屈伸不利，僵硬，肢体麻木；或用于类风湿关节炎、风湿性关节炎见上述证候者	片：口服，1次1～4片，1日3次，2个月为1个疗程；胶囊：1次3粒，1日3次；缓释片：1次1片，1日2次	
甘桔冰梅片	桔梗、薄荷、射干、蝉蜕、乌梅（去核）、冰片、甘草、青果	清热开音。用于风热犯肺引起的声哑失音；或用于风热犯肺引起的急性咽炎出现的咽痛、咽干灼热、咽黏膜充血等	口服，1次2片，1日3～4次	
甘桔清咽颗粒	甘草、牛蒡子、玄参、桔梗、薄荷、赤芍、射干、蝉蜕、荆芥	祛风清热，解毒利咽，用于急慢性咽炎属风热证者，症见咽痛，咽黏膜、悬雍垂红肿，咽干灼热，咽侧索红肿等	开水冲服，1次1袋，1日3次，5天为1个疗程	
甘海胃康胶囊	白术、甘草、海螵蛸、绞股蓝总苷、黄柏、枳实、延胡索、沙棘	健脾和胃，收敛止痛。用于脾虚气滞所致的胃脘痛，及慢性浅表性胃炎见上述症状者	口服，1次6粒，1日3次	

药名	组成	功能主治	用法用量	备注
甘露消毒丸	滑石、茵陈、黄芩、石菖蒲、白豆蔻、川贝母、木通、藿香、射干、连翘、薄荷	利湿化浊，清热解毒。用于湿温时疫、邪在气分。症见发热、倦怠、胸闷、腹胀、肢酸、咽肿、身黄、颐肿、口渴、小便短赤	开水冲服，3～7岁1次2～3g；7岁以上1次3～5g，1日2次	
艾附暖宫丸	艾叶（炭）、香附（醋炙）、吴茱萸（制）、肉桂、当归、川芎、白芍（酒炒）、地黄、黄芪（蜜炙）、续断	理气补血，暖宫调经。用于血虚气滞、下焦虚寒所致的月经不调、痛经，症见行经后错，经量少、有血块，小腹疼痛，经行小腹冷痛喜热，腰膝酸痛	口服。小蜜丸1次9g，大蜜丸1次1丸，1日2～3次	
艾迪注射液	人参、斑蝥、黄芪、刺五加	清热解毒，消瘀散结。用于原发性肝癌、肺癌、直肠癌、鼻咽癌、恶性淋巴瘤、妇科恶性肿瘤、泌尿系肿瘤等的治疗以及各类肿瘤术后的巩固治疗。可与化疗药物联合使用，不仅能提高疗效，还能保护骨髓造血功能	成人1次50～100mL，加入0.9%氯化钠注射液或5%～10%葡萄糖注射液400～450mL中静脉滴注，1日1次；与放、化疗合用时，疗程与放、化疗同步；手术前后使用本品10天为1个疗程；介入治疗10天为1个疗程；单独使用15天为1个周期，间隔3天，2个周期为1个疗程；晚期恶病质患者，连用30天为1个疗程，或视病情而定	
艾愈胶囊	山慈菇、白英、苦参、淫羊藿、人参、当归、白术	解毒散结，补气养血。用于中晚期癌症的辅助治疗以及癌症放化疗引起的白细胞减少症属气血两虚者	口服，1次3粒，1日3次	
左归丸	熟地黄、菟丝子、牛膝、龟甲胶、鹿角胶、山药、山茱萸、枸杞子	滋肾补阴。用于真阴不足，腰酸膝软，盗汗，神疲口燥	口服，1次9g，1日2次	
左金丸/胶囊	黄连、吴茱萸	泻火，疏肝，和胃，止痛。用于肝火犯胃，脘胁疼痛，口苦嘈杂，呕吐酸水，不喜热饮	口服。丸：1次3～6g，1日2次；胶囊：1次2～4粒，1日2次	

药名	组成	功能主治	用法用量	备注
右归丸/胶囊	熟地黄、附子（炮附片）、肉桂、山药、山茱萸（酒炙）、菟丝子、鹿角胶、枸杞子、当归、杜仲（盐炒）	肾阳不足，命门火衰，症见腰膝酸冷，精神不振，怯寒畏冷，阳痿遗精，大便溏薄，尿频而清等	口服，小蜜丸1次9g，大蜜丸1次1丸，1日3次；胶囊：1次4粒，1日3次	
石斛夜光颗粒/丸	石斛、天冬、麦冬、生地黄、熟地黄、枸杞子、肉苁蓉、菟丝子、五味子、牛膝、人参、山药、茯苓、甘草、水牛角浓缩粉、羚羊角、黄连、决明子、青葙子、菊花、蒺藜（盐炒）、川芎、防风、苦杏仁、枳壳（炒）	滋阴补肾，清肝明目。用于肝肾两亏，阴虚火旺，内障目暗，视物昏花。也可用于年龄相关性黄斑变性肝肾亏虚证，症见视物模糊，眼前固定暗影，眼底黄斑区域性色素上皮萎缩等。也可用于视神经萎缩肝肾不足证，症见视力渐降，视物昏花，直至不辨人物，视盘淡白或明显苍白等	颗粒剂：1次2.5g，1日2次，开水冲化。丸剂：水蜜丸1次6g，小蜜丸1次9g，大蜜丸1次1丸，1日2次	1.肝经风热、肝火上攻实证者不宜使用 2.脾胃虚弱、运化失调者慎用 3.孕妇慎服
龙牡壮骨颗粒	党参、黄芪、麦冬、醋制龟甲、炒白术、山药、醋制五味子、龙骨、煅牡蛎、茯苓、大枣、甘草、乳酸钙、炒鸡内金、维生素D_2、葡萄糖酸钙	强筋壮骨，和胃健脾。用于治疗和预防小儿佝偻病、软骨病；对小儿多汗、夜惊、食欲不振、消化不良、发育迟缓等症也有治疗作用	开水冲服，2岁以下1次5g，2岁至7岁1次7.5g，7岁以上1次10g，1日3次	
龙胆泻肝丸/片/胶囊/颗粒	龙胆、柴胡、黄芩、栀子、泽泻、木通、盐车前子、酒当归、地黄、炙甘草	清肝胆，利湿热。用于肝胆湿热，头晕目赤，耳鸣耳聋，耳肿疼痛，胁痛口苦，尿赤涩痛，湿热带下。亦可用于肝火偏盛证流行性角结膜炎、病毒性结膜炎，症见患眼灼热疼痛，热泪如汤，白睛弥漫溢血，黑睛星翳等	口服，水蜜丸（水丸）1次3～6g，1日2次；小蜜丸1次6～12g，大蜜丸1次1～2丸，1日2次；片：1次4～6片，1日2～3次；胶囊：1次4粒，1日3次；颗粒：开水冲服。1次1袋，1日2次	

药名	组成	功能主治	用法用量	备注
龙珠软膏	人工麝香、硼砂、炉甘石（煅）、硇砂、冰片、人工牛黄、珍珠（制）、琥珀	清热解毒，消肿止痛，去腐生肌。用于疮疖红肿热痛及轻度烫伤，适用于痤疮炎性丘疹、结节和囊肿，质硬伴疼痛者	取适量膏药涂抹患处或摊于纱布上贴患处，1日1次，溃前涂药宜厚，溃后宜薄	
龙鹿胶囊	人参、鹿茸、淫羊藿、狗鞭、驴鞭、熟地黄、山茱萸、五味子（酒蒸）、海龙、附子（制）、补骨脂	温肾壮阳，益气滋肾。用于元气亏虚，精神萎靡，食欲不振，或用于男子阳衰，精寒无子，遗精阳痿，举而不坚	口服，1次3～5粒，1日3次，3月为1个疗程	
平消片/胶囊	郁金、马钱子粉、仙鹤草、五灵脂、白矾、硝石、干漆（制）、枳壳（麸炒）	活血化瘀，散结消肿，解毒止痛。主要用于毒瘀内结所致的肿瘤患者，具有缓解症状、缩小瘤体、提高机体免疫力、延长患者生存时间的作用	口服。1次4～8片/粒，1日3次	
东方胃药胶囊	柴胡、黄连、香附、白芍、法落海、枳实、大黄、延胡索、川芎、地黄、牡丹皮、吴茱萸、薤白、木香	疏肝和胃，理气活血，清热止痛，用于肝胃不和，瘀热阻络所致的胃脘疼痛、嗳气、吞酸、嘈杂、食欲不振、烦躁易怒、口干口苦等，以及胃溃疡、慢性浅表性胃炎见上述证候者	口服。1日3次，1次4粒或遵医嘱	
北豆根胶囊	北豆根	清热解毒，止咳，祛痰。用于咽喉肿痛、扁桃体炎	口服，1次2粒，1日3次	
归脾丸/片/合剂/胶囊/颗粒	党参、白术（炒）、黄芪（炙）、茯苓、远志（制）、酸枣仁（炒）、龙眼肉、当归、木香、大枣（去核）、甘草（炙）	益气健脾，养血安神。用于心脾两虚，气短心悸，失眠多梦，头昏头晕，肢倦乏力，食欲不振	丸：口服，1次8～10丸，1日3次；片：1次4～5片，1日3次；合剂：1次10～20mL，1日3次；用时摇匀；胶囊：1次4粒，1日3次；颗粒：开水冲服，1次1袋，1日3次	

药名	组成	功能主治	用法用量	备注
田七痛经胶囊	三七、延胡索、小茴香、五灵脂、川芎、冰片、蒲黄、木香	通调气血，止痛调经。用于经期腹痛及因寒所致的月经失调	口服，经期或经前5天1次3～5粒，1日3次，经后可继续服用，1次3～5粒，1日2～3次	
四君子丸/颗粒	党参、炒白术、茯苓、炙甘草	益气健脾。用于脾胃气虚，胃纳不佳，食少便溏	口服。丸:1次3～6g，1日3次；颗粒:1次1袋，1日3次	
四妙丸	苍术、牛膝、盐黄柏、薏苡仁	清热利湿。用于湿热下注所致的痹病、下肢溃疡、丹毒等疾病。症见足膝红肿、筋骨疼痛	口服。1次6g（1次1袋），1日2次	
四物片/胶囊/颗粒	当归、川芎、白芍、熟地黄	养血调经。用于血虚所致的面色萎黄、头晕眼花、心悸气短及月经不调	片:口服。1次4～6片，1日3次；胶囊:1次5～7粒，1日3次；颗粒:温开水冲服。1次5g，1日3次	
四季抗病毒合剂	鱼腥草、桔梗、桑叶、连翘、荆芥、薄荷、紫苏叶、苦杏仁、芦根、菊花、甘草	清热解毒，宣肺化痰。用于风热袭肺，症见头痛，发热，流涕，咳嗽痰黄等	口服，成人1次10～20mL，1日3次	
四逆汤	附子（制）、干姜、甘草（蜜炙）	温中祛寒，回阳救逆。用于阳虚欲脱，冷汗自出，四肢厥逆，下利清谷，脉微欲绝	口服，1次10～20mL，1日3次，或遵医嘱	
四神片	同四神丸	同四神丸	口服。1次4片，1日2次	
四磨汤口服液	木香、枳壳、槟榔、乌药	顺气降逆，消积止痛。用于婴幼儿乳食内滞证，症见腹胀、腹痛、啼哭不安、厌食纳差、腹泻或便秘；中老年气滞、食积证，症见脘腹胀满、腹痛、便秘；以及腹部手术后促进肠胃功能的恢复	口服。成人1次20mL，1日3次，1个疗程为1周；新生儿1次3～5mL，1日3次，1个疗程为2天；幼儿1次10mL，1日3次，1个疗程为3～5天	

药名	组成	功能主治	用法用量	备注
生化丸	当归、川芎、桃仁、干姜（炒炭）、甘草	养血祛瘀。用于产后受寒恶露不行或行而不畅，夹有血块，小腹冷痛	口服，1次1丸，1日3次	
生白颗粒/口服液/合剂	淫羊藿、补骨脂、附子（制）、枸杞子、黄芪、鸡血藤、茜草、当归、芦根、麦冬、甘草	温肾健脾，补益气血。用于癌症放、化疗引起的白细胞减少，证属脾肾阳虚、气血不足者	颗粒：开水冲服。1次1袋，1日3次；口服液/合剂：1次40mL，1日3次	
生血宁片	蚕砂提取物	益气补血。用于缺铁性贫血属气血两虚证者，症见面部、肌肤萎黄或苍白，神疲乏力，眩晕耳鸣，心悸气短，舌淡或胖，脉弱等	轻度缺铁性贫血患者，每日2次，每次2片；中、重度患者，每日3次，每次2片；儿童患者，每日3次，每次1片。30天为1个疗程	
生血宝合剂/颗粒	制何首乌、女贞子、桑椹、墨旱莲、白芍、黄芪、狗脊	滋补肝肾，益气生血。用于肝肾不足、气血两虚的神疲乏力、腰膝酸软、头晕耳鸣、心悸气短、失眠、咽干、纳差食少，或用于放化疗所致的白细胞减少	合剂：口服，1次15mL，1日3次，用时摇匀；颗粒：开水冲服，1次8g，1日2～3次	
生肌玉红膏	当归、白芷、轻粉、甘草、紫草、血竭，辅料为麻油、白蜡	活血去腐，解毒镇痛，润肤生肌。用于一切疮疡溃烂脓腐不脱、疼痛不止、新肌难生者	根据创面大小将膏匀涂纱布上，敷贴患处，2日换药1次	
生脉注射液/片/饮/口服液/胶囊/颗粒	红参、麦冬、五味子	益气养阴，复脉固脱。用于气阴两亏，脉虚欲脱的心悸、气短、四肢厥冷、汗出、脉微欲绝；或用于心肌梗死、心源性休克、感染性休克等具有上述证候者	注射液：静脉滴注：1次25～60mL，用5%葡萄糖注射液250～500mL稀释后使用；片：口服，1次8片，1日3次；饮：1次10mL，1日3次；口服液：1次1支，1日3次；胶囊：1次3粒，1日3次；颗粒：开水冲服，1次10g，1日3次	

药名	组成	功能主治	用法用量	备注
生精胶囊	鹿茸、枸杞子、人参、冬虫夏草、菟丝子、沙苑子、淫羊藿、黄精、何首乌、桑椹、补骨脂、骨碎补、仙茅、金樱子、覆盆子、杜仲、大血藤、马鞭草、银杏叶	补肾益精，滋阴壮阳。用于肾阳不足所致腰膝酸软，头晕耳鸣，神疲乏力，男子无精、少精、弱精、精液不液化等症	口服，1次1.6g，1日3次，3个月为1个疗程	
仙灵骨葆胶囊	淫羊藿、续断、丹参、知母、补骨脂、地黄	滋补肝肾，活血通络，强筋壮骨。用于骨质疏松症、骨折、骨关节炎、骨无菌性坏死等	口服，1次3粒，1日2次；4～6周为1个疗程；或遵医嘱	
白百抗痨颗粒	百部、浙贝母、白及、薏苡仁、三七、红大戟	敛肺止咳，养阴清热。用于咳嗽，痰中带血者	口服，1次15g，1日2～3次，开水冲服	
白敬宇眼药	熊胆、麝香、炉甘石（煅，黄连水飞）、海螵蛸、珍珠（豆腐炙）、石决明（煅）、硇砂（炙）、冰片	清热消肿，止痛止痒。用于肝胃火盛所致的暴发火眼、眼边刺痒、溃烂肿痛、胬肉攀睛、云翳多蒙、视物昏花、迎风流泪	取少许，点入眼睑内，1日3次	
乐孕宁口服液	黄芪、党参、白术、山药、白芍、当归、补骨脂、续断、杜仲、砂仁、大枣	健脾养血，补肾安胎。用于脾肾两虚所致的先兆流产、习惯性流产	口服，1次10mL，1日3次	
冬凌草片	冬凌草	清热解毒，消肿散结，利咽止痛。用于热毒壅盛所致的咽喉肿痛、声音嘶哑；或用于扁桃体炎、咽炎、口腔炎见上述证候者及癌症的辅助治疗	口服，1次2～5片，1日3次	

药名	组成	功能主治	用法用量	备注
玄麦甘桔胶囊/颗粒	玄参、麦冬、甘草、桔梗	清热滋阴,祛痰利咽。用于阴虚火旺,虚火上浮,口鼻干燥,咽喉肿痛	胶囊:口服,1次3~4粒,1日3次;颗粒:开水冲服,1次10g,1日3~4次	
半夏天麻丸	法半夏、天麻、炙黄芪、人参、苍术(米泔炙)、炒白术、茯苓、陈皮、泽泻、六神曲(麸炒)、炒麦芽、黄柏	健脾祛湿,化痰息风。用于脾虚湿盛、痰浊内阻所致的眩晕,头痛,如蒙如裹,胸脘满闷	口服,1次6g,1日2~3次	
头风痛丸/胶囊	白芷、川芎、绿茶	祛风止痛。用于偏头痛,眉棱骨痛,额窦炎	口服。丸:1次6~9g,1日2次;胶囊:1次2~3粒,1日2次	孕妇禁用
头痛宁胶囊	土茯苓、天麻、制何首乌、当归、防风、全蝎	息风涤痰,逐瘀止痛。用于偏头痛、紧张性头痛属痰瘀阻络证者。症见痛势甚剧,或攻冲作痛,或痛如锥刺,或连及目齿,伴目眩畏光,胸闷脘胀,恶心呕吐,急躁易怒,反复发作	口服,1次3粒,1日3次	
宁泌泰胶囊	四季红、芙蓉叶、仙鹤草、大风藤、白茅根、连翘、三棵针	清热解毒,利湿通淋。用于湿热蕴结所致淋证,症见小便不利,淋漓涩痛,尿血;或用于尿路感染、慢性前列腺炎见上述证候者	口服,1次3~4粒,1日3次,7天为1个疗程	
加味左金丸	姜黄连、制吴茱萸、黄芩、柴胡、木香、醋香附、郁金、白芍、醋青皮、麸炒枳壳、陈皮、醋延胡索、当归、甘草	平肝降逆,疏郁止痛。用于肝郁化火、肝胃不和引起的胸脘痞闷、急躁易怒、嗳气吞酸、胃痛少食	口服,1次6g,1日2次	
加味生化颗粒	当归、桃仁、益母草、赤芍、艾叶、川芎、炮姜、荆芥、阿胶、炙甘草	活血化瘀,温经止痛。用于瘀血不尽,冲任不固所致的产后恶露不绝	口服,1次30g,1日3次	

药名	组成	功能主治	用法用量	备注
加味地黄丸	生地黄、熟地黄、牛膝、枳壳、杏仁、羌活、防风、当归	滋阴降火祛风。可用于眼科阴虚邪恋证，症见眼内干涩不适，抱轮微红，黑睛生翳日久，迁延不愈或时愈时发等	口服。1次1袋，1日2次	1.忌烟、酒及辛辣、生冷、油腻食物 2.风寒感冒者不宜用 3.糖尿病患者及有高血压、心脏病、肝病、肾病等慢性病严重者应在医师指导下服用 4.儿童、孕妇、哺乳期妇女应在医师指导下服用 5.对本品过敏者禁用，过敏体质者慎用
皮敏消胶囊	苦参、苍术、防风、荆芥、蒺藜、白鲜皮、蛇床子、苍耳子、蜈蚣、青黛、蒲公英、紫花地丁、黄芩、黄柏、黄连、蝉蜕、地黄、牡丹皮、西河柳、紫草、地骨皮	祛风除湿，清热解毒，凉血止痒。用于急慢性荨麻疹、急性湿疹属风热证或风热挟湿证者	口服。1次4粒，1日3次。急性荨麻疹疗程1周，慢性荨麻疹和急性湿疹1个疗程为2周	
孕妇金花丸	黄芩、栀子、金银花、黄柏、黄连、生地黄、当归、白芍、川芎	清热泻火安胎。用于胎热引起的头痛眩晕，目赤红肿，口干鼻燥，咽喉肿痛，牙龈红肿等症	口服，1次6g，1日2次	
孕妇清火丸	黄芩、生地黄、白芍、知母、石斛、白术、柴胡、薄荷、甘草	清火安胎。用于火热所致的胎动不安，头痛目眩，口鼻生疮，咽喉肿痛等症	口服，1次6g，1日2次	

药名	组成	功能主治	用法用量	备注
孕康口服液	同孕康颗粒	同孕康颗粒	口服，1次20mL，1日3次	
孕康颗粒	山药、续断、黄芪、当归、白芍、补骨脂、狗脊、菟丝子、桑寄生、杜仲、党参、茯苓、白术、阿胶、地黄、山茱萸、枸杞子、乌梅、砂仁、益智仁、苎麻根、黄芩	健脾固肾，养血安胎。用于脾肾两虚、气血不足所致的先兆流产、习惯性流产	口服，1次1袋，1日3次	

六画

药名	组成	功能主治	用法用量	备注
地奥心血康软胶囊	黄山药总皂苷	活血化瘀，行气止痛。具有扩张冠脉血管，改善心肌缺血的功效。用于预防和治疗冠心病、心绞痛以及瘀血内阻之胸痹、眩晕、气短、心悸、胸闷或痛症	口服，1次1～2粒，1日3次，饭后服用	
地榆槐角丸	地榆炭、蜜槐角、炒槐花、大黄、黄芩、地黄、当归、赤芍、红花、防风、荆芥穗、麸炒枳壳	疏风凉血，泻热润燥。用于脏腑实热、大肠火盛所致的肠风便血、痔疮肛瘘、湿热便秘，肛门肿痛	口服，水蜜丸1次5g，大蜜丸1次1丸，1日2次	
耳聋丸	龙胆、黄芩、地黄、泽泻、木通、栀子、当归、九节菖蒲、甘草、羚羊角	清肝泻火，利湿通窍。用于肝胆湿热所致的头晕头痛、耳聋耳鸣、耳内流脓	口服。小蜜丸1次7g，大蜜丸1次1丸，1日2次	
耳聋左慈丸	磁石（煅）、熟地黄、山茱萸（制）、牡丹皮、山药、茯苓、泽泻、竹叶柴胡	滋肾平肝，用于肝肾阴虚，耳鸣耳聋，头晕目眩	口服。水蜜丸1次6g，大蜜丸1次1丸，1日2次	

药名	组成	功能主治	用法用量	备注
芎菊上清丸/颗粒/片	川芎、菊花、黄芩、栀子、蔓荆子（炒）、黄连、薄荷、连翘、荆芥穗、羌活、白芷、甘草、藁本、桔梗、防风	清热解表，散风止痛。用于外感风邪引起的恶风身热、偏正头痛、鼻流清涕、牙疼喉痛	口服，丸/颗粒：1次1袋，1日2次；片：1次4片，1日2次	
再造生血片	菟丝子（酒制）、红参、阿胶、黄芪、当归、熟地黄、何首乌（制）、淫羊藿、黄精（酒制）、鹿茸（去毛）、仙鹤草、枸杞子	补肝益肾，补气养血。用于肝肾不足，气血两虚所致的血虚虚劳、再生障碍性贫血、缺铁性贫血	口服，1次5片，1日3次	
西黄丸	牛黄、麝香、乳香（醋制）、没药（醋制）	清热解毒，和营消肿。用于痈疽疔毒，瘰疬，流注，癌肿等	口服。1次3g，1日2次	
百令胶囊/片	发酵冬虫夏草菌粉	补肺肾，益精气。用于肺肾两虚引起的咳嗽、气喘、咯血、腰背酸痛、面目虚浮、夜尿清长；或用于慢性支气管炎、慢性肾功能不全的辅助治疗	胶囊：口服，1次5～15粒（0.2g/粒）或2～6粒（0.5g/粒），1日3次；慢性肾功能不全：1次10粒（0.2g/粒）或1次4粒（0.5g/粒），1日3次；8周为1个疗程；片：1次2片，1日3次	
百合固金丸/口服液/片/颗粒	百合、地黄、熟地黄、麦冬、玄参、川贝母、当归、白芍、桔梗、甘草	养阴润肺，化痰止咳。用于肺肾阴虚，燥咳少痰，痰中带血，咽干喉痛者；或用于眼科肺阴不足证，症见眼部干涩，畏光，少泪，视物不清，黑睛细点星翳等	口服。丸：大蜜丸1次1丸，1日2次；口服液：1次10～20mL，1日3次；片：1次5片，1日3次；颗粒：1次1袋，1日3次	1.孕妇慎用 2.忌烟、酒冷、油腻食物 3.支气管扩张、肺脓疡、肺心病、肺结核患者出现咳嗽时应去医院就诊

药名	组成	功能主治	用法用量	备注
百蕊颗粒	百蕊草	清热消炎,止咳化痰。用于急、慢性咽喉炎,感冒发热,气管炎,肺炎、鼻炎	0～3岁,1次半袋,1日3次,3岁以上,1次1袋,1日3次	
达立通颗粒	柴胡、枳实、木香、陈皮、清半夏、蒲公英、山楂(炒焦)、焦槟榔、鸡矢藤、党参、延胡索、六神曲(炒)	清热解郁,和胃降逆,通利消滞。用于肝胃郁热所致痞满证,症见胃脘胀满、嗳气、纳差、胃中灼热、嘈杂泛酸、脘腹疼痛、口干口苦;或用于动力障碍型功能性消化不良见上述症状者	温开水冲服,1次1袋,1日3次。于饭前服用	
迈之灵	马栗提取物	1.用于慢性静脉功能不全,静脉曲张,深静脉血栓形成及血栓性静脉炎后综合征引起的下肢肿胀、痉挛、瘙痒、灼热、麻木、疼痛、疲劳沉重感、皮肤色素沉着、郁血性皮炎、溃疡、精索静脉曲张引起的肿痛等。2.用于手术后、外伤、创伤、烧烫伤所致的软组织肿胀,静脉性水肿。3.用于痔静脉曲张引起的内、外痔急性发作症状,如肛门潮湿、瘙痒、出血、疼痛等	饭后口服。成人每日2次,早、晚各1次,每次1至2片。病情较重或治疗初期,每日2次,每次2片,或遵医嘱服用。20天为1个疗程,可长期服用	
至灵胶囊	冬虫夏草	补肺益气。用于肺肾两虚所致咳喘、浮肿等症,亦可用于各类肾病、慢性支气管哮喘、慢性肝炎及肿瘤的辅助治疗	口服,1次2～3粒,1日2～3次,或遵医嘱	
贞芪扶正片/胶囊/颗粒	黄芪、女贞子	提高人体免疫功能,保护骨髓和肾上腺皮质功能。用于各种疾病引起的虚损;配合手术、放射线、化学治疗,促进正常功能的恢复	片/颗粒:口服,1次1袋,1日2次。胶囊:口服,1次6粒,1日2次	

药名	组成	功能主治	用法用量	备注
当归龙荟丸/片/胶囊	当归（酒炒）、龙胆（酒炒）、芦荟、青黛、栀子、黄连（酒炒）、黄芩（酒炒）、黄柏（盐炒）、大黄（酒炒）、木香、麝香	泻火通便。用于肝胆火旺，心烦不宁，头晕目眩，耳鸣耳聋，胁肋疼痛，脘腹胀痛，大便秘结者	口服。丸：1次6g，1日2次；片：1次4片，1日2次；胶囊：1次3粒，1日2次	
当归补血丸/胶囊/颗粒/口服液	当归、黄芪	补养气血。用于身体虚弱，气血两亏	口服。丸：1次6g（1次1袋），1日2次；胶囊：每次5粒，1日2次；颗粒：1次10g，1日2～3次；口服液：1次10～20mL，1日3次	
当归拈痛丸/颗粒	当归、粉葛、党参、苍术（炒）、升麻、苦参、泽泻、白术（炒）、知母、防风、羌活、黄芩、猪苓、茵陈、甘草	清热利湿，祛风止痛。用于湿热闭阻所致的痹病，症见关节红肿热痛，或足胫红肿热痛；亦可用于疮疡	口服。丸：1次9g，1日2次；颗粒：1次6～10g，1日3次	孕妇及风寒湿闭阻之痹病者慎用，忌食辛辣油腻食物
当归苦参丸	当归、苦参	养血润肤，祛风止痒。用于血燥湿热引起的头面生疮，粉刺疙瘩，湿疹刺痒，酒糟鼻赤	口服，1次6g，1日2次	
当归养血丸	当归、白芍（炒）、地黄、炙黄芪、阿胶、牡丹皮、香附（制）、茯苓、杜仲（炒）、白术（炒）	益气养血调经。用于气血两虚所致的月经不调，症见月经提前、经血量少或量多、经期延长、肢体乏力	口服。1次9g，1日3次	
伤科接骨片	红花、土鳖虫、朱砂、马钱子粉、没药（炙）、三七、海星（炙）、鸡骨（炙）、冰片、自然铜（煅）、乳香（炙）、甜瓜子	活血化瘀，消肿止痛，舒筋壮骨。用于跌打损伤，闪腰岔气，伤筋动骨，瘀血肿痛，损伤红肿等症。骨折者需经复位后配合使用	口服，成人1次4片；10岁至14岁儿童1次3片，1日3次。以温开水或黄酒送服	

药名	组成	功能主治	用法用量	备注
华蟾素片（胶囊）/注射液	干蟾皮提取物	解毒，消肿，止痛。用于中、晚期肿瘤，慢性乙型肝炎等	片（胶囊）：口服，1次3～4片，1日3～4次；注射液：静滴，1日1次，1次10～20mL（2～4支），用5%的葡萄糖注射液500mL稀释后缓缓滴注，用药7天，休息1～2天，4周为1个疗程	
血必净注射液	红花、赤芍、川芎、丹参、当归。辅料为葡萄糖	化瘀解毒。用于温热类疾病之瘀毒互结证，症见发热、喘促、心悸、烦躁等；或用于感染诱发的全身炎症反应综合征；也可配合治疗多器官功能失常综合征的脏器功能受损期	静脉注射。全身炎症反应综合征：50mL加生理盐水100mL静脉滴注，在30～40分钟内滴毕，1天2次。病情重者，1天3次。多器官功能失常综合征：100mL加生理盐水100mL静脉滴注，在30～40分钟内滴毕，1天2次。病情重者，1天3～4次	
血府逐瘀口服液/丸/片/胶囊/颗粒	桃仁、红花、当归、川芎、地黄、赤芍、牛膝、柴胡、麸炒枳壳、桔梗、甘草	活血化瘀，行气止痛。用于气滞血瘀所致的胸痹、头痛日久、痛如针刺而有定处、内热烦闷、心悸失眠、急躁易怒	口服液：空腹服，1次2支，1日3次；丸：空腹时用红糖水送服，1次1～2丸，1日2次；片：1次6片，1日2次；胶囊：1次6粒，1日2次；颗粒：开水冲服，1次1袋，1日3次	
血美安胶囊	猪蹄甲、地黄、赤芍、牡丹皮	清热养阴，凉血活血。用于原发性血小板减少性紫癜血热伤阴夹瘀证，症见皮肤紫癜、齿衄、鼻衄、口渴、烦热、盗汗、妇女月经过多	口服。1次6粒，1日3次，小儿酌减。1个疗程为1个月，或遵医嘱	
血脂灵片	泽泻、决明子、山楂、制何首乌	化浊降脂，润肠通便。用于痰浊阻滞型高脂血症，症见头昏胸闷、大便干燥	口服，1次4～5粒，1日3次	

药名	组成	功能主治	用法用量	备注
血脂康胶囊/片	红曲	除湿祛痰，活血化瘀，健脾消食。用于脾虚痰瘀阻滞证的气短、乏力、头晕、头痛、胸闷、腹胀、食少纳呆等；高脂血症；也可用于高脂血症及动脉粥样硬化引起的心脑血管疾病的辅助治疗	口服，1次2粒（片），1日2次	1.有肝病史者服用本品尤其要注意肝功能的监测 2.孕妇及哺乳期妇女慎用
血康口服液	三七（鲜）、黄芪	活血化瘀，消肿散结，止血。用于气不摄血和阴虚火旺型紫斑。现代多用于原发性或继发性血小板减少性紫癜	每次10～20mL（1～2支），3～4次/日，小儿酌减。可连服1个月	
血塞通片/胶囊/滴丸/注射液	三七总皂苷	活血祛瘀，通脉活络，用于中风偏瘫、瘀血阻络证；或用于动脉粥状硬化性血栓性脑梗死、脑栓塞、视网膜中央静脉阻塞属血脉瘀阻证者	片：口服，1次2～4片，1日3次；软胶囊：口服，1次2粒，1日2次；滴丸：口服，1次20丸，1日3次；注射液：静脉滴注：1日1次，1次200～400mg，以5～10%葡萄糖注射液250～500mL稀释后缓慢滴注；静脉注射：1日1次，1次200mg，以25%～50%葡萄糖注射液40～60mL稀释后缓慢注射；糖尿病患者可用0.9%生理盐水代替葡萄糖注射液稀释后使用；15天为1个疗程，停药1～3天后可进行第2疗程	
全天麻胶囊/片	天麻	平肝，息风，止痉。用于肝风上扰所致的眩晕，头痛，肢体麻木，癫痫抽搐	口服，1次2～6片，1日3次	

药名	组成	功能主治	用法用量	备注
壮腰健肾丸/片	狗脊、黑老虎、千斤拔、桑寄生（蒸）、女贞子（蒸）、鸡血藤、金樱子、牛大力、菟丝子（盐水制）	壮腰健肾，养血，祛风湿。用于肾亏腰痛，膝软无力，小便频数，风湿骨痛，神经衰弱	口服。丸：大蜜丸1次1丸，1日2～3次；片：1次4片，1日2～3次	
冰硼散	冰片、硼砂、朱砂、玄明粉	清热解毒，消肿止痛。用于热毒蕴结所致的咽喉疼痛，牙龈肿痛，口舌生疮	吹敷患处，每次少量，1日数次	
产复康颗粒	益母草、当归、人参、黄芪、何首乌、桃仁、蒲黄、熟地黄、醋香附、昆布、白术、黑木耳	补气养血，祛瘀生新。用于气虚血瘀所致的产后恶露不绝	口服，1次1袋，1日3次，5～7天为1个疗程	
灯盏生脉胶囊	灯盏细辛、人参、五味子、麦冬	益气养阴，活血健脑。用于气阴两虚，瘀阻脑络引起的胸痹心痛、冠心病心绞痛、缺血性心脑血管疾病、高脂血症见上述证候者	口服，1次2粒，1日3次	
安多霖胶囊	抗辐射植物提取物、鸡血藤等中药材	益气补血，扶正解毒。用于放、化疗引起的白细胞下降、免疫功能低下、食欲不振等症。对肿瘤放射治疗中因辐射损伤造成的淋巴细胞微核率增高等有改善作用，可用于辐射损伤患者	口服，1次4粒，1日3次	
安坤颗粒/片/胶囊	牡丹皮、栀子、当归、白术、白芍、茯苓、女贞子、墨旱莲、益母草	滋阴清热，健脾养血。本品用于放环后引起的出血，月经提前、量多或月经紊乱，腰骶酸痛，下腹坠痛，心烦易怒，手足心热	颗粒：开水冲服，1次10g，1日2次；片：1次5片，1日2次；胶囊：1次5粒，1日2次	

药名	组成	功能主治	用法用量	备注
安坤赞育丸	醋香附、鹿茸、阿胶、紫河车、白芍、当归、牛膝、川牛膝、北沙参、没药（醋制）、天冬、盐补骨脂、龙眼肉、茯苓、黄柏、龟甲、锁阳、盐杜仲、秦艽、醋鳖甲、醋艾炭、白薇、醋延胡索、酒萸肉、鹿尾、枸杞子、鸡冠花、黄芪、乳香（醋制）、煅赤石脂、鹿角胶、菟丝子、酒苁蓉、鸡血藤、桑寄生、琥珀、甘草、人参、乌药、丝棉（炭）、血余炭、炒白术、西红花、地黄、砂仁、沉香、炒酸枣仁、续断、陈皮、橘红、川芎、泽泻、黄芩、青蒿、制远志、煨肉豆蔻、藁本、红花、柴胡、木香、紫苏叶、熟地黄、丹参	益气养血，调补肝肾。本品用于气血两虚、肝肾不足所致的月经不调、崩漏、带下病，症见月经量少或淋漓不净、月经错后、神疲乏力、腰腿酸软、白带量多	口服。1次1丸，1日2次	
安宫止血颗粒	益母草、马齿苋等	活血化瘀，清热止血。用于人工流产、足月分娩后血瘀兼热引起的恶露不净	口服，1次1袋，1日3次	
安宫牛黄丸/散	牛黄、水牛角浓缩粉、麝香、珍珠、朱砂、雄黄、黄连、黄芩、栀子、郁金、冰片	清热解毒，镇惊开窍。用于热病，邪入心包，高热惊厥，神昏谵语；或用于中风昏迷及脑炎、脑膜炎、中毒性脑病、脑出血、败血症见上述证候者	口服。丸：1次1丸，1日1次；小儿3岁以内1次1/4丸，4岁至6岁1次1/2丸，1日1次；散：1次1.6g，1日1次；小儿3岁以内1次0.4g，4至6岁1次0.8g，1日1次	限高热惊厥或中风所致的昏迷急救、抢救时使用

药名	组成	功能主治	用法用量	备注
安神补脑液/片/胶囊/颗粒	鹿茸、制何首乌、淫羊藿、干姜、甘草、大枣、维生素B₁	生精补髓，益气养血，强脑安神。用于肾精不足、气血两亏所致的头晕、乏力、健忘、失眠；或用于神经衰弱症见上述证候者	液：口服，1次10mL，1日2次；片：1次1片，1日2次；颗粒：开水冲服，1次1袋，1日2次	
安神宝颗粒	炒酸枣仁、枸杞子、藤合欢	补肾益精，养心安神。用于失眠健忘，眩晕耳鸣，腰膝酸软	开水冲服，1次1～2袋，1日3次	
安络化纤丸	地黄、三七、水蛭、僵蚕、地龙、白术、郁金、牛黄、瓦楞子、牡丹皮、大黄、生麦芽、鸡内金、水牛角浓缩粉	健脾养肝，凉血活血，软坚散结。用于慢性乙型肝炎，或乙肝后早、中期肝硬化、表现为肝脾两虚、瘀热互结证候者	口服，1次6g，1日2次或遵医嘱，3个月为1个疗程	
安康欣胶囊	半枝莲、山豆根、夏枯草、鱼腥草、石上柏、枸杞子、穿破石、人参、黄芪、鸡血藤、灵芝、黄精、白术、党参、淫羊藿、菟丝子、丹参	活血化瘀，软坚散结，清热解毒，扶正固本。用于肺癌、胃癌、肝癌等肿瘤的辅助治疗	口服，1日3次，1次4～6粒，饭后温开水送服；30天为1个疗程	
导赤丸	连翘、姜炒栀子、玄参、赤芍、黄芩、黄连、木通、天花粉、大黄、滑石	清热泻火除烦。用于火热内盛所致的口舌生疮、咽喉疼痛、心胸烦热、小便短赤、大便秘结	口服，水蜜丸1次2g，大蜜丸1次1丸，1日2次；周岁以内小儿酌减	
阳和丸	熟地黄、鹿角胶、肉桂、麻黄、炮姜炭、白芥子、生甘草	温经通络，消肿散结。用于阴疽流注，久不溃散，贴骨阴疽，鹤膝风	1次3g，1日1次	
阳和解凝膏	牛蒡草、凤仙透骨草、生川乌、桂枝、大黄、当归、生草乌、生附子、地龙、僵蚕、赤芍、白芷、白蔹、白及、川芎、续断、防风、荆芥、五灵脂、木香、香橼、陈皮、肉桂、乳香、没药、苏合香、人工麝香	温经和阳，祛风散寒，调气活血，化痰通络。用于一切疮疡阴证以及脾肾阳虚、痰瘀互结所致的阴疽、瘰疬未溃、寒湿痹痛	外用，加温软化，贴于患处	

药名	组成	功能主治	用法用量	备注
防风通圣丸/颗粒	防风、荆芥穗、薄荷、麻黄、大黄、芒硝、栀子、滑石、桔梗、石膏、川芎、当归、白芍、黄芩、连翘、甘草、炒白术	解表通里,清热解毒。用于外寒内热,表里俱实,恶寒壮热,头痛咽干,小便短赤,大便秘结,风疹湿疮	口服,1次1袋,1日2次	
如意金黄散/膏	姜黄、大黄、黄柏、苍术、厚朴、陈皮、甘草、生天南星、白芷、天花粉	清热解毒,消肿止痛。用于热毒瘀滞肌肤所致疮疖肿痛。症见肌肤红肿热痛,亦可用于跌打损伤	外用,红肿、烦热、疼痛,用清茶调敷;漫肿无头用醋或葱酒调敷,亦可用植物油或蜂蜜调敷,1日数次	
妇女痛经丸/颗粒	延胡索(醋制)、五灵脂(醋炒)、丹参、蒲黄(炭)	活血,调经,止痛。用于气血凝滞,小腹胀疼,经期腹痛	丸:口服,1次50粒,1日2次;颗粒:开水冲服,1次5g,1日2次	
妇乐片/胶囊/颗粒	大血藤、延胡索(制)、忍冬藤、赤芍、牡丹皮、蒲公英、大青叶、川楝子、甘草、大黄(制)	用于盆腔炎、附件炎、子宫内膜炎等引起的带下,腹痛	片:口服,1次5片,1日2次;胶囊:1次6粒,1日2次,1个月为1个疗程;颗粒:开水冲服,1次12g,1日2次。1个疗程15天	
妇良片	阿胶、当归、熟地黄、续断、白芍、山药、白术、地榆、白芷、牡蛎、海螵蛸、血余炭	补血健脾,固经止带。本品用于血虚脾弱所致月经不调、带下病,症见月经过多、持续不断、经后少腹隐痛、头晕目眩、面色无华、或带多清稀	口服。1次4~6片,1日3次	
妇炎消胶囊	败酱草、天花粉、大黄、牡丹皮、苍术、乌药	清热解毒,行气化瘀,除湿止带。用于妇女生殖系统炎症,经痛带下	口服,1次3粒,1日3次	
妇炎康复胶囊/片/颗粒	败酱草、薏苡仁、川楝子、柴胡、黄芩、赤芍、陈皮	清热利湿,化瘀止痛。用于湿热瘀阻所致的妇女带下,色黄质黏稠,或如豆渣状、气臭,少腹、腰骶疼痛	口服。胶囊1次4粒,1日3次;20天为1个疗程;片:1次2片,1日3次;颗粒:吞服或用开水冲服,1次1袋,1日3次	

药名	组成	功能主治	用法用量	备注
妇科十味片	醋香附、川芎、当归、醋延胡索、白术、甘草、大枣、白芍、赤芍、熟地黄、碳酸钙	养血疏肝，调经止痛。用于血虚肝郁所致的月经不调、痛经、月经前后诸证，症见行经后错，经水量少、有血块，行经小腹疼痛，血块排出痛减，经前双乳胀痛，烦躁，食欲不振	口服。1次4片，1日3次	
妇科千金片/胶囊	千斤拔、金樱根、穿心莲、功劳木、单面针、当归、鸡血藤、党参	清热除湿，益气化瘀。用于湿热瘀阻所致的带下病，腹痛，症见带下量多、色黄质稠，小腹疼痛，腰骶酸痛，神疲乏力；或用于慢性盆腔炎见上述证候者	口服。片：1次6片，1日3次；胶囊：1次2粒，1日3次，14天为1个疗程；温开水送下	
妇科止血灵片	熟地黄、五味子、杜仲（炭）、续断、白芍、山药、牡蛎（煅）、海螵蛸、地榆（炒）、蒲黄（炭）、槲寄生	补肾敛阴，固冲止血。用于妇女功能性子宫出血	口服。1次5片，1日3次	
妇科再造丸/胶囊	当归（酒炙）、香附（醋炙）、白芍、熟地黄、阿胶、茯苓、党参、黄芪、山药、白术、女贞子（酒蒸）、龟甲（醋炙）、山茱萸、续断、杜仲（盐炙）、肉苁蓉、覆盆子、鹿角霜、川芎、丹参、牛膝、益母草、延胡索、三七、艾叶（醋炙）、小茴香、藁本、海螵蛸、地榆（酒炙）、益智、泽泻、荷叶（醋炙）、秦艽、地骨皮、白薇、椿皮、琥珀、黄芩（酒炙）、酸枣仁、远志（制）、陈皮、甘草	养血调经，补益肝肾，暖宫止痛。用于月经先后不定期、带经日久、淋漓出血、痛经、带下等症	口服。丸：1次10丸，1日2次，1个月经周期为1个疗程，经前一周开始服用；1次6粒，1日2次，1个月经周期为1个疗程	

药名	组成	功能主治	用法用量	备注
妇科回生丸	人参、白术（麸炒）、苍术、茯苓、甘草、青皮（醋炙）、陈皮、熟地黄、当归等32味	通经化瘀，止痛。用于气虚血亏，瘀血凝滞引起的经期不准，经闭，癥瘕血块，腹部痞胀，身体消瘦，四肢困倦，产后恶露不尽等症	温黄酒或温开水送服。1次1丸，1日2次	
妇科断红饮胶囊	赤芍、益母草、三七、仙鹤草、地榆炭、蒲黄炭	凉血，化瘀，止血。用于功能失调性子宫出血，表现为月经过多，经期延长，中医诊断为"漏证"，辨证属血热者，症见经血量多，或淋漓不净，色深红或紫红，质黏稠，夹有少量血块，伴有面赤头晕，烦躁易怒，口干喜饮，便秘尿赤	口服。1次3粒，1日3次，14天为1个疗程，或中病即止	
妇康宁片	白芍、益母草、当归、香附、三七、党参、麦冬、艾叶（炭）。辅料为淀粉、糖粉、包衣粉、硬脂酸镁	养血理气，活血调经。用于血虚气滞所致的月经不调，症见月经周期后错、经水量少、有血块、经期腹痛	口服，1次3片，1日2～3次；或经前4～5天服用	
红花逍遥片	当归、白芍、白术、茯苓、红花、皂角刺、竹叶柴胡、薄荷、甘草	疏肝，理气，活血。用于肝气不舒，胸胁胀痛，头晕目眩，食欲减退，月经不调，乳房胀痛或伴见颜面黄褐斑	口服。1次2～4片，1日3次	
红金消结片/胶囊	三七、香附、八角莲、鼠妇虫、黑蚂蚁、五香血藤、鸡矢藤、金荞麦、大红袍、柴胡	疏肝理气，软坚散结，活血化瘀，消肿止痛。用于气滞血瘀所致的乳腺小叶增生，子宫肌瘤，卵巢囊肿	口服，1次4片/粒，1日3次	
麦芪降糖丸	党参、白茅根、地黄、麦冬、天花粉、牡丹皮、五味子、女贞子、黄芪	益气养阴，生津除烦。用于糖尿病气阴两虚证	口服。1次6g，1日4次	定期复查血糖

药名	组成	功能主治	用法用量	备注
麦味地黄丸／片／口服液／胶囊	麦冬、五味子、熟地黄、酒萸肉、牡丹皮、山药、茯苓、泽泻	滋肾养肺。用于肺肾阴亏，潮热盗汗，咽干咳血，眩晕耳鸣，腰膝酸软，消渴	口服。丸：水蜜丸1次6g，小蜜丸1次9g，大蜜丸1次1丸，1日2次；片：1次3～4片，1日3次；口服液：6岁以内1次5mL，6岁以上1次10mL，1日2次；胶囊：1次3粒，1日2次	
扶正化瘀胶囊	丹参、发酵虫草菌粉、桃仁、松花粉、绞股蓝、五味子（制）	活血祛瘀，益精养肝。用于乙型肝炎、肝纤维化属瘀血阻络，肝肾不足证者，症见胁下痞块，胁肋疼痛，面色晦暗，或见赤缕红斑，腰膝酸软，疲倦乏力，头晕目涩，舌质暗红或有瘀斑，苔薄或微黄，脉弦细	口服，1次5粒，1日3次，24周为1个疗程。孕妇忌服，湿热盛者慎用	

七画

药名	组成	功能主治	用法用量	备注
抗妇炎胶囊	苦参、杠板归、黄柏、连翘、益母草、赤豆、艾叶、当归、乌药	活血化瘀，清热燥湿。用于湿热下注所致的白带量多，阴痒，痛经	口服，1次4粒，1日3次	
护肝片／胶囊／颗粒	柴胡、板蓝根、猪胆粉、茵陈、五味子、绿豆	疏肝理气，健脾消食。具有降低转氨酶的作用，用于慢性肝炎及早期肝硬化	片／胶囊：口服。1次4片（粒），1日3次；颗粒：1次1袋，1日3次	
护肝宁片／胶囊	垂盆草、虎杖、丹参、灵芝	清热利湿退黄，疏肝化瘀止痛，降低丙氨酸转氨酶。用于湿热中阻、瘀血阻络所致的脘胁胀痛、口苦、黄疸、胸闷、纳呆；急、慢性肝炎见上述证候者	口服。1次4～5片／粒，1日3次	

药名	组成	功能主治	用法用量	备注
护骨胶囊	制何首乌、淫羊藿、熟地黄、龟甲、巴戟天、杜仲、续断、骨碎补、当归、山药	补肾益精。用于肾精亏虚，腰脊疼痛，酸软无力，下肢痿弱，步履艰难，足跟疼痛，性欲减退，头晕耳鸣；或用于原发性骨质疏松见上述证候者	口服。每次4粒，1日3次。饭后30分钟服用，3个月为1个疗程	1.孕妇忌用 2.忌食生冷、油腻食物 3.风热感冒时不宜服用
花红片/胶囊/颗粒	一点红、白花蛇舌草、鸡血藤、桃金娘根、白背叶根、地桃花、菥蓂	清热解毒，燥湿止带，祛瘀止痛。用于湿热瘀滞所致的带下病、月经不调，症见带下量多、色黄质稠、小腹隐痛、腰骶酸痛、经行腹痛；或用于慢性盆腔炎、附件炎见上述证候者	口服。片：1次4～5片，1日3次，胶囊：1次3粒（每粒装0.25g），1日3次；颗粒：1次1袋，1日3次。7天为1个疗程，必要时可连服2～3个疗程，2个疗程之间停药3天	
苁蓉益肾颗粒	五味子、肉苁蓉、菟丝子、茯苓、车前子、巴戟天	补肾填精。用于肾气不足，腰膝酸软，记忆衰退，头晕耳鸣，四肢无力	口服。1次1袋，1日2次	
苁蓉通便口服液	肉苁蓉、何首乌、枳实（麸炒）、蜂蜜。辅料：甜菊糖，苯甲酸钠	润肠通便。用于老年便秘，产后便秘	口服。1次10～20mL，1日1次，睡前或清晨服用	
苍耳子鼻炎滴丸	苍耳子油、石膏浸膏粉、白芷浸膏粉、冰片、辛夷挥发油、薄荷脑、辛夷浸膏粉、黄芩浸膏粉	疏风，清肺热，通鼻窍，止头痛。用于风热型急慢性鼻炎、鼻窦炎、过敏性鼻炎	口服，1次28丸，1日3次	
芪苈强心胶囊	黄芪、人参、附子、丹参、葶苈子、泽泻、玉竹、桂枝、红花、香加皮、陈皮	益气温阳，活血通络，利水消肿。用于冠心病、高血压病所致的轻、中度充血性心力衰竭证属阳气虚乏、络瘀水停者，症见心慌气短，动则加剧，夜间不能平卧，下肢浮肿，倦怠乏力，小便短少，口唇青紫，畏寒肢冷，咳吐稀白痰等	口服，1次4粒，1日3次	

药名	组成	功能主治	用法用量	备注
芪参益气滴丸	黄芪、丹参、三七、降香油	益气通脉，活血止痛。用于气虚血瘀型胸痹。症见胸闷胸痛，气短乏力、心悸、面色少华、自汗，舌体胖有齿痕、舌质暗或紫暗或有瘀斑，脉沉或沉弦。适用于冠心病、心绞痛见上述症状者	口服，餐后半小时服用，1次1袋，1日3次。4周为1个疗程或遵医嘱	
芪骨胶囊	淫羊藿、制何首乌、黄芪、石斛、肉苁蓉、骨碎补、菊花	滋养肝肾，强筋健骨。用于女性绝经后骨质疏松症肝肾不足证	口服，1次3～4片，1日3次	
芪胶升白胶囊	大枣、阿胶、血人参、淫羊藿、苦参、黄芪、当归	补血益气。用于气血亏损引起的头昏眼花、气短乏力、自汗盗汗，以及白细胞减少症见上述证候者	口服，1次4粒，1日3次；或遵医嘱	
芪蛭降糖胶囊	黄芪、地黄、黄精、水蛭	益气养阴，活血化瘀。用于气阴两虚兼血瘀所致的消渴病，症见口渴多饮、多尿易饥、倦怠乏力、自汗盗汗、面色晦暗、肢体麻木；或用于2型糖尿病见上述证候者	口服，1次5粒，1日2次	孕妇禁服
芪蓉润肠口服液	黄芪（炙）、肉苁蓉、白术、太子参、地黄、玄参、麦冬、当归、黄精（制）、桑椹、黑芝麻、火麻仁、郁李仁、枳壳（麸炒）、蜂蜜	益气养阴，健脾滋肾，润肠通便。用于气阴两虚，脾肾不足，大肠失于濡润而致的虚证便秘	口服。1次20mL（1支），1日3次，或遵医嘱	
苏子降气丸	紫苏子（炒）、厚朴、前胡、甘草、姜半夏、陈皮、沉香、当归	降气化痰，温肾纳气。用于上盛下虚、气逆痰壅所致的咳嗽喘息、胸膈痞塞，或慢性支气管炎见上述症状者	口服，1次6g，1日1～2次	

药名	组成	功能主治	用法用量	备注
苏合香丸	苏合香、冰片、人工麝香、沉香、香附、乳香（制）、白术、朱砂、安息香、水牛角浓缩粉、檀香、丁香、荜茇、诃子肉	芳香开窍，行气止痛。用于痰迷心窍所致的痰厥昏迷、中风偏瘫、肢体不利，以及中暑、心胃气痛	口服，1次1丸，1日1～2次	
杜仲补腰合剂	杜仲、党参、当归、枸杞子、牛膝、补骨脂、熟地黄、菟丝子、香菇、猪腰子	补肝肾，益气血，强腰膝。用于腰腿疼痛，疲劳无力，精神不振，小便频数	口服，1次30～40mL，1日2次	
杏贝止咳颗粒/糖浆	麻黄（蜜炙）、苦杏仁、桔梗、前胡、浙贝母、百部、北沙参、木蝴蝶、甘草	清宣肺气，止咳化痰。用于外感咳嗽表寒里热证，症见微恶寒、发热、咳嗽、咳痰、痰稠质黏、口干口苦、烦躁等	颗粒：开水冲服。1次1袋，1日3次，1个疗程7天；糖浆：1次10～15mL，1日3次，小儿酌减	
杞菊地黄丸/口服液/浓缩丸/片/胶囊	枸杞子、菊花、熟地黄、酒萸肉、牡丹皮、山药、茯苓、泽泻。辅料为蜂蜜	滋肾养肝。用于肝肾阴亏，眩晕耳鸣，羞明畏光，迎风流泪，视物昏花	口服。丸：水蜜丸1次6g，1日2次；口服液：1次10mL，1日2次；浓缩丸：1次8丸，1日3次；片：1次3～4片，1日3次；胶囊：1次5～6粒，1日3次	
更年乐片/胶囊	淫羊藿、牡蛎、知母、金樱子、黄柏、车前子、人参、桑椹、当归、核桃仁、鹿茸、补骨脂、续断、首乌藤、白芍、制何首乌、牛膝、甘草、熟地黄	养心养肾，调补冲任。用于绝经前后出现的夜寐不安，心悸，耳鸣，多疑善感，烘热出汗，烦躁易怒，腰背酸痛	口服。片：1次4片，1日3次；胶囊：1次4粒，1日3次	1.忌食辛辣，少进油腻 2.感冒时不宜服用本药 3.服本药时不宜同时服用藜芦、五灵脂、皂荚或其制剂，不宜喝茶和吃萝卜，以免影响药效

药名	组成	功能主治	用法用量	备注
更年安片/丸/胶囊	生地黄、泽泻、麦冬、熟地黄、玄参、茯苓、仙茅、磁石、牡丹皮、珍珠母、五味子、首乌藤、制何首乌、浮小麦、钩藤	滋阴清热，除烦安神。用于肾阴虚所致的绝经前后诸证，症见烦热出汗、眩晕耳鸣、手足心热、烦躁不安；更年期综合征见上述证候者	口服。片：1次6片，1日2～3次；丸：1次1g，1日3次；胶囊：1次3粒，1日3次	
医痫丸	生白附子、天南星（制）、半夏（制）、猪牙皂、僵蚕（炒）、乌梢蛇（制）、蜈蚣、全蝎、白矾、雄黄、朱砂	祛风化痰，定痫止搐。用于痰阻脑络所致的癫痫，症见抽搐昏迷、双目上吊、口吐涎沫	口服，1次3g（1袋），1日2～3次；小儿酌减	孕妇禁用
尪痹片/胶囊/颗粒	生地黄、熟地黄、续断、附子（制）、独活、骨碎补、桂枝、淫羊藿、防风、威灵仙、皂角刺、羊骨、白芍、狗脊（制）、知母、伸筋草、红花	补肝肾，强筋骨，祛风湿，通经络。用于久痹体虚，关节疼痛，局部肿大、僵硬畸形，屈伸不利及类风湿性关节炎见上述证候者	口服。片：1次4片，1日3次；胶囊：1次5粒，1日3次；颗粒：开水冲服，1次6g，1日3次	孕妇禁用；忌食生冷食物
连花清瘟胶囊/片/颗粒	连翘、金银花、炙麻黄、炒苦杏仁、石膏、板蓝根、绵马贯众、鱼腥草、广藿香、大黄、红景天、薄荷脑、甘草	清瘟解毒，宣肺泄热。用于治疗流行性感冒热毒袭肺证，症见发热、恶寒，肌肉酸痛，鼻塞流涕，咳嗽头痛，咽干咽痛，舌偏红，苔黄或黄腻	口服。胶囊：1次4粒，1日3次；片：1次4片，1日3次；颗粒：1次6g，1日3次	
连芩珍珠滴丸	连翘、黄芩、栀子、青黛、煅石膏、人工牛黄、甘草、薄荷脑、冰片、珍珠层粉	清热泻火，解毒止痛。用于复发性口疮（轻型口疮或口炎性口疮）心脾积热证，症见口腔溃疡、疼痛、伴有心烦急躁、口热口干、舌质偏红而干、苔黄而腻、脉弦细数等	含服。1次4粒，1日3次，1个疗程为4天	
利肺片	百部、百合、五味子、枇杷叶、白及、牡蛎、甘草、冬虫夏草、蛤蚧	补肺养阴，镇咳化痰。用于肺肾阴虚咳嗽咯血，气虚哮喘，慢性气管炎等	口服。常用量1次5片，1日3次	

药名	组成	功能主治	用法用量	备注
利咽灵片	穿山甲（制）、土鳖虫、僵蚕、牡蛎（煅）、玄参	活血通络，益阴散结，利咽止痛。主治咽喉干痛，异物感，发痒灼热，以及慢性咽炎见上述证候者	口服。1次3～4片，1日3次	
利咽解毒颗粒	板蓝根、金银花、连翘、薄荷、牛蒡子（炒）、山楂（焦）	清肺利咽，解毒退热。用于外感风热所致的咽痛、咽干、喉核红肿、发热恶寒；急性扁桃体炎、急性咽炎见上述证候者	开水冲服。1次1袋，1日3～4次	
利胆片	大黄、金银花、金钱草、木香、知母、大青叶、柴胡、白芍、黄芩、芒硝、茵陈	疏肝止痛，清热利湿。用于肝胆湿热所致的胁痛，症见胁肋及胃腹部疼痛、按之痛剧、大便不通，小便短赤，身热头痛，呕吐不食；胆道疾患见上述证候者	口服。1次6～10片，1日3次	
利胆石颗粒	茵陈、郁金、枳壳、山楂、麦芽、川楝子、莱菔子、香附、紫苏梗、法半夏、青皮、皂荚等	疏肝利胆，和胃健脾。用于胆囊结石，胆道感染，胆道术后综合征	口服。1次1袋，1日2次，午、晚饭后开水冲服	
利胆排石片	金钱草、茵陈、黄芩、木香、郁金、大黄、芒硝（精制）、槟榔、枳实（麸炒）、厚朴（姜制）	清热利湿，利胆排石。用于湿热蕴毒、腑气不通所致的胁痛、胆胀，症见胁肋胀痛、发热尿黄、大便不通；或用于胆囊炎、胆石症见上述证候者	口服。排石：1次6～10片，1日2次；炎症：1次4～6片，1日2次	
余甘子喉片	余甘子、冰片、薄荷脑	清热润燥，利咽止痛。用于燥热伤津引起的咽喉干燥疼痛	含服。每隔2小时1～2片，1日6～8次	
肝复乐片	党参、鳖甲、重楼、黄芪、大黄、柴胡、桃仁、土鳖虫等	健脾理气，化瘀软坚，清热解毒。适用于以肝郁脾虚为主证的原发性肝癌，症见上腹肿块，胁肋疼痛，神疲乏力，食少纳呆，脘腹胀满，心烦易怒，口苦咽干等	口服。1次6片，1日3次。II期原发性肝癌2个月为1个疗程，III期原发性肝癌1个月为1个疗程	

药名	组成	功能主治	用法用量	备注
肝爽颗粒	党参、柴胡(醋制)、白芍、当归、茯苓、白术(炒)、枳壳(炒)、蒲公英、虎杖、丹参、桃仁、鳖甲(烫)	疏肝健脾,清热散瘀,保肝护肝,软坚散结。用于急、慢性肝炎,肝硬化,肝功能损害	口服。1次3g,1日3次	
肛安栓	地榆(炭)、五味子、人工麝香、冰片、盐酸小檗碱。辅料为混合脂肪酸甘油酯	凉血止血,清热解毒,燥湿敛疮,消肿止痛。用于内痔、外痔、混合痔等出现的便血、肿胀、疼痛	直肠给药,1次1粒,1日1～2次,早、晚或便后使用	
肛泰软膏/栓	地榆炭、五倍子、冰片、盐酸小檗碱、盐酸罂粟碱。辅料为黄凡士林、液体石蜡	凉血止血,清热解毒,燥湿敛疮,消肿止痛。适用于湿热下注所致的内痔、混合痔的内痔部分Ⅰ、Ⅱ期出现的便血、肿胀、疼痛,以及炎性外痔出现的肛门坠胀疼痛、水肿、局部不适	肛门给药。1次1g(粒),1日1～2次,或遵医嘱	
肠舒止泻胶囊	鸡矢藤、砂仁、人参、山药、苍术(炒)、黄柏、黄连、木香(炒)、小茴香(炒)、肉豆蔻、诃子(去核)、甘草、山楂(炒焦)、硬脂酸镁	益气健脾,清热化湿。用于脾虚湿热所致的慢性泄泻	口服,1次2～4粒,1日3次。儿童酌减;或遵医嘱	
龟龄集	红参、鹿茸、海马、枸杞子、丁香、穿山甲、雀脑、牛膝、锁阳、熟地黄、补骨脂、菟丝子、杜仲、石燕、肉苁蓉、甘草、天冬、淫羊藿、大青盐、砂仁	强身补脑,固肾补气,增进食欲。用于肾亏阳弱,记忆减退,夜梦精溢,腰酸腿软,气虚咳嗽,五更溏泄,食欲不振	口服,1次0.6g,1日1次,早饭前2小时用淡盐水送服。4周为1个疗程	

药名	组成	功能主治	用法用量	备注
辛夷鼻炎丸	辛夷、薄荷、紫苏叶、甘草、广藿香、苍耳子、鹅不食草、板蓝根、山白芷、防风、鱼腥草、菊花、三叉苦	祛风通窍，清热解毒。用于风热上攻、热毒蕴肺所致的鼻塞、鼻流清涕或浊涕、发热、头痛；慢性鼻炎、过敏性鼻炎、神经性头痛见上述证候者	口服。1次3g，1日3次	
辛芩片/颗粒	细辛、黄芩、荆芥、防风、白芷、苍耳子、黄芪、白术、桂枝、石菖蒲	益气固表，祛风通窍。适用于鼻鼽、肺气不足、外感风邪证、恶风自汗、鼻流清涕、鼻塞、脉虚浮；或用于过敏性鼻炎见上述证候者	片：口服，1次3片，1日3次；颗粒：1次1袋，1日3次，开水冲服	
启脾丸	人参、炒白术、茯苓、甘草、陈皮、山药、莲子（炒）、炒山楂、六神曲（炒）、炒麦芽、泽泻	健脾和胃。用于脾胃虚弱，消化不良，腹胀便溏	口服。1次3g，1日2～3次；3岁以内小儿酌减	
补中益气丸/口服液/水丸/片/合剂/颗粒	黄芪（蜜炙）、党参、甘草（蜜炙）、白术（炒）、当归、升麻、柴胡、陈皮。辅料为生姜、大枣	补中益气，升阳举陷。用于脾胃虚弱、中气下陷所致的泄泻、脱肛、阴挺，症见体倦乏力、食少腹胀、便溏久泻、肛门下坠或脱肛、子宫脱垂	口服。丸：1次3g，1日3次；口服液：1次1支，1日2～3次；水丸：1次6g，1日2～3次；片：1次4～5片，1日3次；合剂：1次10～15mL，1日3次；颗粒：1次1袋，1日2～3次	
补血生乳颗粒	黄芪、当归、茯苓、白芍、甘草、王不留行（炒）、川芎、枳壳、桔梗	益气补血，通络生乳。用于气血亏虚所致的产后缺乳病。症见产后气血不足、乳汁少、甚或全无、乳汁清稀、乳房柔软等	开水冲服。1次4g，1日2次，5天为1个疗程，或遵医嘱	
补肾固齿丸	熟地黄、地黄、鸡血藤、紫河车、盐骨碎补、漏芦、酒丹参、酒五味子、山药、醋郁金、炙黄芪、牛膝、野菊花、茯苓、枸杞子、牡丹皮、盐泽泻、肉桂	补肾固齿，活血解毒。用于肾虚血热型牙周病，牙齿酸软，咀嚼无力，松动移位，牙龈出血	口服，1次4g，1日2次	

药名	组成	功能主治	用法用量	备注
补肾益脑丸 / 片 / 胶囊	鹿茸（去毛）、红参、茯苓、麸炒山药、熟地黄、当归、川芎、盐补骨脂、牛膝、枸杞子、玄参、麦冬、五味子、炒酸枣仁、远志、朱砂	补肾生精，益气养血。用于肾虚精亏、气血两虚所致的心悸、气短、失眠、健忘、遗精、盗汗、腰腿酸软、耳鸣耳聋	口服。丸：1次8～12丸，1日2次；片：1次4～6片，1日2次；胶囊：1次3～4粒，1日2次	感冒发热者、孕妇忌服
补脑安神片 / 胶囊	当归、制何首乌、女贞子、酸枣仁（生、炒各半）、黄精（蒸）、茯苓、合欢皮、旱莲草、朱砂、远志、桑叶	补肝益肾，养血安神。用于肝肾不足所致头痛眩晕，心悸不宁，失眠多梦，健忘	口服，1次3～4片，1日3次	
补益强心片	人参、黄芪、香加皮、丹参、麦冬、葶苈子	益气养阴，活血利水。用于冠心病、高血压性心脏病所致慢性充血性心力衰竭（心功能分级Ⅱ～Ⅲ级），中医辨证属气阴两虚兼血瘀水停者。症见心悸、气短、乏力、胸闷、胸痛、面色苍白、汗出、口干、浮肿、口唇青紫等	口服。每次4片，1日3次，2周为1个疗程	
补脾益肠丸	外层：黄芪、党参（米炒）、砂仁、白芍、当归（土炒）、白术（土炒）、肉桂；内层：醋延胡索、荔枝核、炮姜、炙甘草、防风、木香、盐补骨脂、煅赤石脂。辅料为聚丙烯酸树脂Ⅱ、炼蜜、滑石粉、蓖麻油、乙醇、淀粉、药用炭、虫白蜡、单糖浆	补中益气，健脾和胃，涩肠止泻。用于脾虚泄泻症，临床表现为腹泻腹痛、腹胀、肠鸣	口服。1次6g（至瓶盖内刻度处），1日3次	

药名	组成	功能主治	用法用量	备注
灵莲花颗粒	乌灵菌粉、栀子、女贞子、墨旱莲、百合、玫瑰花、益母草、远志	养阴安神，交通心肾。用于围绝经期综合征、中医辨证属于心肾不交者，症见烘热汗出、失眠、心烦不宁、心悸、多梦易惊、头晕耳鸣、腰腿酸痛、大便干燥，舌红苔薄、脉细弦	口服。1次4g，1日2次	偶有胃部不适，纳差或恶心
尿石通丸	广金钱草、海金沙、茯苓、车前草、苘麻子、川木通、丝瓜络、鸡内金、枳实、牛膝	清热祛湿，行气逐瘀，通淋排石。适用于气滞湿阻型尿路结石以及震波碎石后者	口服，1次4g，1日2次，一个半月为1个疗程	
尿毒清颗粒	大黄、黄芪、桑白皮、苦参、白术、茯苓、白芍、制何首乌、丹参、车前草	通腑降浊，健脾利湿，活血化瘀。用于慢性肾功能衰竭，氮质血症期和尿毒症早期，中医辨证属脾虚湿浊证和脾虚血瘀证者。可降低肌酐、尿素氮，稳定肾功能，延缓透析时间，对改善肾性贫血、提高血钙、降低血磷也有一定作用	温开水冲服。每日四次，6、12、18时各服1袋，22时服2袋，每日最大服用量8袋，也可另定服药时间，但两次服药间隔勿超过8小时	
尿感宁颗粒	海金沙藤、连钱草、凤尾草、萹草、紫花地丁	清热解毒，通淋利尿。用于膀胱湿热所致淋症，症见尿频、尿急、尿道涩痛、尿色偏黄，小便淋漓不尽等；或用于急性尿路感染或慢性尿路感染急性发作属湿热下注证者	开水冲服，1次5g，1日3～4次	
阿胶当归合剂/口服液/胶囊/颗粒	当归、阿胶、党参、茯苓、黄芪（蜜炙）、白芍（酒制）、熟地黄、川芎（酒制）、炙甘草	补养气血。用于气血亏虚所致贫血，产后血虚，体弱，月经不调	口服。合剂/口服液1次15mL，1日3次；胶囊：1次3粒，1日3次；颗粒：1次5g，1日3次	1.忌油腻食物 2.脾胃虚弱，呕吐泄泻，腹胀便溏、咳嗽痰多者慎用 3.感冒患者不宜服用 4.本品宜饭前服用

药名	组成	功能主治	用法用量	备注
阿胶补血颗粒	阿胶、熟地黄、党参、黄芪、枸杞子、白术	益气补血。用于久病体弱，气虚血亏	口服，1次1袋，1日2次	
附子理中丸/片	附子（制），党参，白术（炒），干姜，甘草	温中健脾。用于脾胃虚寒，脘腹冷痛，呕吐泄泻，手足不温	口服。丸：1次1丸，1日2～3次；片：1次6～8片，1日1～3次	
附桂骨痛片/胶囊/颗粒	附子、制川乌、党参、当归、白芍（炒）、淫羊藿、乳香（制）	用于阳虚寒湿型颈椎及膝关节增生性关节炎	口服。片：1次6片，1日3次，胶囊：1次6粒，1日3次；颗粒：1次5g，1日3次饭后服。1个疗程为3个月	
附桂理中丸	党参、肉桂、干姜、白术、附子、甘草	温中散寒，理脾止痛。用于胸痞腹痛，肠鸣便泻，消化不良，少气无力，寒痰咳嗽，阴证霍乱	温开水送服，1次3g，1日2次	
鸡骨草胶囊	三七、人工牛黄、猪胆汁、牛至、毛鸡骨草、白芍、大枣、栀子、茵陈、枸杞子	疏肝利胆，清热解毒。用于急、慢性肝炎和胆囊炎属肝胆湿热证者	口服，1次4粒，1日3次	

八画

药名	组成	功能主治	用法用量	备注
青果丸	青果、金银花、黄芩、北豆根、麦冬、玄参、白芍、桔梗	清热利咽，消肿止痛。用于肺胃蕴热所致的咽部红肿、咽痛、失音声哑、口干舌燥、干咳少痰	口服。水蜜丸1次8g，1日2次	
青蒿鳖甲片	青蒿，鳖甲胶，地黄，知母，牡丹皮	养阴清热，适用于夜热早凉，阴虚低热，热退无汗	口服，1次4～6片，1日3次	
青蛾丸	补骨脂，杜仲，胡桃，大蒜	补肾强腰。用于肾虚腰痛，起坐不利，膝软乏力	口服。水蜜丸1次6～9g，1日2～3次	

药名	组成	功能主治	用法用量	备注
青鹏软膏	棘豆、亚大黄、铁棒锤、诃子（去核）、毛诃子、余甘子、安息香、宽筋藤、人工麝香	活血化瘀，消肿止痛。用于风湿性关节炎、类风湿性关节炎、骨关节炎、痛风、急慢性扭挫伤、肩周炎引起的关节、肌肉肿胀疼痛及皮肤瘙痒、湿疹	外用，涂抹于患处，1日2次	
玫芦消痤膏	鲜芦荟汁、玫瑰花、苦参、杠板归、冰片、薄荷素油	清热燥湿，杀虫止痒。用于痤疮（炎性丘疹、脓疱），皮肤瘙痒，湿疹及日晒疮	将患处用温水清洗干净后涂抹适量，1日3～4次	
坤宝丸	酒女贞子、覆盆子、菟丝子、枸杞子、制何首乌、龟甲、地骨皮、南沙参、麦冬、炒酸枣仁、地黄、白芍、赤芍、当归、鸡血藤、珍珠母、石斛、菊花、墨旱莲、桑叶、白薇、知母、黄芩	滋补肝肾，镇静安神，养血通络。用于妇女绝经前后，肝肾阴虚引起的月经紊乱，潮热多汗，失眠健忘，心烦易怒，头晕耳鸣，咽干口渴，四肢酸楚，关节疼痛	口服，1次5g，1日2次	1.忌食辛辣，少进油腻 2.肾阳虚症状明显者，如表现形寒肢冷、大便溏薄，面浮肢肿等症，不宜服用
坤泰胶囊	熟地黄、黄连、白芍、黄芩、阿胶、茯苓	滋阴清热，安神除烦。用于绝经期前后诸证阴虚火旺者。症见潮热面红、自汗盗汗、心烦不宁、失眠多梦、头晕耳鸣、腰膝酸软、手足心热；或用于妇女卵巢功能衰退更年期综合征见上述表现者	口服，1次2g，1日3次。2～4周为1个疗程	1.忌辛辣、少进油腻 2.不宜与感冒药同时服用
拨云退翳丸	蝉蜕、蛇蜕、木贼、密蒙花、蒺藜（盐炒）、菊花、荆芥穗、蔓荆子、薄荷、黄连、地骨皮、楮实子、天花粉、当归、川芎、花椒、甘草	散风清热，退翳明目。用于黑睛宿翳因风热上扰所致，黑睛生聚星障、凝脂翳或外伤、病愈后遗留瘢痕，白睛红赤轻微，畏光流泪已止，仍有轻度磨涩感。亦适用于角膜云翳见上述证候者	口服。1次1丸，1日2次	阴虚火旺者慎用；含天花粉，孕妇慎服；忌食辛辣及饮酒

药名	组成	功能主治	用法用量	备注
苓桂咳喘宁胶囊	茯苓、桂枝、白术（麸炒）、甘草（蜜炙）、法半夏、陈皮、苦杏仁、桔梗、龙骨、牡蛎、生姜、大枣	温肺化饮，止咳平喘。主治外感风寒，痰湿阻肺，症见咳嗽痰多，喘息胸闷气短等	口服，1次5粒，1日3次	
枇杷止咳胶囊/软胶囊/颗粒	枇杷叶、罂粟壳、百部、白前、桑白叶、桔梗、薄荷脑	止嗽化痰。用于咳嗽、支气管炎咳嗽	胶囊/软胶囊：口服，1次2粒，1日3次；颗粒：开水冲服，1次3g，1日3次	
枇杷叶膏	枇杷叶	清肺润燥，止咳化痰。用于肺热燥咳，痰少咽干	口服，1次9～15g，1日2次	
板蓝根颗粒/片	板蓝根	清热解毒，凉血利咽	颗粒剂：开水冲服，1次1～2袋（5～10g），1日3次；片剂：口服，1次3片（0.25g/片），1日3次	1.阴虚火旺者慎用 2.忌烟酒及辛辣、鱼腥食物
板蓝根滴眼液	板蓝根	清热降火，退翳明目。用于肝火上炎、热毒伤络所致的白睛红赤、眵多、羞明流泪；或用于急性细菌性结膜炎、流行性角结膜炎见上述证候者	滴眼。1次1～2滴，1日4～5次，或遵医嘱	1.用药期间禁食辛辣食物 2.儿童、孕期妇女、哺乳期妇女慎用 3.如有混浊，勿使用
松龄血脉康胶囊	鲜松叶、葛根、珍珠层粉	平肝潜阳，镇心安神。用于肝阳上亢所致的头痛、眩晕、急躁易怒、心悸、失眠；或用于高血压病及原发性高脂血症见上述证候者	口服。1次3粒，1日3次	
枫蓼肠胃康片/合剂/胶囊/颗粒	牛耳枫、辣蓼	理气健胃，除湿化滞。用于中运不健、气滞湿困所致的急性胃肠炎及其所引起的腹胀、腹痛和腹泻等消化不良症	口服。片：1次4～6片，1日3次；合剂：1次10mL，1日3次。浅表性胃炎15天为1个疗程；胶囊：1次2粒，1日3次；颗粒：开水冲服，1次8g（1袋），1日3次	

药名	组成	功能主治	用法用量	备注
枣仁安神胶囊/液/颗粒	炒酸枣仁、丹参、醋五味子	养血安神，用于心血不足所致的失眠、健忘、心烦、头晕；神经衰弱症见上述证候者	口服。胶囊：1次5粒，1日1次；液：1次10～20mL，1日1次；颗粒：开水冲服，1次1袋，1日1次。临睡前服用	孕妇慎用
齿痛冰硼散	硼砂、硝石、冰片	散郁火，止牙痛。用于火热内闭引起的牙龈肿痛，口舌生疮	吹敷患处，每次少量，1日数次	
齿痛消炎灵颗粒	石膏、地黄、青皮、青黛、牡丹皮、细辛、白芷、防风、荆芥、甘草。辅料为糊精、甜菊素	疏风清热，凉血止痛。用于脾胃积热、风热上攻所致的头痛身热、口干口臭、便秘燥结、牙龈肿痛；急性齿根尖周炎、智齿冠周炎、急性牙龈（周）炎见上述证候者	开水冲服。1次1袋，1日3次，首次加倍	
肾石通丸/片/颗粒	金钱草、王不留行、萹蓄、延胡索、鸡内金、丹参、木香、瞿麦、海金沙、牛膝	清热利湿，活血止痛，化石排石。用于肾结石、肾盂结石、膀胱结石、输尿管结石	口服。丸：1次1袋，1日2次；片：1次4片，1日2次；颗粒：温开水冲服，1次1袋，1日2次	
肾肝宁	育成蛹粉、牛膝粉	补益肝肾，扶正固本。具有同化蛋白，可促进新陈代谢和增强免疫等功能。用于肾小球肾炎、肾病综合征、甲型肝炎、肝硬化等	口服。1次3～5粒，1日3次	
肾炎四味片/胶囊	细梗胡枝子、黄芩、石韦、黄芪	清热利尿，补气健脾。用于湿热内蕴兼气虚所致的水肿，症见浮肿、腰痛、乏力、小便不利；或用于慢性肾炎见上述证候者	口服。片：1次8片（每片重0.36g或糖衣片重0.35g），或1次4片（每片重0.70g），1日3次；胶囊：1次6粒，1日3次	

药名	组成	功能主治	用法用量	备注
肾炎康复片	西洋参、人参、地黄、盐杜仲、山药、白花蛇舌草、黑豆、土茯苓、益母草、丹参、泽泻、白茅根、桔梗	益气养阴，健脾补肾，清解余毒。用于气阴两虚，脾肾不足，水湿内停所致的水肿，症见神疲乏力，腰膝酸软，面目、四肢浮肿，头晕耳鸣；或用于慢性肾炎、蛋白尿、血尿见上述证候者	口服。1次8片（每片0.3g），或1次5片（每片重0.48g），1日3次；小儿酌减或遵医嘱	
肾炎舒片	苍术、茯苓、白茅根、防己、人参、黄精、菟丝子、枸杞子、金银花、蒲公英	益肾健脾，利水消肿。用于脾肾阳虚、水湿内停所致的水肿，症见浮肿、腰痛、乏力、怕冷、夜尿多；或用于慢性肾炎见上述证候者	口服。1次6片，1日3次。小儿酌减	
肾康注射液	大黄、丹参、红花、黄芪	降逆泄浊，益气活血，通腑利湿。适用于慢性肾功能衰竭属湿浊血瘀证者。症见恶心呕吐、口中黏腻、面色晦暗、身重困倦、腰疼、纳呆、腹胀、肌肤甲错、肢体麻木、舌质紫暗或有瘀点、舌苔厚腻、脉涩或细涩	静脉滴注，1次100mL（5支），1日1次，使用时用10%葡萄糖液300mL稀释。每分钟20～30滴。疗程4周	
明目上清丸	菊花、连翘、黄芩、黄连、薄荷脑、荆芥油、蝉蜕、蒺藜、栀子、熟大黄、石膏、天花粉、麦冬、玄参、赤芍、当归、车前子、枳壳、陈皮、桔梗、甘草	清热散风，明目止痛。用于外感风热所致的暴发火眼、红肿作痛、头晕目眩、眼边刺痒、大便燥结、小便黄赤	口服。大蜜丸1次9g，1日2次；水丸，1次1袋，1日1～2次	本品脾胃虚寒者慎用

药名	组成	功能主治	用法用量	备注
明目地黄丸	熟地黄、山茱萸（制）、牡丹皮、山药、茯苓、泽泻、枸杞子、菊花、当归、白芍、蒺藜、石决明（煅）	滋肾，养肝，明目。用于肝肾阴虚，目涩畏光，视物模糊，迎风流泪	口服。1次1丸，1日2次	1.忌肥甘油腻等不易消化食物 2.感冒发热患者不宜服用 3.有高血压、心脏病、肝病、糖尿病、肾病等慢性病严重者应在医师指导下服用 4.儿童、孕妇、哺乳期妇女应在医师指导下服用
明目蒺藜丸	蒺藜（盐水炙）、蔓荆子（微炒）、菊花、蝉蜕、防风、荆芥、薄荷、白芷、木贼、炒决明子、密蒙花、石决明、黄连、栀子（姜水炙）、连翘、黄芩、黄柏、当归、赤芍、地黄、川芎、旋覆花、甘草	清热散风，明目退翳。用于上焦火盛引起的暴发火眼、云蒙障翳、羞明多眵、眼边赤烂、红肿痛痒、迎风流泪	口服。1次9g，1日2次	本品阴虚火旺者慎用
固本丸	人参、生地黄、熟地黄、天冬、麦冬、黄柏、知母、牛膝、杜仲、龟甲、五味子、茯神、远志	滋阴补气，清肺降火。用于气阴两虚，症见潮热，咳嗽，形体瘦弱，自汗盗汗，乏力者	口服。1次10～12丸，1日3次	

药名	组成	功能主治	用法用量	备注
固本咳喘片/胶囊/颗粒	党参、白术（麸炒）、茯苓、麦冬、盐补骨脂、炙甘草、醋五味子	益气固表，健脾补肾。用于脾虚痰盛、肾气不固所致的咳嗽、痰多、喘息气促、动则喘剧；或用于慢性支气管炎见上述证候者	口服。片：1次3片，1日3次；胶囊：1次3粒，1日3次；颗粒：1次1袋，1日3次	
固本益肠片	党参、白术、补骨脂、山药、黄芪、炮姜、当归、白芍等。辅料为淀粉、糊精、硬脂酸镁	健脾温肾，涩肠止泻。用于脾虚或脾肾阳虚所致慢性泄泻，症见慢性腹痛腹泻、大便清稀、食少腹胀、腰酸乏力、形寒肢冷	口服。1次4片，1日3次	
固肾安胎丸	制何首乌、地黄、肉苁蓉（制）、续断、桑寄生、钩藤、菟丝子、白术（炒）、黄芩、白芍	滋阴补肾，固冲安胎。用于早期先兆流产属肾阴虚证者	口服，1次1袋，1日3次；连续服用14天为1个疗程	
固肾定喘丸	熟地黄、牡丹皮、盐补骨脂、车前子、盐益智仁、山药、金樱子肉、附片（黑顺片）、牛膝、砂仁、茯苓、肉桂、泽泻	温肾纳气，健脾化痰。用于肺脾气虚、肾不纳气所致的咳嗽、气喘、动则尤甚；或用于慢性支气管炎、肺气肿、支气管哮喘见上述证候者	口服，1次1.5～2.0g，1日2～3次，可在发病预兆前服用，也可预防久喘复发，一般服15天为1个疗程	
固经丸	黄柏（盐炒）、黄芩（酒炒）、椿皮（炒）、香附（醋制）、白芍（炒）、龟甲（制）	滋阴清热，固经止带的功效。用于阴虚血热，月经先期，经血量多、色紫黑，白带量多	口服。1次6g，1日2次	
岩鹿乳康片	岩陀、鹿衔草、鹿角霜	益肾，活血，软坚散结。用于肾阳不足、气滞血瘀所致的乳腺增生	口服，1次3～5片，1日3次	

药名	组成	功能主治	用法用量	备注
知柏地黄丸／片／胶囊／颗粒	知母、黄柏、熟地黄、山茱萸（制）、牡丹皮、山药、茯苓、泽泻	滋阴降火。用于阴虚火旺，潮热盗汗，口干咽痛，耳鸣遗精，小便短赤。可用于眼科阴虚火旺证，症见视力突然下降，视物变形，黄斑出血、渗出和水肿等眼底病伴上述全身表现者	口服。大蜜丸1次1丸，1日2次；浓缩丸1次8丸，1日3次；水蜜丸，1次6g，1日2次；小蜜丸1次9g，1日2次，浓缩丸1次8丸，1日3次；片：1次6片，1日4次；胶囊：1次4粒，1日2次；颗粒：1次8g，1日2次	1.忌肥甘油腻等不易消化食物 2.感冒发热患者不宜服用 3.有高血压、心脏病、肝病、糖尿病、肾病等慢性病严重者应在医师指导下服用 4.儿童、孕妇、哺乳期妇女应在医师指导下服用 5.服药1周症状无缓解，应去医院就诊
和血明目片	蒲黄、地黄、丹参、墨旱莲、女贞子、黄芩（炭）、赤芍、牡丹皮、茺蔚子、菊花、决明子、车前子等	凉血止血，滋阴化瘀，养肝明目。用于阴虚肝旺，热伤络脉所引起的眼底出血	口服。1次5片，1日3次	
和胃平肝丸	木香、砂仁、豆蔻、厚朴、沉香、佛手、檀香、枳壳、川楝子、延胡索、陈皮、姜黄、白芍、茯苓	疏气平肝，和胃止痛。用于肝胃不和，气郁结滞引起的两肋胀满，脘饱嘈杂，气逆作呕，胃脘刺痛，饮食无味	口服，1次2丸，1日1～2次	

药名	组成	功能主治	用法用量	备注
和络舒肝胶囊	白术、白芍、三棱、香附、莪术、当归、木瓜、大黄、红花、鳖甲、桃仁、郁金、茵陈、海藻、昆布、玄参、生地黄、熟地黄、虎杖、土鳖虫、柴胡、制何首乌、凌霄花、蜣螂、五灵脂、黑豆、半边莲	疏肝理气，清化湿热，活血化瘀，滋养肝肾。用于慢性迁延性肝炎、慢性活动性肝炎及早期肝硬化	饭后温开水送服，1次5粒，1日3次，或遵医嘱，小儿酌减	
金水宝片/胶囊	发酵虫草菌粉	补肾保肺，秘精益气。用于肺肾两虚，久咳盗汗，痰少或痰白而黏者；用于肺肾两虚，精气不足，久咳虚喘，神疲乏力，不寐健忘，腰膝酸软，月经不调，阳痿早泄；或用于慢性支气管炎，慢性肾功能不全，高脂血症，肝硬化见上述症候者	口服，片：1次5片，1日3次；胶囊：1次3粒，1日3次。或遵医嘱	
金贝痰咳清颗粒	浙贝母、金银花、前胡、苦杏仁（炒）、桑白皮、桔梗、射干、麻黄、川芎、甘草	清肺止咳，化痰平喘。本品适用于痰热阻肺所致的咳嗽，痰黄黏稠，喘息；或用于慢性支气管炎急性发作见上述证候者	口服，1次7g，1日3次	
金龙胶囊	鲜守宫、鲜金钱白花蛇、鲜蕲蛇	破瘀散结，解郁通络。用于原发性肝癌血瘀郁结证，症见右胁下积块，胸胁疼痛，神疲乏力，腹胀，纳差等	口服，1次4粒，1日3次	
金刚藤丸/片/胶囊/颗粒	金刚藤	清热解毒，消肿散结。用于附件炎和附件炎性包块及妇科多种炎症	口服。丸：1次1袋（4g），1日3次；片：1次4片，1日3次；胶囊：1次4片，1日3次；颗粒：温开水送服，每次1袋，每日3次	

药名	组成	功能主治	用法用量	备注
金花明目丸	熟地黄、盐菟丝子、枸杞子、五味子、白芍、黄精、黄芪、党参、川芎、菊花、炒决明子、车前子（炒）、密蒙花、炒鸡内金、金荞麦、山楂、升麻	补肝，益肾，明目。用于老年性白内障早、中期属肝肾不足、阴血亏虚证者，症见视物模糊、头晕、耳鸣、腰膝酸软	口服。1次4g，1日3次，饭后服用。1个月为1个疗程，连续服用3个疗程	
金芪降糖片	黄连、黄芪、金银花	清热益气。用于消渴病气虚内热证，症见口渴喜饮，易饥多食，气短乏力。适用于轻、中型非胰岛素依赖型糖尿病见上述证候者	饭前半小时服用。1次2～3片，1日3次，1个疗程为3个月，或遵医嘱	1.有严重冠心病和心肌供血不足病史者使用时应密切观察 2.服药期间忌食肥甘、辛辣之品，控制饮食，注意合理的饮食结构；忌烟酒 3.用药期间，请注意监测血糖
金鸡片	金樱根、鸡血藤、千斤拔、功劳木、两面针、穿心莲	清热解毒，健脾除湿，通络活血。用于湿热下注引起的附件炎	口服，1次6片，1日3次	
金鸣片	地黄、硼砂（煅）、玄参、人工牛黄、麦冬、冰片、丹参、薄荷脑、乌梅、珍珠粉、玄明粉	清热生津，开音利咽。用于慢性咽炎，慢性喉炎，咽喉肿痛，声哑失音，用声过度后的咽干、喉痒、发声费力、起声困难	含化。1次2～4片，1日3～4次	

药名	组成	功能主治	用法用量	备注
金胃泰胶囊	大红袍、鸡矢藤、贯众、金荞麦、黄连、砂仁、延胡索、木香	行气，活血，和胃止痛。用于肝肾气滞，湿热瘀阻所致得急性肠胃炎，胃及十二指肠溃疡，慢性结肠炎	口服，1日3粒，1日3次	
金复康口服液	黄芪、北沙参、麦冬、酒制女贞子、山茱萸、绞股蓝、淫羊藿、盐炒葫芦巴、石上柏、石见穿、重楼、天冬	金复康口服液，益气养阴，清热解毒。用于原发性非小细胞肺癌气阴两虚证不适合手术、放疗、化疗的患者，或与化疗并用，有助于提高化疗效果，改善免疫功能，减轻化疗引起的白细胞下降等副作用。国家三类抗癌新药，专治肺癌	口服，每次30mL，每日3次，30天为1个疗程，可连续使用2个疗程，或遵医嘱	
金胆片	金钱草、龙胆、虎杖、猪胆膏	利胆消炎。用于急、慢性胆囊炎，胆石症以及胆道感染	口服，1次5片，1日2～3次	
金莲清热颗粒	金莲花、大青叶、石膏、知母、地黄、玄参、苦杏仁	清热解毒，生津利咽。适用于高热，口渴，咽干，咽痛，咳嗽，痰稠	口服，＜1岁1次2.5g；1～5岁1次2.5～5g，1日4次	
金匮肾气丸/片	干地黄、山药、山茱萸、泽泻、茯苓、牡丹皮、桂枝、附子	补肾助阳。主治肾阳不足证，症见腰痛脚软，身半以下常有冷感，少腹拘急，小便不利，或小便反多，入夜尤甚，阳痿早泄，舌淡而胖，脉虚弱，尺部沉细或沉弱而迟，以及痰饮，水肿，消渴，脚气，转胞等	口服。丸：小蜜丸1次6～10g，大蜜丸1次1丸，1日3次；片：1次4片，1日2次	
金喉健喷雾剂	艾纳香油、大果木姜子油、薄荷脑、甘草酸单胺盐。辅料为乙醇	祛风解毒，消肿止痛，清咽利喉。用于风热所致的咽痛，咽干，咽喉红肿，牙龈肿痛，口腔溃疡	喷患处，每次适量，1日数次	

药名	组成	功能主治	用法用量	备注
金嗓开音丸/片/胶囊/颗粒	金银花、连翘、玄参、板蓝根、赤芍、黄芩、桑叶、菊花、前胡、苦杏仁（去皮）、牛蒡子、泽泻、胖大海、僵蚕（麸炒）、蝉蜕、木蝴蝶	清热解毒，疏风利咽。用于风热邪毒引起的咽喉肿痛，声音嘶哑，急性、亚急性咽炎、喉炎	口服。丸/水蜜丸60～120粒，1日2次；片/胶囊：1次3片/粒，1日2次；颗粒：1次1袋1日2次	
金嗓利咽丸/胶囊	茯苓、法半夏、枳实（炒）、青皮（炒）、胆南星、橘红、砂仁、豆蔻、槟榔、合欢皮、六神曲（炒）、紫苏梗、生姜、蝉蜕、木蝴蝶、厚朴（制）	疏肝理气，化痰利咽。用于痰湿内阻、肝郁气滞所致的咽部异物感、咽部不适，声音嘶哑，或声带肥厚见上述证候者	口服。丸：1次60～120丸，1日2次；胶囊：1次2～4粒，1日2次	
金嗓清音丸	玄参、麦冬、地黄、丹皮、赤芍、黄芩、川贝母、石斛、僵蚕（麸炒）、薄荷、木蝴蝶、甘草等	养阴清肺，化痰利咽。本品用于阴虚肺热而致的咽喉肿痛，慢性咽炎、喉炎	口服，大蜜丸1次1～2丸，水蜜丸60～120粒（6g～12g），1日2次	
金嗓散结丸/片/胶囊/颗粒	马勃、金银花、玄参、红花、板蓝根、浙贝母、鸡内金（炒）、木蝴蝶、莪术（醋炒）、桃仁（去皮）、三棱（醋炒）、丹参、麦冬、泽泻、蝉蜕、蒲公英	清热解毒，活血化瘀，利湿化痰。用于热毒蓄结、气滞血瘀而形成的慢喉瘖（声带小结、声带息肉、声带黏膜增厚）及由此而引起的声音嘶哑等症	口服。丸：1日2次，1次60～120粒；片：1次2～4片，1日2次；胶囊：1次2～4粒，1日2次；颗粒：开水冲服。1次1～2袋，1日2次	
金蝉止痒胶囊	金银花、栀子、黄芩、苦参、黄柏、龙胆、白芷、白鲜皮、蛇床子、蝉蜕、连翘、地肤子、地黄、青蒿、广藿香、甘草	清热解毒，燥湿止痒。用于湿热内蕴所引起的丘疹性荨麻疹，夏季皮炎等皮肤瘙痒症状	口服，1次6粒，1日3次，饭后服用	

药名	组成	功能主治	用法用量	备注
乳宁丸	石刁柏	用于痰瘀互结，乳腺结块，肿胀疼痛及乳腺小叶增生属上述证候者	口服。1次6～9丸，1日3～4次，2～3个月为1个疗程	
乳块消片	橘叶、丹参、皂角刺、王不留行、川楝子、地龙	疏肝理气，活血化瘀，消散乳块。用于肝气郁结，气滞血瘀，乳腺增生，乳房胀痛	口服。1次4～6片，1日3次	
乳泉颗粒	王不留行、天花粉、当归、漏芦、穿山甲（炙）、炙甘草	通经，活血，下乳。用于产后乳少，乳汁不畅	口服，1次15g，1日2次	
乳核散结片	柴胡、当归、黄芪、郁金、山慈菇、漏芦、昆布、海藻、淫羊藿、鹿衔草	疏肝解郁，软坚散结，理气活血。用于治疗乳腺囊性增生，乳痛症，乳腺纤维腺瘤和男性乳房发育等	口服。1次4片，1日3次	
乳康丸	牡蛎、乳香、瓜蒌、海藻、黄芪、没药、天冬、夏枯草、三棱、玄参、白术、浙贝母、莪术、丹参、鸡内金（炒）	疏肝解郁，理气止痛，活血破瘀，消积化痰，软坚散结，补气健脾。用于乳腺增生病	口服，1次0.5g～0.75g，1日2次，饭后服用，20天为1个疗程。间隔5～7天，继续第2个疗程，亦可连续用药	
乳癖消片	鹿角、蒲公英、昆布、天花粉、鸡血藤、三七、赤芍、海藻、漏芦、木香、玄参、牡丹皮、夏枯草、连翘、红花	软坚散结，活血消痛，清热解毒。用于痰热互结所致的乳癖、乳痛、症见乳房结节，数目不等，大小形态不一，质地柔软，或产后乳房结块、红热疼痛、乳腺增生、乳腺炎早期见上述证候者	口服。1次3片，1日3次	
肤痒颗粒	炒苍耳子、地肤子、川芎、红花、白英	祛风活血，除湿止痒。用于皮肤瘙痒病、荨麻疹	开水冲服，1次1～2袋，1日3次	
肺力咳胶囊/合剂	梧桐根、红花龙胆、红管药、前胡、百部、黄芩	止咳平喘，清热解毒，降气祛痰。用于咳喘痰多，以及慢性支气管炎见上述症状者	口服。胶囊：1次3～4粒，1日3次；合剂：7岁以内1次10mL，7岁至14岁1次15mL，成人1次20mL，1日3次	

药名	组成	功能主治	用法用量	备注
肿痛安胶囊	三七、天麻、僵蚕、白附子（制）、防风、羌活、天南星（制）、白芷	祛风化痰，行瘀散结，消肿定痛。用于风痰瘀阻引起的牙痛、咽喉肿痛、口腔溃疡，及风痰瘀血阻络引起的痹病，症见关节肿胀疼痛、筋脉拘挛、屈伸不利；或用于破伤风的辅助治疗	口服。1次2粒，1日3次，小儿酌减。外用，用盐水消洁创面，将胶囊内的药粉撒于患处，或用香油调敷	
鱼腥草滴眼液	鲜鱼腥草	清热，解毒，利湿。用于风热疫毒上攻所致的暴风客热、天行赤眼、天行赤眼暴翳，症见两眼刺痛、目痒、流泪；急性卡他性结膜炎、流行性角结膜炎见上述证候者	滴入眼睑内，1次1滴，1日6次。治疗急性卡他性结膜炎，7天为1个疗程；治疗流行性角结膜炎，10天为1个疗程	
京万红软膏	地榆、地黄、当归、桃仁、黄连、木鳖子、罂粟壳、血余炭、棕榈、半边莲、土鳖虫、白蔹、黄柏、紫草、金银花、红花、大黄、苦参、五倍子、槐米、木瓜、苍术、白芷、赤芍、黄芩、黄连、川芎、栀子、乌梅、冰片、血竭、乳香、没药。辅料为麻油、蜂蜡	活血解毒，消肿止痛，去腐生肌，用于轻度水火烫伤，疮疡肿痛，创面溃烂	用生理盐水清洗创面，涂敷本品或将本品涂于消毒纱布上，敷盖创面，消毒纱布包扎，每日换药1次	
炉甘石洗剂	炉甘石、氧化锌、甘油	收敛，保护，止痒。用于急性瘙痒性皮肤病，如荨麻疹和痱子	局部外用，用时摇匀，取适量涂于患处，1日2～3次	
河车大造丸/胶囊	紫河车、熟地黄、龟甲（制）、天冬、麦冬、杜仲（盐炒）、牛膝（盐炒）、黄柏（盐炒）	滋阴清热，补肾益肺。用于肺肾两亏，虚劳咳嗽，潮热骨蒸，盗汗遗精，腰膝酸软等阴虚症状	口服。丸：1次1丸，1日2次；胶囊：1次3粒，1日3次	

药名	组成	功能主治	用法用量	备注
注射用益气复脉	红参、麦冬、五味子。辅料为葡甲胺，甘露醇	益气复脉，养阴生津。用于冠心病劳累型心绞痛气阴两虚证，症见胸痹心痛，心悸气短、倦怠懒言、头晕目眩、面色少华、舌淡、少苔或剥苔，脉细弱或结代；或用于冠心病所致慢性左心功能不全Ⅱ、Ⅲ级气阴两虚证，症见心悸、气短甚则气急喘促，胸闷隐痛，时作时止，倦怠乏力，面色苍白，动则汗出，舌淡少苔或薄苔，脉细弱或结代	静脉滴注。每日1次，每次8瓶（每瓶用5mL注射用水溶解），再用250mL～500mL的5%葡萄糖注射液稀释后静脉滴注。1个疗程为2周，或遵医嘱	
泻青丸	龙胆、大黄（酒炒）、防风、羌活、栀子、川芎、当归、青黛	清肝泻火。用于咯血耳鸣耳聋，口苦头晕，两胁疼痛，小便赤涩者	口服，1次7g，1日2次	
泌石通胶囊	槲叶干浸膏、滑石粉	清热利湿，行气化瘀。用于气滞血瘀型及湿热下注型肾结石或输尿管结石，适用于结石在1.0cm以下者	口服。1次2粒，1日3次	
泌淋清胶囊	四季红、黄柏、酢酱草、仙鹤草、白茅根、车前草	清热解毒，利尿通淋。用于湿热蕴结所致的小便不利，淋漓涩痛，尿血，急性非特异性尿路感染，前列腺炎见上述证候者	口服，1次3粒，1日3次，或遵医嘱	
泽桂癃爽片/胶囊	泽兰、皂角刺、肉桂	行瘀散结，化气利水。用于膀胱瘀阻型前列腺增生及慢性前列腺炎，症见夜尿频多，排尿困难，小腹胀满，或小便频急，排尿不尽，少腹、会阴或腰骶疼痛或不适、睾丸坠胀不适、尿后滴白等	口服，1次2粒，1日3次，30天为1个疗程	

药名	组成	功能主治	用法用量	备注
定坤丸	西洋参、鹿茸（去毛）、黄芪、白术、当归、白芍、阿胶、杜仲（炒炭）、续断、香附（醋炙）、龟甲（沙烫醋淬）、延胡索（醋炙）等27味	补气养血，舒郁调经。用于冲任虚损，气血两亏，身体瘦弱，月经不调，经期紊乱，行经腹痛，崩漏不止，腰酸腿软	1次半丸至1丸，1日2次	
建参片	党参、附子、桂枝、川芎、干姜、炙甘草	温通心肾，益气和血，能改善窦房结功能。用于心肾阳虚，脉络痹阻脉迟，窦性心动过缓及病态窦房结综合征	口服，1次4～5片，1日3次	孕妇忌服，阴虚阳亢及高血压患者慎服
降脂灵片/颗粒	制何首乌、枸杞子、黄精、山楂、决明子	补肝益肾，养血明目，用于肝肾不足型高脂血症，症见头晕，目眩，须发早白	口服。片：1次5片，1日3次；颗粒：1次3粒，1日3次	
参一胶囊	人参皂苷 Rg3	培元固本，补益气血。与化疗配合用药，有助于提高治疗原发性肺癌、肝癌的疗效，可改善肿瘤患者的气虚症状，提高机体免疫功能	饭前空腹口服，1次2粒，1日2次；8周为1个疗程	
参丹散结胶囊	人参、黄芪、白术（麸炒）、鸡内金、瓜蒌、半夏（清）、厚朴、枳壳（炒）、郁金、丹参、全蝎、蜈蚣	益气健脾，理气化痰，活血祛瘀。合并化疗具有改善原发性非小细胞肺癌、胃肠癌、乳腺癌中医脾虚痰瘀证所致的气短、面色㿠白、胸痛、纳谷不馨、胸胁胀满等症状的作用，可提高患者化疗期间的生活质量	口服，每次6粒，每日3次，1个疗程为42天	
参芍片/胶囊	人参茎叶皂苷、白芍	活血化瘀，益气止痛。用于气虚血瘀所致的胸闷、胸痛、心悸、气短等症	口服，1次4片/粒，1日2次	

药名	组成	功能主治	用法用量	备注
参麦注射液	红参、麦冬	益气固脱，养阴生津，生脉。用于治疗气阴两虚型之休克、冠心病、病毒性心肌炎、慢性肺心病、粒细胞减少症。能提高肿瘤患者的免疫机能，与化疗药物合用时，有一定的增效作用，并能减少化疗药物所引起的毒副反应	肌内注射，1次2～4mL，1日1次。静脉滴注1次20～100mL（用5%葡萄糖注射液250～500mL稀释后应用）或遵医嘱，也可直接滴注	
参麦颗粒	红参、南沙参、麦冬、黄精、山药、枸杞子	养阴生精。用于面黄肌瘦，津少口渴，食欲不振，头晕眼花，心悸气短	口服，1次1袋，1日3次	
参芪扶正注射液	党参、黄芪	益气扶正。用于肺脾气虚引起的神疲乏力，少气懒言，自汗眩晕；或用于肺癌、胃癌见上述证候者的辅助治疗	静脉滴注，1次250mL（即1瓶），1日1次，21天为1个疗程；与化疗合用，在化疗前3天开始使用，疗程可与化疗同步结束	
参芪降糖颗粒/胶囊/片	人参茎叶皂苷、五味子、黄芪、山药、地黄、覆盆子、麦冬、茯苓、天花粉、泽泻、枸杞子	益气养阴，滋脾补肾。主治消渴病，用于2型糖尿病	口服。颗粒：1次1g，1日3次，1个月为1个疗程，效果不显著或治疗前症状较重者，每次用量可达3g，1日3次。胶囊：1次3粒，1日3次，1个月为1个疗程，效果不显著或治疗前症状较重者，每次用量可达8粒，1日3次。片：1次3片，1日3次，1个月为1个疗程，效果不显著或治疗前症状较重者，每次用量可达8片，1日3次	有实热证者禁用，待实热退后可服用

药名	组成	功能主治	用法用量	备注
参附注射液	红参、附片	回阳救逆，益气固脱。主要用于阳气暴脱的厥脱症（感染性、失血性、失液性休克等）；也可用于阳虚（气虚）所致的惊悸、怔忡、喘咳、胃疼、泄泻、痹症等	肌内注射：1 次 2～4mL，1 日 1～2 次。静脉滴注：1 次 20～100mL，（用 5%～10% 葡萄糖注射液 250～500mL 稀释后使用）。静脉推注：1 次 5～20mL（用 5%～10% 葡萄糖注射液 20mL 稀释后使用）。或遵医嘱	
参附强心丸	人参、附子（制）、桑白皮、猪苓、葶苈子、大黄	益气助阳，强心利水。用于慢性心力衰竭引起的心悸、气短、胸闷喘促、面肢浮肿等症属于心肾阳衰者	口服，大蜜丸 1 次 2 丸，水蜜丸 1 次 5.4g，1 日 2～3 次	
参苓白术丸/片/胶囊/散/颗粒	人参、茯苓、麸炒白术、山药、炒白扁豆、莲子、麸炒薏苡仁、砂仁、桔梗、甘草	补脾胃，益肺气。用于脾胃虚弱，食少便溏，气短咳嗽，肢倦乏力	口服。丸：1 次 6g，1 日 3 次；片：1 次 6～12 片，1 日 2 次；胶囊：1 次 3 粒，1 日 3 次；散：1 次 6～9g，1 日 2～3 次；颗粒：1 次 3g，1 日 3 次	
参松养心胶囊	人参、麦冬、山萸肉、丹参、炒酸枣仁、桑寄生、赤芍、土鳖虫、甘松、黄连、南五味子、龙骨	益气养阴，活血通络，清心安神。用于治疗冠心病室性早搏属气阴两虚，心络瘀阻证者。症见心悸不安，气短乏力，动则加剧，胸部闷痛，失眠多梦，盗汗，神倦懒言	口服。1 次 2～4 粒，1 日 3 次	
参莲胶囊/颗粒	苦参、山豆根、半枝莲、防己、三棱、莪术、丹参、补骨脂、苦杏仁、乌梅、白扁豆	清热解毒，活血化瘀，软坚散结。用于气血瘀滞、热毒内阻的中晚期肺癌、胃癌患者	胶囊：口服，每次 6 粒，1 日 3 次；颗粒：开水冲服，每次 2 袋，1 日 3 次	
参倍固肠胶囊	五倍子、肉豆蔻（煨）、诃子肉（煨）、乌梅、木香、苍术、茯苓、鹿角霜、红参	固肠止泻，散寒清热，调和气血。用于肝脾不和，泻痢腹痛，慢性非特异性溃疡性结肠炎见上述证候者	口服，每日 3 次，每次 4～6 粒，饭后服或遵医嘱	

药名	组成	功能主治	用法用量	备注
参鹿扶正胶囊	人参、鹿角胶、熟地黄、枸杞子、肉苁蓉、巴戟天、葫芦巴、茯苓、沙棘、五味子、五加皮、半枝莲等	扶正固本，滋阴助阳，解毒散结。用于阴阳两虚所致的神疲乏力，头晕耳鸣，健忘失眠，腰膝酸痛，阳痿早泄，夜尿频多及癌症放疗、化疗的辅助治疗	口服，1次2～4粒，1日3次；或遵医嘱	
经前安片	柴胡、枳壳、合欢皮、郁金、香附、青皮、路路通、橘核、当归、白芍、川芎、茯苓、大腹皮、甘草	疏肝理气，活血通络。用于妇女经前紧张症、中医辨证属于肝郁气滞者。症见经前情绪激动，烦躁易怒，情绪低落，忧郁，乳房胀痛，胸胁胀痛，少腹痛或头痛，或有不同程度水肿，经量或多或少，色暗，舌质暗，脉弦	口服。1次5片，1日2次。每次月经来前14天开始服药，服至月经来潮即停药，连续服药3个月为1个疗程	1. 未排除妊娠者禁用 2. 对本品过敏者禁用 3. 青春期或更年期月经紊乱妇女慎用
经舒胶囊/颗粒	三棱、莪术、北刘寄奴、延胡索、牡丹皮、熟地黄、当归、白芍、鸡血藤、凌霄花、乌药、官桂等14味	温经化瘀，理气止痛。用于寒凝血瘀所致的原发性痛经。症见经期及经前小腹疼痛，腰骶部酸痛，肛门坠胀疼痛，经色紫暗，经行量少、有血块，乳房胀痛，畏寒或手足欠温等	胶囊：口服，1次3粒，1日3次；颗粒：开水冲服，1次1袋（12g），1日2次。于月经来潮前1周开始服用，持续至月经来潮3天后停服。连续服用3个月经周期	

九画

药名	组成	功能主治	用法用量	备注
荆防颗粒/合剂	荆芥，防风，羌活，独活，柴胡，前胡，川芎，枳壳，茯苓，桔梗，甘草	发汗解表，散风祛湿。用于感冒风寒，头痛身痛，恶寒无汗，鼻塞流涕，咳嗽	颗粒：开水冲服，1次1袋，1日3次；合剂：1次10～20mL，1日3次，用时摇匀	
茜芷胶囊	川牛膝、三七、茜草、白芷	活血止血，祛瘀生新，消肿止痛。用于气滞血瘀所致子宫出血过多，时间延长，淋漓不止，小腹疼痛，或用于药物流产后子宫出血量多见上述症候者	饭后温开水送服。1次5粒，1日3次，连服9天为1个疗程	

药名	组成	功能主治	用法用量	备注
荜铃胃痛颗粒	荜澄茄、川楝子、醋延胡索、酒大黄、黄连、吴茱萸、醋香附、香橼、佛手、海螵蛸、煅瓦楞子	行气活血，和胃止痛。用于气滞血瘀所致的胃脘痛，或用于慢性胃炎见上述证候者	开水冲服。1次5g，1日3次	
茵栀黄颗粒/口服液/注射液	茵陈（绵茵陈）提取物、栀子提取物、黄芩提取物、金银花提取物	清热解毒，利湿退黄。用于肝胆湿热所致的黄疸，症见面目悉黄、胸胁胀痛、恶心呕吐、小便黄赤者；或用于急、慢性肝炎见上述证候者	颗粒：开水冲服。1次2袋，1日3次；口服液：1次20mL或10mL，1日3次；注射液：静脉滴注，每次10～20mL，用10%葡萄糖注射液250～500mL稀释后滴注。症状缓解后可改用肌内注射，每日2～4mL。2～4周为1个疗程，可反复使用	
枳实导滞丸	枳实（炒）、大黄、黄连（姜汁炙）、黄芩、六神曲（炒）、白术（炒）、茯苓、泽泻	消积导滞，清利湿热。用于饮食积滞、湿热内阻所致的脘腹胀痛、不思饮食、大便秘结，或用于痢疾里急后重	口服。1次6～9g，1日2次	
柏子养心丸/片/胶囊	柏子仁、党参、炙黄芪、川芎、当归、茯苓、远志（制）、酸枣仁、五味子（蒸）、朱砂等13味	补气，养血，安神。用于心气虚寒，心悸不宁，失眠多梦，健忘	口服。丸：水蜜丸每次6g。2～3次/日；片/胶囊：1次3～4片/粒，1日2次	
柏艾胶囊	侧柏叶、地黄、艾叶、荷叶	滋阴活血，泻火平肝。用于原发性高血压1、2级，中医辨证为阴虚阳亢、肝火上炎证者，症见眩晕、头痛、腰膝酸软、心悸、舌质红，少苔	口服。每次3粒，每天2次	

药名	组成	功能主治	用法用量	备注
威麦宁胶囊	威麦宁（金荞麦的根茎中，提取的酮类中的黄烷醇类物质）	活血化瘀，清热解毒，祛邪扶正。配合放、化疗治疗肿瘤有增效、减毒作用；单独使用可用于不适宜放、化疗的肺癌患者的治疗	饭后口服，1次6～8粒，1日3次，或遵医嘱	
威灵骨刺膏	威灵仙、香加皮、生川乌、草乌、羌活、紫荆皮、乳香、赤芍、当归、阿胶等	用于髋关节骨关节炎，风湿性关节炎，类风湿性关节炎，腰肌劳损，韧带损伤，踝部损伤等风湿免疫科、骨科疾病	外用，1次可同时贴用1～4贴，6～7天换药1次。休息1～3天，再继续贴用。1个月为1个疗程	
厚朴排气合剂	厚朴（姜制）、木香、枳实（麸炒）、大黄	行气消胀，宽中除满。用于腹部非胃肠吻合术后早期肠麻痹患者，症见腹部胀满，胀痛不适，腹部膨隆，无排气、排便，舌质淡红，舌苔薄白或薄腻	1日1～2次，每次50mL。服用时摇匀，稍加热后温服	
鸦胆子油软胶囊/口服乳液/注射液	鸦胆子油、豆磷脂	抗癌。用于肺癌，肺癌脑转移，消化道肿瘤及肝癌的辅助治疗	胶囊：口服，1次4粒，1日2～3次；乳液：1次20mL，1日2～3次30天为1个疗程。注射液：静脉滴注，1次10～30mL，每日1次（本品须加灭菌生理盐水250mL，稀释后立即使用）	
胃苏颗粒	紫苏梗、香附、陈皮、香橼、佛手、枳壳、槟榔、鸡内金（制）	理气消胀，和胃止痛。主治气滞型胃脘痛，症见胃脘胀痛，窜及两胁，得嗳气或矢气则舒，情绪郁怒则加重，胸闷食少，排便不畅，舌苔薄白，脉弦；或用于慢性胃炎及消化性溃疡见上述证候者	开水冲服。1次1袋，1日3次，15天为1个疗程，可服1～3个疗程或遵医嘱	
胃肠灵胶囊	钻地风、白及、海螵蛸、砂仁、干姜、胡椒、党参、山楂、白芍、甘草	温中祛寒，健脾止泻。用于中焦虚寒，寒湿内盛，脘腹冷痛，大便稀溏或泄泻；慢性胃肠炎、慢性结肠炎见上述证候者	口服，1次4粒，1日3次	

药名	组成	功能主治	用法用量	备注
胃康胶囊	白及，海螵蛸，香附，黄芪，白芍，三七，鸡内金，鸡蛋壳（炒焦），乳香，没药，百草霜	行气健胃，化瘀止血，制酸止痛。用于气滞血瘀所致的胃脘疼痛、痛处固定、吞酸嘈杂；或用于慢性胃炎见上述证候者	口服，1次2～4粒，1日3次	
咽立爽口含滴丸	艾纳香油、天然冰片、薄荷素油、薄荷脑、甘草酸单胺盐	疏风散热，消肿止痛，清利咽喉。用于急性咽炎，慢性咽炎急性发作，咽痛，咽黏膜红肿，咽干，口臭等症	含服，1次1～2丸，1日4次	
咳喘顺丸	紫苏子，瓜蒌仁，茯苓，鱼腥草，苦杏仁，半夏（制），款冬花，桑白皮，前胡，紫菀，陈皮，甘草	宣肺化痰，止咳平喘。用于痰浊壅肺、肺气失宣所致的咳嗽、气喘、痰多、胸闷；慢性支气管炎、支气管哮喘、肺气肿见上述证候者	口服，1次5g（参照瓶盖刻度），1日3次，7天为1个疗程	
骨折挫伤胶囊	猪骨（制）、黄瓜子（炒）、土鳖虫、自然铜（煅）、乳香（制）、没药（制）、血竭、红花、大黄、当归	舒筋活络，接骨止痛。用于跌打损伤，消肿散瘀，扭腰岔气等症	口服，用温黄酒或温开水送服。1次4～6粒，1日3次；小儿酌减	
骨疏康胶囊	淫羊藿、熟地黄、骨碎补、黄芪、丹参、木耳、黄瓜子	补肾益气，活血壮骨。主治肾虚兼气血不足所致的原发性骨质疏松症，症见腰背疼痛，腰膝酸软，下肢痿弱，步履艰难，神疲，目眩，舌质偏红或淡，脉平或濡细	口服，1次4粒，1日2次。1个疗程为6个月	
香砂六君子丸	木香、砂仁、党参、炒白术、茯苓、炙甘草、陈皮、姜半夏、生姜、大枣	益气，健脾，和胃。用于脾虚气滞，消化不良，嗳气食少，脘腹胀满，大便溏泄	口服，1次6～9g，1日2～3次	

药名	组成	功能主治	用法用量	备注
香砂养胃丸/颗粒	木香、砂仁、白术、陈皮、茯苓、半夏（制）、醋香附、枳实（炒）、豆蔻（去壳）、姜厚朴、广藿香、甘草、生姜、大枣	温中和胃。用于胃阳不足、湿阻气滞所致的胃痛、痞满，症见胃痛隐隐、脘闷不舒、呕吐酸水、嘈杂不适、不思饮食、四肢倦怠	丸：口服，1次8丸，1日3次；颗粒：开水冲服，1次1袋，1日2次	
香菊片/胶囊	化香树果序（除去种子）、夏枯草、野菊花、黄芪、辛夷、防风、白芷、甘草，川芎	辛散祛风，清热通窍	口服，1次2～4粒，1日3次	
复方小活络丸	川乌（甘草、银花炙）、草乌（甘草、银花炙）、当归、川芎、白芍、地龙、乳香（制）、没药（制）、香附（醋炙）、胆南星（酒炙）	舒筋活络，散风止痛。用于风寒湿邪引起的风寒湿痹，肢节疼痛，麻木拘挛，半身不遂，行步艰难	温黄酒或温开水送服。1次1～2丸，1日2次	
复方川芎片/胶囊	川芎、当归	活血化瘀，通脉止痛。用于冠心病稳定型心绞痛属心血瘀阻证者	口服。片：1次4片，1日3次；胶囊：1次4粒，1日3次。饭后服用或遵医嘱	
复方丹参片/丸/胶囊/颗粒/滴丸	丹参、三七、冰片	活血化瘀，理气止痛。用于气滞血瘀所致的胸痹，症见胸闷、心前区刺痛；或用于冠心病心绞痛见上述证候者	口服。片：1次3片（每片重0.32g）或1片（每片重0.8g），1日3次；丸：1次5丸，1日3次；胶囊：1次3粒，1日3次；颗粒：冲服。1袋/次，3次/日；滴丸：吞服或舌下含服。1次10丸，1日3次。28天为1个疗程	

药名	组成	功能主治	用法用量	备注
复方双花口服液/片/颗粒	金银花、连翘、穿心莲、板蓝根	清热解毒，利咽消肿。用于外感风热，毒热炽盛，症见发热，微恶风寒，鼻塞流涕，咽喉肿痛，吞咽困难，局部淋巴结肿痛，或见红丝；或用于急性上呼吸道感染、急性扁桃腺炎、急性淋巴结炎有上述证候者	口服液：成人1次20mL，1日4次。儿童3岁以下1次10mL，1日3次；3岁至7岁，1次10mL，1日4次；7岁以上1次20mL，1日3次，1个疗程为3天；片：1次4片，1日4次；颗粒：1次6g，1日4次	
复方玄驹胶囊	黑蚂蚁、淫羊藿、枸杞子、蛇床子	温肾，壮阳，益精。用于肾阳虚证，症见神疲乏力，精神不振，腰膝酸软，少腹阴器发凉，精冷滑泄，肢冷尿频，性欲低下，功能性勃起功能障碍等	口服，1次3粒，1日3次，4周为1个疗程	
复方血栓通胶囊/片/颗粒	三七、黄芪、丹参、玄参	活血化瘀，益气养阴。用于血瘀兼气阴两虚证的视网膜静脉阻塞，症见视力下降或视觉异常、眼底瘀血征象、神疲乏力、咽干、口干；以及用于血瘀兼气阴两虚的稳定性劳累型心绞痛，症见胸闷、胸痛、心悸、心慌、气短、乏力、心烦、口干	口服。胶囊：1次3粒，1日3次；片：1次3片，1日3次；颗粒：开水冲服。1次1袋，1日3次	
复方红豆杉胶囊	红豆杉、红参、甘草	祛邪散结。用于气虚痰瘀所致的中晚期肺癌化疗的辅助治疗	口服。1次2粒，1日3次，21天为1个疗程	
复方扶芳藤合剂	扶芳藤、黄芪、红参	益气补血，健脾养心。用于气血不足，心脾两虚证，症见气短胸闷，少气懒言，神疲乏力，自汗，心悸健忘，面色不华，大便溏软，舌淡胖，脉细弱	口服，1次15mL，1日2次	
复方芩兰口服液	金银花、黄芩、连翘、板蓝根	辛凉解表，清热解毒。用于外感风热引起的发热、咳嗽、咽痛	口服，1次10～20mL，1日3次	

药名	组成	功能主治	用法用量	备注
复方杜仲健骨颗粒	杜仲、白芍、续断、黄芪、枸杞子、牛膝、三七、鸡血藤、人参、当归、黄柏、威灵仙	滋补肝肾，养血荣筋，通络止痛。用于膝关节骨性关节炎所致的肿胀、疼痛、功能障碍等	开水冲服。1次12g，1日3次。1个月为1个疗程，或遵医嘱	
复方皂矾丸	皂矾、西洋参、海马、肉桂、大枣（去核）、核桃仁	温肾健髓，益气养阴，生血止血。用于再生障碍性贫血，白细胞减少症、血小板减少症，骨髓增生异常综合征及放、化疗引起的骨髓损伤、血细胞减少，证属肾阳不足，气血两虚者	口服，1次7～9丸，1日3次，饭后即服	
复方阿胶浆/口服液	阿胶、红参、熟地黄、党参、山楂、蔗糖	补气养血。用于气血两虚，头晕目眩，心悸失眠，食欲不振及白细胞减少症和贫血	口服，1次20mL，1日3次	
复方苦参注射液	苦参、白土苓	清热利湿，凉血解毒，散结止痛。用于癌肿疼痛、出血	静脉滴注，1次12mL，用氯化钠注射液200mL，稀释后应用，1日1次，儿童酌减，全身用药总量200mL为1个疗程，一般可连续使用2～3个疗程	
复方珍珠口疮颗粒	珍珠、五倍子、苍术、甘草	燥湿，生肌，止痛。用于心脾湿热证口疮（复发性口腔溃疡），症见口疮，周围红肿，中间凹陷，表面黄白，灼热疼痛，口干口臭，舌红	每次1袋，开水100mL溶解，分次含于口中，每口含1～2分钟后缓缓咽下，10分钟内服完。1日2次。饭后半小时服用。1个疗程为5天	
复方夏天无片	夏天无、夏天无总碱、制草乌、豨莶草、安痛藤、鸡血藤、鸡矢藤、威灵仙、广防己、五加皮、羌活、秦艽、蕲蛇、麻黄、独活、全蝎、僵蚕、马钱子（制）、防风、苍术、乳香（制）、没药（制）、木香、川芎、丹参、当归、三七、冰片、牛膝	祛风逐湿，舒筋活络，行血止痛。用于风湿瘀血阻滞，经络不通引起的关节肿痛，肢体麻木，屈伸不利，步履艰难；或用于风湿性关节炎，坐骨神经痛，脑血栓形成后遗症及小儿麻痹后遗症见上述证候者	口服，1次2片，1日3次，小儿酌减或遵医嘱	孕妇禁服，运动员慎用。请仔细阅读说明书并遵医嘱使用

药名	组成	功能主治	用法用量	备注
复方益母片/胶囊/颗粒	益母草、当归、川芎、木香	活血行气，化瘀止痛。用于气滞血瘀所致的痛经	口服。片：1次4片，1日2次；胶囊：1次5粒，1日2次；颗粒：温水冲服，1次1袋，1日2次。月经来潮前2天开始服用，7天为1个疗程	
复方益肝灵胶囊	水飞蓟素、五味子	益肝滋肾，解毒祛湿。用于肝肾阴虚，湿毒未清所致的胁痛，症见胁痛、纳差、腹胀、腰酸乏力、尿黄；或用于慢性肝炎见上述证候者	口服。规格（1）1次4粒，规格（2）1次3粒，规格（3）1次2粒，规格（4）1次1粒，饭后服用	
复方黄黛片	青黛、雄黄、太子参、丹参	清热解毒，益气生血。用于初治的急性早幼粒细胞白血病	口服。1次3～5片，1日3次，逐步加大剂量，到10天左右，达到30片/日，分3次服用，疗程最长不超过60天	服药后应监测血象、骨髓象
复方银花解毒颗粒	青蒿、金银花、荆芥、薄荷、野菊花、大青叶、连翘、鸭跖草、淡豆豉、前胡	辛凉解表，清热解毒。用于风热袭肺，症见发热恶风，鼻塞流涕，咳嗽咽痛等	开水冲服，1次1袋，1日3次，重症者加服1次	
复方斑蝥胶囊	斑蝥、人参、黄芪、刺五加、三棱、半枝莲、莪术、山茱萸、女贞子、熊胆粉、甘草	破血消瘀，攻毒蚀疮。用于原发性肝癌，肺癌，直肠癌，恶性淋巴瘤，妇科恶性肿瘤等	口服，1次3粒，1日2次	
复方滇鸡血藤膏	滇鸡血藤膏粉、川牛膝、续断、红花、黑豆	活血养血，益肾。用于瘀血阻络、肾失所养所致的月经不调，症见行经后错，经量少、有血块，腰酸，小腹下坠，手足麻木，关节酸痛	将膏研碎，用水、酒各半炖化服。1次6～10g，1日2次	
复方鲜竹沥液	鲜竹沥、鱼腥草、枇杷叶、桔梗、生半夏、生姜、薄荷油	清热化痰，止咳。用于痰热咳嗽，痰黄黏稠	口服，1次20mL，1日2～3次	

药名	组成	功能主治	用法用量	备注
复方熊胆滴眼液	熊胆粉、天然冰片	清热降火，退翳明目。用于肝火上炎、热毒伤络所致的白睛红赤、眵多、羞明流泪；急性细菌性结膜炎、流行性角结膜炎见上述证候者	滴眼。1次1~2滴，1日6次；或遵医嘱	1.本品性寒，虚寒证不宜使用 2.本品用于传染性眼病，应避免瓶口污染
复方蟾酥膏	蟾酥、川乌、红花	活血化瘀，消肿止痛。用于肺，肝，胃等多种癌症引起的疼痛	外用，贴于疼痛处，日用量最高为20贴	
复方鳖甲软肝片	鳖甲（制）、莪术、赤芍、当归、三七、党参、黄芪、紫河车、冬虫夏草、板蓝根、连翘	软坚散结，化瘀解毒，益气养血，用于慢性肝炎肝纤维化，以及早期肝硬化证属瘀血阻络，气血亏虚，兼热毒未尽者	口服。1次4片，1日3次，6个月为1个疗程，或遵医嘱	
复芪止汗冲剂	黄芪、党参、麻黄根、炒白术、煅牡蛎、蒸五味子	益气，固表，敛汗。用于气虚不固，多汗，倦怠，乏力	开水冲服，5岁以下1次20g，1日2次；5岁至12岁1次20g，1日3次	
复明片/胶囊/颗粒	羚羊角、蒺藜、木贼、菊花、车前子、夏枯草、决明子、人参、酒萸肉、石斛、枸杞子、菟丝子、女贞子、石决明、黄连、谷精草、木通、熟地黄、山药、泽泻、茯苓、牡丹皮、生地黄、槟榔	滋补肝肾，养阴生津，清肝明目。用于肝肾阴虚所致的羞明畏光、视物模糊；或用于青光眼，初、中期白内障见上述证候者	口服。1次5片，1日3次	
保和丸/片/颗粒	山楂（焦），六神曲（炒），半夏（制），茯苓，陈皮，连翘，莱菔子（炒），麦芽（炒）	消食，导滞，和胃。用于食积停滞，脘腹胀满，嗳腐吞酸，不欲饮食。	口服。丸：1次1~2丸，1日2次；片：1次4片，1日3次；颗粒：开水冲服，1次4.5g，1日2次 小儿酌减	

药名	组成	功能主治	用法用量	备注
保胎无忧片	艾叶、荆芥炭、当归、川芎、菟丝子、厚朴、枳壳、白芍、黄芪、川贝母、羌活、炙甘草	安胎，养血。用于闪挫伤胎，习惯性小产，难产	口服，1次4～6片，1日2～3次	
保胎灵	阿胶、巴戟天、白芍、白术、杜仲、枸杞子、槲寄生、龙骨、牡蛎、山药、熟地黄、菟丝子、五味子、续断	补肾固冲，安胎。用于先兆流产、习惯性流产及因流产引起的不孕症	口服，1次5片，1日3次	
保胎丸	熟地黄、醋艾叶、荆芥穗、平贝母、槲寄生、菟丝子（酒炙）、黄芪、炒白术、麸炒枳壳、砂仁、黄芩、姜厚朴、甘草、川芎、白芍、羌活、当归	益气养血，补肾安胎。用于气血不足、肾气不固所致的胎漏、胎动不安，症见小腹坠痛，或见阴道少量出血，或屡经流产，伴神疲乏力、腰膝酸软	口服，1次1丸，1日2次	
保济丸/口服液	钩藤、菊花、蒺藜、厚朴、木香、苍术、天花粉、广藿香、葛根、化橘红、白芷、薏苡仁、稻芽、薄荷、茯苓、广东神曲	解表，祛湿，和中。用于暑湿感冒，症见发热头痛、腹痛腹泻、恶心呕吐、肠胃不适者；亦可用于晕车晕船	口服。丸：1次1.85～3.7g，1日3次；口服液：1次10～20mL，1日3次	孕妇忌服
胆石利通片	硝石（制）、白矾、郁金、三棱、猪胆膏、金钱草、陈皮、乳香（制）、没药（制）、大黄、甘草	理气解郁，化瘀散结，利胆排石，用于胆石病气滞证。症见：右上腹胀满疼痛，痛引肩背，胃脘痞满，厌食油腻	口服。1次6片，1日3次，或遵医嘱	
胆宁片	大黄、虎杖、青皮、白茅根、陈皮、郁金、山楂	疏肝利胆，清热通下。用于肝郁气滞、湿热未清所致的右上腹隐隐作痛、食入作胀、胃纳不香、嗳气、便秘；或用于慢性胆囊炎见上述证候者	口服，1次5片，1日3次，饭后服用。或遵医嘱	

药名	组成	功能主治	用法用量	备注
胆胃康胶囊	青叶胆、滇黄芩、枳壳、滇柴胡、白芍、泽泻、茯苓、茵陈、淡竹叶、灯心草	疏肝利胆，清利湿热。用于肝胆湿热所致的胁痛，黄疸，以及胆汁反流性胃炎，胆囊炎见上述症状者	口服。1次1～2粒，1日3次；饭后服用	
胆康片	柴胡、蒲公英、大黄、茵陈、人工牛黄、栀子、郁金、薄荷油	疏肝利胆，清热解毒，消炎止痛。用于急慢性胆囊炎，胆道结石等胆道疾患	口服。1次4～5片，1日3次。30日为1个疗程	
胆舒胶囊	薄荷素油	疏肝理气，利胆。主要用于慢性结石性胆囊炎，慢性胆囊炎及胆结石肝胆郁结之湿热胃滞证	口服。1次1～2粒，1日3次；或遵医嘱	
脉管复康片/胶囊	丹参、鸡血藤、郁金、乳香、没药	活血化瘀，通经活络，用于瘀血阻滞，脉络不通引起的脉管炎、动脉硬化性下肢血管闭塞症	口服，1次4片/粒，1日3次	
独活寄生丸/合剂/颗粒	独活、桑寄生、熟地黄、牛膝、细辛、秦艽、茯苓、肉桂、防风、川芎、党参、甘草、当归（酒制）、白芍、杜仲（盐水制）	养血舒筋，祛风除湿。用于风寒湿痹，腰膝冷痛，屈伸不利以及风寒湿痹日久而致肝肾不足、气血两虚的痹痛证候	丸：口服，1次1丸，1日2次；合剂：1次15～20mL，1日3次；颗粒：温开水冲服，1次1袋，1日3次	
急支颗粒/糖浆	鱼腥草、金荞麦、四季青、麻黄、紫菀、前胡、枳壳、甘草	清热化痰，宣肺止咳。用于外感风热所致的咳嗽，症见发热、恶寒、胸膈满闷、咳嗽咽痛；或用于急性支气管炎、慢性支气管炎急性发作见上述证候者	口服。颗粒：1次4g，1日3～4次；糖浆：1次20～30mL，1日3～4次；儿童周岁以内1次5mL，1至3岁1次7mL，3至7岁1次10mL，7岁以上1次15mL，1日3～4次	
养心氏片	黄芪、党参、丹参、葛根、淫羊藿、山楂、地黄、当归、黄连、醋延胡索、灵芝、人参、炙甘草	益气活血，化瘀止痛。用于气虚血瘀所致的胸痹，症见心悸气短、胸闷、心前区刺痛；或用于冠心病心绞痛见上述证候者	口服，1次4～6片【规格为薄膜衣片每片重0.3g或糖衣片（片心重0.3g）】；1次2～3片【规格为薄膜衣片每片重0.6g】，1日3次	

药名	组成	功能主治	用法用量	备注
养心生脉颗粒	人参、麦冬、丹参、五味子、龙眼肉、枸杞子、赤芍、牛膝、郁金、木香、佛手、茯苓、泽泻、甘草	益气养阴，活血祛瘀。用于气虚阴亏血瘀所致的胸痹心痛，症见胸闷、胸痛、心悸、气短，乏力，口干咽燥；或用于冠心病、心绞痛见上述证候者	口服，1次1袋，1日3次，温开水冲服	
养心定悸胶囊/颗粒/膏/口服液	地黄、麦冬、红参、大枣、阿胶、黑芝麻、桂枝、生姜、炙甘草	养血益气，复脉定悸。用于气虚血少，心悸气短，心律不齐，盗汗失眠，咽干口燥，大便干结	口服。胶囊:1次6～8粒，1日2次；颗粒:1次1袋，1日2次；膏:1次15～20g，1日2次；口服液:1次20mL，1日2次	腹胀便溏、食少苔腻者忌服
养正合剂	红参、黄芪、枸杞子、女贞子（酒蒸）、猪苓、茯苓	益气健脾，滋养肝肾。用于肿瘤患者化疗后引起的气阴两虚，症见神疲乏力，少气懒言，五心烦热，口干咽燥等症及白细胞减少	口服，1次20mL，1日3次	
养正消积胶囊	黄芪、女贞子、人参、莪术、灵芝、绞股蓝、炒白术、半枝莲、白花蛇舌草、茯苓、土鳖虫、鸡内金、蛇莓、白英、茵陈（绵茵陈）、徐长卿	健脾益肾，化瘀解毒。用于不宜手术的脾肾两虚、瘀毒内阻型原发性肝癌辅助治疗，与肝内动脉介入灌注加栓塞化疗合用，有助于提高介入化疗疗效，减轻对白细胞、肝功能、血红蛋白的毒性作用	口服，1次4粒，1日3次	
养血生发胶囊	熟地黄、制何首乌、当归、川芎、白芍、菟丝子、天麻、木瓜、羌活	养血祛风，益肾填精。用于血虚风盛、肾精不足所致的脱发	口服，1次4粒，1日2次	
养血饮口服液	当归、黄芪、鹿角胶、阿胶、大枣。辅料为蔗糖、苯甲酸、羟丙乙酯、枸橼酸、枸橼酸钠	补气养血，益肾助脾。用于气血两亏，体虚羸弱	口服，1次10mL，1日2次	

药名	组成	功能主治	用法用量	备注
养阴生血合剂	地黄、黄芪、当归、玄参、麦冬、石斛、川芎	养阴清热，益气生血。本品为肿瘤患者放射治疗时的辅助用药，有助于减轻患者白细胞下降，改善免疫功能。用于阴虚内热、气血不足证，症见口干咽燥、食欲减退，倦怠无力等	口服。1次50mL，1日1次。放射治疗前3天开始服用，放疗期间，在每次放射治疗前1小时服用，至放疗结束	
养阴通秘胶囊	黑芝麻、肉苁蓉、郁李仁、当归、苦杏仁、桃仁、枳壳、玄参、威灵仙、皂角（煨）	养阴润燥，行气通便。用于各种虚性便秘	口服，温开水送服，1次3～5粒，1日3次	
养阴清肺丸/口服液/颗粒/膏/糖浆	地黄、麦冬、玄参、川贝母、白芍、牡丹皮、薄荷、甘草	养阴润燥，清肺利咽。用于阴虚肺燥，咽喉干痛，干咳少痰。亦可用于眼科余邪未清证流行性角结膜炎，症见病变后期白睛红赤渐退，但黑睛星翳未尽，仍怕光流泪，视物不清或眼干涩不适等	口服，丸：1次1丸，1日2次；口服液：1次1支（10mL），1日2～3次；颗粒：1次1袋，1日2次；膏：1次10～20mL，1日2～3次；糖浆：1次20mL，1日2次	
养胃舒胶囊/片/软胶囊/颗粒	党参、陈皮、黄精（蒸）、山药、玄参、乌梅、山楂、北沙参、干姜、菟丝子、白术（炒）	滋阴养胃。用于慢性胃炎，胃脘灼热，隐隐作痛	口服，1次3粒（片），1日2次；颗粒：开水冲服，1次1～2袋，1日2次	
前列安栓	黄柏、虎杖、栀子、大黄、泽兰、毛冬青、吴茱萸、威灵仙、石菖蒲、荔枝核等	清热利湿通淋，化瘀散结止痛。主治湿热瘀血壅阻证所引起的少腹痛、会阴痛、睾丸疼痛、排尿不利、尿频、尿痛、尿道口滴白、尿道不适等证。可用于精浊、白浊、劳淋（慢性前列腺炎）等病见以上证候者	将药栓置入肛门3～4cm，1次1粒，1日1次，1个月为1个疗程	
前列倍喜胶囊	猪鬃草、蝼蛄、皂角刺、王不留行、刺猬皮	清利湿热，活血化瘀，利尿通淋。用于湿热瘀阻所致的小便不利，淋滴涩痛，以及前列腺炎见上述证候者	口服，饭前服，1次6粒，1日3次，20天为1个疗程	

药名	组成	功能主治	用法用量	备注
前列通片	王不留行、黄芪，车前子，关黄柏，两头尖，蒲公英，泽兰，琥珀，八角茴香油，肉桂油	清利湿浊，化瘀散结。用于热瘀蕴结下焦所致的轻、中度癃闭，症见排尿不畅、尿流变细、小便频数、可伴尿急、尿痛或腰痛；或用于前列腺炎见上述证候者	口服，大片1次4片，小片1次6片，1日3次，30～45日为1个疗程	
前列通瘀胶囊	赤芍、土鳖虫、桃仁、石韦、夏枯草、白芷、黄芪	活血化瘀，清热通淋。用于慢性前列腺炎瘀血阻滞兼湿热内蕴证，症见尿频尿急，余沥不尽，会阴、下腹或腰骶部坠胀疼痛，或尿道灼热，阴囊潮湿等。或用于肾气不足，湿热瘀阻所致的癃闭，症见腰膝酸软，尿频，尿急，尿痛，尿线细，伴小腹拘急疼痛	口服，1次5粒，1日3次，1个月为1个疗程，饭后服用	
前列舒通胶囊	黄柏、赤芍、当归、川芎、土茯苓、三棱、泽泻、马齿苋、马鞭草、虎耳草、柴胡、川牛膝、甘草	清热利湿，化瘀散结。用于慢性前列腺炎，前列腺增生属湿热瘀阻证者，症见尿频、尿急、尿淋沥，会阴、下腹或腰骶部坠胀或疼痛，阴囊潮湿等	口服，1次3粒，1日3次	
首乌丸	制何首乌、熟地黄、酒牛膝、桑椹、酒女贞子、墨旱莲、桑叶（制）、黑芝麻、菟丝子（酒蒸）、金樱子、盐补骨脂、豨莶草（制）、金银花（制）	补肝肾，强筋骨，乌须发。用于肝肾两虚，头晕目花，耳鸣，腰酸肢麻，须发早白；亦用于高脂血症	口服，1次6g，1日2次	
活力苏口服液	制何首乌、淫羊藿、制黄精、枸杞子、黄芪、丹参	益气补血，滋养肝肾。用于年老体弱，精神萎靡，失眠健忘，眼花耳聋，脱发或头发早白属气血不足，肝肾亏虚者	口服，1次10mL，1日1次，睡前服用	

药名	组成	功能主治	用法用量	备注
活心丸	灵芝、人工麝香、熊胆、红花、体外培育牛黄、珍珠、人参、蟾酥、附子、冰片	益气活血，温经通脉。主治胸痹，心痛，用于冠心病、心绞痛	口服。1次1～2粒，1日1～3次，或遵医嘱	
活血壮筋丸	制川乌，血竭，土鳖虫，全蝎，地龙，人参，红花，川牛膝，桂枝，乳香（去油），没药（去油）	祛风活血，壮筋强腰。用于筋骨疼痛；周身麻木，半身不遂，口歪眼斜	口服，1次2丸，1日2次，酒或温开水送下，或遵医嘱	
济生肾气丸/片	熟地黄、山茱萸（制）、牡丹皮、山药、茯苓、泽泻、肉桂、附子（制）、牛膝、车前子	温肾化气，利水消肿。用于肾虚水肿，腰膝酸重，小便不利，痰饮喘咳	口服，丸：水蜜丸1次6g，小蜜丸1次9g，大蜜丸1次1丸，1日2～3次；片：1次6片，1日3次	
津力达颗粒	人参、黄精、麸炒苍术、苦参、麦冬、地黄、制何首乌、山茱萸、茯苓、佩兰、黄连、知母、炙淫羊藿、丹参、粉葛、荔枝核、地骨皮	益气养阴，健脾运津。用于2型糖尿病气阴两虚证，症见口渴多饮，消谷易饥，尿多，形体渐瘦，倦怠乏力，自汗盗汗，五心烦热，便秘等	开水冲服。1次1袋，1日3次。8周为1个疗程，或遵医嘱。对已经使用西药患者，可合并使用本品，并根据血糖情况，酌情调整西药用量	1.忌食肥甘厚味、油腻食物 2.孕妇慎用
恒古骨伤愈合剂	黄芪、人参、红花、三七、杜仲、鳖甲、陈皮、钻地风、洋金花	活血益气，补肝肾，接骨续筋，消肿止痛，促进骨折愈合。用于新鲜骨折及陈旧骨折、股骨头坏死、骨关节病、腰椎间盘突出症等症	口服，成人1次25mL，6～12岁1次12mL，每2日服用1次。饭后1小时服用，12天为1个疗程	
宫宁颗粒	茜草、蒲黄、三七、地榆、黄芩、地黄、仙鹤草、海螵蛸、党参、白芍、甘草	化瘀清热，固经止血。用于瘀热所致的月经过多、经期延长；放置宫内节育器后引起的子宫异常出血见上述证候者	口服。1次1袋，1日3次，连服7天。月经过多者于经前2天或来经时开始服药，经期延长者于经期第3天开始服药	
宫血宁胶囊	重楼	凉血止血，清热除湿，化瘀止痛。用于崩漏下血，月经过多，产后或流产后宫缩不良出血及子宫功能性出血属血热妄行证者	月经过多或子宫出血期：口服。1次1～2粒，1日3次，血止停服	

药名	组成	功能主治	用法用量	备注
宫炎平片/胶囊	地稔、两面针、当归、五指毛桃、柘木	清热利湿，祛瘀止痛，收敛止带。用于湿热瘀阻所致小腹隐痛、带下病，症见小腹隐痛，经色紫暗有块，带下色黄质稠，或用于慢性盆腔炎见上述症候者	口服。片：1次3～4片，1日3次；胶囊：1次3～4粒，1日3次	
宫瘤宁/颗粒	海藻、三棱、蛇莓、石见穿、半枝莲、拳参、党参、山药、谷芽、甘草	软坚散结，活血化瘀，扶正固本。用于子宫肌瘤（肌壁间、浆膜下）气滞血瘀证，症见经期延长，经量过多，经色紫暗有块，小腹或乳房胀痛等	口服。片/胶囊：1次6粒，1日3次；颗粒：1次1袋，1日3次	
宫瘤消胶囊	牡蛎、香附、三棱、莪术、土鳖虫、仙鹤草、党参、白术、白花蛇舌草、牡丹皮、吴茱萸	活血化瘀，软坚散结。用于子宫肌瘤属气滞血瘀证，症见月经量多，夹有大小血块，经期延长，或有腹痛，舌暗红，或边有紫点、瘀斑，脉细弦或细涩	口服，1次3～4粒，1日3次	
宫瘤清片/胶囊/颗粒	熟大黄、土鳖虫、水蛭、桃仁、蒲黄、黄芩、枳实、牡蛎、地黄、白芍、甘草	活血逐瘀，消癥破积，养血清热。用于瘀血内停所致的小腹胀痛，经色紫暗有块，以及子宫壁间肌瘤及浆膜下肌瘤见上述症状者	口服。片/胶囊1次3粒，1日3次；颗粒：1次1袋，1日3次。一般4周为1个疗程	
冠心苏合丸	苏合香、冰片、乳香（制）、檀香、土木香	理气，宽胸，止痛。用于寒凝气滞、心脉不通所致的胸痹，症见胸闷、心前区疼痛；或用于冠心病心绞痛见上述证候者	嚼碎服。1次1丸，1日1～3次；或遵医嘱	
冠心舒通胶囊	广枣、丹参、丁香、冰片、天竺黄	活血化瘀，通经活络，行气止痛。用于胸痹心血瘀阻证，症见胸痛、胸闷、心慌、气短；冠心病、心绞痛见上述证候者	口服。1次3粒，1日3次；4周为1个疗程	
祛风止痛片/胶囊/丸	老鹳草、槲寄生、续断、威灵仙、独活、制草乌、红花	舒筋活血，祛风止痛，强壮筋骨。用于四肢麻木，腰膝酸软，风寒湿痹，关节肿胀、腰膝疼痛、四肢麻木等症	口服。片/胶囊：1次6片/粒，1日2片；丸：1次2.2g，1日2次	孕妇忌服

药名	组成	功能主治	用法用量	备注
祛痰止咳胶囊	紫花杜鹃、党参、甘遂（醋制）、水半夏、芫花（醋制）、明矾	健脾燥湿，祛痰止咳。主要用于慢性支气管炎及支气管炎合并肺气肿、肺心病所引起的痰多，咳嗽，喘息等症	口服，1次4粒，1日2次；小儿酌减	
祖师麻片	祖师麻浸膏	祛风除湿，活血止痛。用于风湿痹症，关节炎，类风湿性关节炎。也可用于坐骨神经痛、肩周炎寒湿阻络证，症见关节痛，遇寒痛增，得热痛减，以及腰腿肩部疼痛重着等	口服，1次3片，1日3次，4周为1个疗程	
神曲消食口服液	焦神曲、焦山楂、焦麦芽、白芍、党参、茯苓、麸炒白术、木香、砂仁、醋延胡索、炙甘草	消食健胃，健脾理气。用于喂养不当或饮食不节引起的儿童脾胃虚弱，饮食积滞证出现的厌食，食欲不振，食量减少等	口服。餐后半小时服用，1～4岁，1次5mL，1日3次；5～14岁，1次10mL，1日3次。1个疗程为2周	
除湿止痒软膏	蛇床子、黄连、黄柏、白鲜皮、苦参、虎杖、紫花地丁、地肤子、萹蓄、茵陈、苍术、花椒、冰片	清热除湿，祛风止痒。用于急性、亚急性湿疹证属湿热或湿阻型的辅助治疗	外用，涂抹于患处，1日3～4次	
绞股蓝总苷（贰）片/胶囊/颗粒	绞股蓝	养心健脾，益气和血，除痰化瘀，降血脂。用于高脂血症，症见心悸气短，胸闷肢麻，眩晕头痛，健忘耳鸣，自汗乏力；或用于脘腹胀满等心脾气虚，痰阻血瘀者	口服，1次1片/粒/袋，1天3次	

十画

药名	组成	功能主治	用法用量	备注
都梁滴丸/丸/胶囊	白芷、川芎	祛风散寒，活血通络。用于风寒瘀血阻滞脉络所致的头痛，症见头胀痛或刺痛，痛有定处，反复发作，遇风寒诱发或加重	滴丸：口服或舌下含服，1次6丸，1日4次；丸：1次1丸，1日3次；胶囊：1次3粒，1日3次	

药名	组成	功能主治	用法用量	备注
热毒宁注射液	青蒿、金银花、栀子	清热，疏风，解毒。用于邪犯肺脾证之高热，微恶风寒，头身痛，咳嗽，痰黄等	静脉滴注，儿童推荐剂量 0.6mL/kg·d，10 岁以下每次 < 10mL；17 岁以下每次 < 20mL，加入 5% 葡萄糖注射液或 0.9% 氯化钠注射液 250mL，静脉滴注，控制滴数每分钟 30～60 滴，1 日 1 次	
热淋清片 / 胶囊 / 颗粒	头花蓼	清热解毒，利尿通淋。用于热淋；症见尿频、尿急、尿痛；尿路感染、肾盂肾炎见上述证候者	片 / 胶囊：口服，1 次 4～6 片，1 日 3 次；颗粒：开水冲服，1 次 1～2 袋，1 日 3 次	
荷丹片 / 胶囊	荷叶、丹参、山楂、番泻叶、补骨脂（盐炒）	化痰降浊，活血化瘀。用于高脂血症属痰浊夹瘀证候者	口服。片：1 次 2 片，1 天 3 次；胶囊：1 次 4 粒，1 天 3 次。饭前服用，8 周为 1 个疗程	1. 脾胃虚寒、便溏者忌服 2. 孕妇禁服
桂龙咳喘宁胶囊 / 片	桂枝、龙骨、白芍、生姜、大枣、炙甘草、牡蛎、黄连、法半夏、瓜蒌皮、炒苦杏仁	止咳化痰，降气平喘。用于外感风寒、痰湿阻肺引起的咳嗽、气喘、痰涎壅盛；急慢性支气管炎见上述证候者	口服。胶囊：1 次 3 粒，1 日 3 次；片：1 次 4 片，1 日 3 次	
桂附地黄丸 / 胶囊 / 颗粒 / 片	附子、肉桂、熟地黄、山药、山茱萸、泽泻、茯苓、牡丹皮	温补肾阳。用于肾阳不足，腰膝酸冷，肢体浮肿，小便不利或反多，痰饮喘咳，消渴	口服。丸 / 水蜜丸 1 次 6g，小蜜丸 1 次 9g，大蜜丸 1 次 1 丸，1 日 2 次；胶囊：1 次 7 粒，1 日 2 次；颗粒：开水冲服，1 次 5g，1 日 2 次；片：1 次 4～6 片，1 日 2 次	
桂附理中丸	肉桂，附片，党参，白术（炒），炮姜，炙甘草	补肾助阳，温中健脾。用于肾阳衰弱，脾胃虚寒，脘腹冷痛，呕吐泄泻，四肢厥冷。用于治疗腹泻，特发性水肿，消化不良	用姜汤或温开水送服，1 次 1 丸，1 日 2 次	

药名	组成	功能主治	用法用量	备注
桂林西瓜霜/胶囊/含片	西瓜霜、黄芩、黄连、黄柏、射干、山豆根、大黄、浙贝母、青黛、薄荷脑、无患子果（炭）、煅硼砂、冰片、甘草	清热解毒，消肿止痛。用于风热上攻、肺胃热盛之扁桃体炎咽喉肿痛、喉核肿大、口舌生疮、牙龈肿痛或出血；或用于急、慢性咽炎，口腔炎，口腔溃疡，乳蛾，喉痹，口糜，牙龈炎见上述证候者及轻度烫伤（表皮未破）者	散剂：外用，喷、吹或敷于患处，1次适量，1日数次，重症者兼服，1次1～2g，1日3次；胶囊剂：口服。1次2～4粒，1日3次，外用，取内容物适量，敷患处，1日数次；含片：1次2片，1日5次	
桂枝茯苓丸/片/胶囊	桂枝、茯苓、牡丹皮、赤芍、桃仁	活血，化瘀，消癥。用于妇人宿有癥块，或血瘀经闭，行经腹痛，产后恶露不尽	口服。丸：1次1丸，1日1～2次；片/胶囊：1次3片/粒，1日3次	
桂枝颗粒	桂枝、白芍、生姜、甘草、大枣	解肌发表，调和营卫。用于外感风邪，头痛发热，鼻塞干呕，汗出恶风；用于汗证属营卫不和者	开水冲服，1次5g，1日3次。儿童酌减	
速效救心丸	川芎、冰片	行气活血，祛瘀止痛，增加冠脉血流量，缓解心绞痛。用于气滞血瘀型冠心病，心绞痛	含服。1次4～6丸，1日3次；急性发作时，1次10～15丸	
夏荔芪胶囊	黄芪、女贞子、滑石、夏枯草、荔枝核、琥珀、肉桂、关黄柏	以疏通络脉为基本法则，具有补气益肾，散结通络功效。可有效缓解慢性前列腺炎导致的尿频、疼痛等症状	口服，1次3粒，1日3次，4周为1个疗程	
夏枯草胶囊/膏/口服液	夏枯草	清火，明目，散结，消肿。用于头痛眩晕，瘰疬，瘿瘤，乳痈肿痛，甲状腺肿大，淋巴结结核，乳腺增生症	口服。胶囊：1次2粒，1日2次；膏：1次9g，1日2次；口服液：1次10mL，1日2次	
致康胶囊	大黄、黄连、三七、白芷、阿胶、龙骨（煅）、白及、没药（制）、海螵蛸、茜草、龙血竭、甘草、珍珠、冰片	清热凉血止血，化瘀生肌定痛。用于创伤性出血，崩漏、呕血及便血等	口服。1次2～4粒，1日3次；或遵医嘱	

药名	组成	功能主治	用法用量	备注
柴胡舒肝丸	白芍、槟榔、薄荷、柴胡、陈皮、大黄、当归、豆蔻、莪术、防风、茯苓、甘草、厚朴、黄芩、姜半夏、桔梗、六神曲、木香、青皮、三棱、山楂、乌药、香附、枳壳、紫苏梗	疏肝理气，消胀止痛。用于肝气不舒，胸胁痞闷，食滞不清，呕吐酸水	口服，1次1丸，1日2次	
柴银口服液/颗粒	柴胡、金银花、黄芩、葛根、荆芥、青蒿、连翘、桔梗、苦杏仁、薄荷、鱼腥草	清热解毒，利咽止咳。用于上呼吸道感染外感风热症，症见：发烧恶风，头痛、咽痛，汗出，鼻塞流涕，咳嗽，舌边尖红，苔薄黄	口服。口服液：1次20mL（1瓶），1日3次，连服3天；颗粒：开水冲服，1次1～2袋，1日3次	
柴银颗粒	忍冬藤、芦根、薄荷、柴胡、枇杷叶	清热，解表，止咳。用于风热感冒，发热咳嗽	开水冲服，1次1袋，1日3～4次	
逍遥丸（水丸）/片/胶囊/颗粒	柴胡、当归、白芍、白术（炒）、茯苓、炙甘草、薄荷	疏肝健脾，养血调经。用于肝郁脾虚所致的郁闷不舒、胸胁胀痛、头晕目眩、食欲减退、月经不调	口服，1次8丸（6～9g），1日3次；片：1次4片，1日2次；胶囊：1次5粒（0.4g/粒），或1次4粒（0.34g/粒），1日2次；颗粒：开水冲服，1次1袋，1日2次	
眩晕宁片/颗粒	泽泻、白术、茯苓、半夏（制）、女贞子、墨旱莲、菊花、牛膝、陈皮、甘草	健脾利湿，滋肾平肝。用于痰湿中阻、肝肾不足引起的头昏头晕	口服，1次2～3片，1日3～4次	孕妇禁用
积雪苷霜软膏	积雪草总苷	促进创伤愈合，抑制瘢痕。用于治疗外伤、手术创伤、烧伤、疤痕疙瘩及硬皮病，适用于痤疮后瘢痕及红斑	涂患处，1日2～3次	
健步丸	黄柏（盐炒）、知母（盐炒）、熟地黄、当归、牛膝等	补肝肾，强筋骨。用于肝肾不足，腰膝酸软，下肢痿弱，步履艰难	口服，1次9g，1日2次	

药名	组成	功能主治	用法用量	备注
健胃消食口服液	太子参、陈皮、山药、麦芽（炒）、山楂	清肺化痰，健胃消食。用于脾胃虚弱所致的食积，症见不思饮食，嗳腐吞酸、脘腹胀满；或用于消化不良见上述证候者	口服，每次10mL，每日2次在餐间后饭后服用，2周为1个疗程	
健脑灵片	五味子、甘草、柏子仁（霜）、鹿茸、白芍（酒炒）、酸枣仁（炒）、地黄、当归、肉苁蓉（制）、熟地黄、茯苓、川芎、红参	滋肾，镇静，安神。用于肾阳不足引起的头晕，失眠，尿频，多梦；神经衰弱见上述症状者	口服，1次4～5片，1日3次	1. 外感发热患者禁服 2. 忌烟、酒及辛辣、油腻食物 3. 服药期间要保持情绪乐观，切忌生气恼怒
健脾丸	党参、枳实（炒）、陈皮、麦芽（炒）、白术（炒）、山楂（炒）	健脾开胃。用于脾胃虚弱，脘腹胀满，食少便溏	口服，1次8丸，1日3次	
健脾止泻宁颗粒	党参、莲子、白扁豆、黄连、黄芩、金银花、建曲、山楂、车前子（盐炙）、干姜	清热除湿，健脾止泻。用于小儿脾虚湿热所致的腹泻	开水冲服，1岁1次5g，1日6次；2岁1次10g，1日5次；3至4岁1次15g，1日4次	
健脾生血片	党参、茯苓、炒白术、甘草、黄芪、山药、炒鸡内金、醋龟甲、山麦冬、醋南五味子、龙骨、煅牡蛎、大枣、硫酸亚铁	健脾和胃，养血安神。用于脾胃虚弱及心脾两虚所致的血虚证，症见面色萎黄或㿠白、食少纳呆、脘腹胀闷、大便不调、烦躁多汗、倦怠乏力、舌胖色淡、苔薄白、脉细弱；或用于缺铁性贫血见上述证候者	饭后口服，成人1次3片，1日3次；或遵医嘱，4周为1个疗程	
健脾益肾颗粒	党参、枸杞子、女贞子、白术、菟丝子、补骨脂	健脾益肾。用于减轻肿瘤患者术后放、化疗副反应，提高机体免疫功能以及治疗脾肾虚弱所引起的疾病	开水冲服，1次1袋，1日2次	

药名	组成	功能主治	用法用量	备注
胰胆舒颗粒	姜黄、赤芍、蒲公英、牡蛎、延胡索、大黄、柴胡	散瘀行气，活血止痛。用于急、慢性胰腺炎或胆囊炎属气滞血瘀、热毒内盛者	开水冲服，1次10g，1日2～3次	
脂可清胶囊	葶苈子、山楂、茵陈蒿、黄芩、泽泻、大黄、木香	宣通导滞，通络散结，消痰渗湿。用于痰湿症引起的眩晕、四肢沉重、神疲少气、肢麻、胸闷、舌苔黄腻或白腻等症，临床用于高脂血症	口服，1次2～3粒，1日3次，30日为1个疗程	体弱者及孕妇忌用
脂必妥胶囊/片	红曲	健脾消食，除湿祛痰，活血化瘀。用于脾瘀阻滞，症见气短，乏力，头晕，头痛，胸闷，腹胀，食少纳呆等；用于高脂血症；也可用于高脂血症、动脉粥样硬化引起的其他心脑血管疾病的辅助治疗	口服，1次3粒/片，1日2次	孕妇及哺乳期妇女慎用
脏连丸	黄连、黄芩、地黄、赤芍、当归、槐角、槐花、荆芥穗、地榆炭、阿胶。辅料为猪大肠、蜂蜜	清肠止血。用于肠热便血，肛门灼热，痔疮肿痛	口服。水蜜丸1次6～9g，1日2次	
脑心通胶囊	黄芪、赤芍、丹参、当归、川芎、桃仁、红花、乳香（制）、没药（制）、鸡血藤、牛膝、桂枝、桑枝、地龙、全蝎、水蛭	益气活血，化瘀通络。用于气阴两虚，瘀血阻脉所致的胸痹，症见胸痛胸闷，心悸气短，脉结代；或用于冠心病心绞痛见上述证候者	口服，1次2～4粒，1日3次	
益气复脉胶囊	红参，麦冬，北五味子	益气复脉，养阴生津；能改善冠状动脉循环，降低心肌耗氧量，用于气阴两亏，心悸气短，脉微自汗，冠心病、心绞痛和衰老等症	口服，1次2～4粒，1日2次	

药名	组成	功能主治	用法用量	备注
益气复脉颗粒	人参、麦冬、丹参、五味子、龙眼肉、枸杞子、赤芍、牛膝、郁金、木香、佛手、茯苓、泽泻、甘草	益气养阴、活血祛瘀。用于气虚阴亏血瘀所致的胸痹心痛，症见胸闷、胸痛、心悸、气短、乏力，口干咽燥；冠心病、心绞痛见上述证候者	口服。1次1袋，1日3次。温开水冲服	
益气便通颗粒	何首乌、白术、炙黄芪、肉苁蓉、枳壳、升麻、火麻仁	益气养阴，润肠通便。用于功能性便秘，中医辨证属气阴两虚，升降失常之虚秘者	开水冲服，1次2袋，1日1次。空腹服用	
益气维血颗粒	血红素铁、黄芪、大枣	补血益气。用于血虚证、气血两虚证的治疗，症见面色萎黄或苍白，头晕目眩，神疲乏力，少气懒言，自汗，唇舌色淡，脉细弱等	口服。成人1次1包，1日3次；儿童1次1包，1日2次；3岁以下儿童1次1/2包，1日2次	
益气聪明丸	升麻、葛根、黄柏（炒）、白芍、蔓荆子、党参、黄芪、甘草（炙）	益气升阳，聪耳明目。用于耳聋耳鸣，视物昏花	口服。1次9g，1日1次	
益心丸	红参、牛角尖粉、蟾酥、冰片、红花、人工牛黄、附子（制）、人工麝香、三七、安息香、珍珠	益气养阴，活血止痛。主治心气不足，心阳不振，瘀血闭阻所致的胸痹，症见胸闷心痛，心悸气短，畏寒肢冷，乏力自汗；或用于冠心病心绞痛见上述证候者	舌下含服或吞服，1次1～2丸，1日1～2次	
益母草注射液	益母草总生物碱	子宫收缩药。用于止血调经	肌内注射，1次1～2mL，1日1～2次	
益母草膏/片/胶囊/颗粒	益母草	活血调经。用于血瘀所致的月经不调、产后恶露不绝	口服。膏：1次10g，1日1～2次；片：1次1～2片，1日2～3次；胶囊：1次2～4粒，1日3次；颗粒：1次1袋，1日2次	

药名	组成	功能主治	用法用量	备注
益血生胶囊	阿胶、龟甲胶、鹿角胶、鹿血、牛髓、紫河车、鹿茸、茯苓、黄芪（蜜制）、白芍、当归、党参、熟地黄、白术（麸炒）、制何首乌、大枣、炒山楂、炒麦芽、炒鸡内金、知母（盐制）、大黄（酒制）、花生衣	健脾补肾，生血填精。用于脾肾两虚，精血不足所致的面色无华，眩晕气短，体倦乏力，腰膝酸软；或用于缺铁性贫血、慢性再生障碍性贫血见上述证候者	口服。1次4粒，1日3次，儿童酌减	
益肾蠲痹丸	骨碎补、熟地黄、当归、徐长卿、土鳖虫、僵蚕（麸炒）、蜈蚣、全蝎、蜂房（清炒）、广地龙（酒制）、乌梢蛇（酒制）、延胡索、鹿衔草、淫羊藿、寻骨风、老鹳草、鸡血藤、蕲草、生地黄、虎杖	温补肾阳，益肾壮督，搜风剔邪，蠲痹通络。用于症见发热，关节疼痛、肿大、红肿热痛、屈伸不利、肌肉疼痛、瘦削或僵硬，畸形的顽痹（类风湿性关节炎）	口服，1次8～12g，1日3次	妇女月经期经行量多停用，孕妇禁服。过敏体质和湿热偏盛者慎用本品。
益肺清化颗粒	黄芪、党参、北沙参、麦冬、仙鹤草、拳参、败酱草、白花蛇舌草、川贝母、紫菀、桔梗、苦杏仁、甘草	益气养阴，清热解毒，化痰止咳。适用于气阴两虚，阴虚内热型晚期肺癌的辅助治疗。症见气短、乏力、咳嗽、咯血、胸痛等	口服，1次2袋（每袋10g），1日3次。2个月为1个疗程	
益脉康分散片	灯盏细辛浸膏	活血化瘀。本品用于缺血性脑血管病及脑出血后遗瘫痪，眼底视网膜静脉阻塞，冠心病，血管炎性皮肤病，风湿病	吞服，或用水分散后口服，1次2片，1日3次	
消乳散结胶囊	柴胡（醋炙）、炒白芍、醋香附、玄参、昆布、瓜蒌、夏枯草、牡蛎、当归、猫爪草、黄芩、丹参、土贝母、山慈菇、全蝎、牡丹皮	疏肝解郁，化痰散结，活血止痛。用于肝郁气滞，痰瘀凝聚所致的乳腺增生，乳房胀痛	口服，1次3粒，1日3次	

药名	组成	功能主治	用法用量	备注
消肿止痛酊	木香、防风、荆芥、细辛、五加皮、桂枝、牛膝、川芎、徐长卿、白芷、莪术、红杜仲、大罗伞、小罗伞、两面针、黄藤、栀子、三棱、沉香、樟脑、薄荷脑	舒筋活络，消肿止痛，用于跌打扭伤、风湿骨痛	外用，擦患处	
消炎利胆片/颗粒	穿心莲、溪黄草、苦木	清热，祛湿，利胆。用于肝胆湿热所致的胁痛、口苦；或用于急性胆囊炎、胆管炎	片：口服，1次6片，1日3次；颗粒：用温开水送服，1次1袋，1日3次	
消咳喘糖浆	满山红	止咳，祛痰，平喘。用于寒痰阻肺所致的咳嗽气喘、咳痰色白；或用于慢性支气管炎等见上述症候者	口服，1次10mL，1日3次，小儿酌减	
消痔丸	地榆（炒炭）、牡丹皮、三颗针皮（炒炭）、大黄（酒炙）、黄芪、白及、槐角（蜜炙）、防己、白术（炒）、当归（酒炒）、火麻仁（炒黄）、动物大肠	消肿生肌，清热润便，补气固脱，止血，止痛。用于痔疾肿痛，便秘出血，脱肛不收以及肠风下血，积滞不化等症	口服，1次6g，1日3次，小儿酌减	
消痔栓	龙骨（煅）、轻粉、冰片、珍珠（制）	收敛，消肿，止痛，止血。用于内外痔疮	外用。洗净肛门，用套上指套的手指将药塞入。1次1枚，1日1次	
消渴丸	葛根、黄芪、玉米须、山药、地黄、天花粉、南五味子、格列本脲	滋肾养阴，益气生津。用于2型糖尿病气阴两虚证，症见多饮、多尿、多食、消瘦、体倦乏力、眠差、腰痛等	口服，1次5～10丸，1日2～3次。饭前用温开水送服。或遵医嘱	本品含格列本脲，严格按处方药使用，并注意监测血糖

药名	组成	功能主治	用法用量	备注
消渴康颗粒	石膏、知母、生地黄、麦冬、天花粉、玉竹、玄参、牛膝、丹参、泽泻、党参、山茱萸、枇杷叶、南五味子	清热养阴，生津止渴。用于2型糖尿病阴虚热盛型。症见口渴喜饮，消谷易饥，小便频数，急躁易怒，怕热心烦，大便干结等	餐前温开水送服，1次1袋，1日3次。30天为1个疗程	孕妇禁服
消渴清颗粒	知母、苍术、黄连、蒲黄、地锦草	配合抗糖尿病化学药品用于2型糖尿病阴虚热盛挟血瘀证的治疗；可改善口渴欲饮、多食易饥、怕热心烦、溲赤或尿多、大便干结、或胸中闷痛、或肢体麻木、刺痛，以及盗汗等症	温开水冲服。1次1袋，1日3次。1个疗程为8周	孕妇禁用；有出血倾向者慎用；肝、肾功能不全者慎用
消瘿丸	昆布、蛤壳、桔梗	散结消瘿。用于痰火郁结所致的瘿瘤初起；单纯型地方性甲状腺肿见上述证候者	口服。1次1丸，1日3次	
消瘿五海丸	夏枯草、海藻、海带、海螺（煅）、昆布、蛤壳（煅）、木香、川芎	散结消瘿，活血化瘀。用于瘿瘤初起、淋巴腺结核、甲状腺肿大	口服。每次1丸，1日2次	
消朦眼膏	珍珠粉、冰片、硼砂	用于白内障、角膜炎症、角膜溃疡所致的角膜瘢痕（角膜白斑、云翳、斑翳）及角膜混浊	涂入结膜囊内，涂后最好温热敷30分钟，1次适量（如绿豆大小），1日4次	
消癌平片	乌骨藤	抗癌，消炎，平喘。用于食管癌、大肠癌、宫颈癌、白血病等多种恶性肿瘤，亦可配合放疗、化疗及手术后治疗	口服，1次8～10片，1日3次	
消癌平胶囊	通关藤	抗癌，消炎，平喘。用于食道癌、胃癌、肺癌。对大肠癌、宫颈癌、白血病等多种恶性肿瘤，亦有一定疗效。并可配合放疗、化疗及手术后治疗。并用于治疗慢性气管炎和支气管哮喘	口服。1次4～5粒，1日3次	

药名	组成	功能主治	用法用量	备注
润肺止嗽丸	天冬、地黄、天花粉、瓜蒌子（蜜炙）、蜜桑白皮、炒紫苏子、炒苦杏仁、紫菀、浙贝母、款冬花、桔梗、醋五味子、前胡、醋青皮、陈皮、炙黄芪、炒酸枣仁、黄芩、知母、淡竹叶、炙甘草	润肺定喘，止嗽化痰。用于肺气虚弱引起的咳嗽喘促，痰涎壅盛，久嗽声哑，现代用于老年性慢性支气管炎	口服，1次2丸，1日2次	
润肺膏	莱阳梨清膏、党参、炙黄芪、紫菀（蜜炙）、百部（蜜炙）、川贝母	润肺益气，止咳化痰。用于肺虚气弱，胸闷不畅，久咳痰嗽，气喘自汗	口服或开水冲服，1次15g，1日2次	
润燥止痒胶囊	生何首乌、制何首乌、生地黄、桑叶、苦参、红活麻	养血滋阴，祛风止痒，润肠通便。用于血虚风燥所致的皮肤瘙痒，痤疮，便秘	口服，1次4粒，1日3次，2周为1个疗程	
宽胸气雾剂	细辛油、檀香油、高良姜油、荜茇油、冰片	辛温通阳，理气止痛。用于阴寒阻滞、气机郁闭所致的胸痹，症见胸闷、心痛、形寒肢冷；或用于冠心病心绞痛见上述证候者	将瓶倒置，喷口对准舌下喷，1日2～3次	
通心络胶囊/片	人参、水蛭、全蝎、赤芍、蝉蜕、土鳖虫、蜈蚣、檀香、降香、乳香（制）、酸枣仁（炒）、冰片	益气活血，通络止痛。用于冠心病心绞痛属心气虚乏，血瘀络阻证者，症见胸部憋闷，刺痛，绞痛，固定不移，心悸自汗，气短乏力，舌质紫暗或有瘀斑，脉细涩或结代	口服，1次2～4粒/片，1日3次	
通关藤注射液（消癌平注射液）	通关藤浸膏。辅料：氢氧化钠、注射用水	清热解毒，化痰软坚。用于食道癌、胃癌、肺癌、肝癌，并可配合放疗、化疗的辅助治疗	1.肌内注射：1次2～4mL，1日1～2次。2.静脉滴注：用5%或10%葡萄糖注射液稀释后滴注，1次20～100mL，1日1次	
通便宁片	番泻叶干膏粉、牵牛子、砂仁、白豆蔻	宽中理气，泻下通便。用于实热便秘。症见腹痛拒按，腹胀纳呆，口干口苦，小便短赤，舌红苔黄，脉弦滑数	口服，1次4片，1日1次。如服药8小时后不排便再服1次，或遵医嘱	

药名	组成	功能主治	用法用量	备注
通脉养心丸	地黄、鸡血藤、麦冬、甘草、制何首乌、阿胶、五味子、党参、醋龟甲、大枣、桂枝	具有益气养阴，通脉止痛的功效。用于冠心病心绞痛及心律不齐之气阴两虚证，症见胸痛、胸闷、心悸、气短、脉结代	口服，1次40丸，1次1～2次	
通宣理肺丸/片/胶囊/颗粒	紫苏叶、前胡、桔梗、苦杏仁、麻黄、甘草、陈皮、半夏（制）、茯苓、枳壳（炒）、黄芩	解表散寒，宣肺止嗽。用于风寒束表、肺气不宣所致的感冒咳嗽，症见发热、恶寒、咳嗽、鼻塞流涕、头痛、无汗、肢体酸痛	口服。丸/水蜜丸1次7g，大蜜丸1次2丸，1日2～3次；片：1次4片，1日2次；胶囊：1次2粒，1日2～3次；颗粒：1次1袋，1日2次	
通窍耳聋丸	柴胡、龙胆、芦荟、熟大黄、黄芩、青黛、天南星（矾炙）、木香、青皮（醋炙）、陈皮、当归、栀子（姜炙）	清肝泻火，通窍润便。用于肝经热盛，头目眩晕，耳聋蝉鸣，耳底肿痛，目赤口苦，胸膈满闷，大便燥结	口服。1次6g，1日2次	
通窍鼻炎片/胶囊/颗粒	炒苍耳子、防风、黄芪、白芷、辛夷、炒白术、薄荷	疏风固表，宣肺通窍。用于风热蕴肺、表虚不固所致的鼻塞时轻时重、鼻流清涕或浊涕、前额痛；或用于慢性鼻炎、过敏性鼻炎、鼻窦炎见上述症状者	口服，1次5～7片/4～5粒/1袋，1日3次	
桑菊感冒丸/片/颗粒	桑叶、菊花、连翘、芦根、桔梗、苦杏仁、薄荷油、甘草	疏风清热，宣肺止咳。用于风热感冒初起，头痛，咳嗽，口干，咽痛。	口服。颗粒：1次25～30粒，1日2～3次；片：1次4～8片，1日2～3次；颗粒：开水冲服，1次1～2袋，1日2～3次	

十一画

药名	组成	功能主治	用法用量	备注
理中丸	党参、土白术、炙甘草、炮姜	温中散寒，健胃。用于脾胃虚寒，呕吐泄泻，胸满腹痛，消化不良	口服。1次1丸，1日2次	

药名	组成	功能主治	用法用量	备注
理气活血滴丸	大果木姜子、艾片、川芎、薤白	活血理气，祛瘀消肿。主要用于治疗心脑血管领域疾病，如冠心病、心绞痛	口服。1次10丸，1日3次。1个疗程为4周	
排石颗粒	连钱草、盐车前子、木通、徐长卿、石韦、忍冬藤、滑石、瞿麦、苘麻子、甘草	清热利水，通淋排石。用于下焦湿热所致的石淋，症见腰腹疼痛、排尿不畅或伴有血尿；或用于泌尿系结石见上述证候者	开水冲服。1次1袋，1日3次；或遵医嘱	
接骨七厘散/丸/胶囊	乳香（制）、没药（制）、骨碎补（烫）、熟大黄（酒蒸）、当归、土鳖虫、血竭、硼砂、自然铜（醋煅）	活血化瘀，接骨止痛。用于跌打损伤，续筋接骨，血瘀疼痛	口服。散：1次1.5g，1日2次；丸：1次1袋，1日2次；胶囊：1次2粒，1日2次。小儿酌减	
黄氏响声丸	薄荷、浙贝母、连翘、蝉蜕、胖大海、酒大黄、川芎、儿茶、桔梗、诃子肉、甘草、薄荷脑	疏风清热，化痰散结，利咽开音。用于声音嘶哑，咽喉肿痛，咽干灼热，咽中有痰，或寒热头痛，或便秘尿赤；急、慢性喉炎	口服，炭衣丸1次6丸（每丸重0.133g），1日3次，饭后服用	
黄芪生脉饮	黄芪、人参、麦冬、五味子	益气滋阴，补脾益肺。用于气阴两虚，心悸气短，自汗	口服，1次1支，1日3次	
黄芪注射液	黄芪、辅料为依地酸二钠、碳酸氢钠、甘油	益气养元，扶正祛邪，养心通脉，健脾利湿。用于心气虚损、血脉瘀阻之病毒性心肌炎、心功能不全及脾虚湿困之肝炎	肌内注射，1次2～4mL，1日1～2次。静脉滴注，1次10～20mL，1日1次，或遵医嘱	
黄芪颗粒/片	黄芪	补气固表，利尿，托毒排脓，生肌。气短心悸，虚脱，自汗，体虚浮肿，久泻，脱肛，子宫脱垂，痈疽难溃，疮口久不愈合	颗粒：开水冲服，1次1袋，1日2次；片：1次4片，1日2次	

药名	组成	功能主治	用法用量	备注
黄连上清丸/片/胶囊/颗粒	黄连、栀子（姜制）、连翘、炒蔓荆子、防风、荆芥穗、白芷、黄芩、菊花、薄荷、酒大黄、黄柏（酒炒）、桔梗、川芎、石膏、旋覆花、甘草	散风清热，泻火止痛。用于风热上攻、肺胃热盛所致的头晕目眩、牙齿疼痛、口舌生疮、咽喉肿痛、耳痛耳鸣、大便秘结、小便短赤	口服。丸：水丸1次3～6g，1日2次；片：1次6片，1日2次；胶囊：1次2粒，1日2次；颗粒：1次2g，1日2次	
黄连羊肝丸	黄连、胡黄连、黄芩、黄柏、龙胆、柴胡、醋青皮、木贼、密蒙花、茺蔚子、炒决明子、石决明（煅）、夜明砂、鲜羊肝	泻火明目。用于肝火旺盛，目赤肿痛，视物昏暗，羞明流泪，翳肉攀睛	口服。小蜜丸1次9g（18丸），大蜜丸1次1丸，1日1～2次	
黄连膏	黄连、当归尾、生地黄、黄柏、姜黄	清火解毒。治肺经壅热，上攻鼻窍，聚而不散，致生鼻疮，干燥肿疼，皮肤湿疹，红肿热疮，水火烫伤，乳头碎痛	涂抹患处	
黄栀花口服液	黄芩、金银花、大黄、栀子	清泻肺热。适用于发热，头痛，咽赤肿痛，心烦，口渴，大便干结，小便短赤	口服，2.5～3岁1次5mL；4～6岁1次10mL；7～10岁1次15mL；11岁以上1次20mL，1日2次	
黄葵胶囊	黄蜀葵花	清利湿热，解毒消肿。用于慢性肾炎之湿热证，症见：浮肿、腰痛、蛋白尿、血尿、舌苔黄腻等	口服。1次5粒，1日3次；8周为1个疗程	
萆薢分清丸	粉萆薢、石菖蒲、甘草、乌药、益智仁（炒）	分清化浊，温肾利湿。用于肾不化气，清浊不分，小便频数，时下白浊，凝如膏脂，头昏无力，腰膝痿软，舌淡苔腻，脉细弱无力之白浊或膏淋	口服，每次9g，每日2次，饮前服用	

药名	组成	功能主治	用法用量	备注
梅花点舌丸/片/胶囊	人工牛黄、珍珠、麝香、蟾酥（制）、熊胆、雄黄、朱砂、硼砂、葶苈子、乳香（制）、没药（制）、血竭、沉香、冰片	清热解毒，消肿止痛。用于疔疮痈肿初起，咽喉、牙龈肿痛，口舌生疮	丸：1次3粒，1日2次，先饮温开水一口，将药放在舌上，以口麻为度，再用温开水或温黄酒送下；片：1次3片，1日1～2次；胶囊：1次1粒，1日1～2次	
虚汗停颗粒	黄芪、浮小麦、大枣、糯稻根须、炒牡蛎	益气养阴，固表敛汗。用于气阴不足之自汗、盗汗	开水冲服，4岁以下1次5g，1日2次；4岁以上1次5g，1日3次	
虚寒胃痛颗粒	黄芪（炙）、党参、桂枝、白芍、高良姜、干姜、甘草（炙），大枣	益气健脾，温胃止痛。用于脾虚胃弱所致的胃痛，症见胃脘隐痛、喜温喜按、遇冷或空腹加重；或用于十二指肠球部溃疡、慢性萎缩性胃炎见上述证候者	开水冲服。1次1袋，1日3次	
野菊花栓	野菊花	抗菌消炎。用于前列腺炎及慢性盆腔炎等疾病	肛门给药，1次1粒，1日1～2次或遵医嘱。便后或睡前使用为佳	
蛇胆川贝胶囊/软胶囊/液/散	蛇胆汁、川贝母	清肺，止咳，祛痰。用于肺热咳嗽，痰多	口服。胶囊：1次1～2粒，1日2～3次；软胶囊：1次2～4粒，1日2～3次；液：1次10mL，1日2次；散：1次0.3g～0.6g，1日2～3次	
蛇胆陈皮散/片/胶囊	蛇胆、陈皮	理气化痰，祛风和胃。用于痰浊阻肺，胃和失降，咳嗽，呕逆；或用于急慢性支气管炎、小儿百日咳见上述证候者	口服。散：1次0.3g～0.6g，1日2～3次；片：1次2～4片，1日3次；胶囊：1次1～2粒，1日2～3次	
银花泌炎灵片	金银花、半枝莲、萹蓄、瞿麦、石韦、川木通、车前子、淡竹叶、桑寄生、灯心草	清热解毒，利湿通淋。用于急性肾盂肾炎，急性膀胱炎属下焦湿热证，症见发热恶寒、尿频急、尿道刺痛或尿血、腰痛等	口服，1次4片，1日4次，2周为1个疗程，可连服3个疗程	

药名	组成	功能主治	用法用量	备注
银黄口服液/片/胶囊/颗粒	金银花、黄芩	清热疏风,利咽解毒。用于外感风热、肺胃热盛所致的咽干、咽痛、喉核肿大、口渴、发热;急慢性扁桃体炎、急慢性咽炎、上呼吸道感染见上述证候者	口服液:口服,1次5～10mL,1日3次;片:1次2～4片,1日4次;胶囊:1次2～4粒,1日4次;颗粒:1次0.5～2袋,1日2次,开水冲服	
银翘解毒丸/口服液/片/胶囊/合剂/软胶囊/液/颗粒	金银花、连翘、桔梗、薄荷、淡豆豉、淡竹叶、牛蒡子(炒)、荆芥、芦根、甘草	辛凉解表,清热解毒。用于风热感冒,发热头痛,咳嗽,口干,咽喉疼痛	口服。丸:1次6g,1日2～3次,以芦根汤或温开水送服;1次10mL,1日3次,用时摇匀。片/胶囊:1次4片(粒),1日2～3次;合剂:1次10mL,1日3次,用时摇匀;软胶囊剂:口服,1次2粒,1日3次;液:1次20mL,1日2～3次;颗粒:开水冲服,1次1袋,1日3次	
盘龙七片	盘龙七、川乌、草乌、当归、杜仲、秦艽、铁棒锤、红花、五加皮、牛膝、过山龙、丹参等二十九味	活血化瘀,祛风除湿,消肿止痛。用于风湿性关节炎、腰肌劳损、骨折及软组织损伤	口服,1次3～4片,1日3次	孕妇及高血压病患者慎用
麻仁丸/软胶囊/胶囊	火麻仁、苦杏仁、大黄、枳实(炒)、姜厚朴、炒白芍。辅料为蜂蜜	润肠通便。用于肠热津亏所致的便秘,症见大便干结难下、腹部胀满不舒;习惯性便秘见上述证候者	口服。丸:1次6g(约33丸),1日1～2次;软胶囊:平时1次1～2粒,1日1次;急用时1次2粒,1日3次;胶囊:每次2～4粒,早晚各1次,或睡前服用	
麻仁润肠丸/软胶囊	火麻仁、苦杏仁(去皮炒)、大黄、木香、陈皮、白芍。辅料为赋形剂蜂蜜	润肠通便。用于肠胃积热,胸腹胀满,大便秘结	口服。丸:1次1～2丸,1日2次;软胶囊:1次8粒,1日2次	

药名	组成	功能主治	用法用量	备注
麻杏宣肺颗粒	麻黄、苦杏仁（焯）、桔梗、浙贝母、鱼腥草、山银花、陈皮、甘草	宣肺止咳，清热化痰。用于慢性支气管炎急性发作属痰热咳嗽证者，症见：咳嗽，咳痰，发热，口渴，舌红，苔黄或黄腻	开水冲服，1次8g，1日3次	
麻黄止嗽丸/胶囊	麻黄、橘红、细辛、桔梗、川贝母、五味子（醋蒸）、茯苓	解表散寒，宣肺化痰，止咳平喘。用于感冒风寒，无汗鼻塞，咳嗽痰喘	口服。丸1次1袋，1日2次；胶囊：1次3粒，1日2次。10岁以下，50岁以上身体虚弱者减半服	
痔疮片	大黄、蒺藜、功劳木、白芷、冰片、猪胆汁。辅料为蔗糖、滑石粉、薄膜包衣料	清热解毒，凉血止痛，祛风消肿。用于痔疮，肛裂，大便秘结	口服。1次4～5片，1日3次	
痔康片	豨莶草、金银花、槐花、地榆（炭）、黄芩、大黄。辅料为淀粉、滑石粉、硬脂酸镁	清热凉血，泻热通便。用于热毒风盛或湿热下注所致的便血、肛门肿痛、有下坠感；或用于一、二期内痔见上述证候者	口服。1次3片，1日3次。7天为1个疗程，或遵医嘱	
康力欣胶囊	阿魏、九香虫、大黄、姜黄、诃子、木香、丁香、冬虫夏草	扶正祛邪，软坚散结。用于消化道恶性肿瘤，乳腺恶性肿瘤，肺恶性肿瘤气血瘀阻证者	口服，1次2～3粒，1日3次；或遵医嘱	
康艾注射液	黄芪、人参、苦参素	益气扶正，增强机体免疫功能。用于原发性肝癌、肺癌、直肠癌、恶性淋巴瘤、妇科恶性肿瘤；各种原因引起的白细胞低下及减少症	缓慢静脉滴注；1日1～2次，每日40～60mL，用5%葡萄糖或0.9%生理盐水250～500mL稀释后使用。30天为1个疗程或遵医嘱	
康妇炎胶囊	蒲公英、败酱草、赤芍、薏苡仁、苍术、当归、川芎、香附、泽泻、白花蛇舌草、延胡索	清热解毒，化瘀行滞，除湿止带。用于月经不调，痛经，附件炎，阴道炎，子宫内膜炎及盆腔炎等妇科炎症	口服，1次3粒，1日2次	

药名	组成	功能主治	用法用量	备注
康妇消炎栓	苦参、穿心莲、紫草（新疆紫草）、败酱草、蒲公英、地丁、芦荟、猪胆粉	清热解毒，利湿散结，杀虫止痒。用于湿热、湿毒所致的腰痛，小腹痛，带下病，阴痒，阴蚀	直肠给药，1次1粒，1日1～2次	
康莱特软胶囊	薏苡仁油、甘油三酯	益气养阴，消癥散结。用于手术前及不宜手术的脾虚痰湿型、气阴两虚型原发性非小细胞肺癌	口服，1次6粒，1日4次。宜联合放、化疗使用	
康莱特注射液	薏苡仁油	益气养阴，消瘀散结。适用于原发性肝癌，配合放、化疗有一定的增效作用。对中晚期肿瘤患者具有一定的抗恶病质和止痛作用	缓慢静脉滴注200mL，1日1次，21天为1个疗程，间隔3～5天，可进行下1个疗程。联合放、化疗时，可酌减剂量，首次使用时滴注速度应缓慢，开始10分钟滴速应为20滴/分，20分钟后可持续增加，30分钟后可控制在40～60滴/分	
羚羊清肺颗粒	浙贝母、桑白皮（蜜炙）、前胡、麦冬、天冬、天花粉、地黄、玄参、石斛、桔梗、枇杷叶（蜜炙）、苦杏仁（炒）、金果榄、金银花、大青叶、栀子、黄芩、板蓝根、牡丹皮、薄荷、甘草、熟大黄、陈皮、羚羊角粉	清肺利咽，清瘟止咳。用于肺胃热盛，感受时邪，身热头晕，四肢酸懒，咳嗽痰盛，咽喉肿痛，鼻衄咳血，口干舌燥者	开水冲服。1次6g/1袋，1日3次	
羚羊感冒口服液	羚羊角、金银花、桔梗、连翘、荆芥穗、淡竹叶、甘草、牛蒡子、淡豆豉、薄荷脑、薄荷油	清热解毒，散风解表；预防流感。用于感冒初起，畏寒发热，四肢酸软，头痛咳嗽，咽喉肿痛，流涕目赤	口服，1次5mL，1日3次	

药名	组成	功能主治	用法用量	备注
羚珠散	羚羊角、珍珠粉、牛黄、僵蚕、胆南星、朱砂、琥珀、冰片、石菖蒲油	退热，镇静，定惊。用于邪陷心肝证之高热，神态不安	温开水冲服，<1岁1次1/2支；1～3岁1次1/2～1支；>3岁1次1支，1日3次	
断血流片/颗粒/口服液/胶囊	断血流	凉血止血。本品用于血热妄行所致的月经过多、崩漏、吐血、衄血、咯血、便血，血色鲜艳或紫红；或用于功能失调性子宫出血、子宫肌瘤出血及多种出血症、单纯性紫癜、原发性血小板减少性紫癜等见上述证候者	口服。片：1次3～6片，1日3次；口服液：1次10mL，1日3次；胶囊：1次3～6粒，1日3次；颗粒：开水冲服，1次6.5g，1日3次	
清开灵片/软胶囊/注射液/胶囊/颗粒	胆酸、珍珠母、猪去氧胆酸、栀子、水牛角、板蓝根、黄芩苷、金银花	清热解毒，镇静安神。用于外感风热时毒、火毒内盛所致发热、烦躁不安、咽喉肿痛、舌质红绛、苔黄、脉数者；或用于上呼吸道感染、病毒性感冒、急性咽炎、急性气管炎等病症属上述证候者	口服。片：1次1～2片，1日3次；软胶囊：1次1～2粒，1日3次；注射液：肌内注射，1日2～4mL。重症患者静脉滴注，1日20～40mL，以10%葡萄糖注射液200mL或氯化钠注射液100mL稀释后使用；胶囊：1次2～4粒，1日3次；颗粒：1次1～2袋，每日3次	
清气化痰丸	黄芩（酒制）、瓜蒌仁霜、半夏（制）、胆南星、陈皮、苦杏仁、枳实、茯苓	清肺化痰。用于痰热阻肺所致的咳嗽痰多、痰黄黏稠、胸腹满闷	口服，1次6～9g，1日2次；小儿酌减	

药名	组成	功能主治	用法用量	备注
清宁丸	大黄、白术（炒）、半夏（制）、麦芽、牛乳、香附（醋制）、姜厚朴、陈皮、车前草、黑豆、绿豆、桑叶、侧柏叶、桃枝	清热泻火，消肿通便。可用于眼科肝胆火炽证，症见患眼涩痛，灼热畏光，热泪频流，黑睛生翳，扩大加深，呈树枝状或地图状等	口服。水蜜丸1次6g，1日1～2次。水蜜丸每袋装6g	1. 阴虚火旺者慎用。孕妇、老人、儿童及素体脾胃虚寒者慎用 2 忌烟、酒及辛辣、油腻，服药后病情加重者，应立即停药并去医院 3. 儿童、哺乳期妇女、年老体弱及脾虚便溏者应在医师指导下服药，本品不宜长期服用
清金止嗽化痰丸	黄芩、熟大黄、知母、天花粉、麦冬、化橘红、浙贝母、枳壳（去瓤麸炒）、桑白皮（蜜炙）、苦杏仁（去皮炒）、前胡、百部、桔梗、甘草	清肺，化痰，止嗽。用于肺热痰盛引起的咳嗽黄痰，胸膈不畅，喉痛音哑，大便干燥者	口服，1次6g，1日2～3次	
清肺消炎丸	麻黄，石膏，地龙，牛蒡子，葶苈子，牛黄，苦杏仁（炒），羚羊角	清肺化痰，止咳平喘。用于痰热阻肺，症见咳嗽气喘，胸肋胀痛，吐痰黄稠；或用于上呼吸道感染、急性支气管炎、慢性支气管炎发作及肺部感染	口服。1次60粒，1日3次。少儿6～12岁1次40粒；3～6岁1次30粒；1～3岁1次20粒；1岁以内1次10粒	

药名	组成	功能主治	用法用量	备注
清降片	玄参、皂角子、赤芍、板蓝根、麦冬、连翘、牡丹皮、地黄、甘草	清热解毒，利咽止痛。用于肺胃蕴热证所致咽喉肿痛，发热烦躁，大便秘结，或用于小儿急性咽炎、急性扁桃腺炎见以上证候者	口服，周岁1次1.5片，1日2次；3岁1次2片，1日3次；6岁1次3片，1日3次	
清胃黄连丸/片	黄连、石膏、桔梗、甘草、知母、玄参、地黄、牡丹皮、天花粉、连翘、栀子、黄柏、黄芩、赤芍	清胃泻火，解毒消肿。适用于发热，口舌生疮，齿龈、咽喉肿痛	口服。丸：3岁以内1次3g；3～6岁1次6g；6岁以上1次9g；1日2次；片：1次8片（0.32g/片、0.33g/片）或1次4片（0.33g/片），1日2次	
清咽润喉丸	射干、山豆根、桔梗、僵蚕（麸炒）、栀子（姜炙）、牡丹皮、青果、金果榄、麦冬、玄参、知母、地黄、白芍、浙贝母、甘草、冰片、水牛角浓缩粉	清热利咽，消肿止痛。主治风热外袭，肺胃热盛所致的胸膈不利，口渴心烦，咳嗽痰多，咽部痰多，咽部红肿，咽痛，声音嘶哑	温开水送服或含化，1次2丸，1日2次	
清咽滴丸	薄荷脑、青黛、冰片、诃子、甘草、人工牛黄	疏风清热，解毒利咽。用于风热喉痹，咽痛，咽干，口渴；或用于微恶风，发热，咽部红肿，急性咽炎见上述证候者	含服，1次4～6粒，日3次	
清咳平喘颗粒	石膏、金荞麦、鱼腥草、麻黄（蜜炙）、炒苦杏仁、川贝母、矮地茶、枇杷叶、紫苏子（炒）、甘草（炙）	清热宣肺，止咳平喘。用于急性支气管炎、慢性支气管炎急性发作属痰热郁肺，咳嗽气急，甚或喘息，咯痰色黄或不爽，发热，咽痛，便干，苔黄或黄腻者	开水冲服，1次10g，1日3次	
清音丸	诃子肉、川贝母、百药煎、乌梅肉、葛根、茯苓、甘草、天花粉	清热利咽，生津润燥。用于肺热津亏，咽喉不利，口舌干燥，声哑失音	口服，温开水送服或噙化。1次1丸，1日2次	

药名	组成	功能主治	用法用量	备注
清热化滞颗粒	大黄（酒炒）、焦槟榔、大青叶、北寒水石、山楂（焦）、薄荷、化橘红、草豆蔻、广藿香、前胡、麦芽（焦）	清热化滞，表里双解。用于乳食内积，久滞化热兼外感风热症。症见脘腹胀满，食欲不振，恶心呕吐，大便不调，发热口干，咽红咽痛，鼻塞流涕	口服，1～3岁1次2.5g；4～7岁1次5g；8岁以上1次7.5g；1日3次	
清热养阴丸	石膏、栀子（姜炙）、黄连、牡丹皮、白芍、地黄、麦冬、玄参、浙贝母、薄荷、山豆根、甘草	养阴清热，消肿止痛。用于肺胃积热，火热上攻引起的口舌生疮，牙龈出血，烦躁口渴，咽喉疼痛，肺热咳嗽，失音声哑，头晕耳鸣，大便秘结	口服。1次2丸，1日2～3次	
清热解毒口服液	石膏、金银花、玄参、地黄、连翘、栀子、甜地丁、黄芩、龙胆、板蓝根、知母、麦冬	清热解毒。适用于发热面赤，烦躁口渴，咽喉肿痛	口服，3岁以内1次5mL，1日3次；3～6岁1次10mL，1日2次；6岁以上1次10mL，1日3次	
清喉咽颗粒	地黄、麦冬、玄参、连翘、黄芩	养阴，清咽，解毒。用于急性扁桃体炎、咽炎所致的咽喉疼痛	开水冲服。第1次服36g（2袋），以后每次服18g（1袋），1日4次	
清瘟解毒丸/片	大青叶、黄芩、葛根、连翘、羌活、防风、白芷、柴胡、川芎、玄参、天花粉、炒牛蒡子、赤芍、桔梗、淡竹叶、甘草	清瘟解毒。用于病毒性角膜炎湿热蕴蒸证，症见热泪胶黏，抱轮红赤，黑睛生翳，如地图状，或黑睛深层生翳，呈圆盘状混浊、肿胀等	口服。丸剂：大蜜丸1次2丸，1日2次；片：糖衣片1次6片，1日2～3次；薄膜衣1次6片，1日2～3次	1.风寒感冒、脏腑虚寒者慎服 2.脾胃虚寒泄泻者慎服 3.忌烟酒及生气、恼怒 4.对本品过敏者禁用

药名	组成	功能主治	用法用量	备注
淫羊藿总黄酮胶囊	淫羊藿总黄酮提取物	温补肾阳，强筋健骨。用于原发性骨质疏松症肾阳虚证，症见腰脊疼痛，腰膝酸软，形寒肢冷，下肢无力，夜尿频多，舌淡，苔薄白	口服1次2粒，1日3次，饭后温开水送服，1个疗程为24周	
颈舒颗粒	三七、当归、川芎、红花、天麻、人工牛黄等	活血化瘀，温经通窍止痛。适用于神经根型颈椎病瘀血阻络证，症见颈肩部僵硬、疼痛，患侧上肢窜痛等	温开水冲服，1次6g（1袋），1日3次。1个疗程为1个月	
颈痛颗粒	三七、川芎、延胡索、羌活、白芍、威灵仙、葛根等	活血化瘀，行气止痛。用于神经根型颈椎病属血瘀气滞、脉络闭阻证者。症见颈、肩及上肢疼痛，发僵或窜麻、窜痛	开水冲服，1次1袋，1日3次，饭后服用。2周为1个疗程	
维C银翘片/颗粒	金银花、连翘、荆芥、淡豆豉、淡竹叶、牛蒡子、芦根、桔梗、甘草、马来酸氯苯那敏、对乙酰氨基酚、维生素C、薄荷油	辛凉解表，清热解毒。用于流行性感冒引起的发热头痛、咳嗽、口干、咽喉疼痛	片：口服，1次2片，1日3次；颗粒：开水冲服，1次10g，1日3次	
维血宁合剂	仙鹤草、鸡血藤、虎杖、熟地黄、生地黄、白芍、太子参、墨旱莲	补血活血，清热凉血。用于血小板减少症、白细胞减少症	口服，1日3次，每次25～30mL，小儿酌减或遵医嘱	

十二画

药名	组成	功能主治	用法用量	备注
琥珀抱龙丸	山药（炒）、朱砂、甘草、琥珀、天竺黄、檀香、枳壳（炒）、茯苓、胆南星、枳实（炒）、红参	清热化痰，镇静安神。用于饮食内伤所致的痰食型急惊风，症见发热抽搐、烦躁不安、痰喘气急、惊痫	口服，小蜜丸1次1.8g（9丸），大蜜丸1次1丸，1日2次；婴儿小蜜丸每次0.6g（3丸），大蜜丸每次1/3丸，化服	慢惊及久病、气虚者忌服

药名	组成	功能主治	用法用量	备注
琼玉膏	地黄、党参、茯苓	补虚健脾。用于气阴不足，肺虚干咳，形体消瘦	口服，1次15g，1日2次	
越鞠二陈丸	醋香附、麸炒苍术、川芎、清半夏、炒麦芽、六神曲（炒）、茯苓、炒栀子、陈皮、甘草	理气解郁，化痰和中。用于胸腹闷胀，嗳气不断，吞酸呕吐，消化不良，咳嗽痰多	口服，1次6～9g，1日2次	
越鞠丸	栀子、六神曲、醋香附、川芎、苍术、木香、槟榔	疏肝解郁，开胃消食。用于气食郁滞所致的胃痛，症见脘腹胀痛、倒饱嘈杂、纳呆食少、大便不调；或用于消化不良见上述证候者	口服，1次6g，1日1～2次	
散风通窍滴丸	黄芩、荆芥、羌活、细辛	清热祛风，散寒通窍。用于急性单纯性鼻炎外感风寒、郁而化热证，症见鼻塞、流涕、喷嚏、鼻黏膜充血等	1次20丸，1日3次，1个疗程为4天	
散结镇痛胶囊	龙血竭、三七、浙贝母、薏苡仁	软坚散结，化瘀定痛。用于痰瘀互结兼气滞所致的继发性痛经、月经不调、盆腔包块、不孕；或用于子宫内膜异位症见上述症候者	口服。1次4粒，1日3次。于月经来潮第1天开始服药，连服3个月经周期为1个疗程	
葛根汤片/合剂/颗粒	葛根、麻黄、白芍、桂枝、甘草、生姜、大枣	发汗解表，升津舒经。用于风寒感冒，症见：发热恶寒、鼻塞流涕、咳嗽咽痒、咳痰稀白、无汗，头痛身疼，项背强急不舒，苔薄白或薄白润，脉浮或浮紧	口服。片：1次6片，1日3次；合剂：1次20mL，1日3次；颗粒：开水冲服，1次1袋，1日3次	偶见轻度恶心
葛根芩连丸/口服液/片/胶囊/颗粒	葛根、黄芩、黄连、炙甘草	解肌透表，清热解毒，利湿止泻。用于湿热蕴结所致的泄泻腹痛、便黄而黏、肛门灼热；或用于风热感冒所致的发热恶风、头痛身痛	口服。丸：1次3袋；小儿1次1袋，1日3次；口服液：1次1支，1日2次；片/胶囊：1次3～4片/粒，1日3次；颗粒：开水冲服，1次1袋，1日3次。或遵医嘱	

药名	组成	功能主治	用法用量	备注
葆宫止血颗粒	牡蛎（煅）、白芍、侧柏叶（炒炭）、地黄、金樱子、柴胡（醋炙）、三七、仙鹤草、椿皮、大青叶	固经止血，滋阴清热。用于冲任不固、阴虚血热所致月经过多、经期延长，症见月经量多或经期延长，经色深红、质稠，或有小血块，腰膝酸软，咽干口燥，潮热心烦，舌红少津，苔少或无苔，脉细数；或用于功能性子宫出血及上环后子宫出血见上述证候者	开水冲服。1次1袋，1日2次。月经来后开始服药，14天为1个疗程，连续服用2个月经周期	
紫龙金片	黄芪、当归、白英、龙葵、丹参、半枝莲、蛇莓、郁金	益气养血，清热解毒，理气化瘀。本品为肺癌气血两虚兼瘀热证患者的化疗辅助用药，具有一定改善临床症状，提高体力状况评分的作用，对免疫指标NK细胞、CD$_4$细胞等有改善作用，可减少化疗所致的外周血象降低等	口服，1次4片，1日3次，与化疗同时使用。每4周为1个周期，2个周期为1个疗程	
紫地宁血散	大叶紫珠、地稔	清热凉血，收敛止血。用于胃中积热所致的吐血、便血，以及胃、十二指肠溃疡出血见上述证候者	口服，1次8g，1日3~4次，凉或温开水调服	
紫雪散/胶囊/颗粒	石膏、滑石、玄参、沉香、甘草、芒硝（制）、水牛角浓缩粉、人工麝香、北寒水石、磁石、木香、升麻、丁香、硝石（精制）、羚羊角、朱砂	清热开窍，止痉安神。用于热入心包、热动肝风证，症见高热烦躁、神昏谵语、惊风抽搐、斑疹吐衄、尿赤便秘	口服，1次1.5~3g，1日2次；周岁小儿1次0.3g，5岁以内小儿每增1岁递增0.3g，1日1次；5岁以上小儿酌情服用	

药名	组成	功能主治	用法用量	备注
蛤蚧定喘丸	蛤蚧、瓜蒌子、紫菀、麻黄、醋鳖甲、黄芩、甘草、麦冬、黄连、百合、炒紫苏子、石膏、炒苦杏仁、煅石膏	滋阴清肺，止咳平喘。用于肺肾两虚，阴虚肺热所致的虚劳久咳、年老哮喘、气短烦热、胸满郁闷、自汗盗汗	口服，水蜜丸1次5～6g，小蜜丸1次9g，大蜜丸1次1丸，1日2次	
喉咽清口服液	土牛膝、马兰草、车前草、天名精	清热解毒，利咽止痛。用于肺胃实热所致的咽部肿痛、发热、口渴、便秘，以及急性扁桃体炎、急性咽炎见上述证候者	口服。1次10～20mL，1日3次；小儿酌减或遵医嘱	
喉咽清颗粒	地黄、玄参、麦冬、连翘、黄芩	清热解毒，利咽止痛，用于肺胃实热所致的咽喉痛，发热，口渴，便秘，以及扁桃体炎、急性咽炎见上述症候者	开水冲服，第一次服36g，以后每次服18g，1日4次	
喉症丸	板蓝根、人工牛黄、冰片、猪胆汁、玄明粉、青黛、雄黄、硼砂、蟾酥（酒制）、百草露	清热解毒，消肿止痛。用于咽炎、喉炎、扁桃腺炎及一般疮疖	含化，3岁至10岁1次3～5粒，成人每次5～10粒，1日2次。外用疮疖初起，红肿热痛未破者，将丸用凉开水化开涂于红肿处，日涂数次	
黑骨藤追风活络胶囊	青风藤、黑骨藤、追风伞。辅料为淀粉	祛风除湿，通络止痛。用于风寒湿痹，肩臂腰腿疼痛	口服，1次3粒，1日3次；2周为1个疗程	
锁阳固精丸	锁阳、肉苁蓉（蒸）、制巴戟天、补骨脂（盐炒）、菟丝子、杜仲（炭）、八角茴香、韭菜子、芡实（炒）、莲子、莲须、煅牡蛎、龙骨（煅）、鹿角霜、熟地黄、山茱萸（制）、牡丹皮、山药、茯苓、泽泻、知母、黄柏、牛膝、大青盐	温肾固精。用于肾阳不足所致的腰膝酸软、头晕耳鸣、遗精早泄。	口服，水蜜丸1次6g，小蜜丸1次9g，大蜜丸1次1丸，1日2次	

药名	组成	功能主治	用法用量	备注
锁阳固精丸	黑蚂蚁、淫羊藿、枸杞子、蛇床子	温肾，壮阳，益精，祛风湿。用于肾阳虚，症见神疲乏力，腰膝酸软，少腹阴器发凉，精冷滑泄，肢冷尿频，性欲低下，功能性勃起功能障碍等	口服，1次3粒，1日3次。4周为1个疗程	
舒肝丸/片	川楝子、醋延胡索、白芍（酒炒）、片姜黄、木香、沉香、豆蔻仁、砂仁、姜厚朴、陈皮、枳壳（炒）、茯苓、朱砂	疏肝和胃，理气止痛。用于肝郁气滞，胸胁胀满，胃脘疼痛，嘈杂呕吐，嗳气泛酸	口服，水丸1次2.3g，水蜜丸1次4g，小蜜丸1次6g，大蜜丸1次1丸，1日2～3次；片：1次4片，1日2次	孕妇慎用
舒肝和胃丸	主要成分为香附（醋制）、白芍、佛手、木香、郁金、柴胡、白术（炒）、陈皮、广藿香、槟榔（炒焦）、乌药、炙甘草、莱菔子。辅料为蜂蜜	疏肝解郁，和胃止痛。用于肝胃不和，两胁胀满，胃脘疼痛，食欲不振，呃逆呕吐，大便失调	口服，水蜜丸1次45丸（9g），1日2次	
舒肝健胃丸	厚朴（姜制）、香附（醋制）、白芍（麸炒）、柴胡（醋制）、青皮（醋炒）、香橼、陈皮、檀香、豆蔻、枳壳、鸡内金（炒）、槟榔、延胡索（醋炒）、五灵脂（醋制）、牵牛子（炒）。辅料为滑石粉、桃胶	疏肝开郁，导滞和中。用于肝胃不和引起的胃脘胀痛，胸胁满闷，呕吐吞酸，腹胀便秘	口服，1次3～6g，1次3次	

药名	组成	功能主治	用法用量	备注
舒肝散 / 颗粒	当归、白芍、柴胡、香附、白术、茯苓、栀子、牡丹皮、薄荷、甘草	疏肝理气，散郁调经。用于肝气不舒的两胁疼痛，胸腹胀闷，月经不调，头痛目眩，心烦意乱，口苦咽干，以及肝郁气滞所致的面部黧黑斑（黄褐斑）等	口服。散：1 次 10g，1 日 2 次；颗粒：1 次 1 袋，1 日 2 次。用温开水或姜汤送服	孕妇慎用
舒筋通络颗粒	骨碎补、牛膝、川芎、天麻、黄芪、威灵仙、地龙、葛根、乳香	补肝益肾，活血舒筋。用于颈椎病肝肾阴虚、气滞血瘀证，症见头晕、头痛、胀痛或刺痛，耳聋、耳鸣，颈项僵直，颈、肩、背疼痛，肢体麻木，倦怠乏力，腰膝酸软，口唇色暗，舌质暗红或有瘀斑	开水冲服。1 次 1 袋，1 日 3 次。1 个疗程为 1 个月	
痛风定胶囊 / 片	秦艽、黄柏、延胡索、赤芍、川牛膝、泽泻、车前子、土茯苓	清热祛湿，活血通络定痛。用于治湿热瘀阻所致的痹证，症见关节红肿热痛，伴有发热，汗出不解，口渴心烦，小便黄，舌红苔黄腻，脉滑数，痛风。具有抗炎、镇痛、利尿、改善血液流变性、调节血脂、养肾降酸的作用	口服。胶囊：3～4 粒 / 次，3 次 / 日；片：1 次 4 片，1 日 3 次	1. 服药后不宜立即饮茶。2. 孕妇慎用
痛风舒片	大黄、车前子、泽泻、川牛膝、防己	清热，利湿，解毒。用于湿热瘀阻所致的痛风病	口服。1 次 2～4 片，1 日 3 次，饭后服用	忌白酒和啤酒
痛泻宁颗粒	白芍、青皮、薤白、白术	柔肝缓急，疏肝行气，理脾运湿。用于肝气犯脾所致的腹痛、腹泻、腹胀、腹部不适等症，以及肠易激综合征（腹泻型）等见上述证候者	口服。1 次 1～2 袋，1 日 3 次	
痛经丸	当归、白芍、川芎、熟地黄、醋香附、木香、青皮、山楂（炭）、延胡索、炮姜、肉桂、丹参、茺蔚子、红花、益母草、五灵脂（醋炒）	温经活血，调经止痛。本品用于下焦寒凝血瘀所致的痛经、月经不调，症见经行错后，经量少有血块，行经小腹冷痛、喜暖	口服。1 次 6～9g，1 日 1～2 次，临经时服用	

药名	组成	功能主治	用法用量	备注
痛经宝颗粒	当归、红花、肉桂、三棱、莪术、丹参、五灵脂、木香、延胡索（醋制）	温经化瘀，理气止痛。用于寒凝气滞血瘀，妇女痛经，少腹冷痛，月经不调，经色暗淡	冲剂，每包10g，开水冲服，1日2次，1次1包，病重者加倍。于经前约一周开始服用，持续至经来3天停服，3个月经周期为1个疗程，或遵医嘱。经期注意保暖，避免情绪紧张	
阑尾灵颗粒	金银花、蒲公英、败酱草、牡丹皮、赤芍、川楝子、大黄、桃仁、木香	清热解毒，泻下通便，破瘀散结，理气止痛。用于急性单纯性阑尾炎（瘀滞型）；或用于急性化脓性阑尾炎早期（蕴热型）	开水冲服，1次12g，1日3～4次或遵医嘱	
阑尾消炎丸	金银花、大青叶、败酱草、蒲公英、鸡血藤、川楝子、大黄、木香、冬瓜子（麸炒）、桃仁（去皮）、赤芍、黄芩	清热解毒，散瘀消肿。用于急慢性阑尾炎	口服。1次1袋，1日3次	
阑尾消炎片	金银花，大青叶，败酱草，蒲公英，大血藤，川楝子，大黄，木香，冬瓜子，桃仁，赤芍，黄芩	清热解毒，散瘀消肿。用于急、慢性阑尾炎	口服。1次10～15片，1日3次	
普济痔疮栓	熊胆粉、冰片、猪胆粉	清热解毒，凉血止血，用于热证便血。对各期内痔、便血及混合痔肿胀等有较好的疗效	直肠给药。1次1粒，1日2次，或遵医嘱	
湿热痹片/胶囊/颗粒	苍术、忍冬藤、地龙、连翘、黄柏、薏苡仁、防风、川牛膝、粉草薢、桑枝、防己、威灵仙	祛风除湿，清热消肿，通络定痛。用于湿热痹证，其症状为肌肉或关节红肿热痛，有沉重感，步履艰难，发热，口渴不欲饮，小便黄淡	片：口服，1次6片，1日3次；胶囊：1次4粒，1日3次；颗粒：开水冲服，1次1袋，1日3次	风寒湿痹者不得服用。孕妇忌服。素有脾胃虚寒者慎服

药名	组成	功能主治	用法用量	备注
温经丸	党参、黄芪、白术（麸炒）、茯苓、附子（制）、肉桂、干姜、吴茱萸（制）、沉香、郁金、厚朴（姜制）	养血温经，散寒止痛。用于妇女血寒，经期腹痛，腰膝无力，湿寒白带，血色暗淡，子宫虚冷	口服，1次1丸，1日2次	
温胃舒胶囊	党参、附子（制）、黄芪（炙）、肉桂、山药、肉苁蓉（制）、白术（炒）、山楂（炒）、乌梅、砂仁、陈皮、补骨脂	温中养胃，行气止痛。用于中焦虚寒所致的胃痛，症见胃脘冷痛、腹胀嗳气、纳差食少、畏寒无力；或用于慢性萎缩性胃炎、浅表性胃炎见上述证候者	口服。1次3粒，1日2次	
滋阴润肠口服液	地黄	养阴清热，润肠通便。用于阴虚内热所致的大便干结，排便不畅，口干咽燥的辅助治疗	口服。1次10～20mL，1日2次	
滋肾育胎丸	人参、阿胶、鹿角霜、巴戟天、何首乌、杜仲、枸杞子、熟地黄、菟丝子、续断、艾叶、白术、党参、桑寄生、砂仁	补气壮阳，养血育阴。用于先兆流产、习惯性流产	口服，1次5g，1日3次，淡盐水或蜜糖水送服	
寒湿痹片/胶囊/颗粒	附子、制川乌、黄芪、桂枝、麻黄、白术、当归、白芍、威灵仙、木瓜、细辛、甘草	祛寒除湿，温通经络。用于肢体关节疼痛，疲困或肿胀，局部畏寒，风湿性关节炎	口服。片：1次4片，1日3次；胶囊：一日3次，1次1～2粒；颗粒：开水冲服，1次3g（无糖型）或5g（减糖型），1日3次	孕妇忌服，身热高烧者禁用
强肝胶囊	白芍、板蓝根、丹参、当归、党参、地黄、甘草、黄精、黄芪、秦艽、山药、山楂、六神曲、茵陈、郁金、泽泻	清热利湿，补脾养血，益气解郁。用于肝纤维化、早期肝硬化、病毒性肝炎、中毒性肝病、脂肪肝等	饭后口服，1次3粒，1日3次或遵医嘱。12盒为1个疗程，慢性肝炎一般应用3～5个疗程	

药名	组成	功能主治	用法用量	备注
疏风解毒胶囊	虎杖、连翘、板蓝根、柴胡、败酱草、马鞭草、芦根、甘草	疏风清热，解毒利咽。用于急性上呼吸道感染属风热证者，症见发热、恶风、咽痛、头痛、鼻塞、流浊涕、咳嗽等	温开水吞服，1次4粒，1日3次	
疏肝益阳胶囊	蒺藜、柴胡、蜂房、地龙、水蛭、九香虫、紫梢花、蛇床子、远志、肉苁蓉、菟丝子、五味子、巴戟天、蜈蚣、石菖蒲	疏肝解郁，活血补肾。用于前列腺炎患者焦虑、抑郁相关的性功能障碍，症见阴茎萎软不举或举而不坚，胸闷善太息，胸胁胀满，腰膝酸软，舌淡或有瘀斑，脉弦或弦细	口服，1次4粒，1日3次，4周为1个疗程	
疏肝解郁胶囊	贯叶金丝桃、刺五加	疏肝解郁，健脾安神。适用于轻、中度单相抑郁症属肝郁脾虚证者，症见情绪低落，兴趣下降，迟滞，入睡困难、早醒，多梦，紧张不安，急躁易怒，食少纳呆，胸闷，疲乏无力，多汗，疼痛，舌苔白或腻，脉弦或细	口服，1次2粒，1日2次，早晚各1次	肝功能不全者慎用

十三画

药名	组成	功能主治	用法用量	备注
蓝芩颗粒/口服液	板蓝根、黄芩、栀子、黄柏、胖大海	清热解毒，利咽消肿。用于急性咽炎肺胃实热证所致的咽痛、咽干、咽部灼热等症	颗粒：开水冲服，1次1袋，1日3次；口服液：＜1岁1次3mL；1～5岁1次5mL；＞5岁1次10mL，1日3次	
蒲地蓝消炎口服液	蒲公英、板蓝根、苦地丁、黄芩	清热解毒，抗炎消肿。适用于发热，咽赤肿痛，口渴，小便黄赤，大便干结	口服，1岁以内1次1/3支；1～3岁1次1/2支；3～5岁1次2/3支；5岁以上1次1支，1日3次	

药名	组成	功能主治	用法用量	备注
蒲参胶囊	何首乌、蒲黄、丹参、川芎、赤芍、山楂、泽泻、党参	活血祛瘀，滋阴化浊，用于高脂血症之血瘀证	口服，1次4粒，1日3次	
颐和春胶囊/口服液	人参、川牛膝、狗肾、锁阳、鹿茸、淫羊藿、鹿鞭、沙参、冰片、蛇床子、熟地黄、韭菜子、覆盆子、附子、路路通	补肾壮阳，健脑强心。用于肾阳虚引起的阳痿、遗精、精冷不孕、腰膝酸软等症	口服。胶囊：1次4～5粒，1日2次；口服液：1次1支，1日2次	
榄香烯注射液	温郁金提取的β-，γ-，δ-榄香烯混合液	本品合并放、化疗常规方案对肺癌、肝癌、食道癌、鼻咽癌、脑瘤、骨转移癌等恶性肿瘤可以增强疗效，降低放、化疗毒副作用。并可用于介入、腔内化疗及癌性胸腹腔积液的治疗	静滴：1次0.4～0.6g，1日1次，2～3周为1个疗程。用于恶性胸腹腔积液治疗：一般200mg～400mg/m²，抽胸腹腔积液后，胸腔内或腹腔内注射，每周1～2次或遵医嘱。部分患者用药后可有静脉炎、发热、局部疼痛、过敏反应、轻度消化道反应。高热患者、胸腹腔积液合并感染的患者慎用	
槐耳颗粒	槐耳清膏	扶正固本，活血消癥。用于正气虚弱，瘀血阻滞，原发性肝癌不宜手术和化疗者的辅助治疗。在标准的化学药品抗癌治疗基础上，可用于肺癌、胃肠癌和乳腺癌所致的神疲乏力、少气懒言、脘腹疼痛或胀闷、纳谷少馨、大便干结或溏泄，或气促、咳嗽、多痰、面色㿠白、胸痛、痰中带血、胸胁不适等症	口服，1次20g，1日3次。肝癌的辅助治疗1个月为1个疗程，或遵医嘱。肺癌、胃肠癌和乳腺癌的辅助治疗。6周为1个疗程	

药名	组成	功能主治	用法用量	备注
槐杞黄颗粒	槐耳菌质、枸杞子、黄精	益气养阴。用于气阴两虚引起的儿童体质虚弱，反复感冒或老年人病后体虚，头晕，头昏，神疲乏力，口干气短，心悸，易汗出，食欲不振，大便秘结	开水冲服，1～3岁1次5g，3～12岁1次10g，1日2次	
槐角丸	槐角（清炒）、地榆炭、黄芩、麸炒枳壳、当归、防风	清肠疏风，凉血止血。用于血热所致的肠风便血、痔疮肿痛	口服，水蜜丸1次6g，小蜜丸1次9g，大蜜丸1次1丸，1日2次	
槐榆清热止血胶囊	槐花、地榆炭、侧柏叶、荆棘炭、黄芩、栀子、当归、枳壳	清热利湿，凉血止血。用于湿热壅滞所致的Ⅰ、Ⅱ期内痔、混合痔急性发作时出现的便血、肛门坠胀疼痛，痔黏膜充血糜烂，排便黏滞不爽	口服，1次3粒，1日3次，7天为1个疗程	
榆栀止血颗粒	牡蛎（煅）、三七、白芍、侧柏叶（炒炭）、地黄、金樱子、柴胡（醋炙）、椿皮、仙鹤草、大青叶	固经止血，滋阴清热。本品用于冲任不固、阴虚血热所致月经过多、经期延长，症见月经量多或经期延长，经色深红、质稠；或用于有小血块，腰膝酸软，苔少或无苔，脉细数见上述证候者	开水冲服，1次1袋，1日2次。月经来后即开始服药，14天为1个疗程，连续服2个月经周期	
感冒疏风丸	同感冒疏风颗粒	同感冒疏风颗粒	口服，1次1袋（6g），1日2次	
感冒疏风丸/颗粒/片/胶囊	麻黄、苦杏仁、桂枝、白芍（酒炙）、紫苏叶、防风、桔梗、谷芽（炒）、甘草、大枣、生姜、独活	辛温解表，宣肺和中。用于风寒感冒，发热咳嗽，头痛怕冷。鼻流清涕，骨节酸痛，四肢疲倦	口服。丸/颗粒：1次1袋，1日2次；片/胶囊：1次4粒/片，1日2次	
感咳双清胶囊	黄芩苷、穿心莲内酯	清热解毒。用于急性上呼吸道感染、急性支气管炎，症见发热、咳嗽、咽痛、头痛、鼻塞、喷嚏、舌尖边红、苔薄黄等	口服，1次2粒，1日3次	

药名	组成	功能主治	用法用量	备注
雷公藤片	雷公藤提取物	具有抗炎及免疫抑制作用。用于治疗类风湿性关节炎	口服，1次1~2片，1日2~3次	
雷公藤多苷片	雷公藤多苷	祛风解毒，除湿消肿，舒筋通络。有抗炎及抑制细胞免疫和体液免疫等作用。用于风湿热瘀，毒邪阻滞所致的类风湿性关节炎，肾病综合征，白塞氏三联症，麻风反应，自身免疫性肝炎等	口服。按体重每日1~1.5mg/kg，分3次饭后服用，或遵医嘱（例如：按60kg体重的成年人计算，1次2~3片，1日3次，饭后服用）	
愈风宁心丸/片/胶囊/颗粒/滴丸	葛根	解痉止痛，增强脑及冠脉血流量。用于高血压，头晕，头痛，颈项疼痛，冠心病，心绞痛，神经性头痛，早期突发性耳聋	口服。丸：1次10丸，1日3次；片：1次5片，1日3次；胶囊：1次4粒，1日3次；颗粒：开水冲服，1次5g，1日3次；滴丸：1次15丸，1日3次	
腰痛宁胶囊	马钱子粉、土鳖虫、麻黄、乳香、没药、川牛膝、全蝎、僵蚕、苍术、甘草	消肿止痛，疏散寒邪，温经通络。用于腰椎间盘突出症、腰椎增生症、坐骨神经痛、腰肌劳损、腰肌纤维炎、慢性风湿性关节炎	黄酒兑少量温开水送服。1次4~6粒，1日1次。睡前半小时服或遵医嘱	
腰痹通胶囊	三七、川芎、延胡索、白芍、牛膝、狗脊、熟大黄、独活	活血化瘀，祛风除湿，行气止痛。用于血瘀气滞、脉络闭阻所致腰痛，症见腰腿疼痛，痛有定处，痛处拒按，轻者俯仰不便，重者剧痛不能转侧；腰椎间盘突出症见上述证候者	口服，1次3粒，1日3次，宜饭后服用。30天为1个疗程	

药名	组成	功能主治	用法用量	备注
痹祺胶囊	马钱子粉、地龙、党参、茯苓、白术、川芎、丹参、三七、牛膝、甘草	用于气血不足，风湿瘀阻，肌肉关节酸痛，关节肿大，僵硬变形或肌肉萎缩，气短乏力；或用于风湿、类风湿性关节炎、腰肌劳损、软组织损伤见上述证候者	口服，1次4粒，1日2～3次	1.高血压病患者、孕妇禁服 2.运动员慎用 3.本品含有剧毒药，不可多服久服，应遵医嘱。服用本品若出现恶心、头晕、口干症状应停止用药，症状轻者可即服冷茶或用甘草、绿豆各60g煮汤服
瘀血痹片/胶囊/颗粒	乳香（炙）、威灵仙、红花、丹参、没药（炙）、川牛膝、川芎、当归、姜黄、香附（炙）、炙黄芪	活血化瘀，通络定痛。用于瘀血阻络的痹证。症见肌肉关节疼痛剧烈，多呈刺痛感，部位固定不移，痛处拒按，可有硬节或瘀斑	口服。片：1次5片，1日3次；胶囊：1次6粒，1日3次；颗粒：开水冲服，1次10g，1日3次。或遵医嘱	孕妇禁用。有出血倾向者慎用
痰热清注射液	黄芩、熊胆粉、山羊角、金银花、连翘、丙二醇	清热，化痰，解毒。用于风温肺热病痰热阻肺证，症见：发热、咳嗽、咳痰不爽、咽喉肿痛、口渴、舌红、苔黄；肺炎早期、急性支气管炎、慢性支气管炎急性发作以及上呼吸道感染见上述证候者	常用量：成人一般1次20mL，重症患者1次可用40mL，加入5%葡萄糖注射液或0.9%氯化钠注射液250～500mL，静脉滴注，控制滴数每分钟不超过60滴，1日1次；儿童按体重0.3～0.5mL/kg，最高剂量不超过20mL，加入5%葡萄糖注射液或0.9%氯化钠注射液100～200mL，静脉滴注，控制滴数每分钟30～60滴，1日1次；或遵医嘱	

药名	组成	功能主治	用法用量	备注
新生化片/颗粒	当归、川芎、桃仁、炙甘草、干姜（炭）、益母草、红花	活血，祛瘀，止痛。用于产后恶露不行，少腹疼痛，也可用于上节育环后引起的阴道流血，月经过多	口服。片：1次4片，1日2～3次；颗粒：1次2袋，1日2～3次	
新清宁片	熟大黄	清热解毒，泻火通便。用于内结实热所致的喉肿，牙痛，目赤，便秘，发热	口服，3岁以内1次1片，3岁以上1次2片，1日3次	
新癀片	肿节风、三七、人工牛黄、肖梵天花、珍珠层粉等	清热解毒，活血化瘀，消肿止痛。用于热毒瘀血所致的咽喉肿痛、牙痛、痹痛、胁痛、黄疸、无名肿毒等症	口服，1次2～4片，1日3次，小儿酌减。外用，用冷开水调化，敷患处	有消化道出血史者忌用。胃及十二指肠溃疡者、肾功能不全者及孕妇慎用
慈丹胶囊	莪术、山慈菇、鸦胆子、马钱子粉、蜂房等	化瘀解毒，消肿散结，益气养血。主治原发性肝癌，胆管、胆囊等恶性肿瘤，同时改善肝胆类肿瘤引起的黄疸、腹腔积液、疼痛等症状	口服，1次5粒，1日4次，1个月为1个疗程，或遵医嘱	
裸花紫珠片/胶囊/颗粒	裸花紫珠	清热解毒，收敛止血。用于血热毒盛所致的呼吸道、消化道出血及细菌感染性炎症	口服。片/胶囊：1次3～5片/粒，1日3～4次；颗粒：开水冲服，1次3g，1日3～4次	
障眼明片/胶囊	石菖蒲、决明子、肉苁蓉、葛根、青葙子、党参、蔓荆子、枸杞子、车前子、白芍、山茱萸、甘草、菟丝子、升麻、蕤仁（去内果皮）、菊花、密蒙花、川芎、酒黄精、熟地黄、关黄柏、黄芪	补益肝肾，退翳明目。用于肝肾不足所致的干涩不舒、单眼复视、腰膝酸软或轻度视力下降；早、中期老年性内障见上述证候者	口服。1次4片（葛根素不得少于0.30mg）或1次2片（葛根素不得少于0.60mg），1日3次	

十四画

药名	组成	功能主治	用法用量	备注
稳心颗粒	党参、黄精、三七、琥珀、甘松	益气养阴，定悸复脉，活血化瘀。主治气阴两虚兼心脉瘀阻所致的心悸不宁、气短乏力、头晕心悸、胸闷胸痛。适用于心律失常，室性早搏，房性早搏等见上述证候者	开水冲服。1次1袋，1日3次。1个疗程为4周，或遵医嘱	
鼻炎片	苍耳子、辛夷、防风、连翘、野菊花、五味子、桔梗、白芷、知母、荆芥、甘草、黄柏、麻黄、细辛	清热解毒，宣肺通窍。适用于风邪蕴肺所致的急、慢性鼻炎，过敏性鼻炎，症见鼻塞、流涕、发热、头痛	口服，1次2片（薄膜衣片）或3～4片（糖衣片），1日3次	
鼻炎康片	广藿香、苍耳子、鹅不食草、麻黄、野菊花、当归、黄芩、猪胆粉、薄荷油、马来酸氯苯那敏	清热解毒，宣肺通窍，消肿止痛。适用于肺经郁热型急、慢性鼻炎及过敏性鼻炎	口服，1次4片，1日3次	
鼻咽灵片	山豆根、石上柏、蛇泡簕、半枝莲、白花蛇舌草、玄参、党参、茯苓、天花粉、麦冬	解毒消肿，益气养阴。用于火毒蕴结，耗气伤津所致的口干，咽痛，咽喉干燥灼热，声嘶，头痛，鼻塞，流脓涕或涕中带血；或用于急慢性咽炎、口腔炎、鼻咽炎见上述证候者	口服。1次5片，1日3次	
鼻渊通窍颗粒	辛夷、炒苍耳子、麻黄、白芷、薄荷、藁本、黄芩、连翘、野菊花、天花粉、地黄、丹参、茯苓、甘草	疏风清热，宣肺通窍。用于急鼻渊（急性鼻窦炎）外邪犯肺证，症见前额或颧骨部压痛，鼻塞时作，流涕黏白或黏黄，或头痛，或发热，苔薄黄或白，脉浮	口服，1次1袋，1日3次，开水冲服	
鼻渊舒胶囊/口服液	辛夷、苍耳子、栀子、黄芩、黄芪、川芎、柴胡、细辛、薄荷、川木通、茯苓、白芷、桔梗	疏风清热，祛湿通窍。用于鼻炎、鼻窦炎属肺经风热及胆腑郁热证者	口服。胶囊：1次3粒，1日3次；口服液：1次10mL，1日2～3次。7天为1个疗程或遵医嘱	

药名	组成	功能主治	用法用量	备注
鼻窦炎口服液	辛夷、荆芥、薄荷、桔梗、竹叶柴胡、苍耳子、白芷、川芎、黄芩、栀子、茯苓、川木通、黄芪、龙胆草	疏散风热，清热利湿，宣通鼻窍。用于风热犯肺、湿热内蕴所致的鼻塞不通、流黄稠涕；或用于急慢性鼻炎、鼻窦炎见上述证候者	口服。1次10mL，1日3次。20天为1个疗程	
慢支固本颗粒	黄芪、白术、当归、防风	补肺健脾，固表和营。用于慢性支气管炎缓解期肺脾气虚证，症见乏力，自汗，恶风寒，咳嗽、咳痰，易感冒，食欲不振	开水冲服，1次1袋，1日2次	
蜜炼川贝枇杷膏	川贝母、枇杷叶、桔梗、陈皮、水半夏、北沙参、五味子、款冬花、杏仁水、薄荷脑	清热润肺，止咳平喘，理气化痰。用于肺燥咳嗽，症见痰多，胸闷，咽喉痛痒，声音沙哑	口服，1次22g（约1汤匙），1日3次	
熊胆丸	熊胆、龙胆、大黄、栀子、黄芩、黄连、决明子、柴胡、防风、菊花、薄荷脑、当归、地黄、泽泻（盐炙）、盐车前子、冰片	清热利湿，散风止痛。用于风热或肝经湿热引起的目赤肿痛、羞明多泪	口服，1次4粒，1日2次，小儿酌减	脾胃虚寒、年老体弱及阴虚者慎用
熊胆眼药水	熊胆粉、硼砂、硼酸、氯化钠	清热解毒，祛翳明目。用于急慢性卡他性结膜炎、流行性角结膜炎	滴入眼睑内，1次1～2滴，1日3～5次	1.本品为外用滴眼药，禁止内服 2.孕妇慎用 3.忌烟、酒、辛辣刺激性食物

十五画

药名	组成	功能主治	用法用量	备注
摩罗丹	百合、茯苓、玄参、乌药、泽泻、麦冬、当归、茵陈、延胡索、白芍、石斛、九节菖蒲、川芎、鸡内金、三七、白术、地榆、蒲黄	和胃降逆，健脾消胀，通络定痛。用于慢性萎缩性胃炎症，症见胃疼，胀满，痞闷，纳呆，嗳气等	口服。1次8丸，1日3次。（建议重症患者口服1次16丸，1日3次）饭前用米汤或温开水送下	

十六画

药名	组成	功能主治	用法用量	备注
橘红丸/片/胶囊/颗粒	化橘红、陈皮、半夏（制）、茯苓、甘草、桔梗、苦杏仁、紫苏子（炒）、紫菀、款冬花、瓜蒌皮、浙贝母、地黄、麦冬、石膏	清肺，化痰，止咳。用于痰热咳嗽，痰多，色黄黏稠，胸闷口干	口服。丸：1次7.2g，1日2次；片：1次6片，1日2次；胶囊：1次5粒，1日2次；颗粒：开水冲服，1次1袋，1日2次	
橘红化痰丸	化橘红、锦灯笼、苦杏仁（炒）、川贝母、罂粟壳、五味子、白矾、甘草	敛肺止咳，化痰平喘。用于肺气不敛，痰浊内阻，咳嗽，咳痰，喘促，胸膈满闷	口服，1次1丸，1日2次	
橘红痰咳颗粒/液/煎膏	化橘红、百部（蜜炙）、苦杏仁、茯苓、半夏（制）、五味子、白前、甘草	清肺化痰，润肺止咳。用于湿痰所致的咳嗽气喘，痰多色白黏腻，胸闷呕恶，舌苔白润，脉滑数等	颗粒：1次1袋，1日2次，温开水冲服；液：1次服10～20mL，1日3次；煎膏：1次10～20g，1日3次	
醒脑静注射液	麝香、郁金、冰片、栀子	清热解毒，凉血活血，开窍醒脑。用于气血逆乱，脑脉瘀阻所致的中风昏迷，昏迷，偏瘫口喎；外伤头痛，神志昏迷；酒毒攻心，头痛呕恶，昏迷抽搐；或用于脑栓塞、脑出血急性期、颅脑外伤，急性酒精中毒见上述症候者	肌肉注射，1次2～4mL，1日1～2次。静脉滴注1次10～20mL，用5%～10%葡萄糖注射液或氯化钠注射液250～500mL稀释后滴注，或遵医嘱	

药名	组成	功能主治	用法用量	备注
醒脾养儿颗粒	一点红、毛大丁草、山栀茶、蜘蛛香	醒脾开胃，养血安神，固肠止泻。用于脾气虚所致的儿童厌食，腹泻便溏，烦躁盗汗，遗尿夜啼	温开水冲服。1岁以内1次1袋（2g），1日2次；1岁至2岁1次2袋（4g），1日2次；3岁至6岁1次2袋（4g），1日3次；7岁至14岁1次3～4袋（6～8g），1日2次	
醒脾胶囊	毛大丁草、山栀茶、一点红、蜘蛛香	醒脾开胃，养血安神，固肠止泻的功效。用于脾气虚所致的便溏腹泻，食欲不振，夜寐不安	口服，1日2次，1次5粒	
癃闭舒胶囊	补骨脂、益母草、金钱草、海金沙、琥珀、山慈菇	益肾活血，清热通淋。用于肾气不足、湿热瘀阻所致的癃闭，症见腰膝酸软，尿频，尿急，尿痛，尿线细，伴小腹拘急疼痛	口服，1次3粒，1日2次	
癃清片/胶囊	泽泻、车前子、败酱草、金银花、牡丹皮、白花蛇舌草、赤芍、仙鹤草、黄连、黄柏	清热解毒，凉血通淋。用于下焦所致的热淋，症见尿频、尿急、尿痛、腰痛、小腹坠胀；亦用于慢性前列腺炎湿热蕴结兼瘀血症，症见小便频急，尿后余沥不尽，尿道灼热，会阴、少腹、腰骶部疼痛或不适等	口服。片：1次6片，1日2次；重症：1次8片，1日3次；胶囊：1次4粒，重症1次5～6粒，1日3次	

十七画

药名	组成	功能主治	用法用量	备注
黛蛤散	青黛、蛤粉	清肝泻肺，化痰止咳。用于支气管扩张属肝火犯肺者，症见咳嗽、咳痰带血，心烦易怒，舌红苔黄，脉数	温水调服，1次6g，1日1次	
臌症丸	皂矾、甘遂、大枣、木香、小麦	利水消肿，除湿健脾。用于臌症，症见胸腹胀满，四肢浮肿，大便秘结，小便短赤	饭前服。1次10粒，1日3次，儿童酌减	

十八画

药名	组成	功能主治	用法用量	备注
礞石滚痰丸	金礞石（煅）、沉香、黄芩、熟大黄	逐痰降火。用于痰火扰心所致的癫痫惊悸，或喘咳痰稠、大便秘结	口服，1次6～12g，1日1次	孕妇忌服
礞石滚痰片	同礞石滚痰丸	同礞石滚痰丸	口服，1次8片，1日1次	同礞石滚痰丸

十九画

药名	组成	功能主治	用法用量	备注
藿香正气口服液/丸/水/片/软胶囊/胶囊/颗粒/滴丸	苍术、陈皮、厚朴（姜制）、白芷、茯苓、大腹皮、生半夏、甘草浸膏、广藿香油、紫苏叶油	解表化湿，理气和中。用于夏伤暑湿所致的感冒，症见头痛昏重，胸膈痞闷，脘腹胀痛，呕吐泄泻	口服。口服液：小于3岁1次5mL；大于3岁1次10mL；1日2次；丸：1次1～2丸，1日2次；水：1次半支（5mL）～1支（10mL），1日2次，用时摇匀；片：1次4～8片，1日2次；软胶囊：1次2～4粒，1日2次；颗粒：温开水冲服，1次1袋，1日2次；滴丸：1次1～2袋，1日2次	
藿胆丸/片/滴丸	广藿香叶、猪胆粉	芳香化浊，清热通窍。用于湿浊内蕴、胆经郁火所致的鼻塞、流清涕或浊涕、前额头痛	口服。丸：1次3～6g，1日2次；片：1次3～5片，1日2～3次；滴丸：1次4～6粒，1日2次	
鳖甲煎丸	鳖甲胶、阿胶、蜂房（炒）、鼠妇虫、土鳖虫、蜣螂、硝石（精制）、柴胡、黄芩、半夏（制）、丹参、干姜、厚朴（姜制）、桂枝、白芍（炒）、射干、桃仁、牡丹皮、大黄、凌霄花、葶苈子、石韦、瞿麦	活血化瘀，软坚散结。用于胁下癥块	口服，1次3g，1日2～3次	

药名	组成	功能主治	用法用量	备注
癫痫平片	石菖蒲、僵蚕、全蝎、蜈蚣、石膏、白芍、煅磁石、煅牡蛎、猪牙皂、柴胡、硼砂	豁痰开窍，平肝清热，息风定痫。用于风痰闭阻所致的癫痫	口服，1次5~7片，1日2次；小儿酌减或遵医嘱	孕妇忌服
癫痫康胶囊	天麻、石菖蒲、僵蚕、胆南星、川贝母、丹参、远志、全蝎、麦冬、淡竹叶、生姜、琥珀、人参、冰片、人工牛黄	镇惊息风，化痰开窍。用于癫痫风痰闭阻，痰火扰心，神昏抽搐，口吐涎沫者	口服，1次3粒，1日3次	
麝香保心丸	人工麝香、人参提取物、人工牛黄、肉桂、苏合香、蟾酥、冰片	芳香温通，益气强心。用于气滞血瘀所致的胸痹，症见心前区疼痛、固定不移；或用于心肌缺血所致的心绞痛、心肌梗死见上述证候者	口服。1次1~2丸，1日3次；或症状发作时服用	
麝香痔疮栓	人工麝香、珍珠、冰片、炉甘石粉、三七、五倍子、人工牛黄、颠茄流浸膏	清热解毒，消肿止痛，止血生肌。用于大肠热盛所致的大便出血、血色鲜红、肛门灼热疼痛；或用于各类痔疮和肛裂见上述证候者	早晚或大便后塞于肛门内，1次1粒，1日2次，或遵医嘱	
麝珠明目滴眼液	珍珠（水飞）、麝香、冬虫夏草、石决明（煅）、黄连、黄柏、大黄、冰片、蛇胆汁、猪胆膏、炉甘石（煅）、紫苏叶、荆芥	消翳明目。用于老年性初、中期白内障；或用于视疲劳，症见眼部疲倦、眼酸胀痛、眼干涩、视物模糊	滴眼。每次3滴，1日2次	

主要参考书目

[1] 葛均波，徐永健，王辰．内科学 [M].北京：人民卫生出版社，2018.

[2] 陈志强，杨关林．中西医结合内科学 [M].北京：中国中医药出版社，2016.

[3] 周仲英．中医内科学 [M].北京：中国中医药出版社，2007.

[4] 张伯礼，吴勉华．泄泻．中医内科学第十版 [M].北京：中国中医药出版社：2017.

[5] 国家药典委员会．中华人民共和国药典：2015 年版（一部）[M].北京：中国医药科技出版社，2015.

[6] 中医内科常见病诊疗指南·西医疾病部分 [M].北京：中国中医药出版社，2008.

[7] 陈红风．中医外科学 [M].北京：中国中医药出版社，2016.

[8] 中华中医药学会．糖尿病中医防治指南 [M].北京：中医中医药出版社，2009：1.

[9] 中华中医药学会．中医妇科常见病诊疗指南 [M].北京：中国中医药出版社，2012.

[10] 江育仁，张奇文．实用中医儿科学 [M].上海：上海科学技术出版社，2005.

[11] 施杞，王和鸣主编．中医药学高级丛书—骨伤科学 [M].北京：人民卫生出版社，2003.

[12] 段俊国．中医眼科学．北京：人民卫生出版社，2012.

[13] 王永钦．中医药高级丛书—中医耳鼻咽喉口腔科学 [M].北京：人民卫生出版社，2001.